U0595862

临床药物学与中药应用

主编 李照明 刘 晨 周丽娟 韩 峰

刘洪梅 仝淑才 王 鑫

黑龙江科学技术出版社

HEILONGJIANG SCIENCE AND TECHNOLOGY PRESS

图书在版编目(CIP)数据

临床药物学与中药应用 / 李照明等主编. -- 哈尔滨：
黑龙江科学技术出版社，2024.4
ISBN 978-7-5719-2374-7

Ⅰ．①临… Ⅱ．①李… Ⅲ．①临床药学②中药学
Ⅳ．①R97②R28

中国国家版本馆CIP数据核字（2024）第070434号

临床药物学与中药应用
LINCHUANG YAOWUXUE YU ZHONGYAO YINGYONG

主　　编	李照明　刘　晨　周丽娟　韩　峰　刘洪梅　仝淑才　王　鑫	
责任编辑	包金丹	
封面设计	宗　宁	
出　　版	黑龙江科学技术出版社	
	地址：哈尔滨市南岗区公安街70-2号　　邮编：150007	
	电话：（0451）53642106　传真：（0451）53642143	
	网址：www.lkcbs.cn	
发　　行	全国新华书店	
印　　刷	黑龙江龙江传媒有限责任公司	
开　　本	787 mm×1092 mm　1/16	
印　　张	21.5	
字　　数	541千字	
版　　次	2024年4月第1版	
印　　次	2024年4月第1次印刷	
书　　号	ISBN 978-7-5719-2374-7	
定　　价	198.00元	

【版权所有，请勿翻印、转载】

编 委 会

主　编

李照明　刘　晨　周丽娟　韩　峰

刘洪梅　仝淑才　王　鑫

副主编

廖晓芳　王新蕾　刘　君　孙　艳

王金华　高光宇

编　委（按姓氏笔画排序）

王　鑫（聊城市第四人民医院）

王金华（安丘市中医院）

王新蕾（山东省平度市第三人民医院）

仝淑才（梁山县梁山街道社区卫生服务中心）

刘　君（莱州市人民医院）

刘　晨（兖矿新里程总医院）

刘洪梅（昌乐县朱刘街道卫生院）

孙　艳（淄博市中心医院）

李照明（山东省滨州市沾化区富国街道社区卫生服务中心）

周丽娟（枣庄市妇幼保健院）

高光宇（单县东大医院）

韩　峰（安丘市中医院）

廖晓芳（成都市簇桥社区卫生服务中心）

前　言

　　临床药物学是药物学与临床医学紧密结合的一门学科,注重药物学与临床医学的紧密联系,是以药物在临床治疗中的实际应用为目标。随着现代科学技术的迅速发展,新的诊断技术、新的药物和新的治疗措施不断涌现,尤其是临床药物学得到迅猛发展,在许多方面取得了重大突破。中医药是中华民族的宝贵财富,为保障国人的健康和民族的繁衍昌盛发挥了巨大作用。中医药理论指导下应用的中药制剂,在防病治病、康复保健方面显示出的独特优势和魅力,受到国内外医药学界越来越广泛的重视。因此临床医生必须不断学习,更新知识,交流临床用药经验,熟悉和掌握新的药理学进展,才能跟上医学发展的步伐,更好地为患者服务。为了反映临床药理学和临床药物治疗学中的新理论、新技术及新药物,也为了临床医药工作者系统掌握临床药物学知识,为临床实践中合理用药提供有指导意义的科学依据,我们在参阅了国内外最新、最权威的文献资料的基础上,编撰了《临床药物学与中药应用》一书。

　　本书从临床实际出发,收录了应用于不同系统疾病的药品名称、药理作用、适应证、用法用量、不良反应、注意事项、规格等。对不同病情和不同人群的合理用药、各系统疾病的合理用药及药物相互作用等各方面内容均有详细阐述。本书科学实用、紧扣临床,资料新颖,适合各级药学专业临床医生阅读参考。

　　由于参编人数较多,文笔不尽一致,加上篇幅和水平有限,书中难免存在不足之处,殷切希望读者予以批评指正,也欢迎读者在使用本书的过程中提出宝贵的意见和建议,以便再版时修订。

《临床药物学与中药应用》编委会

2024 年 1 月

目 录

第一章　绪　论

第一节　临床药物使用原则

对任何疾病都必须始终贯彻预防为主、防治结合的原则,即未病防病(包括传染性及非传染性疾病)、有病防重(早发现、早诊断、早治疗)、病重防危(防治并发症,保护重要器官功能)、病愈后防复发。要随时运用辩证唯物主义的思维方法,密切联系实际,做到以下几点。

一、树立对患者的全面观点

根据病情轻重缓急,通过现象看本质,抓住主要矛盾,又要随时注意矛盾的转化。急则先治"标",缓则先治"本";如有必要和可能,则"标""本"同治。

(一)治"本"就是针对病因或发病因素的治疗

许多疾病,只要进行病因治疗,就可解除患者痛苦,达到治愈。例如,无并发症的轻或中度的细菌、螺旋体、原虫及其他寄生虫感染,只要给予特效抗感染药物即可治愈。有些疾病表现为功能异常或病理生理改变,如心功能不全、心律失常、心绞痛、高血压、支气管哮喘或慢性失血性贫血等,当进行对症处理后,病情虽可缓解,但由于病因未除,仍易复发。因此,一定要努力寻找病因加以治疗,只有做到病因消除才能根治疾病。

(二)治"标"就是对症治疗

所谓"标",就是临床表现,即各器官的病理生理或功能改变所引起的症状,体征或血液的生化指标异常,它们常常是导致患者求医的主要原因。常见的有发热、全身酸痛及各系统症状,如心血管系统有心悸、水肿、气促、胸痛、血压波动、心律失常、晕厥等,呼吸系统有咳嗽、气促、咳痰、咯血、胸痛等,消化系统有食欲缺乏、恶心、呕吐、嗳气、反酸、呕血、腹痛、腹胀、腹泻、便秘、便血、黄疸等,泌尿系统有尿频、尿急、排尿疼痛、血尿、尿失禁、少尿或无尿等,精神神经系统有头痛、头晕、眩晕、嗜睡、神志不清、昏迷、失眠、躁动、抽搐、瘫痪、思维紊乱或行为异常等,其他各系统及五官各有其常见症状、体征,在此不一一列举。

当临床表现使患者感到痛苦或危及生命与远期预后时,应及时行对症处理,减轻症状,改善病理生理状况,赢得时间进行全面详细的检查,得出病因诊断并进行病因治疗。

对于"症",也要分清本质进行有针对性的治疗,不可头痛医头,足痛医足。例如,颅内压增高可引起头痛、呕吐,不可简单地给以镇痛止吐药物,而要降低颅内压,使用降颅内压药物,而不可通过腰椎穿刺抽出脑脊液减压,因后者有引起脑疝的危险。颅内压过低也可致头痛,却需要输液治疗。硝酸酯类药是预防和治疗心绞痛常用药,对有些患者可引起颅内静脉扩张导致剧烈头痛,如果不问清楚服药史,盲目给以止痛药可能无效。血管紧张素转换酶抑制剂可引起干咳,医师不问服药情况盲目给可待因镇咳是错误的。又如,同是无尿,但阶段性不同,处理原则也不同;急性失水引起的低血容量休克所致的无尿,在起病 6～7 小时快速补液改善休克后,无尿也可好转;但如无尿已持续 7 小时以上,肾小管已坏死,此时的快速补液虽然可升高血压,改善其他器官的微循环,但是无尿不会好转,大量输液反而有害;如果无尿是肾毒性物质(如鱼胆或毒蕈)中毒所致,大量补液是有害无益的。

对症治疗虽然可解除患者痛苦,甚至使患者脱离险境,但对于诊断未明确的患者要严格掌握,以免掩盖病情延误诊断,例如,对急腹症不可滥用吗啡、哌替啶类麻醉性止痛剂,对发热性疾病不可滥用肾上腺皮质激素或解热药。

二、一切从实际出发

针对原发疾病病情及并发症的严重程度,诊断的主次,根据主客观条件,权衡轻重缓急,对患者利害得失,选择治疗方案,全面考虑,找出主要矛盾,进行综合治疗,不可单纯依赖药物。用药既要有针对性,又要分清主次、先后,不可"大包围"式地用药。另一个实际是经济问题。卫生资源匮乏是一个全球性现象,在发展中国家卫生资源不足尤其严重,一方面是国民经济生产总值增长的速度,用于健康保障费用增长的速度,通货膨胀的速度,医药费用上涨尤其是价高的新药涌现和高精尖检查技术的应用所增加的付出等不成比例;另一方面是不少医务人员未很好掌握高精尖检查技术的适应证造成滥用,和片面认为新药就是最好的药,而不愿使用"老"药,以致不适当地增加了医药费用的支出。实际上,不少"老"药不仅有效,毒副作用较少而且价廉,其显效率可能低于某些新药,但是如果它在某些患者身上已经有了好的效果,又没有不良反应,就不必更换。

三、始终贯彻个体化原则

由于患者年龄、性别、体重、生理状况、环境因素,病情程度、病变范围、病程阶段、肝、肾等解毒排毒器官的功能状况,并发症的有无,既往治疗的反应,对药物的吸收、代谢、排泄率,免疫力及病原微生物对抗菌药物的敏感性等方面的差异,以及患者对药物反应性大小的不同,在治疗上用药的种类和剂量大小的选择均应有所不同,不可千篇一律。一般文献及本书中所列出的治疗药物的剂量范围可供参考。此外,还要根据患者的特点制订所要解决问题的特点或目标值,药物性能及患者所用实际药量的治疗反应,深入分析,适时调整。对于许多慢性疾病,尤其是老年人,开始用药量宜小,而且应当根据病情的严重程度制定复查疗效指标并观察毒副作用的时间和频度。

四、树立发展观点

确实了解患者用药情况(在门诊患者尤其重要),仔细观察治疗反应,及时评价判断疗效,酌情增减药量,加用或更换药物并继续严密观察效果。与此同时还要观察药物毒副作用或者一些不应该有的情况,这里所谈的毒副作用有两种情况:一种情况是患者自身对药物出现了异常反应,例如,有的患者在用青霉素治疗过程中虽然皮试阴性但在连续注射或滴注几次后可以突然发生过敏性休克,医护人员切不可以为皮试阴性又已经用了几剂未出现异常反应而放松了对严重变态反应的警惕性;另一种情况是药物带来的问题,除已知的毒副作用以外,还有医源性疾病,其中突出的有肾上腺皮质激素带来的各种不良反应及抗生素带来的二重感染或菌群失调等问题。因此,不但要严格掌握适应证,而且在使用中要有目的地加强观察,才能取得最佳疗效。

(王 鑫)

第二节 药物使用注意事项

一、了解药物

药物是治疗疾病的重要武器。临床医师对于所使用的药物必须充分了解其药物代谢动力学,如吸收、分布、代谢、排泄及影响这些环节的因素,以及药效学,如作用部位、疗效机制、显效时间及其毒副作用;尤其对新药,临床医师必须仔细阅读说明书。只有这样,才能掌握好药物适应证、禁忌证、剂量、给药途径、每天或每周给药次数及发挥作用的时间,才能进行疗效评价,提出继续用药、更换药物或联合用药的依据,并防止药物拮抗作用的发生。

二、如何评价疗效

首先需明确疗效的标准。对许多急性病或者是慢性疾病的急性并发症来说,疗效的标准应该是治愈,如上呼吸道感染、细菌性肺炎、慢性支气管炎急性发作、急性胃肠道炎症、急性胰腺炎、消化性溃疡伴大出血、肝硬化门静脉高压致食管下段或胃底部静脉曲张破裂大出血、高血压病合并的出血性卒中、高血压危象、冠心病患者发生的急性心肌梗死、急性泌尿系统感染、急性肾衰竭、糖尿病酮症酸中毒或非酮症高渗性昏迷、甲亢或甲减的危象、急性溶血性贫血、急性药物性再生障碍性贫血或粒细胞缺乏症、急性粒细胞白血病(配合骨髓移植)、各种急性过敏性疾病等都是应该而且可能通过药疗治愈或使急性发作得到控制的。即使某些慢性疾病,通过较长期药物治疗也是可以治愈的,如结核病、寄生虫病、消化性溃疡(配合非药物治疗)、某些恶性肿瘤(配合手术的综合疗法)等。但很多慢性疾病应用药物治疗难以根治,只能缓解或减轻痛苦,而且可能还需长期治疗。

将药物治疗后取得的疗效归功于所用药物的评价要慎重。有些自限性疾病,如急性病毒性上呼吸道或肠道感染一般在起病一周左右可以自愈,如果此时才开始得到药物治疗,即刻出现的疗效不一定是该药物的效果;许多慢性疾病的病情,不用药物或用安慰性药物就有可能自己减轻。联合用药的效果也不一定就是联用的效果,也可能只是其中一种药物真正起到了治疗作用。

如果用药后未显疗效,也要分析原因,是否:①未到应该显效的时间,如利尿性降血压药、降血脂药、纠正贫血药、抗甲状腺功能亢进药物等显效均较慢;②口服药物吸收不良;③药物质量不可靠或存放过久已超过有效期,或药物保存不当已失效,或偶然发药有误,甚至误服家中他人之药;④医嘱处方药量不足或患者未服够规定剂量;⑤抗感染药物碰上耐药菌株;⑥机体免疫力低下;⑦药物在此患者身上本来就无效,因为很少有药物是100%有效的;⑧当发热久治不退时,可能尚有感染灶未被发现；⑨尚有未被发现的情况，如有呼吸道并发症患者、心力衰竭患者或对盐敏感的高血压患者未控制盐摄入量，糖尿病患者或高甘油三酯血症患者未控制高淀粉类摄入量，消化性溃疡患者饮食不节等；⑩原来诊断或用药错误。因此，对治疗无效的病例要仔细分析，必要时修订治疗方案，更换药物及给药方式，或将单一用药改为联合用药；甚至需重新采集病史，全面复查，审核病情有无发展变化以及诊断有无错误。如出现毒副作用，应酌情减量或停用。

三、联合用药时可有协同或拮抗作用

一个患者使用两种以上药物时，可因配伍禁忌而降低疗效，如胃蛋白酶不应与碱性药同用，胰酶不应与稀盐酸合剂同用，在同一个输液瓶中尤其要注意配伍禁忌。有些药物可在体内发生拮抗而降低疗效：用碳酸酐酶抑制剂乙酰唑胺（醋唑磺胺）时应避免使用钙、碘及广谱抗生素等具有增强碳酸酐酶活性的药物；苯妥英钠、巴比妥类药有促使肝细胞微粒体酶系统的活性增加，因而可加速某些药物如华法林的代谢，降低其抗凝效果；与之相反，阿司匹林、吲哚美辛、保泰松、双嘧达莫等又可增加华法林的抗凝作用，增加出血的危险，必须慎用。氨基糖苷类和呋塞米、依他尼酸均具耳毒性，不可同用。他汀类和贝特类降脂药单独使用都曾有引起横纹肌溶解症的报道，如果同时使用就更易发生严重横纹肌溶解，导致急性肾衰竭。呋塞米导致排钾增多，可增加筒箭毒碱的肌松弛及麻痹作用，不可同用。普萘洛尔应避免与维拉帕米（异搏定）同用，以免加重房室传导阻滞或致心搏骤停。但联合用药有时又可加强疗效，如甲氧苄啶具抑菌作用，又可增强其他抗菌药物的抑菌作用，现已与其他抗菌药物制成复方（如复方磺胺甲噁唑）。此外，应用部分相互拮抗的药物，有时也可发挥增强疗效的作用，如 α_1 受体阻滞剂酚妥拉明与间羟胺同用，可阻滞后者的缩血管效应而不阻滞其增强心肌收缩力的有益作用，可用于治疗心源性休克。因此，凡同时应用两种以上药物时，均要注意其间有无拮抗或协同作用，以及它们之间的相互作用对治疗所带来的后果。

四、药物二重性问题

任何药物都具有二重性，即对机体有利和不利两个方面。如输液可治疗脱水，但输液过快过多可导致肺水肿；利尿可以消肿，减少过多血容量，减轻心脏前负荷，改善心力衰竭，但利尿过多可以导致电解质紊乱及代谢改变，甚至引起脱水，血液浓缩，心脏前负荷不足使血压下降；噻嗪类利尿剂大量利尿后需补钾，但尿量不多时盲目补钾又有导致高钾血症心脏停搏的危险；吸氧有利于改善机体缺氧，但对于伴有呼吸性酸中毒，二氧化碳潴留的患者纠正缺氧过急，反可导致呼吸抑制；抗生素可以杀菌或抑菌，但可诱生耐药菌株，菌群失调，真菌感染或程度不等的变态反应，以及肝、肾、骨髓及心肌损害。门诊患者按医嘱在家用药、吸氧时，医师有责任详细向患者和家属交代注意事项。

五、谨慎使用新药

在国际上，管理新药上市最著名的机构是美国食品药品管理局（FDA）。在我国，对新药的报批和上市也有严格的规定，而且对于公费医疗容许报销的药品也进行了规定。作为对患者高度负责的医师，在使用新药前应该详细阅读其说明书，最好是查阅在国内外权威性医学期刊上有无有关该新药的论著，并且对该报道做出评价。在评价新药临床疗效时，应看其研究设计及实施是否具有极高的科学性或很高的论证强度。由于许多疾病的自然病程，可在未治疗的情况下得

到好转或痊愈。因此,在提到某种治疗措施对某一种疾病的有效率时,一定要同未得到该项治疗措施的同一种疾病而且病情程度具可比性的另一组患者的好转(有效)率相比较,进行临床差别有无统计学意义的检验,推翻该项治疗措施无效的假设,从而得出该项措施确属有效的结论。

上面述及的对比性研究方法见于近代蓬勃发展起来的新的跨学科的边缘性学科——临床流行病学,即由临床医师把传统流行病学的方法学应用于临床上,包括:①某疾病对人群危害程度的研究;②有关病因及发病的危险因素的研究;③有关发病机制及影响因素的研究;④有关诊断方法的准确度、敏感度、特异度、可靠性、预测价值的研究;⑤治疗效果的研究;⑥预防效果的研究;⑦预后的研究。有关治疗手段药物和非药物的有效性研究的方法较多,其中,目前国际上公认以随机、双盲、同期对照的临床试验设计(RCT)的论证强度为最高;在将患者随机分为试验组和对照组之前,还要把对治疗结果有重要影响的因素作分层处理,使两组之间具有高度的可比性。

六、Cochrane 文献系统评价中心的建立与临床药物治疗学的发展

由于临床流行病学在国际上的逐渐普及和发展,国外和国内医学期刊上报道用 RCT 方法研究药物临床疗效的文章正在逐渐增多,它们的设计和实施与统计处理及结论尽管十分可靠,但是单个研究的样本数量不可能很多,还是或多或少要受到抽样机遇的影响,存在一定的局限性;虽然目前国内外都在大力推广多中心大样本的协作研究,但是受到许多必要条件特别是经济方面的限制,还有待于大规模推广。有鉴于此,英国已故的著名流行病学专家 Archie Cochrane 首先提出建议:各临床学科应将同一病种中同一问题治疗方面所有的,真正的 RCT 文章收集起来,采用荟萃分析方法,进行系统评价,并且随着新的 RCT 报道及时补充、更新;而且用再出版形式反馈给临床医师,让他们使用经过严格的科学的分析方法评价后得到的确实有效、对患者有利的治疗方法或药物,不再使用那些无效的、浪费的,甚至对患者有害的治疗手段。他的这一倡议立即受到世界临床医学界的热烈响应,于 20 世纪 80 年代出现了对心血管病、癌症、消化道疾病的某些疗法相关文献的跨国合作性系统评价。在英国牛津首先成立了世界上第一个医学文献系统评价中心,并命名为 Cochrane 中心,成立了世界性的 Cochrane 协作网,在 3 年多时间中,有 9 个国家、地区的 13 个 Cochrane 中心加入了协作网。我国第一个 Cochrane 中心已经卫生部(现国家卫健委)同意建立在原华西医科大学,该校同澳大利亚 Cochrane 中心进行了联系,并已着手收集国内脑卒中(中风)方面的文献,进行系统评价,并出版了《中国循证医学杂志》。迄今,Cochrane 协作网已为临床实践提供了大量高质量的二次研究成果,并通过电子杂志传播到世界各国,对临床医疗、科研起到了很大的指导作用。无疑在不久的将来,受惠的医疗单位和临床医师将会应用这些研究成果,提高医疗质量,更好地为患者服务。

七、循证医学的应用

循证医学的发展和应用对临床药物治疗学提出了更高的要求。临床治疗学和临床药物治疗学的诞生始于经验医学。从人类生存、繁衍、发展史上看,经验医学曾经而且仍在发挥很大的保健作用。经验医学中,大量是回顾性的,而且没有严格的、盲法评定的同期对照研究,加以某些疾病是自限性的,或者使用安慰剂后一小部分慢性疾病也可能得到好转。对这些患者的特殊治疗无疑造成了卫生资源的浪费,有的甚至给患者带来严重不良反应或无可挽回的损失。临床流行病学的立足点就是要把研究工作的结论建立在科学的设计、严格的实施、正确的分析、可靠的证

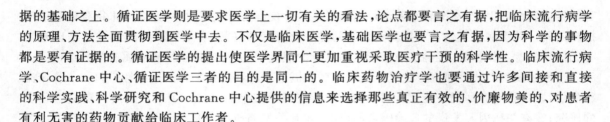

据的基础之上。循证医学则是要求医学上一切有关的看法,论点都要言之有据,把临床流行病学的原理、方法全面贯彻到医学中去。不仅是临床医学,基础医学也要言之有据,因为科学的事物都是要有证据的。循证医学的提出使医学界同仁更加重视采取医疗干预的科学性。临床流行病学、Cochrane 中心、循证医学三者的目的是同一的。临床药物治疗学也要通过许多间接和直接的科学实践、科学研究和 Cochrane 中心提供的信息来选择那些真正有效的、价廉物美的、对患者有利无害的药物贡献给临床工作者。

(廖晓芳)

第三节 治疗药物监测

治疗药物监测(therapeutic drug monitoring,TDM)是通过测定患者治疗用药的血浓度或其他体液浓度,以药代动力学原理和计算方法拟定最佳的适用于不同患者的个体化给药方案,包括治疗用药的剂量和给药间期,以达到使患者个体化给药方案的实施安全而有效。

临床实践证明,治疗药物的疗效与该药到达作用部位或受体的浓度密切相关,而与给药剂量的关系则次于前者,药物在作用部位或受体的浓度直接与血药浓度有关,即两者呈平行关系。因此,测定血药浓度可间接地作为衡量药物在作用部位或受体浓度的指标,此即为治疗药物监测的原理。TDM 的实施对确保临床治疗用药安全有效起了重要作用。

一、血药浓度与药理效应的关系

患者经相同途径接受相同剂量药物后,其治疗反应可各不相同,部分患者疗效显著,也有患者可无反应,甚或产生毒性反应者,此均与个体差异有关,即患者生理状态如年龄、体重、病理状态,以及遗传因素、饮食、合并用药等不同,影响药物在其体内的吸收、分布、代谢和排泄过程,以致相同的给药方案产生的血药浓度各异,导致治疗反应的差异。

多数药物的剂量和血药浓度之间呈平行关系,药物的剂量越大,则血药浓度越高,但也有些药物在一定范围内剂量和浓度呈线性关系,超出此范围,剂量稍有增大,血药浓度即呈大幅度升高,此即为非线性药代动力学特征或称饱和动力学。主要原因在于某些药物经体内代谢,而体内药物代谢酶的代谢能力有一定限度,当剂量超过一定限度时,血药浓度明显上升,过高的血药浓度易导致毒性反应的发生。

二、治疗药物监测的条件

进行治疗药物监测时,必须具备下列条件,其结果方可对患者临床安全有效用药具有指导意义。

(1)药物的治疗作用和毒性反应必须与血药浓度呈一定相关性者。

(2)较长治疗用药疗程,而非一次性或短暂性给药者。

(3)判断药物疗效指标不明显者。

(4)已有药物的药代动力学的参数、治疗浓度范围或中毒浓度靶值者。

(5)已建立了灵敏、准确和特异的血药浓度测定标准,可迅速获得结果,并可据此调整给药方案者。

三、治疗药物监测的适应证

(1)治疗指数低、毒性大的药物,即药物的治疗浓度范围狭窄,其治疗浓度与中毒浓度甚为接近者。例如,地高辛的治疗剂量与中毒剂量接近,由于患者间存在的个体差异,在常规治疗剂量应用时亦易发生毒性反应,据报道其毒性反应发生率可达35%,TDM的应用可明显降低其毒性反应的发生。氨基糖苷类抗生素治疗重症感染时亦可因血浓度升高而导致耳肾毒性反应的发生。属此类情况者还有抗躁狂药碳酸锂、抗癫痫药苯妥英钠等。

(2)具非线性特性药代动力学特征的药物。属此类情况者有苯妥英钠、阿司匹林、双香豆素、氨茶碱等。

(3)患有肾、肝、心和胃肠道等脏器疾病,可明显影响药物的吸收、分布、代谢和排泄的体内过程时,血药浓度变化大,需进行监测。如肾衰竭患者应用氨基糖苷类抗生素时,由于对该类药物排泄减少,药物在体内积聚、血药浓度明显升高,可使耳肾毒性发生率升高;肝功能不全者可影响自肝内代谢药物的生物转化,减少与血浆蛋白的结合;心力衰竭患者由于心排血量的降低致使肾、肝血流量均减少,影响了药物的消除;胃肠道疾病患者则可影响口服药物的吸收。

(4)有药物毒性反应发生可能,或可疑发生毒性反应者,尤其在某些药物所致的毒性反应与所治疗疾病症状相似,需判断药物过量抑或不足时,血药浓度监测更为重要。如地高辛过量或心力衰竭本身均可发生心律失常,又如苯妥英钠用于癫痫治疗时,如过量亦可发生类似癫痫样抽搐。

(5)在常用剂量下患者无治疗反应者,测定血药浓度查找原因。

(6)需长期服药,而药物又易发生毒性反应者,可在治疗开始后测定血药浓度,调整剂量,在较短时间内建立安全有效的给药方法,如卡马西平、苯妥英钠用于癫痫的发作预防时进行TDM。

(7)联合用药发生交互作用改变了药物体内过程时,如红霉素与氨茶碱同用,前者对转氨酶的抑制可使后者血浓度升高而致毒性反应产生,因此需对氨茶碱血药浓度进行监测。

(8)在个别情况下确定患者是否按医嘱服药。

(9)提供治疗上的医学法律依据。

根据上述各种情况宜进行TDM者,有下列各类药物。①抗菌药物:氨基糖苷类包括庆大霉素、妥布霉素、阿米卡星和奈替米星等,万古霉素、氯霉素、两性霉素B、氟胞嘧啶等。②抗癫痫药物:苯巴比妥、苯妥英钠、卡马西平、扑米酮、丙戊酸和乙琥胺等。③心血管系统药物:地高辛、利多卡因、洋地黄毒苷、普鲁卡因胺、普萘洛尔、奎尼丁和胺碘酮等。④呼吸系统药物:茶碱、氨茶碱等。⑤抗肿瘤药:甲氨蝶呤、环磷酰胺、氟尿嘧啶、巯嘌呤等。⑥免疫抑制剂:环孢素、他克莫司、西罗莫司、霉酚酸、麦考酚酸等。⑦抗精神病药物:碳酸锂、氯丙嗪、氯氮平、丙米嗪、阿米替林等。⑧蛋白酶抑制剂类抗病毒药:茚地那韦、沙奎那韦、利托那韦等。

四、血药浓度监测与个体化给药方案的制订

一般情况下,以血药浓度测定结果为依据,调整给药方案;也偶有以测定唾液中药物浓度为调整用药依据者,因唾液中药物浓度与血药浓度在一定范围内呈平行关系。

血药浓度测定结果可参考各类药物的治疗浓度范围。如未在治疗浓度范围内时,则可按照

下述方法调整给药剂量或间期。

(一)峰-谷浓度法

以氨基糖苷类抗生素庆大霉素为例,如测定峰浓度过高,即可减少每天给药总量,如谷浓度过高,则可延长给药间期。调整给药方案后在治程中重复测定谷、峰浓度1~2次,如尚未达到预期结果,则可再予调整,直至建立最适宜的个体化给药方案。

(二)药代动力学分析方法

最常用的方法有稳态一点法或重复一点法。

稳态一点法为患者连续用药达稳态后,在下一剂量给药前采血测定药物浓度(谷浓度),根据所要达到稳态药物浓度求出所需调整的给药剂量。

重复一点法采血2次,比稳态一点法准确性好,此方法先拟定患者初始剂量及给药间期(τ),第1次给药后经过τ后采血并测浓度1次(C_1),经过第2个剂量τ后采血测浓度(C_2)。

(三)Bayesian 法

当给予初始剂量后,未获得预定的治疗效果时,采集患者的稳态谷浓度,利用 Bayesian 反馈程序,估算得到患者的个体药动学参数,之后结合下一剂给药剂量和时间间隔计算血药浓度预测值,根据该预测值对给药方案进行调整。治疗药物监测中注意事项如下。

(1)必须结合临床情况拟定个体化给药方案,不能仅根据血药浓度的高低调整剂量,如结合患者的疾病诊断、年龄、肝功能、肾功能等资料,是否联合用药,取血时间及过去史等综合分析,制订合理的给药方案。

(2)必须掌握好取血标本时间,随意采血不仅毫无临床意义且可导致错误结论。对连续给药者一般应在达稳态浓度时取血,否则所得结果较实际为低。但在给予患者首剂负荷量时,可较早达稳态浓度。如药物半衰期长(如>24小时),为避免毒性反应的发生,亦可在达稳态浓度之前先测定血药浓度,此后继续进行监测。口服或肌内注射给药时的峰浓度,取血时间可在给药后0.5~1小时;静脉给药后瞬时的血药浓度并不能反映药理作用的浓度,仅在0.5~1小时后,体内达到平衡时取血,测定结果方具有临床意义。谷浓度的取血时间均在下一次给药前。

(3)某些药物血清蛋白结合率高,在一些疾病状态下,如尿毒症、肝硬化、严重烧伤、妊娠期时,由于血浆蛋白降低,药物呈结合状态者减少,游离部分增多,后者具药理作用,如显著增高亦可致毒性反应发生。在血药浓度测定时为总含量(结合与游离之和),遇有上述病情时,需考虑游离血药浓度的影响,在调整给药方案时综合考虑。

五、治疗药物监测方法简介

用于监测治疗药物的方法必须具有灵敏度高、特异性强和快速的特点,以适应及时更改给药方案的要求,目前常用分析方法如下。①免疫分析法:包括放射免疫法、酶免疫法、荧光免疫法和化学发光微粒子免疫分析法。②色谱分析法:包括高效液相色谱法、气相色谱法和液质联用仪。这些方法各有优缺点。应根据所测药物的特殊性选择相应的分析方法。如对某些药物进行TDM 时,除检测其血样中原形药物外,尚需同时检测具药理活性的代谢产物。因此,宜选择可对血样中进行多组分检测并且灵敏和特异性高的液质联用仪分析方法。

(刘　君)

第四节　药物不良反应

人类在使用药物治疗疾病的同时,也有出现不良反应的风险,这些反应经常被误认为潜在疾病的体征或症状。当在药物治疗过程中患者出现不明原因的症状或体征时,应考虑药物不良反应的可能性。

在医疗机构药品的处方、信息传递、药品调配、病房护士执行医嘱的过程中,也可能因为人为的错误而出现药源性损害。解决这一问题应主要着眼于管理体系的改进。

一、相关定义

药物不良反应(adverse drug reactions,ADRs),世界卫生组织定义为"为了预防、诊断和治疗疾病,或修复生理功能,药物在正常剂量使用于人的情况下发生的有害的、非意求的反应"。在我国亦称为药品不良反应。该定义中的"反应",应理解为药物与不良事件之间的因果关联至少是有合理的可能性,亦即其间的因果关联不能排除。

这一定义范围较窄,仅限定于药物本身性质所致的有害反应。部分国家和地区对这一定义有异议,但大部分国家目前仍沿用这一传统的定义。

不良事件(adverse event,AE):"患者或临床试验受试者接受干预后出现的任何不利的医学事件,该事件并非一定与该干预有因果关系。"这一定义主要在临床试验或其他探索药物或医疗器械的安全性的研究中使用,涵盖了在研究或临床治疗时受试者经历的所有不利的医学事件。

药物不良事件(adverse drug event,ADE):"与药物相关的医学干预导致的伤害。"这一定义常在涉及用药安全问题时使用。ADE可按是否可防范而区分。ADE是医疗机构监测患者安全和提高医疗质量时使用的一个指标。在药物使用恰当,测定药物本身属性带来的风险时,ADRs的定义更为合适。

药物治疗错误(medication error,ME):"违背或偏离了当前的治疗规范或医疗管理标准,在药物治疗的处方、处方信息传递、处方调配、医嘱执行、用药效果监测等过程中发生的或有可能发生的降低患者用药的获益/损害比的行为或不作为。"此类事件可能与职业活动、医疗产品、程序和制度相关,如处方、处方传递、产品标签、包装,以及药品的命名、调剂、配方、流通、管理、教育、监测和使用。ME不一定造成伤害,引起伤害的只是ME的小部分,引起伤害的ME也属ADE的范畴,属于可防范的ADE。

二、流行病学

ADRs的发生率和严重程度因患者的特点(如年龄、性别、种族、现有的疾病、遗传、饮食及所处的空间位置)和使用的药物(如药物的类型、用药途径、疗程、剂量和生物利用度)而异。非甾体抗炎药、镇痛药、地高辛、抗凝药、利尿剂、抗微生物药、糖皮质激素、抗肿瘤药、降糖药等使用广泛的药物,ADRs的报道数目较多。中药和非处方药也同样会发生严重不良反应。如关木通等含马兜铃酸成分的一些中药可引起间质性肾纤维化,苯丙醇胺可引起脑卒中,且都有致死病例。

由于许多ADRs未被认识或未被报告,ADRs的真实发生率难以测量。ADRs发生率的统计也可因统计时应用的定义(包括纳入的反应的轻重程度、因果关联概率的级别)的不同而不同。国内至今尚无确切的 ADRs 在中国人口中总体发生率的调查研究。国外有一些大型研究提示门诊患者的发生率约为 20%(在同时应用 15 种以上药品的患者人群中更高),在住院患者中是 2%~7%,应用 4 种以上药品者则以指数方式升高。美国一项对 32 年来在美国完成的 39 项随机研究的荟萃分析表明:住院患者后果严重的 ADRs 的发生率为 6.7%,致死 ADRs 发生率为 0.32%。估计 ADRs 居美国主要死因的第 4 或第 6 位。

国外对 ME 和不依从用药引起的死亡也有统计。美国曾估计约有 7 000 人因 ME 致死,且这一数字在逐年上升。如果患者遵医嘱用药,能避免至少 23% 的患者入住护理院、10% 的患者入住医院及许多不必要的门诊就诊、诊断试验及治疗。

三、分类

Rawlins 和 Thompson 从临床角度将 ADRs 划分为 A 型和 B 型,这一分类虽然多年来仍在沿用,但已有修正。

A 型不良反应主要指药物和/或代谢物的药理作用的外延或增强所致的反应,一般在体内药物作用位点的浓度达到正常治疗水平以上时发生,可能发生于给药剂量对于患者个体过大时、药物处置受累时(药动学原因)或药物靶器官对于所给药物浓度过于敏感时(药效学原因)。药物本身治疗浓度范围狭窄或者受体特异性差及受体在体内分布广,就容易出现 A 型反应。

A 型反应常随着药物在体内的蓄积逐渐显露,通常可以预测,因此在许多情况下可以防范。

B 型不良反应一般属患者依赖性,即与药物的药理性质没有明显的相关性。变态反应即通常所称的超敏反应,是其中主要的一类反应。大多数药物都是低于 1 000 Da 的小分子,并不是变应原,但有的药物、药物的代谢物或是药剂中的杂质与机体蛋白结合为复合物,可直接或是通过激活免疫过程而引起变态反应。B 型反应在药物剂量极低的情况下也可出现,较难预防,患者往往有暴露史。B 型反应的后果较为严重,甚至可致死。

Grahame-Smith 和 Aronson 将 ADRs 的分类扩展到 C 型和 D 型。C 型反应指药物长期的作用使人体出现的反应,包括适应性的改变(如药物耐受性)、撤药作用(也称反跳作用)。D 型反应则指滞后的反应,包括致癌作用或与生殖相关的作用。这一以发生时间和机制的特点的扩展的分类覆盖了以往未被充分重视的 ADRs。

四、处理与预防

(一)处理

A 型反应一般需要减量使用所涉及药物,如果反应严重,也可能需要停用。

对于 B 型反应,必须立即停用所疑药物,可邀请专科会诊。有时必须给予支持治疗,特别是对过敏性反应和过敏样反应。有时可用皮质激素来抑制炎症或潜在的纤维化进展。

为避免药理效应叠加导致的 A 型反应,应尽可能避免多药同用,避免药物相互作用。

开始时小剂量,逐渐增加剂量有助于避免不良反应。人体对药物的反应存在很大的变异。有的药物,如华法林和肝素的使用,必须根据患者的情况量身定制。

(二)预防

1.临床监测和防范

许多发生 B 型反应的患者之前使用同一药物或同类药物时曾经发生过反应。因此,在患者的住院病历首页或门诊病历首页应清晰地记录曾引起不良反应的药物。医疗机构应该对临床用药后出现的不良反应进行调查、登记和分析,进一步认识药品的获益/风险比,防范或使 ADRs 最小化。我国许多医院还建立了信息管理系统,应用电脑记录患者既往 ADRs 的发生情况,并在医师处方有关药物时进行提示,有效地减少了不良反应的发生。

2.血药浓度监测

监测血浆中的药物浓度对于避免某些 ADRs 有一定价值。理想的监测方法是测定药物的效应(如口服抗凝治疗)。在缺乏药效学的测定手段时,测定血浆的药物浓度(即 TDM,治疗药物监测)可作为有效性和安全性的标记。

酸性糖蛋白(AAG)是一种急性时相反应蛋白,与利多卡因、丙吡胺、奎尼丁、维拉帕米等许多药物有很强的结合力,测定血浆 AAG 的浓度后可借此计算某些化合物的游离浓度。然而,在急性心肌梗死、手术、创伤、烧伤或风湿性关节炎等炎症时,AAG 可升高,此时根据全血的浓度进行判断会高估游离的药物浓度。而对新生儿、肾病综合征和严重肝病患者,AAG 可下降,又可造成低估游离药物浓度。

3.药物基因组学测试

药物基因组学将基因组技术,如基因测序、统计遗传学、基因表达分析等用于药物的合理应用。基因检测等技术的发展为鉴定遗传变异对药物作用的影响提供了客观条件,以可用凝胶电泳、聚合酶链反应、等位基因特异的扩增、荧光染色高通量基因检测等技术来检测一些与药物作用的靶点或与控制药物处置相关的基因变异。此外,DNA 阵列技术、高通量筛选系统及生物信息学等的发展,也为药物基因组学研究提供了多种手段和思路。

目前,药物基因组学通过对患者的基因检测,如对一些疾病相关基因的单核苷酸多态性(SNP)检测,对特定药物具有敏感性或抵抗性的患者群的 SNP 差异检测,从而可以从基因的角度指导临床进行个体化药物治疗,使患者既能获得最佳治疗效果,又能避免 ADRs,达到精准医疗的目的。

五、药物不良反应监测

药物在获准上市时,仅在数量有限的受试者中进行过试验。受试者一般又经过挑选,疾病较单一,受试时间相对较短,一般也不涉及老年、妊娠、哺乳和儿童患者。在药物获准上市时还很难获知发生率低、诱导期长、与其他因素相互作用引起及仅在患者亚群中发生的不良反应。于是,为了及时、有效控制药品风险,药品不良反应监测应运而生。这是一项以药品不良反应为目标的公共卫生项目,由一整套持续地、系统性地收集、归整、分析和阐释药品对人体的危害方面的数据(包括相关的志愿报告、电子医疗记录和实验室记录等)并及时向所有应该知道的人(监管部门、医务人员和/或公众)反馈的过程组成。其目的是认识药品安全问题的分布特征和变化趋势,鉴别、评价、认识和交流药品非预期的有害作用,进一步认识药品的获益-风险的属性,防范或使药品的有害作用最小化。

该监测系统的基础是医务人员在临床发现了可疑的 ADRs 后,志愿向有关部门报告。优点:①覆盖了所有的药物、处方者、配方者和患者;②编织了一张最大可能地捕捉药物安全信号的网;③能持续不停地监测;④可以发现非预期的药品不良反应的信号,产生药物安全性问题的假设;⑤可从中发现一些药品生产缺陷、药物治疗错误(ME)等直接的人为错误导致的安全问题。

然而这样的以志愿报告方式(spontaneous reporting system,SRS)的监测毕竟是被动的监测,未免存在诸多局限性:①很可能出现确认不足(未能认识到是药物引起的)或者确认过度(错误地归因于药物)的问题;②对 ADRs 的认识易受外部的因素,比如医学刊物、"药品不良反应通报"、媒体对药物安全问题的讨论等的影响;③对 C 型反应无能为力,一般无法发现诱导期长的不良反应;④对那些与常见疾病的症状相似的不良反应,产生信号的可能性很有限;⑤低报及报告有偏倚(报告者受利益倾向及各种管理因素的影响,有选择地报告)的可能;⑥不能进行量的测定(报告率不稳定,难于在药物之间进行比较);⑦对用药人群的数量与特点无法准确估计;⑧各国,乃至各区域在报告的组织、报告率、报告的完整性、报告人员的业务能力等各方面差异大;⑨各方应用的定义及诊断标准不一致,导致报告的价值下降。因此,目前已认识到被动的监测只能产生安全问题的信号(某药品与某反应有联系),既不能对重点关注的具体药品与反应的联系进行信号提纯,更不能用来对高度怀疑的药品与反应的联系作信号评价。解读以此方式得到的信号的,必须慎之又慎。

有鉴于此,近年各国都在发展主动监测的方法,如进行定(哨)点监测、药物事件监测及登记等,通过事前设定的程序,更主动、更全面、更完整地发现和确认药物安全性的问题。

其中定(哨)点监测以定点医疗机构常规收集的电子医疗信息为基础,主要进行安全问题信号的提纯,包括在第一时间应用标准化的方法与工具,评估积累的医疗产品的使用经验及对收集的数据前瞻性连续性地监测。此外,定点监测还可应用于信号评价,评估医疗用品与不良反应的关联有否可能是因果性质,调查剂量-效应、疗程-效应,以及风险在个体之间的变异等问题。药品监管部门还能通过定点监测,快速评估医疗用品安全监管的效应,评价新的黑框警告等新的管理活动对处方和健康结局的影响。

六、总结

药物治疗时,诸多因素可引起 ADRs。一些药物(如细胞毒性药、降压药、非甾体抗炎药、降糖药、口服抗凝药)在一些人群(如虚弱的老人,心力衰竭、肝肾疾病患者)中使用时发生 ADRs 的风险较高。由于 ADRs 往往与疾病的症状相似且很少有与药物相关的特异性的直接证据,也很少有特异性和敏感性均佳的体外试验的方法,再激发试验也因为可能导致严重反应及伦理上的原因而不能实施。因此,ADRs 的诊断不得不根据用药和 ADRs 发生的时间顺序,剂量的改变或停药的反应,排除其他原因及有否生物学的合理性来作判断。

凭借基本的药理学原则及对药物和剂量的慎重选择,很多 ADRs 可以避免。当发生可疑的 ADRs 时,向管理部门报告有助于管理部门鉴别风险、交流药物获益-风险的信息,从而有助于保护其他人避免类似 ADRs 的发生。

(刘　君)

第二章　神经系统疾病常用药物

第一节　抗老年痴呆药

抗老年痴呆药又称认知增强剂,是一类改善记忆障碍、智能损害,促进认知功能恢复的药物。主要用于治疗阿尔茨海默病(AD)、血管性痴呆、混合性痴呆及轻度认知功能损害。鉴于 AD 病因不明,故目前临床应用的治疗药物仍以对症为主,包括胆碱酯酶抑制剂、抗氧化剂、脑细胞代谢激活剂、脑血循环促进剂、谷氨酸受体拮抗剂和雌激素等。但这些药物治疗 AD 的作用机制尚不确切,作用靶位亦不专一,疗效有限,还有待开发新型药物。

一、胆碱酯酶抑制剂

(一)概述

胆碱酯酶抑制剂是一类间接增强乙酰胆碱功能的药物。AChEI 能与乙酰胆碱酯酶结合,形成水解较慢的复合物,使 AChE 活性受抑制,导致末梢释放的 ACh 不被水解,产生拟胆碱作用。

自美国 FDA 批准他克林作为治疗 AD 的第一个药物,从此引发世界对治疗 AD 药物的开发与应用研究热潮。他克林属于 AChEI,通过阻断 AChE 来改善患者的认知功能。AChEI 可分为三类。①非共价结合的抑制剂:与 AChE 的活性位点以可逆的、非共价的形式结合。对 AChE 的亲和力较强,亲脂性强,易透过血-脑屏障,可抑制中枢神经系统内 AChE 的活性,并有作用时间长的特点。包括吖啶类他克林、哌啶类多奈哌齐。②氨甲酰类抑制剂:如利斯的明,也具有易通过血-脑屏障、作用时间长的特点。③非样生物碱类:包括加兰他敏等。

AD 病因不明,其发病机制复杂。病理学研究显示,AD 患者大脑皮质弥漫性萎缩、沟回增深、脑室扩大,神经元大量减少。并可见老年斑、神经元纤维缠结、颗粒性空泡小体等病理性改变,胆碱乙酰化酶和 ACh 含量显著减少。20 世纪 70 年代以来,发现 AD 患者脑胆碱能神经元功能障碍,它的退变成为疾病过程的中心问题之一。由此提出 AD 的胆碱能假说,这种假说认为,AD 的认知障碍与中枢胆碱能功能缺陷相关。其根据:①皮质和海马胆碱能神经元降低。②脑的胆碱乙酰转移酶活性降低。③胆碱能缺陷与认知损害密切相关。在研究学习、记忆障碍的动物模型中,用物理或化学方法破坏基底前脑复合体的胆碱能神经元的胞体,可引起动物学习、记忆能力下降。病理研究显示,迈纳特基底核胆碱能神经元明显减少,神经元丢失的程度与学习、记忆障碍的程度密切相关。④AChEI 能改善 AD 患者的症状。中枢胆碱能功能的缺陷,可由 ACh 前体物质缺乏,ChAT 活性降低,AChE 活性增加,或突触后 ACh 受体和受体后信号转导过程障碍等原因所致。实际上,上述各环节都有不同程度的缺陷。AD 的治疗能通过纠正这些缺陷来改善胆碱能神经元功能。

可采用以下三种方法。①增加胆碱能前体和促 ACh 释放剂:胆碱和卵磷脂是合成 ACh 的前体,因 AD 患者脑内缺少 ChAT,目前临床试验结果并不令人满意;促 ACh 释放剂孟替瑞林正处于临床试验阶段。②受体激动剂:AD 的重要病理变化是胆碱能系统退行性变,其中以前脑基底部到海马和皮质的投射部位特别明显,这些区域退行性变的程度和认知功能的丧失相关。在海马和皮质的突触后毒蕈碱受体大部分无损害,应用毒蕈碱激动剂直接刺激突触后受体,使胆碱功能得到部分恢复。早期临床试验中,用槟榔碱、氧化震颤素、甲氨酰甲基胆碱等毒蕈碱激动剂的结果令人失望。新药有呫诺美林、米拉美林和 SB202026 等,正处在临床试验的早期。③AChEI:目前认为,最有效的药物作用靶位是抑制胆碱酯酶活性,即 AChEI。

经国际多中心、随机对照试验,AChEI 被认为是当前治疗 AD 的主要药物。其应用范围为早、中期 AD 患者,AChEI 可改善认知功能,延缓病程 1~2 年,并不能阻止疾病的进展。AChEI 对 AD 治疗仅是对症治疗,使 ACh 在突触维持一定水平。有关轻度认知障碍及其他痴呆的应用效果还需进一步研究。目前,虽然对 AD 治疗尚无肯定有效的治愈方法,近 10 年来 AChEI 的发展带来一些希望。但这些药物的前景尚难预测,疗效、不良反应、价格三大因素是决定药物前景的关键。他克林因其肝脏毒性严重、高剂量、半衰期短等原因,在我国临床应用已趋淘汰。多奈哌齐、利斯的明和加兰他敏,经过系统和规范的临床研究证实,确有临床疗效,目前已成为治疗 AD 的主要药物。

(二)多奈哌齐

多奈哌齐(donepezil,安理申,Aricept)属六氧吡啶类氧化物,是一种有哌啶基的可逆性胆碱酯酶抑制剂。由日本卫材公司开发,美国 FDA 批准上市的第 2 个 AChEI。化学名为(±)-2,3-双羟基-5,6-二甲氧基-2-[(1-苯甲基-4-哌啶基)甲基]-1H-茚-1-酮盐酸盐。分子结构见图 2-1。

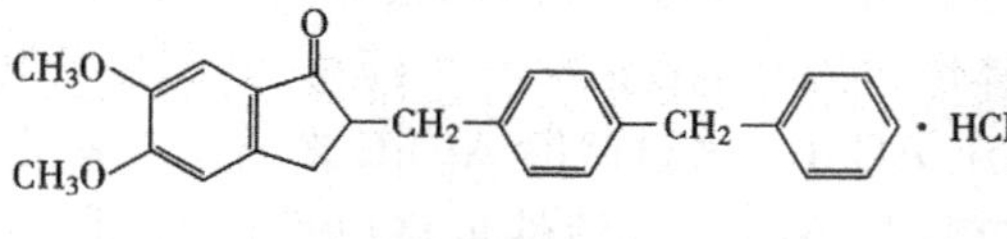

$$CH_3O\text{-}\quad CH_3O\text{-}\quad\text{-}CH_2\text{-}\quad\text{-}CH_2\text{-}\cdot HCl$$

图 2-1 盐酸多奈哌齐分子结构式

1.药理学

多奈哌齐主要作用机制为可逆性、高度选择性抑制脑内乙酰胆碱酯酶对乙酰胆碱的水解,使突触间隙的乙酰胆碱增加,增强中枢神经系统乙酰胆碱能作用。中枢乙酰胆碱主要分布海马、脑皮质和杏仁核等区,参与大脑的学习和记忆功能。

多奈哌齐的选择性作用,主要作用于中枢神经系统,而对外周心肌、小肠平滑肌等无作用。胆碱酯酶按生化性质可分为两种,即乙酰胆碱酯酶(AChE)和丁酰胆碱酯酶(Butyryl Cholinesterase,BuChE)。BuChE 分布广泛,包括心血管、呼吸、消化、生殖和泌尿等系统,对中枢神经系统功能影响小。药理学研究,多奈哌齐对 AChE 的半数抑制浓度(IC_{50})为(5.7 ± 0.2)nmol/L,对 BuChE 的 IC_{50} 为$(7\ 138\pm133)$nmol/L,BuChE 与 AChE 的比值为 1 250,由此可以看出多奈哌齐对 AChE 的选择性好。BuChE 与外周胆碱能作用有关,表明多奈哌齐具有良好的中枢神经系统效应,而很少有外周胆碱能的不良效应。口服多奈哌齐对脑内胆碱酯酶产生抑制作用,呈剂量效应关系,而对心脏和消化道中胆碱酯酶没有显著的抑制作用,明显优于他克林和毒扁豆碱。AD 患者服用多奈哌齐 3 mg/d 及 5 mg/d,12 周后发现对红细胞中的 AChE 产生明显的抑制作用。当药物达稳态浓度时,对 AChE 的抑制作用分别为 44% 及 64%,并与认知功能的改善有关。对 AChE 抑制效应的研究,Rogers 报道多奈哌齐的血浆浓度和红细胞 AChE 抑制作用之间的关系,血浆浓度在 50~75 ng/mL,酶活性抑制在 76.7%~83.5% 是药物治疗有效的标志。

2.药代学

口服吸收良好,进食不影响药物的吸收,生物利用度为 100%。达峰浓度时间(T_{max})3~4 小时。不同剂量和曲线下面积(AUC)呈线性关系。血浆浓度达到一定水平后,再增加浓度并不能明显抑制红细胞的 AChE 活性。表明血浆中达到相当高浓度后,就不需要增加剂量,而只需要维持量即可。稳态分布容积为 12 L/kg。血浆蛋白结合率为 96%,主要是清蛋白(75%)和 α_1 酸性糖蛋白(21%)。多次给药可在 15 天内达到稳态。消除半衰期($t_{1/2}$)约 70 小时。在肝脏内由 CYP3D4 和 2D6 代谢,并经葡萄糖醛酸化过程。在给药 10 天后,多奈哌齐原型及其 4 种代谢产物,从尿中排出占 57%,从肠道排出占 15%。其代谢产物6-O-去甲基-多奈哌齐(11%)具有药理活性,其他代谢产物的作用尚未明确。有肝脏疾病(酒精性肝硬化)的患者肝脏清除率比健康人低 20%。肾脏病对清除率无影响。

3.临床药物试验

Rogers 等在美国 20 个单位 473 例者入组,分为多奈哌齐 5 mg/d 组、10 mg/d 组和安慰剂组,进行为期 24 周的双盲对照试验。入组符合 DSM Ⅲ-R AD 诊断标准。评定工具应用阿尔茨海默病评定量表认知分量表(Alzheimer's disease assessment scale-cognitive subscale, ADAS-cog)、临床医师问卷为基础加照料者反映的病情改变的印象(clinician's inter view-based impression of change plus caregiver in put,CIBIC plus)、简易智力状态检查(mini-mental status examination,MMSE)、Boxes 测量法临床痴呆评分总和(clinical dementia rating-sum of the Boxes measure,CDR-SB)和日常生活能力量表(activities of daily living assessment,ADL)。24 周后结果,多奈哌齐治疗组患者的 ADAS-cog 评分比安慰剂组患者高。其中 5 mg/d 组与 10 mg/d组之间差异没有统计意义。CIBIC plus 评分在统计学上也有利于多奈哌齐组。其他各项评定结果药物治疗组均有改善。

另有三篇报道应用剂量的研究,研究一收集 161 例,年龄 55~85 岁,分为多奈哌齐 1 mg/d 组、3 mg/d 组、5 mg/d 组和安慰剂组,治疗 12 周,应用 ADAS-cog、ADL、MMSE、CDR-SB 评定,结果 5 mg/d 组在改善认知功能方面比其他三组有效。研究二在 24 个中心进行 15 周双盲临床试验,468 例,年龄>50 岁,分为多奈哌齐 5 mg/d、10 mg/d 和安慰剂组,应用 ADAS-cog、CIBIC plus 评定,结果 5 mg/d 组和 10 mg/d 组均能改变认知功能,但 5 mg/d 组与 10 mg/d 组之间 ADAS-cog 评分无显著性差异。研究三有 450 例患者,分为多奈哌齐 5 mg/d、10 mg/d 和安慰剂组,使用 ADAS-cog、CIBIC plus、MMSE 和 CDR-SB 评定,结果 5 mg/d组和 10 mg/d 组均改善认知功能,两组间无明显差别。治疗效果在停药后 6 周减少。

多奈哌齐的临床疗效评价,多数研究报告认为用于治疗轻至中度的 AD 患者,在改善认知功能方面有肯定效果。但由英国卫生部支持"AD 2000"的临床试验,是一项随机、双盲、安慰剂对照,历时 5 年的研究,共纳入 565 例轻、中度 AD,随机分为多奈哌齐和安慰剂组。结果显示,在治疗最初 2 年内,多奈哌齐组患者的认知功能和生活能力有所改善。但在治疗 3 年后,多奈哌齐组有 42％和安慰剂组有 44％被送入专业护理机构而中止研究,两组生活能力丧失的速度没有差异,两组疾病进展率分别为 58％和 59％,表明远期效果并不理想。有关长期疗效尚需进一步研究。

4.剂量和用法

多奈哌齐片剂,白色为 5 mg,黄色为 10 mg。起始剂量,每天 5 mg,一次服。通常在晚上服用,血浆峰浓度出现在入睡后,可减少消化道的不良反应。对于有失眠的患者,则在白天服用。根据临床开放试验,用 6 周时间将剂量加至 10 mg/d 时,其不良反应发生率与 5 mg/d 组没有显著差异。一般治疗剂量为 5 mg/d,部分患者需要 10 mg/d。老年患者因其药代学改变导致半衰期延长,使用 5 mg/d 的剂量更为适宜。有轻度肝肾功能损害,不需调整剂量。

5.不良反应

常见有腹泻、恶心、呕吐、失眠、肌肉痛性痉挛、疲倦和厌食。这些不良反应通常很轻,持续短暂,继续治疗可缓解。总体来看,多奈哌齐耐受性较好。用 5 mg/d 治疗时,因不良反应而停止治疗的发生率与安慰剂接近。临床试验中,中止治疗常见的不良反应是恶心、腹泻和呕吐。多奈哌齐通常不引起肝脏毒性反应,这明显优于他克林。对心脏疾病、室上性心律失常、哮喘或阻塞性肺部疾病有影响,有增加消化道出血危险。与抗胆碱能药、琥珀酰胆碱类肌松剂可能有相互作用。

(三)利斯的明

利斯的明(rivastigmine,卡巴拉汀,艾斯能,Exelon)是氨基甲酸类衍生物,属于第二代胆碱酯酶抑制剂(AChEI)。由瑞士诺华公司开发。化学名称:(S)-氮-乙基-3-[(1-二甲氨基)乙基]-氮-甲氨基甲酸苯酯。分子结构式如图 2-2。

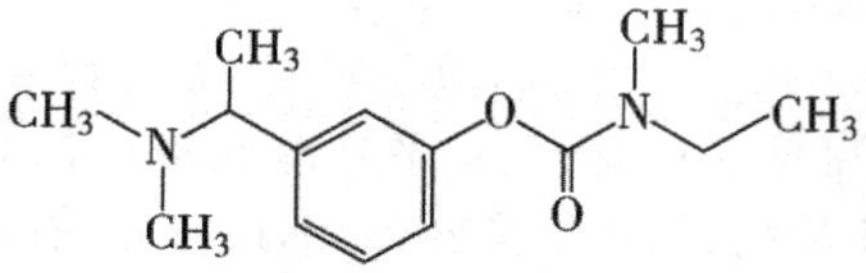

图 2-2　利斯的明分子结构

1.药理学

(1)选择性作用:在体内、外实验证明,利斯的明在中枢神经系统对 AChE 抑制具有选择性。动物实验表明,本品抑制皮质和海马的作用明显强于脑的其他部位。在健康志愿者研究中,顿服 3 mg,1.5 小时内,脑内 AChE 活性抑制近 40％。对脑 AChE 的亲和力是外周的 10 倍,而外周红细胞和血浆中 AChE 活性几乎不受影响,表明本品引起心血管系统和肌肉痉挛等外周不良反应较少。AChE 存在不同亚型,在脑内以 G_1 和 G_4 亚型最丰富。在 AD 患者脑中 G_1 和 G_4 之比较正常人升高。有研究显示,本品对 G_1 型有选择性作用,对 G_1 型的抑制作用是 G_4 型的 6 倍。

(2)对 BuChE 的抑制作用:BuChE 主要分布在周围器官,在中枢神经系统含量很少,但 BuChE 可能与 AChE 一起协同调节中枢 ACh 水平。Kenndey 等研究显示,应用利斯的明后,脑脊液中 BuChE 明显减少,认知功能显著改善。由此推测本品作用机制具有中枢 AChE 与 BuChE 双重抑制作用。

(3)作用时间长:利斯的明是一种新型"假性不可逆性"AChE 抑制剂,它与 AChE 的酯侧结合,并使其降解,在与 AChE 形成氨基甲酰化复合物时,AChE 处于被抑制状态,直到酯位上的甲酰基部分被羟基取代才恢复其活性。利斯的明的氨基甲酸酯分子与酶的酯化位点拆离缓慢,即产生所谓的"假性不可逆"性抑制。结果在 10 小时内阻止了 ACh 的进一步水解,使其作用时间延长。

2.药代学

口服吸收迅速,几乎完全被吸收。服后 1 小时达峰浓度,与食物同用,血浆峰浓度延后 90 分钟。老年人吸收缓慢,1～2 小时达峰浓度。服用 3 mg 绝对生物利用度约 36%,生物利用度随剂量增高。蛋白结合率 40%。易通过血-脑屏障,表观分布容积为 1.8～27.0 L/kg,大于全身水体积,表明分布到血管外腔隙。

代谢主要通过胆碱酯酶代谢,本品与 AChE 作用产生酚类降解物,这种降解物仅有微弱(<10%)的胆碱酯酶抑制作用。对代谢酶影响小,其代谢不依赖肝微粒体 P450 酶灭活,很少发生药物相互作用。半衰期为 10 小时,每天 2 次给药。其代谢物主要由肾脏排泄,服用示踪标记的本品 24 小时内>90%经肾脏迅速排出,尿中未发现原型药物。仅 1%由粪便排泄。快速清除,而无蓄积作用,停药 24 小时内可恢复正常 AChE 功能。

在肝硬化患者,利斯的明及其代谢产物的曲线下面积(AUC)比正常人分别高 23 倍和 0.8 倍。说明肝损害时代谢减少,严重肝损害时应注意。轻、中度肾损害患者的 AUC 比健康人高 2 倍,根据个体耐受调整剂量后,未见两组间 AUC 存在显著差异。

3.临床药物试验

Anand 等设计主要用以评价利斯的明治疗 AD 的有效性和安全性方案,有 3 300 例纳入为期 6 个月,双盲、对照和长期随访研究。结果:①利斯的明能改善认知功能,6 个月试验后,统计结果显示疗效显著。轻到中度 AD 患者的认知功能临床上有相对提高,包括语言能力、单词回忆、单词识认、定向和记忆测验。ADAS-cog 评分均值有显著提高,在第 6 个月,服用 6～12 mg/d 治疗组与安慰剂组比较 ADAS-cog 评分平均相差 4.9 分。②日常生活活动能力,应用进展性恶化量表(PDS),是一种区域特异性 ADL 评价方法。6 个月后,PDS 评分安慰剂组下降5.2 分,利斯的明组下降 1 分,表明利斯的明治疗可使 ADL 衰退延缓。③总体执行功能,是对认知、行为和执行功能进行的临床评估,常用工具 CIBIC-plus。服用6～12 mg/d组与安慰剂组相比,证实有明显改善。

Rosler 等在欧洲和南美洲 45 个中心进行前瞻性、双盲对照,把 725 例轻、中度 AD 患者随机分为利斯的明 1～4 mg/d 低剂量组 243 例,6～12 mg/d 高剂量组 243 例,安慰剂组239 例。经6 个月治疗,结果 ADAS-cog 评分改变高剂量组(24%)显著高于安慰剂组(16%),CIBIC-plus 高剂量组(37%)显著高于安慰剂组(20%)。PDS 衡量改善状况,两组间具有统计学意义的差异(P<0.01)。

Spenser 等综合三篇Ⅱ、Ⅲ期临床试验,有 1 479 例接受不同剂量利斯的明治疗,并以安慰剂 647 例做对照。结果显示,利斯的明能明显改善患者的认知功能,减缓总体功能衰退,延长日常生活能力的时间,并减轻病情严重程度。剂量 6～12 mg/d 疗效最显著,一般在第 12 周起效。

4.剂量和用法

利斯的明胶囊剂,有 1.5 mg、3 mg、4.5 mg 和 6 mg 四种规格。本品适用于轻度、中度阿尔茨海默病。对血管性痴呆的治疗尚未见报道。

开始剂量 1.5 mg,每天 2 次。两周后耐受良好,剂量递增到 3～6 mg,每天 2 次。调整剂量时,注意患者耐受能力。加药过程中出现不良反应,应减量。最高治疗剂量为 6 mg,每天 2 次。

推荐在早、晚进食时服用。

注意：①病态窦房结综合征或伴严重心律失常患者慎用。②溃疡患者应注意观察。③不宜与拟胆碱能药合用。

5.不良反应

常见不良反应有恶心、呕吐、食欲缺乏、眩晕、腹泻和头痛。多为轻到中度，持续时间有限，常发生在治疗开始的前几周，继续治疗症状可消失。采用进食时服药可以改善。如症状明显，不能耐受则减少剂量。不良反应发生频率与程度和剂量相关。

对心电图及肝功能无影响，不需特殊监护。肝、肾功能减退的患者一般不必调整剂量。

本品安全性高，服药过量，出现恶心、呕吐和腹泻，多数不需要处理。乙酰胆碱酯酶抑制作用周期约9小时，对无症状的用药过量患者，在随后 24 小时内不应继续用药。严重过量患者可使用阿托品，初始剂量为 0.03 mg/kg 静脉注射。1 例一次服用 46 mg，24 小时内完全恢复正常。目前未见因服过量中毒死亡的报告。

二、抗氧化剂

AD 患者脑内老年斑的核心成分是 β 淀粉样蛋白（amyloid-protein，Aβ），它能引起自由基大量产生，可导致神经细胞死亡。氧化代谢生成的自由基和其他一些含氧化合物如过氧化氢等总称为活性氧物质。活性氧物质在神经退行性疾病中发挥重要作用。机体在代谢过程中可产生自由基，由于它带有不成对电子，因此很容易与蛋白和脂质发生反应而破坏细胞膜和组织。抗氧化剂具有减少自由基生成和保护神经元免受自由基损害的作用。

（一）维生素 E

维生素 E（vitamin E，生育酚，tocopherol）有很强的抗氧化作用，能够清除自由基，保护细胞内过氧化氢酶和过氧化物酶的活性，减少脑细胞中脂褐素的形成，有助于延缓衰老过程。动物试验显示，维生素 E 能延缓神经细胞损害和死亡，可促进人体新陈代谢，增强机体活力，推迟细胞衰老。

临床研究认为，维生素 E 对延缓衰老和痴呆的进展有效。一项流行病学调查结果，高剂量维生素 E 与 AD 的低发生率有显著相关性。支持抗氧化剂能延缓 AD 的观点。另一项多中心、双盲随机临床试验，应用维生素 E 1 000 U，每天 2 次，治疗中度 AD 患者，结果可使患者病情进展延缓 7 个月，但不能改善患者总体情况。Sano 等对 341 例门诊 AD 患者随机分为维生素 E 2 000 U/d组，司来吉兰 10 mg/d 组，两药联合组和安慰剂组。结果显示，三个治疗组与安慰剂组比较在死亡、住院和日常活动能力的终点时间有显著的延迟。与安慰剂组比较维生素 E 组延长 230 天，司来吉兰组 215 天，联合治疗组 145 天。但三个治疗组的认知功能均没有显著性改变。

胶丸剂：5 mg；100 mg。每次口服 10～100 mg，每天 2～3 次。

大剂量可引起恶心、呕吐、唇炎、口角炎、眩晕和视物模糊、性腺功能障碍、低血糖等。

长期大剂量（200～600 mg/d），可引起血栓性静脉炎、肺栓塞和下肢水肿等。因此，应限制大剂量应用。

（二）银杏叶提取物

银杏叶提取物（金纳多、天保宁、达纳康和舒血宁，Ginkgo Biloba Leaf Extract、Ginaton）能阻止自由基所致的损害，是一种抗氧化剂。有效成分为银杏黄酮苷和萜类化合物。

Packer 等提出,银杏叶提取物具有抗氧化和拟胆碱能作用。它可以清除体内过多的自由基,抑制细胞膜的脂质过氧化反应,保护细胞膜,防止自由基对机体的损害。通过刺激儿茶酚胺的释放和抑制其降解及刺激前列环素和内皮舒张因子的形成而产生动脉舒张作用,增加血流量。增加缺血组织对氧及葡萄糖的供应量,增加中枢毒蕈碱受体数量,增强中枢胆碱能系统的功能。

口服易吸收,生物利用度 60%～70%,半衰期 4～5 小时,大部分经肾脏排出,29% 从粪便排出。

Le Bar 等对 263 例符合 DSM-Ⅲ-R AD 诊断标准入组,有 137 例完成 52 周观察,结果银杏叶组有 78 例(50%),对照组有 59 例(38%)在日常生活和社会行为评估中有轻微提高,对照组相对于基线显示有明显恶化,结果有统计意义。而 CGI-C 和 ADAS-cog 量表中未见显著性差异。

临床上适用于 AD,血管性痴呆和混合性痴呆,可改善认知功能,但对严重痴呆者效果不显著。

剂量与用法:片剂,每片 40 mg;针剂,17.5 mg/5 mL。口服剂量 40～80 mg,每天 3 次。静脉注射,每次 5～10 mL,每天 1～2 次。静脉滴注时用生理盐水、葡萄糖或右旋糖酐-40 稀释。

不良反应:少见,可有易激惹、情绪不稳,罕有胃肠不适、头痛、血压下降和变态反应。静脉注射时应变换注射部位,以防静脉炎。

(三)司来吉兰

司来吉兰(selegiline、司立吉林、克金平、Jumex 和 L-deprenyl)是单胺氧化酶-B 抑制剂。老年人单胺氧化酶-B(MAO-B)的活性增高,以海马、顶叶和颞叶皮质最明显。MAO-B 在脑内参与生物源性脱氨作用,通过抑制 MAO-B 活性减少自由基形成,具有神经元保护作用。亦可增加儿茶酚胺水平,增强记忆功能。

有六项随机双盲临床试验,应用司来吉兰治疗 500 例痴呆患者,研究期限为 1～24 个月。其中 Sano 等样本最大,以司来吉兰、维生素 E 与安慰剂对照研究。结果显示,司来吉兰与维生素 E 在延缓病情进展方面疗效相似,均比安慰剂好。另有五项自身交叉对照研究,均证实司来吉兰的疗效。一项对 341 例中度痴呆患者的多中心、双盲对照试验,单用维生素 E 1 000 U,每天 2 次。单用司来吉兰 5 mg,每天 2 次。经 2 年观察,均可延缓痴呆的进展速度。

司来吉兰可用于治疗痴呆患者,尤其适用于不宜应用胆碱酯酶抑制剂的患者。

片剂:每片 5 mg。每次 5 mg,每天 2 次,早午服。推荐剂量 5～10 mg/d,分次服。

不良反应:主要是直立性低血压,严重者不能耐受。部分患者可出现焦虑、易激惹、眩晕、失眠、口干、腹痛、恶心、呕吐。

本品不宜与 5-羟色胺再摄取抑制剂、三环类抗抑郁剂、哌替啶配伍用,联合应用可出现精神症状、癫痫、高血压危象严重的相互作用。

三、促脑代谢及脑循环药

(一)吡拉西坦

吡拉西坦(脑复康,吡乙酰胺,酰胺吡酮,piracetam)是氨基丁酸的衍生物。在促智药临床研究中,常作为阳性对照药物。

吡拉西坦直接作用于大脑皮质,具有激活、保护和修复神经细胞的功能。通过激活腺苷酸激酶,促使脑内 ADP 转化为 ATP。增加大脑对氨基酸、蛋白质、葡萄糖的吸收和利用,促进脑细胞代谢,改善脑功能。它影响胆碱能神经元兴奋传递,促进乙酰胆碱合成,具有改善学习、记忆和回忆功能。

适用于治疗轻度认知功能障碍，轻、中度痴呆，以及脑缺氧、脑外伤、脑卒中、药物中毒、一氧化碳中毒引起的记忆、思维障碍。

口服吸收快，30～40 分钟达峰浓度，生物利用度大于 90%，易透过血-脑屏障及胎盘障碍，半衰期为 5～6 小时。98% 以原形从尿排出，仅 2% 从粪便排出。

剂量和用法如下。片剂：0.4 g、0.8 g；胶囊：0.2 g；口服液：0.4 g∶10 mL、0.8 g∶10 mL；注射剂：1 g∶5 mL、2 g∶10 mL、3 g∶15 mL、4 g∶20 mL。

口服 0.8～1.6 g，每天 3 次。6 周为 1 个疗程。静脉滴注 8 g/d。

不良反应轻微，偶有口干、食欲缺乏、呕吐、失眠、荨麻疹等。大剂量时出现失眠、头晕、呕吐、过度兴奋，停药后恢复。锥体外系疾病、亨廷顿病禁用。

(二)茴拉西坦

茴拉西坦(阿尼西坦，三乐喜，脑康酮，aniracetam)属于 2-吡咯烷酮衍生物。化学名为 1-(4-甲氧基苯酰基)-2-吡咯烷酮。

选择性作用于大脑，促进和增强记忆。动物模型研究中，被动或主动逃逸、选择性行为反应和迷宫学习试验，均显示茴拉西坦对学习和记忆的作用。研究表明，本品可以激活丘脑网状结构的胆碱能通路，增加 ACh 释放。ACh 是通过胆碱受体兴奋中枢运动神经元的兴奋介质，与学习记忆有关。口服茴拉西坦 100 mg/kg，可增加大鼠海马 ACh 释放，使海马 ACh 水平下降得以恢复。能刺激中枢神经系统中谷氨酸受体而产生促智作用。本品没有镇静或兴奋作用，也没有血管扩张作用。

口服吸收完全，口服后 1 小时达峰浓度。生物利用度 0.2%。能透过血-脑屏障，药物浓度-时间曲线下面积(AUC)与剂量无线性关系。蛋白结合率约 66%，在体内主要分布在胃肠道、肾、肝、脑和血液。在肝脏代谢，对肝药酶无明显影响，主要代谢产物为对甲氧基苯甲酰氨基丁酸(ABA)和 2-吡咯烷酮。半衰期为 35 分钟。代谢产物的 84% 由尿排出，0.8% 经粪便排泄，11% 随 CO_2 呼出。

茴拉西坦用于治疗 AD，可改善认知功能，长短记忆及学习能力。Senin 等对 109 例轻到中度认知功能损害的 AD 患者进行多中心、双盲随机对照研究，应用茴拉西坦治疗 6 个月，结果治疗组的心理测量评分较对照组有显著提高。

临床用于治疗健忘症、记忆减退、AD 及血管性痴呆患者。

剂量和用法如下。片剂：100 mg、200 mg、750 mg、1 500 mg。口服每次 200 mg，每天 2～3 次。治疗剂量为 600～1 500 mg/d。有明显失眠、焦虑不安的患者，建议每天晨 1 次服。1～2 个月为 1 个疗程。

本品安全性和耐受性良好，偶有失眠、激动、头痛、眩晕、腹泻、上腹痛、皮疹和口干等。反应轻微，一般不需停药。在人体研究中尚未发现与其他药物相互作用。严重肾功能不全者，每天剂量减至 750 mg。

(三)二氢麦角碱

二氢麦角碱(dihydroergotoxine、HYDER GIN、安得静和海特琴)由二氢麦角可宁，二氢麦角汀和 α，β 二氢麦角隐亭甲磺酸盐组成的混合物。

本品能增加 ACh 的合成，增加胆碱能受体数量，可改善记忆。它能抑制 ATP 酶和腺苷酸环化酶的活性，增加神经细胞内 ATP 水平，使神经细胞能量增加。本品为 α 受体阻滞剂，能抑制血管紧张，使血管扩张。同时，作用于中枢多巴胺和 5-羟色胺受体，缓解血管痉挛，改善脑的微循环,能增加脑血流量和对氧的利用,改善脑细胞代谢功能。

口服吸收 25%,服药后 1 小时达峰浓度,生物利用度 5%～12%。血浆蛋白结合率为 31%,半衰期为 4 小时,主要由肝代谢。随胆汁经粪排出,仅 2% 以原形排出。

适用于血管性痴呆,动脉硬化症及卒中后遗症。对 297 例 AD 患者治疗结果显示,神经心理和行为症状的疗效评价有改善,但总体疗效无显著意义。

剂量和用法如下。片剂:1 毫克/片;注射剂:0.3 mg/mL。口服 3～6 mg/d,12 周为 1 个疗程;静脉滴注:2～4 mg/d。

不良反应:轻微,偶有恶心、呕吐、鼻塞和面部潮红。

避免与吩噻嗪类、利尿剂和降压药伍用。急慢性精神病、低血压、心脏器质性损害、严重心动过缓和肾功能不全者禁用。

(四)阿米三嗪/萝巴新

阿米三嗪/萝巴新(都可喜、almitrine/rau basine 和 Duxil)是由阿米三嗪与萝巴新组成的复方制剂。

阿米三嗪作用于颈动脉体化学感受器,兴奋呼吸,从而增强气体交换,增加动脉氧分压和血氧饱和度。萝巴新可增加大脑线粒体的氧利用,增强阿米三嗪作用强度和作用时间。二药合用可使脑组织氧供应和利用增强,促进代谢,有改善脑代谢和微循环的作用。

本品适用于记忆下降及脑卒中后的功能恢复。

常用片剂:每片含阿米三嗪 30 mg 和萝巴新 10 mg。口服每次 1 片,每天 2 次,餐后服。

不良反应:极少数可有恶心、呕吐和头晕。忌与单胺氧化酶抑制剂合用。孕妇及哺乳期妇女慎用。

(五)吡硫醇

吡硫醇(脑复新)为维生素 B_6 的类似物,能促进脑内新陈代谢,增加脑血流量,改善脑功能。用于脑动脉硬化,阿尔茨海默病。每次口服 100～200 mg,每天 3 次。不良反应可有恶心、皮疹。

(六)环扁桃酯

环扁桃酯(抗栓丸,cyclandelate)对照研究表明,本品能提高 AD 患者注意力,改善情绪。剂量 600～900 mg/d,分 3～4 次服。维持量 300～400 mg/d。不良反应为颜面潮红、皮肤灼热感,头痛和胃肠反应。

(七)萘呋胺

萘呋胺能增加脑细胞 ATP 合成,增加脑细胞的葡萄糖利用率。有报道能增进记忆,提高智力测验评分。剂量 300 mg/d,分 3 次服。有失眠、胃不适反应。

(八)脑蛋白水解物

脑蛋白水解物(脑活素,丽珠赛乐,优尼泰,Cerebrolysin)用标准化控制的酶分解而来,含游离谷氨酸和多肽,其中具有活性的多肽可透过血-脑屏障,进入神经细胞,促进蛋白质合成,改善脑能量代谢,并影响突触的可塑性及传递。有报告用于轻、中度 AD 患者对记忆、注意力的改善有效。肌内注射,每次 2～5 mL,每天 1 次。静脉滴注,每次 10～30 mL,稀释于 250 mL 静脉滴注液中,缓慢滴注。2～4 周为 1 个疗程。偶有变态反应。癫痫发作、肾功能不全患者及孕妇禁用。

四、谷氨酸受体拮抗剂

谷氨酸是脑皮质和海马的主要兴奋性神经递质,在学习与记忆功能中具有重要作用。早在

20世纪80年代提出AD发病的谷氨酸能神经功能异常假说,神经元受到谷氨酸异常强烈的作用,引起大量的 Ca^{2+} 内流,产生活性氧物质,可能会导致神经元变性死亡。这种由氨基酸兴奋引起的毒性称为兴奋性神经毒性。谷氨酸受体过多的激活会引起神经元变性和丧失,试验证明,兴奋性毒性在神经退行性疾病中起重要作用。

N-甲基-D-天冬氨酸(N-methyl-D-aspartate,NMDA)受体阻滞剂可以阻止过量的神经递质谷氨酸传递而达到保护神经元作用;另一方面,增加NMDA受体数量和功能有助于增强和调节认知功能。

美金刚(二甲金刚胺,memantine,Ebixa)是一种NMDA受体拮抗剂。由德国Merz药厂出品,已在欧洲批准用于治疗中、重度AD。其主要成分为盐酸1-氨基-3,5-二甲基金刚烷。

临床前试验表明,本品具有神经保护作用,长期应用能保护海马免受NMDA特异性内源性神经毒剂——喹啉酸毒性作用。在大鼠缺血模型试验中,本品对大脑和局灶具有保护缺血过度损伤作用。

本品对NMDA拮抗作用像 Mg^{2+} 一样占据NMDA通道,增加动作电位。主要是通过直接利用电压依赖方式,阻断NMDA受体,防止大量 Ca^{2+} 内流,因此具有保护神经元免受谷氨酸兴奋性毒性作用。

本品对谷氨酸能神经递质具有双重调节作用。①对 α 氨基-3 羟基-5-甲基-4 异噁唑丙酸(AMPA)受体作用:阿尔茨海默病谷氨酸释放异常减少,美金刚对AMPA受体具有促进作用,而保证正常的谷氨酸能神经传导,促使学习和记忆功能的恢复。②对NMDA作用:在突触前谷氨酸释放病理性增加时,如脑缺血时,美金刚通过突触后膜阻断谷氨酸调节的离子通道(NMDA通道)而抑制谷氨酸的作用,从而减少谷氨酸的兴奋性毒性作用。

口服吸收迅速、完全。单次口服剂量为10～40 mg,3～7.7小时达峰浓度,其曲线下面积和达峰浓度与剂量呈线性关系。在体内分布广泛,对肺、肝、肾脏有特殊亲和力,能透过血-脑屏障,脑脊液浓度是血浆浓度的1/20。血浆蛋白结合率为42%～45%,清除半衰期为67～104小时。主要通过肾脏排泄,少量存在粪便中。

动物试验表明,小剂量NMDA受体拮抗剂治疗AD,对改善认知功能有效。近10年,美金刚在欧洲用于治疗各种形式、各个阶段的痴呆,临床资料也证实了动物试验。

Pante等对60例中重度痴呆患者进行4周随机双盲对照试验,应用美金刚剂量为20 mg,结果显示认知障碍及动力缺乏治疗有效反应率为70%。另一项160例重度痴呆患者进行12周随机双盲对照试验,其中151例完成12周观察,75例为治疗组,76例为对照组。结果治疗组临床总体印象评定反应率为76%,对照组为45%,两组有显著性差异。

有5项双盲、对照的临床研究,应用美金刚4～6周,进行有效性评价。结果均证实,在改善认知功能、驱动力和情感状态,日常生活中的运动功能方面有效,使患者的社会功能、独立能力得到改善。

Reisberg等用美金刚治疗中度和重度AD患者的双盲对照研究显示,美金刚在改善AD患者认知功能、社会功能方面明显优于安慰剂。

剂量和用法:起始剂量5 mg/d,第2周加量到10 mg/d,第3周为15 mg/d,第4周为20 mg/d,疗程4个月。剂量大时,应分2次服,午后宜在4点前用药,以减少失眠。不宜与抗胆碱能药伍用。

大量临床试验表明,本品无明显毒副作用,耐受性良好,其不良反应轻微,常见有兴奋、激越、失眠、不安和运动增多。

五、雌激素

流行病学调查表明,经绝后妇女 AD 的发病率比同龄组男性高 1.5～3 倍。据报道,雌激素能促进胆碱能神经元生长和生存,减少脑内淀粉样蛋白沉积。脑内存在特定神经元有雌激素受体的表达,其分布与 AD 患者脑内病理改变区一致。AD 女性患者雌激素水平较健康同龄妇女低。这说明雌激素缺乏可能与 AD 有关。

临床试验证实,雌激素可降低绝经期后妇女 AD 的危险度,并减轻痴呆程度,改善 AD 的症状。Rice观察雌激素治疗 829 例,发现单用雌激素比雌孕激素联合治疗,在改善认知功能方面效果更好。另有研究应用雌激素替代疗法,治疗 3 周,AD 患者的症状显著好转,以记忆力、时间空间定向力和计算力的提高明显。一旦停药,各项评定指标又恢复治疗前状况,总病程还有恶化。目前认为,雌激素替代治疗只能减轻症状,延缓疾病进程,不能达到治愈的目的。近期研究表明,长期联合应用雌激素和孕激素存在诸多危险,使乳腺癌、子宫内膜癌、冠心病、卒中和静脉血栓等发生率增高,这些影响不容忽视。因此,雌激素在预防、延缓 AD 方面的价值尚待研究。

六、抗 β 淀粉样蛋白药

AD 病理学特征是脑内存在老年斑、神经纤维缠结及选择性神经元死亡。老年斑的核心成分是 β 淀粉样蛋白(amyloid β-protein,Aβ)。Aβ 由细胞分泌,在细胞基质沉淀聚集后可产生很强的神经毒性。目前认为,Aβ 是 AD 患者脑内老年斑周边神经元变性和死亡的主要原因。研究发现,环境或基因突变可引起 β 淀粉样前体蛋白(APP)代谢异常。在神经细胞外导致 Aβ 沉积,形成老年斑,造成神经元损伤。采取抑制与 Aβ 形成有关的蛋白酶,恢复神经元对 APP 代谢的正常调节,阻止 Aβ 形成有毒性的聚合体,保护神经元免遭 Aβ 的神经毒性,修复损伤的基因,可达到治疗 AD 的目的。

抗 β 折叠多肽(iAβ$_{11}$)是一种含有 11 个氨基酸的多肽,它与 Aβ 结合的亲和力很高,离体实验中能抑制淀粉样肽形成。有一种 iAβ$_{11}$ 的 5 个氨基酸的衍生物,命名为 iAβ$_5$,它对已形成的 Aβ 具有更强的抑制和灭活作用。新近研制成功 Aβ"疫苗",已进入临床试验阶段。Schenk 等在美国完成 24 例剂量效应研究的 I 期临床试验,初步结果提示,"疫苗"安全性好,为 AD 治疗带来了希望。虽然 Aβ 肽免疫疗法临床试验受到挫折,但免疫抗体疗法仍然具有重大潜力,是一种新药开发快捷途径。

(刘洪梅)

第二节 抗帕金森病药

一、拟多巴胺类药

(一)多巴胺前药

最典型的为左旋多巴。

1.别名

左多巴,思利巴,L-DOPA。

2.作用与应用

本品是多巴胺(DA)的前药,本身无药理活性,通过血-脑屏障进入中枢,经多巴脱羧酶作用转化成DA,补充纹状体中多巴胺的不足,协调多巴胺能神经和胆碱能神经的平衡而产生抗帕金森病作用。可治疗各种类型的帕金森病(PD)患者,不论年龄、性别差异和病程长短均适用,但对吩噻嗪类等抗精神病药所引起的帕金森综合征无效。用于:①帕金森病(原发性震颤麻痹)、脑炎后或合并有脑动脉硬化及中枢神经系统一氧化碳与锰中毒后的症状性帕金森综合征(非药源性震颤麻痹综合征),用药早期可使80％的PD患者症状明显改善,其中20％的患者可恢复到正常的运动状态。服用后先改善肌肉强直和运动迟缓,后改善肌肉震颤;其他运动功能如姿态步态联合动作、面部表情、言语、书写、吞咽、呼吸均可改善。也可使情绪好转,对周围事物反应增加,但对痴呆症状效果不明显。随着用药时间的延长,本品的疗效逐渐下降,3～5年后疗效已不显著。同时服用COMT抑制药恩他卡朋对此有一定的预防作用。据统计,服用本品的PD患者的寿命比未服药者明显延长,生活质量明显提高。②肝性脑病,可使患者清醒,症状改善,但不能改善肝脏损害与肝功能。③神经痛,早期服用可缓解神经痛。④高催乳素血症,可抑制下丘脑的促甲状腺素释放激素,兴奋催乳素释放抑制因子,因而减少催乳素的分泌,用于治疗高催乳素血症,对乳溢症有一定疗效。⑤脱毛症,其机制可能是增加血液到组织的儿茶酚胺浓度,促进毛发生长。⑥促进小儿生长发育,可通过促进生长激素的分泌加速小儿骨骼的生长发育。治疗垂体功能低下患儿。

3.用法与用量

口服:抗帕金森病,开始1天250～500 mg,分2～3次服。以后视患者的耐受情况,每隔2～4天增加125～500 mg,直至达到最佳疗效。维持量1天3～6 g,分4～6次服。在剂量递增过程中如出现恶心等,应停止增量,待症状消失后再增量。脑炎后帕金森综合征及老年患者对本品更敏感,应酌减剂量。

4.注意事项

(1)高血压、精神病、糖尿病、心律失常、闭角型青光眼患者及孕妇、哺乳期妇女禁用。支气管哮喘,肺气肿,严重心血管疾病,肝、肾功能障碍等患者慎用。

(2)不良反应。胃肠反应,治疗初期约80％的患者出现恶心、呕吐、食欲缺乏,餐后服药或剂量递增,速度减慢,可减轻上述反应。心血管反应,治疗初期30％的患者出现直立性低血压;还有些患者出现心律失常,可用β受体阻滞剂治疗;不自主的异常动作,如咬牙、吐舌、点头、怪相及舞蹈样动作等,应注意调整剂量,必要时停药;"开-关现象"(患者突然多动不安是为"开",而后又出现肌强直运动不能是为"关"),见于年龄较小的患者,在用药一年以上的部分患者出现,可采用减少剂量或静脉注射左旋多巴翻转或控制这一现象;日内波动现象,当服本品后多巴胺浓度达高峰时出现运动障碍,当多巴胺浓度降低时反转为无动状态,产生一天内运动症状的显著波动,为减轻症状波动可用左旋多巴-卡比多巴缓释剂或用多巴胺受体激动药,或加用MAO抑制药如司来吉兰等,也可适当调整服用时间与方法,小剂量分多次服,可减轻日内波动现象;精神症状,10％～15％的患者用药3个月后可出现不安、失眠、幻觉、逼真的梦幻、幻想、幻视等,也有抑郁症等精神病症状,用非经典安定药氯氮平治疗有效,它不引起或加重PD患者锥体外系运动功能失调或迟发性运动失调;排尿困难,老年人更易发生。

（3）长期用药对肝脏有损害，可发生黄疸、氨基转移酶升高。

（4）长期用药可引起嗅、味觉改变或消失，唾液、尿液及阴道分泌物变棕色。

（5）可增强患者的性功能。青春期应用可使第二性征发育过度，增强性功能。

（6）治疗帕金森病时需与外周多巴脱羧酶抑制药同用，不仅左旋多巴用量可大大缩减，并可减少不良反应。

（7）过量中毒应立即洗胃并用一般支持疗法，必要时需用抗心律失常药。维生素 B_6 并不能逆转左旋多巴的急性过量。

5.药物相互作用

（1）与维生素 B_6 合用，则增加本品在外周脱羧变成多巴胺，使疗效降低，不良反应增加。

（2）吩噻嗪类、丁酰苯类抗精神病药及利血平均能引起锥体外系运动失调，出现药源性 PD，对抗本品疗效。

（3）抗抑郁药可引起直立性低血压，加强左旋多巴的不良反应，宜在睡觉期间服用。

（4）与单胺氧化酶抑制药、利血平及拟肾上腺素药等合用，可增加心血管不良反应。

（二）左旋多巴增效药

1.氨基酸脱羧酶（AADC）抑制药及其复方制剂

常见的为卡比多巴。与左旋多巴合用时既可降低左旋多巴的外周性心血管系统的不良反应，又可减少左旋多巴的用量，是治疗帕金森病的辅助药。此外，左旋多巴联合卡比多巴可改善视锥、视杆细胞的光活动，完善光感受器的横向抑制功能，唤醒视觉塑形的敏感期。本品可通过胎盘，可从乳汁中分泌。用于：①主要与左旋多巴合用治疗各种原因引起的帕金森病，可获较好的临床治疗效果，但晚期重型患者的疗效较差。②本品与左旋多巴联合应用，治疗单眼弱视疗效好，尤其是对屈光参差性单眼弱视、弱视性质为中心注视的弱视。

复方卡比多巴也多见，是由卡比多巴与左旋多巴按 $1：10$ 或 $1：4$ 的比例组成的复方制剂。两者合用增强了左旋多巴的抗帕金森病作用，且胃肠道及心血管不良反应较单用左旋多巴少，对改善帕金森病的强直、运动迟缓、平衡障碍及震颤有效，对强直和运动迟缓的疗效尤为显著；对流涎、吞咽困难、姿势异常等也有效，其疗效优于苯海索、金刚烷胺。用于治疗帕金森病和帕金森综合征，控释剂型可以维持更加稳定的血药浓度，减轻左旋多巴的"开-关反应"及其他症状波动。

2.单胺氧化酶 B

如司来吉兰，选择性地抑制中枢神经系统 MAO-B，迅速通过血-脑屏障，阻断多巴胺的代谢，抑制多巴胺的降解；也可抑制突触处多巴胺的再摄取，而使脑内多巴胺浓度增加，有效时间延长，增强中枢多巴胺能神经的作用。与左旋多巴合用可增强左旋多巴的作用，并可减轻左旋多巴引起的运动障碍（"开-关反应"）。在 PD 早期应用可起到神经细胞保护作用，延缓 PD 的发展，延缓患者必须使用左旋多巴的时间；在疾病发展后与左旋多巴合用，可预防或改善久用左旋多巴所引起的终末运动不能及药效消失等。神经科临床将本品与维生素 E 合用，以抗氧化的作用来治疗早期 PD，称为 DATATOP 方案。总之本品有成为早期 PD 首选药的趋势。此外，本品有抗抑郁作用，对阿尔茨海默病的智能状态亦有改善的报道。用于：①原发性帕金森病、帕金森综合征。常作为左旋多巴、多巴丝肼、卡比多巴-左旋多巴（信尼麦）的辅助用药。②阿尔茨海默病和血管性痴呆。③抑郁症。

3.儿茶酚胺氧位甲基转移酶（COMT）抑制药

如托卡朋，为儿茶酚胺氧位甲基转移酶（COMT）抑制药，能延长左旋多巴的半衰期，稳定血药浓度,明显增加左旋多巴进入脑内的量,进而增加疗效。本品能同时抑制外周和中枢 COMT 活性。与左旋多巴合用于帕金森病的治疗,对左旋多巴治疗帕金森病时出现的"剂末药效减退"和"开-关反应"有效。因有明显的肝脏毒性,一般不常规应用,尤其是肝功能障碍者更需慎重考虑。仅适用于其他抗 PD 药无效时。

(三)多巴胺受体激动药

代表药物为溴隐亭。

1.别名

溴麦角隐亭,溴麦亭,溴麦角环肽,麦角溴胺,保乳调,抑乳停。

2.作用与应用

本品系多肽类麦角生物碱,选择性地激动多巴胺受体。小剂量溴隐亭首先激动结节-漏斗通路 D_2 受体,抑制催乳素和生长激素分泌,用于治疗乳溢-闭经综合征和肢端肥大症;增大剂量可激动黑质-纹状体多巴胺通路的 D_2 受体,发挥抗帕金森病作用,显效快,持续时间长。用于:①帕金森病或帕金森综合征,以及不宁腿综合征。其抗帕金森病疗效优于金刚烷胺和苯海索,对僵直、少动效果好,对左旋多巴或其复方制剂无效或不能耐受的帕金森病重症病例常可有效。本品也可与左旋多巴复方制剂同用,以减少其用量,减少症状波动。②治疗慢性精神分裂症和躁狂症,尤其是以阴性症状为主的精神病病理基础是多巴胺功能降低所致,本品能增加多巴胺受体的活性;治疗抑郁症,通过增强多巴胺能神经元的活性而对抑郁症有效;治疗抗精神病药恶性综合征。③闭经或乳溢,包括各种原因所致的催乳素过高引起的闭经或乳溢。对于垂体瘤诱发者,可作为手术或放射治疗的辅助治疗。④抑制生理性泌乳。⑤催乳素过高引起的经前期综合征,对周期性乳房痛和乳房结节,可使症状改善,但对非周期性乳房痛和月经正常者几无效。⑥治疗肢端肥大症、无功能性垂体肿瘤、垂体性甲状腺功能亢进、库欣综合征。⑦女性不孕症。⑧男性性功能减退,对男性乳腺发育、阳痿、精液不足等有一定的疗效。⑨治疗可卡因戒断综合征,可有效减轻可卡因的瘾欲和戒断的焦虑症状。⑩治疗亨廷顿舞蹈症。

3.用法与用量

口服:帕金森病,开始 1 天 0.625 mg,1 周后每周 1 天增加 0.625～1.25 mg,分次服。1 天治疗量为 7.5～15 mg,1 天不超过 25 mg。不宁腿综合征,1.25～2.5 mg,睡前 2 小时服。

4.注意事项

(1)对本品及其他麦角生物碱过敏、心脏病、周围血管性疾病、心肌梗死、有严重精神病史者、孕妇及哺乳期妇女禁用。肝功能损害、精神病、有室性心律失常的心肌梗死、消化性溃疡患者慎用。

(2)不良反应主要有口干、恶心、呕吐、食欲丧失、便秘、腹泻、腹痛、头痛、眩晕、疲倦、精神抑郁、雷诺现象、夜间小腿痉挛等。也可出现低血压、多动症、运动障碍及精神症状。不良反应发生率约 68%,连续用药后可减轻,与食物同服也可减轻。约有 3% 的患者需终止用药。

(3)用于治疗闭经或乳溢可产生短期疗效,但不宜久用。

(4)治疗期间可以妊娠,如需计划生育,应使用不含雌激素的避孕药或其他措施。

(5)用药期间不宜驾驶或从事有危险性的工作。

5.药物相互作用

(1)与吩噻嗪类药、抗高血压药、H_2 受体阻断药合用,增强合用药的心血管效应。

(2)与左旋多巴合用治疗帕金森病可提高疗效,但需酌情减量(应用本品 10 mg,须减少左旋多巴用量 12.5%）。

（3）口服激素类避孕药可致闭经或乳溢，干扰本品的作用，不宜同时应用。

（4）与其他麦角生物碱合用时，可使本品偶尔引起的高血压加重，但较为罕见，两者应避免合用。

（四）促多巴胺释放药

如金刚烷胺，原为抗病毒药，也有多巴胺受体激动药的作用，可促进左旋多巴进入脑循环，增加多巴胺的合成和释放，减少多巴胺的重摄取及具较弱的抗胆碱作用等。抗帕金森病的疗效优于抗胆碱药，略逊于左旋多巴，对缓解震颤、肌肉强直、运动障碍效果好。用药后显效快，作用持续时间短，应用数天即可获得最大疗效，但连用 6～8 周疗效逐渐减弱。用于不能耐受左旋多巴治疗的帕金森病患者，脑梗死所致的自发性意识低下，本品还可用于亚洲甲型流行性感冒的预防和早期治疗。

二、抗胆碱药

苯海索是一种常见的抗胆碱药。

（一）别名

安坦，三己芬迪。

（二）作用与应用

本品为中枢性抗胆碱药，通过阻断胆碱受体而减弱大脑黑质-纹状体通路中乙酰胆碱的作用，协调胆碱能神经与多巴胺能神经的平衡。抗震颤效果好，对改善流涎有效，而缓解僵直、运动迟缓疗效较差，抗帕金森病的总疗效不及左旋多巴、金刚烷胺。外周抗胆碱作用较弱，为阿托品的 1/10～1/3，因此不良反应轻。对平滑肌有直接抗痉挛作用，小量时可有抑制中枢神经系统的作用，大量时则引起脑兴奋。口服胃肠道吸收快而完全，1 小时起效，持续 6～12 小时。药物可分泌入乳汁中。用于：①抗帕金森病、脑炎后或动脉硬化引起的帕金森综合征，主要用于轻症及不能耐受左旋多巴的患者，常与左旋多巴合用。②药物（利血平和吩噻嗪类）引起的锥体外系反应（迟发性运动失调除外）。③肝豆状核变性。④畸形性肌张力障碍、癫痫、慢性精神分裂症、抗精神病药所致的静坐不能。

（三）用法与用量

口服：帕金森病，开始 1 天 1～2 mg，逐日递增至 1 天 5～10 mg，分次服用。药物引起的锥体外系反应，第 1 天 1 mg，以后逐渐增加至 1 天 5～10 mg，1 天最多不超过 10 mg。老年患者对本品更敏感，注意控制剂量。小儿＞5 岁，1 次 1～2 mg，1 天 3 次。

（四）注意事项

（1）青光眼、尿潴留、前列腺肥大患者禁用。心血管功能不全、迟发性运动障碍、肾功能障碍、高血压、肠梗阻或有此病史、重症肌无力、有锥体外系反应的精神病患者、孕妇及哺乳期妇女、高龄老年患者慎用。4 岁以下儿童不用或慎用。

（2）常见不良反应有心动过速、口干、便秘、尿潴留、视物模糊等抗胆碱反应。大剂量可有中枢神经系统症状，如幻觉、谵妄、精神病样表现等。老年患者可产生不可逆的脑功能衰竭。

（3）与食物同服或餐后服用可避免胃部刺激。

（4）用药期间不宜从事驾驶等工作，不宜暴露于炎热的环境下。

（5）停用时剂量应逐渐递减，以防症状突然加重。

（6）过量表现为步态不稳或蹒跚，严重口渴、呼吸短促或困难、心率加快、皮肤异常红润干燥，也可出现惊厥、幻觉、睡眠障碍或严重嗜睡，应催吐或洗胃；对心血管与中枢神经系统的毒性反应，可肌内注射或缓慢静脉滴注毒扁豆碱1～2 mg，按需每隔2小时可重复；控制兴奋或激动可用小量的短效巴比妥类药；必要时可进行辅助呼吸和对症支持治疗。

（五）药物相互作用

（1）与中枢抑制药及乙醇同用，可加强其镇静作用。

（2）与吩噻嗪类药物（氯丙嗪、奋乃静等）合用，可减少它们的锥体外系症状，同时本品的不良反应增加。

（3）与金刚烷胺、抗胆碱药、单胺氧化酶抑制药同用，抗胆碱作用增强，并可发生麻痹性肠梗阻。

（4）与抗酸药或吸附性止泻药同用，本品疗效减弱。

（刘洪梅）

第三节　抗 癫 痫 药

一、苯妥英钠

（一）别名

苯妥英，大仑丁，二苯乙内酰脲，二苯乙内酰胺钠，奇非宁。

（二）作用与应用

本品为乙内酰脲类非镇静催眠性抗癫痫药，对大脑皮质运动区有高度选择性抑制作用，一般认为是通过稳定细胞膜的功能及增加脑内抑制性神经递质5-羟色胺（5-HT）和γ-氨基丁酸（GABA）的作用，来防止异常放电的传播而具有抗癫痫作用。本品不能抑制癫痫病灶异常放电，但可阻止癫痫病灶异常放电向周围正常脑组织扩散，这可能与其抑制突触传递的强直后增强（PTP）有关。用于：①治疗癫痫复杂部分发作（颞叶癫痫即精神运动性发作）、简单部分发作（局限性发作）、全身强直阵挛发作（大发作）和癫痫持续状态。本品在脑组织中达到有效浓度较慢，因此疗效出现缓慢，需要连续多次服药才能有效。对失神发作（小发作）无效，有时甚至使病情恶化。②治疗三叉神经痛、坐骨神经痛、发作性舞蹈手足徐动症、发作性控制障碍（包括发怒、焦虑、失眠、兴奋过度等行为障碍疾病）、肌强直症及隐形营养不良性大疱性表皮松解症。③抗心律失常，对心房和心室的异位节律点有抑制作用，也可加速房室的传导，降低心肌自律性。用于治疗室上性或室性期前收缩、室性心动过速，尤适用于强心苷中毒时的室性心动过速，室上性心动过速也可用。

（三）用法与用量

1.口服

治疗癫痫，宜从小剂量开始，酌情增量，但需注意避免过量。1次50～100 mg，1天2～3次（1天100～300 mg）。极量1次300 mg，1天500 mg。小儿3～8 mg/(kg·d)，分2～3次服。三叉神经痛等，成人1次100～200 mg，1天2～3次。

2.静脉注射或滴注

癫痫持续状态,剂量应足够大才能迅速提高脑内药物浓度,1 次 150～250 mg,溶于 5% 葡萄糖注射液 20～40 mL 内,在 6～10 分钟内缓慢注射,每分钟不超过 50 mg,需要时 30 分钟后可再静脉注射 100～150 mg,1 天总量不超过 500 mg,或(16.4±2.7) mg/kg 静脉滴注。小儿 1 次 5～10 mg/kg,1 次或分 2 次注射。

(四)注意事项

(1)对乙内酰脲类药有过敏史者(与乙内酰脲类或同类药有交叉过敏现象)、阿-斯综合征、二至三度房室传导阻滞、窦房传导阻滞、窦性心动过缓、低血压者禁用。嗜酒,贫血,糖尿病,肝、肾功能损害,心血管病(尤其是老年患者),甲状腺功能异常者,孕妇及哺乳期妇女慎用。

(2)除对胃肠道刺激外,本品其他不良反应均与血药浓度相平行,亦与患者特异质反应有关。一般血药浓度为 10 μg/mL 时可有效地抑制强直阵挛发作,而 20 μg/mL 左右即可出现毒性反应。

(3)较常见的不良反应有行为改变、笨拙、步态不稳、思维混乱、发音不清、手抖、神经质或烦躁易怒(这些反应往往是可逆的,一旦停药就很快消失)。另外较常见的有齿龈肥厚、出血,面容粗糙、毛发增生。偶见颈部或腋部淋巴结肿大(IgA 减少)、发热或皮疹(不能耐受或过敏)、白细胞减少、紫癜。罕见双眼中毒性白内障、闭经、小脑损害及萎缩。

二、苯巴比妥

(一)作用与应用

本品是用于抗癫痫的第一个有机化合物,至今仍以其起效快、疗效好、毒性小和价廉而广泛用于临床。本品既能抑制病灶的异常放电,又能抑制异常放电向周围正常脑组织的扩散。增强中枢抑制性递质 GABA 的功能,减弱谷氨酸为代表的兴奋性递质的释放。主要用于癫痫强直阵挛发作(大发作)及癫痫持续状态,对各种部分发作(简单部分发作及复杂部分发作)也有效,但对失神发作(小发作)和婴儿痉挛效果差。因其中枢抑制作用明显,故均不作为首选药。在控制癫痫持续状态时,临床更倾向于用戊巴比妥钠静脉注射。

(二)用法与用量

1.口服

抗癫痫,1 次 30 mg,1 天 3 次;或 90 mg 睡前顿服。极量 1 次 250 mg,1 天 500 mg。小儿 2～3 mg/(kg·d),分 2～3 次(渐加量,直至发作控制后继用原剂量)。

2.肌内注射

1 次 15～30 mg,1 天 2～3 次。小儿抗惊厥,1 次 6～10 mg/kg,必要时过 4 小时可重复,1 次极量不超过 0.2 g。

3.静脉注射

癫痫持续状态,1 次 200～250 mg,必要时每 6 小时重复 1 次,注射应缓慢。

(三)注意事项

(1)用药初期易出现嗜睡、精神萎靡等不良反应,长期使用因耐受性而自行消失。

(2)停药阶段应逐渐减量,以免导致癫痫发作,甚至出现癫痫持续状态。

(3)其他参见本章第五节镇静催眠药苯巴比妥。

(刘洪梅)

第四节 抗精神失常药

精神失常是由多种原因引起的精神活动障碍的一类疾病,包括精神分裂症、躁狂症、抑郁症和焦虑症。治疗这些疾病的药物统称为抗精神失常药。

一、抗精神病药

抗精神病药是用于治疗精神分裂症、器质性精神病及双相精神障碍(躁狂抑郁症)的躁狂期的药物。这类药物的特点是对精神活动具有较大的选择性抑制,能治疗各种精神病和多种精神症状,在通常的治疗剂量并不影响患者的智力和意识,却能有效地控制患者的精神运动兴奋、烦躁、焦虑、幻觉、妄想、敌对情绪、思维障碍和儿童行为异常等,达到安定的作用。精神分裂症是以思维、情感、行为之间不协调,精神活动与现实脱离为主要特征的最常见的一类精神病。根据临床症状,将精神分裂症分为Ⅰ型和Ⅱ型,前者以阳性症状(幻觉和妄想)为主,后者则以阴性症状(情感淡漠、主动性缺乏等)为主。本节述及的药物大多对Ⅰ型治疗效果好,对Ⅱ型则效果较差甚至无效。这类药物大多是强效多巴胺受体阻断药,在发挥治疗作用的同时,大多药物可引起情绪冷漠、精神运动迟缓和运动障碍等不良反应。

(一)吩噻嗪类

1.氯丙嗪

(1)别名:冬眠灵,氯普马嗪,可乐静,可平静,氯硫二苯胺,阿米那金。

(2)作用与应用。本品是吩噻嗪类的代表药,为中枢多巴胺受体的阻断药,具有多种药理活性。①抗精神病作用:主要是由于阻断了与情绪思维有关的中脑-边缘系统、中脑-皮质系统的多巴胺(D_2)受体所致。而阻断网状结构上行激活系统的 α 肾上腺素受体,则与镇静安定有关。精神分裂症患者服用后则显现良好的抗精神病作用,能迅速控制兴奋躁动状态,大剂量连续用药能消除患者的幻觉和妄想等症状,减轻思维障碍,使患者恢复理智,情绪安定,生活自理。对抑郁无效,甚至可使之加剧。长期应用,锥体外系反应的发生率较高。②镇吐作用:小剂量可抑制延髓催吐化学感受区的多巴胺受体,大剂量时可直接抑制呕吐中枢,产生强大的镇吐作用。但对刺激前庭所致的呕吐无效。对顽固性呃逆有效。③降温作用:抑制体温调节中枢,使体温降低,体温可随外环境变化而变化。用较大剂量时,置患者于冷环境中(如冰袋或用冰水浴)可出现"人工冬眠"状态。④增强催眠药、麻醉药、镇静药的作用。⑤对心血管系统的作用:可阻断外周 α 肾上腺素受体,直接扩张血管,引起血压下降,大剂量时可引起直立性低血压,应注意。还可解除小动脉、小静脉痉挛,改善微循环而有抗休克作用。同时由于扩张大静脉的作用大于动脉系统,可降低心脏前负荷而改善心脏功能(尤其是左心衰竭)。⑥对内分泌系统有一定影响,如使催乳素释放抑制因子释放减少,出现乳房肿大、乳溢。抑制促性腺激素释放、促肾上腺皮质激素及生长激素分泌,延迟排卵。⑦阻断 M 受体作用较弱,引起口干、便秘、视物模糊。口服易吸收,但吸收不规则,个体差异甚大。胃内容物或与抗胆碱药(如苯海索)同服时可影响其吸收。

主要用于:①治疗精神病。主要对控制精神分裂症或其他精神病的兴奋躁动、紧张不安、幻觉和妄想等症状有显著疗效。②镇吐。几乎对各种原因(如尿毒症、胃肠炎、恶性肿瘤、妊娠及药物)引起的呕吐均有效,也可治疗顽固性呃逆。但对晕动病呕吐无效。③低温麻醉及人工冬眠。配合物理降温,应用氯丙嗪于低温麻醉时可防止休克发生;人工冬眠时,与哌替啶、异丙嗪组成冬眠合剂用于创伤性休克、中毒性休克、烧伤、高热及甲状腺危象的辅助治疗。④与镇痛药合用,缓解晚期癌症患者的剧痛。⑤治疗心力衰竭。⑥试用于治疗巨人症。

（3）用法与用量。①口服:治疗精神病,1 天 50～600 mg。开始 1 天 25～50 mg,分 2～3 次服,渐增至 1 天 300～450 mg,症状减轻后减至维持量 1 天100～150 mg。极量 1 次 150 mg,1 天 600 mg。镇吐和顽固性呃逆,1 次 12.5～25.0 mg,1 天 2～3 次。②肌内注射或静脉注射:治疗精神病,1 次 25～50 mg,用氯化钠注射液稀释至 1 mg/mL,然后以每分钟不超过 1 mg 的速度缓慢注入。一般采用静脉滴注而避免静脉注射,以防意外。极量 1 次 100 mg,1 天 400 mg。待患者合作后改为口服。呕吐,1 次 25～50 mg。治疗心力衰竭,1 次 5～10 mg,1 天 1～2 次。也可静脉滴注,速度为每分钟 0.5 mg。③静脉滴注:从小剂量开始,25～50 mg 稀释于 500 mL 葡萄糖氯化钠注射液中缓慢滴注,1 天 1 次,每隔1～2 天缓慢增加 25～50 mg,治疗剂量 1 天 100～200 mg。④小儿口服、肌内注射、静脉注射:1 次 0.5～1.0 mg/kg。

（4）注意事项:①对吩噻嗪类药物过敏、骨髓抑制、肝功能严重减退、青光眼、有癫痫或惊厥病史(能降低惊厥阈,诱发癫痫)及昏迷(特别是用中枢神经抑制药后)患者禁用。肝功能不全、尿毒症、高血压、冠心病患者慎用。6 月龄以下婴儿不推荐使用。②常见的不良反应有中枢抑制症状(如嗜睡、淡漠、无力等)、α 受体阻断症状(鼻塞、血压下降、直立性低血压及反射性心动过速等)、M 受体阻断症状(口干、视物模糊、无汗、便秘、眼压升高等)。③本品局部刺激性较强,肌内注射局部疼痛较重,可加 1% 普鲁卡因溶液进行深部肌内注射。静脉注射可致血栓性静脉炎,应以 0.9% 氯化钠注射液或葡萄糖注射液稀释后缓慢注射。④注射或口服大剂量时可引起直立性低血压,注射给药后立即卧床休息1～2 小时,而后可缓慢起立。血压过低时可静脉滴注去甲肾上腺素或麻黄碱升压,但不可用肾上腺素,以防血压降得更低。⑤长期大量服药可出现锥体外系反应,如帕金森综合征、静坐不能、急性肌张力障碍,可通过减少药量、停药来减轻或消除,也可用抗胆碱药缓解。⑥部分患者长期服用后可引起迟发性运动障碍,表现为不自主的刻板运动,停药后不消失,用抗胆碱药反使症状加重,抗多巴胺药可使此反应减轻。⑦本品有时可引起抑郁状态,用药时应注意。⑧老年人对本类药物的耐受性降低,且易产生低血压、过度镇静及不易消除的迟发性运动障碍。⑨可发生变态反应,常见有皮疹、接触性皮炎、剥脱性皮炎、粒细胞数减少(此反应少见,一旦发生应立即停药)、哮喘、紫癜等。⑩长期用药还会引起内分泌系统紊乱,如乳腺增大、泌乳、肥胖、闭经、抑制儿童生长等。

（5）药物相互作用:①与单胺氧化酶抑制药、三环类抗抑郁药合用时,两者的抗胆碱作用增强,不良反应加重。②可增强其他中枢抑制药的作用,如乙醇、镇静催眠药、抗组胺药、镇痛药等,联合应用时注意调整剂量。特别是与吗啡、哌替啶等合用时,应注意呼吸抑制和血压降低。③肝药酶诱导剂苯巴比妥、苯妥英钠、卡马西平等可加速本品的代谢,使药效降低,减弱其抗精神病作用。④与抗高血压药合用易致直立性低血压。⑤与舒托必利合用有发生室性心律失常的危险。⑥抗酸药及苯海索可影响本品的吸收。⑦本品可逆转肾上腺素的升压作用而引起严重低血压。⑧与阿托品类药物合用,抗胆碱作用增强,不良反应增加。⑨与碳酸锂合用,可引起血锂浓度增高,导致运动障碍、锥体外系反应加重、脑病及脑损伤等。

2.奋乃静

（1）别名:羟哌氯丙嗪,得乐方,氯吩嗪。

（2）作用与应用：本品为吩噻嗪类的哌嗪衍生物。作用与氯丙嗪相似，但其抗精神病作用、镇吐作用较强，而镇静作用较弱。毒性较低。对幻觉、妄想、焦虑、紧张、激动等症状有效。对多巴胺受体的作用与氯丙嗪相同，其锥体外系不良反应较明显；对去甲肾上腺素受体影响较小，故对血压影响不大。肌内注射本品治疗急性精神病时 10 分钟起效，1～2 小时达最大效应，作用可持续 6 小时。口服吸收慢而不规则，生物利用度为 20％，达峰时间为 4～8 小时。主要在肝脏代谢，在肝脏中有明显的首过效应并存在肝肠循环。用于：①治疗偏执型精神病、反应性精神病、症状性精神病、单纯型及慢性精神分裂症。②治疗恶心、呕吐、呃逆等症。③神经症具有焦虑紧张症状者亦可用小剂量配合其他药物治疗。

（3）用法与用量。①口服：用于精神病，从小剂量开始，1 次 2～4 mg，1 天 6～12 mg，每隔 1～2 天增加 6 mg，渐增至 1 天 30～60 mg，分 3 次服。成人住院患者治疗量，1 天 20～50 mg，分 2～4 次服，或根据需要和耐受情况调整用量。门诊患者可缓慢加量，逐渐增至需要量。用于呕吐和焦虑，1 次 2～4 mg，1 天 2～3 次。②肌内注射：用于精神病，1 次 5～10 mg，隔 6 小时 1 次或酌情调整；用于呕吐，1 次 5 mg。

（4）注意事项：①对吩噻嗪类药物过敏、肝功能不全、有血液病、骨髓抑制、青光眼、帕金森病及帕金森综合征患者禁用。孕妇及哺乳期妇女慎用。②锥体外系症状较多见，一般服用苯海索可解除。长期服用也可以发生迟发性运动障碍。过量可引起木僵或昏迷。③少数患者有心悸、心动过速、口干、恶心、呕吐、便秘、尿频、食欲改变和体重增加等症状。有时可产生直立性虚脱。偶见皮疹、过敏性皮炎、阻塞性黄疸、心电图 ST-T 波变化。④服药大约 2 周才能充分显效。突然停药会导致恶心、呕吐、胃部刺激、头痛、心率加快、失眠或病情恶化，故应逐渐减量。⑤可与食物、水和牛奶同服以减少对胃的刺激。⑥本品可使尿液变成粉红色、红色或红棕色。⑦应选用去甲肾上腺素或去氧肾上腺素治疗低血压，禁用肾上腺素。

（5）药物相互作用：①与镇静催眠药、镇痛药合用可增强中枢抑制作用。②与锂制剂合用可导致衰弱无力、运动障碍、锥体外系反应加重、脑病及脑损伤。③与曲马多合用可引发癫痫。④可降低苯丙胺、胍乙啶、抗惊厥药和左旋多巴等的药效。⑤与氟西汀、帕罗西汀、舍曲林合用可出现严重的帕金森综合征。⑥本品可逆转肾上腺素的升压作用而引起严重的低血压。⑦可增强单胺氧化酶抑制药、三环类抗抑郁药、普萘洛尔和苯妥英钠的不良反应。

（二）硫杂蒽类

1.氯普噻吨

（1）别名：氯丙硫蒽，泰尔登，泰来静，氯丙噻吨，氯丙硫新。

（2）作用与应用：本品药理作用与氯丙嗪相似。可通过阻断脑内神经突触后 D_1 和 D_2 受体而改善精神症状，抗精神病作用不及氯丙嗪。也可抑制脑干网状结构上行激活系统，镇静作用比氯丙嗪强，还可抑制延髓化学感受区而发挥止吐作用。并有较弱的抗抑郁、抗焦虑作用，故调整情绪、控制焦虑和抑郁的作用较氯丙嗪强，但抗幻觉、妄想的作用不如氯丙嗪。由于其抗肾上腺素与抗胆碱作用较弱，故不良反应较轻，锥体外系症状也较少。口服后吸收快，1～3 小时血药浓度可达峰值。肌内注射后作用时间可达 12 小时以上。用于伴有焦虑或抑郁症的精神分裂症、更年期抑郁症；亦用于改善焦虑、紧张、睡眠障碍。

（3）用法与用量。①口服：治疗精神病，从小剂量开始，1 天 75～200 mg，分 2～3 次服。必要时可用至每天 400～600 mg。老年患者起始剂量应减半，加量要缓慢，随后的剂量增加也应减慢。治疗儿童精神分裂症，6～12 岁，1 次 10～25 mg，1 天 3～4 次。治疗神经症，1 次 12.5～

25.0 mg,1天3次。治疗儿童精神分裂症,6～12岁1次10～25 mg,1天3～4次。治疗神经症,1次12.5～25.0 mg,1天3次。②肌内注射:对于精神病的兴奋躁动、不合作者,开始可肌内注射,1天90～150 mg,分次给予;好转后改为口服。

(4)注意事项:①对本品过敏、帕金森病及帕金森综合征、基底神经节病变、昏迷、骨髓抑制、青光眼、尿潴留患者、6岁以下儿童禁用。肝功能受损、癫痫、心血管疾病、前列腺增生、溃疡病患者及孕妇慎用。哺乳期妇女用药期间应停止哺乳。②不良反应与氯丙嗪相似,也可引起直立性低血压,锥体外系反应较少见。长期大剂量用药也可产生迟发性运动障碍。大剂量时可引起癫痫强直阵挛发作。注射局部可见红肿、疼痛、硬结。③可引起血浆中催乳素浓度增加,可能有关的症状为乳溢、男子女性化乳房、月经失调、闭经。

(5)药物相互作用:①与三环类或单胺氧化酶抑制药合用时,镇静和抗胆碱作用增强。②与抗胆碱药合用,可使两者的作用均增强。③与锂剂合用可导致虚弱、运动障碍、锥体外系反应加重及脑损伤等。④与曲马多、佐替平合用发生惊厥的危险性增加。⑤与抗胃酸药或泻药合用时可减少本品的吸收。⑥本品与肾上腺素合用可导致血压下降。⑦可掩盖氨基糖苷类抗生素的耳毒性。

2.氯哌噻吨

(1)别名:氯噻吨,氨噻吨。

(2)作用与应用。本品通过对D_1和D_2受体的阻断而起作用,其抗精神病作用与氯丙嗪相似,有较强的镇静作用。长期应用不会引起耐受性增加和多巴胺受体过敏。阻断α肾上腺素受体作用比较强。口服一般在2～7天出现疗效。速效针剂肌内注射后4小时起效。长效针剂在肌内注射后第1周出现疗效。用于:①精神分裂症。长期用药可预防复发,对慢性患者可改善症状。对幻觉、妄想、思维障碍、行为紊乱、兴奋躁动等有较好疗效。②对智力障碍伴精神运动性兴奋状态、儿童严重攻击性行为障碍、老年动脉硬化性痴呆疗效较好。

(3)用法与用量。①口服:开始剂量1天10 mg,1天1次。以后可逐渐增至1天80 mg(首剂后每2～3天增加5～10 mg),分2～3次服。维持量1天10～40 mg。②深部肌内注射:速效针剂,1次50～100 mg,一般每72小时1次,总量不超过400 mg;老年人1次不宜超过100 mg。长效制剂,一般1次200 mg,每2～4周1次,根据情况调整。

(4)注意事项:①对硫杂蒽类及吩噻嗪类药物过敏(本品与其他硫杂蒽类及吩噻嗪类药物有交叉过敏性),有惊厥病史,严重心、肝、肾功能不全患者,孕妇及哺乳期妇女禁用。不宜用于兴奋、躁动患者。②主要不良反应为锥体外系反应,使用苯海索可减轻,大剂量可出现头晕、乏力、嗜睡、口干、心动过速、直立性低血压等。多见于治疗开始的两周内,坚持治疗或减量可逐渐减轻或消失。③儿童不宜使用速效针剂。④注意剂量个体化,应从小剂量开始,根据疗效逐步调整至最适合剂量。⑤服药期间应避免饮酒。

(5)药物相互作用:①与催眠药、镇痛药或镇静药合用可相互增效。②与哌嗪合用可增加锥体外系反应的发生率。③不宜与其他抗精神病药合用。

(三)丁酰苯类

如氟哌啶醇,又称氟哌丁苯、氟哌醇、卤吡醇,作用与氯丙嗪相似,有较强的多巴胺受体阻断作用,属于强效低剂量的抗精神病药。其抗焦虑症、抗精神病作用强而持久,对精神分裂症及其他精神病的躁狂症状均有效。镇吐作用较强,但镇静作用弱,降温作用不明显。抗胆碱及抗去甲肾上腺素的作用较弱,心血管系统不良反应较少。口服吸收快,3～6小时血药浓度达高峰。主要用于:①各型急、慢性精神分裂症,尤其适合急性青春型和伴有敌对情绪及攻击行为的偏执型精神分裂症,亦可用于对吩噻嗪类药物治疗无效的其他类型或慢性精神分裂症。②焦虑性神经症。③儿童抽动秽语综合征,又称 Tourette 综合征(TS)。小剂量本品治疗有效,能消除不自主的运动,又能减轻和消除伴存的精神症状。④呕吐及顽固性呃逆。

(四)苯甲酰胺类

如舒必利,又称止吐灵,属苯甲酰胺类化合物,为非典型抗精神病药(锥体外系不良反应不明显)。在下丘脑、脑桥和延髓能阻断 D_1、D_2 受体,对 D_3、D_4 受体也有一定的阻断作用。具有激活情感作用。其抗木僵、退缩、幻觉、妄想及精神错乱的作用较强,并有一定的抗抑郁作用,对情绪低落、抑郁等症状也有治疗作用。有很强的中枢性止吐作用。抗胆碱作用较弱,无镇静催眠作用和抗兴奋躁动作用。本品自胃肠道吸收,2 小时可达血药浓度峰值。可透过胎盘屏障及从母乳中排出。用于:①精神分裂症,适用于单纯型、偏执型、紧张型及慢性精神分裂症的孤僻、退缩、淡漠症状。对抑郁症状有一定疗效。②治疗呕吐、乙醇中毒性精神病、智力发育不全伴有人格障碍。③胃及十二指肠溃疡、眩晕、偏头痛等。

(五)新型结构抗精神病药

1.二苯丁酰哌啶类

如五氟利多,为口服长效抗精神分裂症药。阻断 D_2 受体,具有较强的抗精神病作用、镇吐作用和阻断 α 受体的作用。有效剂量时不会诱发癫痫,对心血管系统的不良反应小,镇静作用较弱,是一类口服作用维持时间较长又较安全的抗精神病药,一次用药疗效可维持 1 周(吸收后能贮存在脂肪组织中并缓慢释放)。抗精神病作用与氟哌啶醇相似。对精神分裂症的各型、各病程均有疗效,控制幻觉、妄想、淡漠、退缩等症状疗效较好。主要用于慢性精神分裂症,尤其适用于病情缓解者的维持治疗,对急性患者也有效。

2.苯二氮䓬类

如氯氮平,为一广谱抗精神病药,对精神分裂症的疗效与氯丙嗪相当,但起效迅速,多在 1 周内见效。作用于中脑-边缘系统的多巴胺受体,抑制多巴胺与 D_1、D_2 受体结合,对黑质-纹状体的多巴胺受体影响较少,故有较强的抗精神病作用而锥体外系不良反应少见,也不引起僵直反应。并具有阻断 $5-HT_2$ 受体的作用。能直接抑制中脑网状结构上行激活系统,具有强大的镇静催眠作用。此外,尚有抗胆碱作用、抗 α 肾上腺素能作用、肌松作用和抗组胺作用。口服吸收迅速、完全,食物对其吸收速率和程度无影响。可通过血-脑屏障,蛋白结合率高达 95%,有肝脏首过效应。女性患者的血药浓度明显高于男性患者。吸烟可加速本品的代谢。对精神分裂症的阳性或阴性症状有较好的疗效,适用于急性和慢性精神分裂症的各个亚型,对偏执型、青春型效果好;也可以减轻与精神分裂症有关的情感症状(如抑郁、负罪感、焦虑)。本品也用于治疗躁狂症或其他精神病性障碍的兴奋躁动和幻觉、妄想,适用于难治性精神分裂症。因可引起粒细胞减少症,一般不宜作为治疗精神分裂症的首选药物,而用于患者经历了其他两种抗精神病药充分治疗无效或不能耐受其他药物治疗时。

3.苯丙异噁唑类

如利培酮,是新一代非典型抗精神病药。与 $5-HT_2$ 受体和多巴胺 D_2 受体有很高的亲和力。本品是强有力的 D_2 受体阻断药,可以改善精神分裂症的阳性症状,但它引起的运动功能抑制及强直性昏厥都要比经典的抗精神病药少。对中枢神经系统的 5-HT 和多巴胺阻断作用的平衡可以减少发生锥体外系不良反应的可能,并将其治疗作用扩展到精神分裂症的阴性症状和情感症状。口服吸收迅速、完全,其吸收不受食物影响。老年患者和肾功能不全患者清除速度减慢。用于治疗急性和慢性精神分裂症,特别是对阳性及阴性症状及其伴发的情感症状(如焦虑、抑郁等)有较好的疗效;也可减轻与精神分裂症有关的情感障碍。对于急性期治疗有效的患者,在维持期治疗中本品可继续发挥其临床疗效。

4.吲哚类

如舍吲哚,为苯吲哚衍生物,对多巴胺 D_2 受体、5-HT$_2$A、5-HT$_2$C 受体、α_1 受体均有较强的亲和力。控制精神分裂症阳性症状与氟哌啶醇相似,并有较强的改善阴性症状的作用。极少见锥体外系症状。口服后达峰时间长,约 10 小时,老年人及肾功能损害的患者对本品的药动学无影响。用于治疗精神分裂症阳性和阴性症状。

5.其他

阿立哌唑、曲美托嗪等药。

二、心境稳定药(抗躁狂症药)

心境稳定药即抗躁狂症药,主要用于治疗躁狂症。躁狂症是指以心境显著而持久的高涨为基本临床表现,并伴有相应思维和行为异常的一类精神疾病,是躁狂抑郁症的一种发作形式。以情感高涨、思维奔逸,以及言语动作增多为典型症状。通常有反复发作的倾向。虽然躁狂可以单纯急性发作,但是通常情况下躁狂发作后紧随抑郁。所以躁狂一般见于双相情感障碍(又称为躁狂抑郁症)的患者。抗躁狂药不是简单地抗躁狂,而有调整情绪稳定的作用,防止双相情感障碍的复发,是对躁狂症具有较好的治疗和预防发作的药物,专属性强,对精神分裂症往往无效。目前所指的抗躁狂症药,实际上只有锂盐一类,最常用的是碳酸锂。卡马西平和丙戊酸盐治疗躁狂症也有比较确切的疗效,而且长期服用对双相情感性精神障碍的反复发作具有预防作用,但是药物分类上它们属于抗癫痫药。此外,某些抗精神病药(如氯丙嗪、氟奋乃静、氟哌啶醇、氯氮平等)也具有抗躁狂作用,可治疗双相情感性精神障碍的躁狂相。

(一)碳酸锂

具有显著的抗躁狂症作用,特别是对急性躁狂和轻度躁狂疗效显著,有效率为 80%,还可改善精神分裂症的情感障碍。主要抗躁狂,有时对抑郁症也有效,故有情绪稳定药之称。治疗量时对正常人的精神行为无明显影响。尽管研究发现锂离子在细胞水平具有多个方面的作用,但其情绪安定作用的确切机制目前仍不清楚。其抗躁狂发作的机制主要在于:①在治疗浓度抑制除极化和 Ca^{2+} 依赖的 NA 和 DA 从神经末梢释放,而不影响或促进 5-HT 的释放。②摄取突触间隙中儿茶酚胺,并增加其灭活。③抑制腺苷酸环化酶和磷脂酶 C 所介导的反应。④影响 Na^+、Ca^{2+}、Mg^{2+} 的分布,影响葡萄糖的代谢。口服易吸收,0.5~2 小时可达血药浓度高峰,按常规给药 6~7 天达稳态血药浓度。分布于全身各组织中,脑脊液和脑组织中的药物浓度约为血浆中的 50%。主要经肾脏排泄,其速度因人而异,特别是与血浆内的钠离子有关,钠多则锂盐浓度低,反之则升高。多摄入氯化钠可促进锂盐排出。血浆半衰期为 20~24 小时,老年人为 36~48 小时。主要用于治疗躁狂症,对躁狂和抑郁交替发作的双相情感性精神障碍有很好的治疗和预防复发的作用,对反复发作的抑郁症也有预防发作的作用。一般于用药后 6~7 天症状开始好转。因锂盐无镇静作用,一般主张对严重急性躁狂患者先与氯丙嗪或氟哌啶醇合用,急性症状控制后再单用碳酸锂维持。还可用于治疗分裂情感性精神病、粒细胞减少症、再生障碍性贫血、月经过多症、急性细菌性痢疾。

（二）卡马西平

本品具有抗癫痫、抗神经性疼痛、抗躁狂抑郁症、改善某些精神疾病的症状、抗中枢性尿崩症的作用。可用于急性躁狂发作、抑郁发作及双相情感性精神障碍的维持治疗。锂盐治疗无效或不能耐受时可考虑选用本品代替。

（三）丙戊酸钠

丙戊酸是 GABA 氨基转移酶的抑制药。通过抑制该酶的活性，阻断 GABA 的降解过程，从而增加脑内抑制性氨基酸 GABA 的浓度。具有抗癫痫、抗躁狂抑郁症作用。可用于急性躁狂发作的治疗，长期服用对双相情感性精神障碍的反复发作具有预防作用。

三、抗抑郁药

抑郁症属于情感性障碍，是一种常见的精神疾病。主要表现为情绪低落，兴趣减低，悲观，思维迟缓，缺乏主动性，自责自罪，饮食、睡眠差，担心自己患有各种疾病，感到全身多处不适，严重者可出现自杀念头和行为，常伴有某些躯体或生物学症状。一般分为反应性抑郁、内源性抑郁和双相情感障碍抑郁。目前抑郁症的病因、病理生理学机制等尚不明确。但长期研究表明，其生理学基础可能是脑内单胺类递质 5-羟色胺(5-HT)和去甲肾上腺素(NA)的缺乏。解剖学基础是上述神经递质环路所在的影响情绪、心境的脑内结构，包括海马、边缘系统(基底神经节、杏仁核、伏隔核等)及大脑皮质的某些特定脑区。抗抑郁药对上述抑郁症的临床症状具有明显的治疗作用，可使 70％左右的抑郁症患者病情显著改善，长期治疗可使反复发作的抑郁减少复发；对焦虑性障碍、惊恐发作、强迫性障碍及恐惧症也有效。丙米嗪和选择性 5-HT 再摄取抑制药对非情感性障碍如遗尿症、贪食症等也有效。抗抑郁药主要分为以下各类。

（一）三环类抗抑郁药

三环类抗抑郁药(TCAs)可以抑制突触前膜对去甲肾上腺素(NA)和 5-羟色胺(5-HT)的再摄取，增加突触间隙中有效的 NA 和/或 5-HT 的水平，延长 NA 和 5-HT 作用于相应受体的时间，发挥抗抑郁作用。此外，TCAs 可阻断 M 胆碱受体，引起阿托品样不良反应，还可不同程度地阻断 α 肾上腺素受体和组胺受体。

1.丙米嗪

(1)别名：米帕明，丙帕明，依米帕明，托弗尼尔。

(2)作用与应用。本品具有较强的抗抑郁作用，但兴奋作用不明显，镇静作用和抗胆碱作用均属中等。因对中枢突触前膜 5-HT 与 NA 再摄取的拮抗作用，增加突触间隙 NA 和 5-HT 的含量而起到抗抑郁作用。抑郁症患者连续服药后出现精神振奋现象，连续 2～3 周疗效才显著，使情绪高涨，症状减轻。此外，本品还能够阻断 M 胆碱受体，导致阿托品样作用的出现。本品亦可阻断肾上腺素 α 受体，与其 M 受体的阻断作用一起，对心脏产生直接的抑制作用。口服后吸收迅速而完全，主要在肝内代谢，活性代谢产物为去甲帕明。主要随尿液排出，还可随乳汁泌出。用于：①各种类型的抑郁症治疗。对内源性抑郁症、反应性抑郁症及更年期抑郁症均有效，但疗效出现慢(多在 1 周后才出现效果)。对精神分裂症伴发的抑郁状态则几乎无效或疗效差。②惊恐发作的治疗。其疗效与单胺氧化酶抑制药相当。③小儿遗尿症。

(3)用法与用量。口服：治疗抑郁症、惊恐发作，成人 1 次 12.5～25.0 mg，1 天 3 次。年老体弱者 1 次量从 12.5 mg 开始，逐渐增加剂量，须根据耐受情况而调整用量。极量 1 天 200～300 mg。小儿遗尿症，6 岁以上 1 次 12.5～25.0 mg，每晚 1 次(睡前 1 小时服)，如在 1 周内未获满意效果,12 岁以下每天可增至 50 mg,12 岁以上每天可增至 75 mg。

(4)注意事项:①对三环类抗抑郁药过敏、高血压、严重心脏病、肝肾功能不全、青光眼、甲状腺功能亢进、尿潴留患者及孕妇禁用。有癫痫发作倾向、各种原因导致的排尿困难(如前列腺炎、膀胱炎)、心血管疾病、严重抑郁症患者及 6 岁以下儿童慎用。哺乳期妇女使用本品应停止哺乳。②较常见的不良反应有口干、心动过速、出汗、视物模糊、眩晕、便秘、尿潴留、失眠、精神错乱、皮疹、震颤、心肌损害。大剂量可引起癫痫样发作。偶见粒细胞数减少。③长期、大剂量应用时应定期检查血常规和肝功能。④突然停药可产生停药症状(头痛、恶心等),宜缓慢撤药(在 1～2 个月内逐渐减少用量至停药)。⑤使用三环类抗抑郁药时须根据个体情况调整剂量。宜在餐后服药,以减少胃部刺激。⑥过量可致惊厥、严重嗜睡、呼吸困难、过度疲乏或虚弱、呕吐、瞳孔散大及发热,应给予对症处理和支持疗法。⑦老年人代谢、排泄功能下降,对本类药的敏感性增强,服药后产生不良反应(如头晕、排尿困难等)的危险更大,使用中应格外注意防止直立性低血压。

(5)药物相互作用:①本品禁止与单胺氧化酶抑制药(如吗氯贝胺、司来吉兰等)合用,因易发生致死性 5-HT 综合征(表现为高血压、心动过速、高热、肌阵挛、精神状态兴奋性改变等)。②与肝药酶 CYP2D6 抑制药(如奎尼丁、西咪替丁、帕罗西汀、舍曲林、氟西汀等)合用会增加本品的血药浓度,延长清除半衰期。③与肝药酶诱导剂(如苯妥英、巴比妥类药物、卡马西平等)合用会使本品的血药浓度降低,清除速率加快。④与抗胆碱类药物或抗组胺药物合用会产生阿托品样作用(如口干、散瞳、肠蠕动降低等)。⑤与香豆素类药物(如华法林)合用会使抗凝血药的代谢减少,出血风险增加。⑥与奈福泮、曲马多、碘海醇合用会增加痫性发作发生的风险。⑦与甲状腺素制剂合用易相互增强作用,引起心律失常、甚至产生毒性反应。⑧与拟肾上腺素类药物合用,合用药物的升压作用被增强。

2.阿米替林

(1)别名:氨三环庚素,依拉维。

(2)作用与应用。本品为临床常用的三环类抗抑郁药,抗抑郁作用与丙米嗪极为相似,与后者相比,本品对 5-HT 再摄取的抑制作用强于对 NA 再摄取的抑制;其镇静及抗胆碱作用也较明显。可使抑郁症患者情绪提高,对思考缓慢、行动迟缓及食欲缺乏等症状能有所改善。本品还可通过作用于中枢阿片受体,缓解慢性疼痛。一般用药后 7～10 天可产生明显疗效。口服吸收完全,8～12 小时达血药峰浓度。经肝脏代谢,代谢产物去甲替林仍有活性。可透过胎盘屏障,从乳汁排泄,最终代谢产物自肾脏排出体外。排泄较慢,停药 3 周仍可在尿中检出。用于:①治疗各型抑郁症和抑郁状态。对内源性抑郁症和更年期抑郁症疗效较好,对反应性抑郁症及神经症的抑郁状态亦有效。对兼有焦虑和抑郁症状的患者,疗效优于丙米嗪。与电休克联合使用于重症抑郁症,可减少电休克次数。②缓解慢性疼痛。③治疗小儿遗尿症、儿童多动症。

(3)用法与用量。①口服:治疗抑郁症、慢性疼痛,1 次 25 mg,1 天 2～4 次,以后递增至 1 天 150～300 mg,分次服。维持量 1 天 50～200 mg。老年患者和青少年 1 天 50 mg,分次或夜间 1 次服。治疗遗尿症,睡前 1 次口服 10～25 mg。儿童多动症,7 岁以上儿童 1 次 10～25 mg,1 天 2～3 次。②静脉注射或肌内注射:重症抑郁症、严重的抑郁状态,1 次 20～30 mg,1 天 3～4 次。患者能配合治疗后改为口服给药。

(4)注意事项:①严重心脏病、青光眼、前列腺增生伴有排尿困难、麻痹性肠梗阻、重症肌无力、甲状腺功能亢进、有癫痫病史、使用单胺氧化酶抑制药者禁用。严重肝、肾功能不全,支气管哮喘患者慎用。②不良反应比丙米嗪少且轻。常见的有口干、嗜睡、便秘、视物模糊、排尿困难、心悸。偶见心律失常、眩晕、运动失调、癫痫样发作、直立性低血压、肝损伤及迟发性运动障碍。有报道偶有加重糖尿病症状。③对易发生头晕、萎靡等不良反应者,可在晚间 1 次顿服,以免影响日常工作。④可导致光敏感性增加,应避免长时间暴露于阳光或日光灯下。⑤其他参见丙米嗪。

(5)药物相互作用:①与单胺氧化酶抑制药合用增强本品的不良反应。②与中枢神经系统抑制药合用,合用药的作用被增强。③与肾上腺素受体激动药合用,可引起严重的高血压与高热。④与胍乙啶合用,拮抗胍乙啶的降压作用。⑤与甲状腺素、吩噻嗪类药物合用,本品的作用被增强。⑥氯氮䓬、奥芬那君可增强本品的抗胆碱作用。

(二)去甲肾上腺素再摄取抑制药

该类药物选择性地抑制去甲肾上腺素(NA)的再摄取,用于以脑内 NA 缺乏为主的抑郁症,尤其适用于尿检 MH-PG(NA 的代谢物)显著减少的患者。这类药物的特点是奏效快,而镇静作用、抗胆碱作用和降压作用均比三环类抗抑郁药(TCAs)弱。

1.马普替林

(1)别名:麦普替林,路滴美,路地米尔,甲胺丙内乙蒽,吗丙啶,马普智林。

(2)作用与应用:本品为非典型抗抑郁药,选择性地抑制中枢神经元突触前膜对去甲肾上腺素(NA)的再摄取,但不能阻断对 5-羟色胺(5-HT)的再摄取。其抗抑郁效果与丙米嗪、阿米替林相似,且起效较快,不良反应较少。患者用药后,精神症状、对环境的适应能力及自制力均有改善。镇静作用与 TCAs 相当。对睡眠的影响与丙米嗪不同,延长 REMS 睡眠时间。口服、注射均可迅速吸收。静脉注射后 2 小时,海马中的药物浓度最高,其次为大脑、小脑皮质、丘脑和中脑。主要经肝脏代谢,活性代谢物为去甲马普替林。主要用于治疗内源性抑郁症、迟发性抑郁症(更年期性抑郁症)、精神性抑郁症、反应性和神经性抑郁症、耗竭性抑郁症,亦可用于疾病或精神因素引起的抑郁状态(如产后抑郁、脑动脉硬化伴发抑郁、精神分裂症伴有抑郁)。可用于伴有抑郁、激越行为障碍的儿童及夜尿者。

(3)用法与用量。①口服:治疗期间,应对患者进行医疗监督,确定剂量时应个体化,并根据患者的情况和反应进行调整,以尽可能小的剂量达到治疗效果,并缓慢地增加剂量。每天用药量不宜超过 150 mg。轻至中度抑郁症,特别是用于治疗可以自行就诊的患者,1 次 25 mg,1 天 3 次;或 1 次 75 mg,1 天 1 次(黄昏顿服),应根据患者病情严重程度和反应而定,均用药至少 2 周。严重抑郁症,特别是住院患者,1 次 25 mg,1 天 3 次,或 75 mg,1 天 1 次,必要时根据患者反应,将每天剂量逐渐增至 150 mg,分数次或 1 次服用。儿童和青少年患者应逐渐增加剂量,开始用25 mg,1 天 1 次。必要时根据患者的反应将每天剂量逐渐增至 25 mg,1 天 3 次;或 75 mg,1 天1 次。对青少年,可按具体情况将剂量增至接近成人的水平。老年患者逐渐增加剂量,开始用25 mg,1 天 1 次;必要时根据患者的反应将每天剂量逐渐增至 25 mg,1 天 3 次;或 75 mg,1 天1 次。②静脉滴注:对急性严重抑郁症或口服抗抑郁药疗效不佳者可静脉给药,静脉滴注时将25~50 mg 稀释于 0.9%氯化钠注射液或 5%葡萄糖注射液 250 mL 中,于 2~3 小时滴完,见效后改为口服;静脉注射时,25~50 mg 稀释于 0.9%氯化钠注射液 10~20 mL 中缓慢注射,1 天剂量不得超过 150 mg。

(4)注意事项:①对本品过敏、癫痫、伴有排尿困难的前列腺肥大、闭角型青光眼患者禁用。心、肝、肾功能严重不全者,18 岁以下青少年及儿童,孕妇,哺乳期妇女慎用。②不良反应与三环类相似,但少而轻。以胆碱能拮抗症状最为常见,如口干、便秘、视物模糊等,尚可见嗜睡。偶可诱发躁狂症、癫痫强直阵挛发作。对心脏的影响为延长 QT 间期,增加心率。③用于双相抑郁症时,应注意诱发躁狂症出现。④应遵循剂量个体化原则,由小剂量开始,再根据症状和耐受情况调整。⑤可与食物同服,以减轻胃部刺激。⑥老年人维持治疗时不宜在晚间睡前单次服药,仍以分次服用为宜。⑦用药期间应避免驾驶车辆或操纵机器。⑧出现严重不良反应时应停药。停药后本品的作用可持续 7 天,仍应继续观察服药期间的所有不良反应。无特异解毒药,可采取支持和对症治疗。

(5)药物相互作用:①与单胺氧化酶抑制药合用可增强本品的不良反应。②其他参见丙米嗪。

2.瑞波西汀

(1)别名:叶洛抒。

(2)作用与应用:本品是一种选择性去甲肾上腺素(NA)再摄取抑制药,通过选择性地抑制突触前膜对 NA 再摄取,增强中枢去甲肾上腺素能神经的功能,从而发挥抗抑郁作用。对 5-羟色胺(5-HT)的再摄取抑制作用微弱,对 α_1 受体和 M 受体几乎无亲和力,主要用于治疗抑郁症、焦虑症。

(3)用法与用量。口服:开始 1 天 8 mg,分 2 次给药。用药 3～4 周视需要可增至 1 天 12 mg,分 3 次服。1 天剂量不得超过 12 mg。服用本品后不会立即减轻症状,通常症状的改善会在服用后几周内出现。因此,即使服药后没有立即出现病情好转也不应停药,直到服药几个月后医师建议停药为止。

(4)注意事项:①对本品过敏、肝功能不全、肾功能不全、有惊厥史(如癫痫患者)、闭角型青光眼、前列腺增生、低血压、心脏病(如近期发生心血管意外事件)患者、孕妇及哺乳期妇女禁用。儿童及老年患者不宜使用。②可出现口干、便秘、多汗、排尿困难、静坐不能、眩晕或直立性低血压等。

(5)药物相互作用:①不应与单胺氧化酶抑制药同用。②本品主要经 CYP3A4 代谢,同时服用能抑制 CYP3A4 活性的药物(包括红霉素等大环内酯类抗生素、咪唑类和三环类抗真菌药,如酮康唑、氟康唑等)可能增加本品的血药浓度。

(三)选择性 5-羟色胺再摄取抑制药

本类药物(SSRIs)的化学结构完全不同于三环类抗抑郁药(TCAs),并且不具有 TCAs 的抗胆碱、抗组胺及阻断 α 肾上腺素受体的不良反应。SSRIs 可以选择性地抑制 5-HT 转运体,拮抗突触前膜对 5-HT 的再摄取。

1.氟西汀

(1)别名:氟苯氧丙胺,百忧解,优克,艾旭,奥麦伦,开克,金开克,奥贝汀,氟苯氧苯胺,氟烷苯胺丙醚。

(2)作用与应用。本品是一种临床广泛应用的选择性 5-HT 再摄取抑制药(SSRIs),可选择性地抑制 5-HT 转运体,阻断突触前膜对 5-HT 的再摄取,延长和增加突触间隙 5-HT 的作用,从而产生抗抑郁作用,疗效与三环类药物相似。对肾上腺素能、组胺能、胆碱能受体的亲和力低,作用较弱,因而镇静、抗胆碱及心血管不良反应比三环类药小,耐受性与安全性优于三环类药。口服后吸收良好,易通过血-脑屏障,另有少量可分泌入乳汁中。在肝脏经 CYP2D6 代谢生成的活性代谢物去甲氟西汀也有抗抑郁作用。用于:①治疗伴有焦虑的各种抑郁症,尤宜用于老年抑郁症。②治疗惊恐状态,对广泛性焦虑障碍也有一定疗效。③治疗强迫障碍,但药物剂量应相应加大。④社交恐怖症、进食障碍(神经性贪食)。

(3)用法与用量。口服:①治疗抑郁症,最初治疗建议 1 天 20 mg,早餐后服用为宜,一般

4周后才能显效。若未能控制症状,可考虑增加剂量,每天可增加 20 mg,最大推荐剂量 1 天 80 mg。维持治疗可以 1 天 20 mg。②强迫症,建议初始剂量为每天晨 20 mg,维持治疗可以 1 天20～60 mg。③神经性贪食,建议1 天60 mg。④惊恐障碍,初始剂量为 1 天 10 mg,1 周后可逐渐增加至 1 天20 mg,如果症状没有有效控制,可适当增加剂量至 1 天 60 mg。老年人开始 1 天10 mg,加药速度应放慢。

(4)注意事项:①对本品过敏者禁用。有癫痫病史、双相情感障碍病史、急性心脏病、自杀倾向、出血倾向者,儿童,孕妇及哺乳期妇女慎用。②不良反应较轻,大剂量时耐受性较好。常见的不良反应有失眠、恶心、易激动、头痛、运动性焦虑、精神紧张、震颤等,多发生于用药初期。有时出现皮疹(3%),大剂量用药(1 天 40～80 mg)时可出现精神症状,约 1%的患者发生狂躁或轻躁狂。长期用药常发生食欲缺乏或性功能下降。③本品及其活性代谢产物的半衰期较长,原则上停药时无须逐渐减量,但应考虑药物的蓄积作用。目前已经有关于本品撤药后出现停药反应的病例报道,所以停药仍应慎重,逐渐减量,忌突然停药。④服药期间不宜驾驶车辆或操作机器。⑤肝、肾功能损害患者的剂量应适当减少。⑥应注意密切观察在药物使用过程中特别是初期和剂量变动期时,患者的行为异常和精神情绪异常,及时发现并制止恶性事件发生。

(5)药物相互作用:①本类药物禁止与单胺氧化酶抑制药合用。在停用本类或单胺氧化酶抑制类药 14 天内禁止使用另一种药物,否则可能引起 5-HT 综合征(临床表现为高热、肌肉强直、肌阵挛、精神症状,甚至会出现生命体征的改变)。②与其他 5-HT 活性药物(锂盐、色氨酸、曲马多、圣·约翰草,或其他 SSRIs、SNRIs 和 TCAs)合用,可能会增加并导致 5-HT 能神经的活性亢进,而出现 5-HT 综合征。③与西沙必利、硫利达嗪、匹莫齐特、特非那定合用会引起心脏毒性,导致 QT 间期延长、心脏停搏等。应禁止合用。④与肝微粒体酶 CYP2D6 或者其他 CYP 同工酶的抑制药或作用底物(如西咪替丁、阿米替林、奋乃静、马普替林、丙米嗪、利托那韦、丁螺环酮、阿普唑仑等)合用,可使本品的血药浓度升高。⑤与 CYP 诱导剂(如卡马西平、苯巴比妥、苯妥英等)合用,会降低本品的血药浓度与药效。⑥与降血糖药合用可降低血糖,甚至导致低血糖症发生。停用本品时血糖升高。故在使用本品和停药后一段时间应监测血糖水平,及时采取干预措施。⑦SSRIs、5-HT 及 NA 双重再摄取抑制药(SNRIs)均有能增加出血的风险,特别是在与阿司匹林、华法林和其他抗凝血药合用时。⑧与地高辛合用可能会增加其血药浓度,增加发生洋地黄中毒的风险。

2.帕罗西汀

(1)别名:赛乐特,氟苯哌苯醚,帕罗克赛,乐友。

(2)作用与应用:本品为选择性 5-HT 再摄取抑制药(SSRIs),可选择性地抑制 5-HT 转运体,阻断突触前膜对 5-HT 的再摄取,通过增高突触间隙 5-HT 浓度而产生抗抑郁作用。常用剂量时,除微弱地抑制 NA 和 DA 的再摄取外,对其他递质无明显影响。抗抑郁疗效与三环类抗抑郁药相似,作用比三环类抗抑郁药快,远期疗效比丙米嗪好,而抗胆碱作用、体重增加、对心脏影响及镇静等不良反应均较三环类抗抑郁药轻。口服可完全吸收,生物利用度为 50%。有首过效应。血浆半衰期为 24 小时,老年人半衰期会延长。用于治疗抑郁症,适合治疗伴发焦虑症状的抑郁症患者;亦可用于强迫症、惊恐障碍与社交恐怖症的治疗。

(3)用法与用量。口服:通常 1 天剂量范围在 20～50 mg,一般从 20 mg开始,1 天 1 次,早餐时顿服,连续用药 3 周。以后根据临床反应增减剂量,每次增减 10 mg,间隔不得少于 1 周。最大推荐剂量为 1 天 50 mg(治疗强迫症可达 60 mg/d)。老年人或肝、肾功能不全者可从 1 天

10 mg开始,1天最高用量不超过40 mg。对于肌酐清除率<30 mL/min的患者,推荐剂量为1天20 mg。

(4)注意事项:①对本品过敏者禁用。孕妇和哺乳期妇女不宜使用。有癫痫或躁狂病史、闭角型青光眼、有出血倾向、有自杀倾向者或严重抑郁状态病史者慎用。肝、肾功能不全者仍可安全使用,但应降低剂量。②不良反应轻微而短暂,常见的有轻度口干、恶心、畏食、便秘、头痛、震颤、乏力、失眠和性功能障碍。偶见神经性水肿、荨麻疹、直立性低血压。罕见锥体外系反应的报道。③服用本品前后2周内不能使用单胺氧化酶抑制类药(MAOIs)。④一次性给药后可出现轻微的心率减慢、血压波动,一般无临床意义,但对有心血管疾病或新发现有心肌梗死者应注意其反应。⑤本品服用1~3周方可显效,用药时间足够长才可巩固疗效。抑郁症、强迫症、惊恐障碍的维持治疗期均较长。⑥有报道迅速停药可引起停药综合征,表现为睡眠障碍、激惹或焦虑、恶心、出汗、意识模糊。为避免停药反应,推荐撤药方案:根据患者耐受情况,如果能够耐受,以每周10 mg的速度减量,至1天20 mg的剂量应维持口服1周再停药;如果不能耐受可降低所减剂量,如患者反应强烈,则可考虑恢复原剂量。停药后,药物的作用还可持续5周,故仍需继续监测服药期间的所有反应。⑦与食物、水同服可避免胃部刺激。患者由抑郁症转为躁狂症时应中断用药,必要时给予镇静药。⑧用药期间不宜驾驶车辆或从事机械操作、高空作业。⑨用药前后及用药时应当检查或监测肝功能、肾功能、血压、脉搏、血常规、心电图。⑩过量时可出现恶心、呕吐、震颤、瞳孔散大、口干、烦躁、出汗和嗜睡。无特殊解救药,可按其他抗抑郁药过量中毒的解救方法处理。

(5)药物相互作用:参见氟西汀。

(四)非典型抗抑郁药

非典型抗抑郁药包括一、二、三、四环结构的化合物,有的(如阿莫沙平)虽属三环结构,但中央杂环结构与三环类抗抑郁药(TCAs)有明显的不同。非典型抗抑郁药的作用机制比较复杂,大部分也是通过影响单胺神经递质的再摄取或代谢过程发挥抗抑郁作用。

(五)新型抗抑郁药

如阿戈美拉汀,是一种褪黑素受体激动剂和5-HT$_{2C}$受体拮抗剂。动物研究结果显示,本品能校正昼夜节律紊乱动物模型的昼夜节律,使节律得以重建,在多种抑郁症动物模型中显示出抗抑郁作用;能特异性地增加前额皮质去甲肾上腺素和多巴胺的释放,细胞外5-羟色胺水平未见明显影响。对单胺再摄取无明显影响,对α、β肾上腺素受体,组胺受体,胆碱能受体,多巴胺受体及苯二氮䓬类受体无明显亲和力;人体研究中,本品对睡眠具有正向的时相调整作用,诱导睡眠时相提前,降低体温,引发类褪黑素作用。口服1~2小时达血药峰浓度,高剂量时,首过效应达到饱和。进食(标准饮食或高脂饮食)不影响生物利用度或吸收率。主要经细胞色素P450 1A2(CYPIA2)(90%)和CYP2C9/19(10%)代谢,与这些酶有相互作用的药物可能会降低或提高本品的生物利用度。用于治疗成人抑郁症。对老年(≥65岁)患者的疗效尚未得到明确证实。

四、抗焦虑药

焦虑症又称为焦虑性神经症,其病因及发病机制目前尚不明确。在研究参与焦虑形成和发展的机制中发现,边缘系统中的下丘脑、杏仁核、海马是主要的焦虑、恐惧产生的解剖部位。与上述部位有纤维联系的蓝斑核、额叶皮质等功能结构的改变,会引起焦虑及恐惧的产生。脑内兴奋性和抑制性神经递质的失衡也是疾病发生的可能机制之一。目前临床治疗焦虑症的药物主要如下。

(一)苯二氮䓬类

苯二氮䓬(BDZ)类药在临床治疗焦虑症属于一线主要药物,它们对海马和杏仁核具有高度的选择作用,针对上述部位的 BDZ 受体,加强 GABA 能神经传递所起的抑制作用,从而增强杏仁核、下丘脑腹中部核皮质运动区引起的海马神经元抑制性放电活动,达到抗焦虑的作用。常用的 BDZ 类药物一般均有效,但以强效-中效类为佳,比如阿普唑仑、地西泮、劳拉西泮、艾司唑仑、氯硝西泮、奥沙西泮、氟西泮、溴西泮等。但是,现有的 BDZ 类抗焦虑药还是有严重缺点的,可导致困倦、易激、头晕,最为突出的是发生依赖性和耐受性,尤其在长期大剂量使用及突然停药时都会产生不良反应。

(二)其他抗焦虑药

丁螺环酮等药。

五、精神兴奋药

(一)哌甲酯

哌甲酯为精神兴奋药,通过拮抗中枢神经系统内 DA 转运体,起到抑制 DA 再摄取的作用。能提高精神活动,促使思路敏捷、精神振作,可对抗抑郁症。作用比苯丙胺弱,不良反应亦较少,并可制止小儿好动,使小儿安静、注意力集中。呼吸兴奋作用及拟交感作用弱。长期用药可产生依赖性。口服易吸收,存在首过效应,1 次服药作用可维持 4 小时左右,控释剂能使达峰时间延迟至6～8 小时。用于:①消除催眠药引起的嗜睡、倦怠及呼吸抑制。②治疗儿童多动综合征、脑功能失调。③治疗抑郁症、痴呆、创伤性脑损伤等(国外报道)。

对本品过敏、青光眼、严重焦虑、激动或过度兴奋禁用。癫痫、高血压、有药物或乙醇滥用史和成瘾史及精神病患者(处于兴奋性症状期间)慎用。

(二)苯丙胺

作用与麻黄碱相似,但对中枢的兴奋作用较强。主要作用于大脑皮质和网状激活系统,使之保持机灵警觉状态。亦可作用于外周,能使支气管平滑肌松弛,通过刺激化学感受器反射性地兴奋呼吸,同时使血压微升。本品可以增加神经元兴奋性,降低痫性发作阈值。口服易为胃肠道吸收,经肝代谢,随酸性尿排出,而碱性尿排出较缓慢。$t_{1/2}$ 为 10～12 小时。由于本品成瘾性强,长期使用产生依赖性、耐受性,我国按一类精神药品管理。主要用于:①各种精神抑制状态、发作性睡病、老年性沉思抑郁、TCAs 不适用时,以及中枢神经抑制药中毒等。②雾化吸入可缓解鼻炎的阻塞症状。

(刘洪梅)

第五节 镇静催眠药

一、苯二氮䓬类

(一)长效类

典型代表药物有地西泮。

1.别名

安定,苯甲二氮䓬。

2.作用与应用

本品为苯二氮䓬(BDZ)类药物的代表药。BDZ 类药物为中枢神经抑制药,小剂量有抗焦虑作用,随着剂量的渐增可显示镇静、催眠、抗惊厥、抗癫痫及中枢性肌肉松弛作用。BDZ 类药物主要是通过加强 γ-氨基丁酸(GABA)能神经元的抑制效应发挥作用。可通过促进 GABA 与 GABAA 受体的结合,也可通过提高 Cl⁻ 通道开放频率增强 GABA 对 GABAA 受体的作用,发挥中枢抑制效应。主要用于:①焦虑症及各种功能性神经症。②失眠;尤对焦虑性失眠疗效极佳。③癫痫:静脉注射控制癫痫持续状态,同时需用其他抗癫痫药巩固与维持;亦可与其他抗癫痫药合用,治疗癫痫强直阵挛发作或失神发作。④各种原因引起的惊厥:如子痫、破伤风、小儿高热、药物中毒等引起的惊厥。⑤缓解局部肌肉或关节炎症引起的反射性肌肉痉挛,上运动神经元的病变、手足徐动症和僵人综合征的肌肉痉挛,颞颌关节病变引起的咬肌痉挛,脑卒中或脊髓损伤性中枢性肌强直或腰肌劳损、内镜检查等。⑥作为麻醉前给药:可缓解患者对手术的恐惧情绪,减少麻醉药用量,增加其安全性,使患者对手术中的不良刺激在术后不复记忆,这些作用优于吗啡和氯丙嗪。⑦其他:偏头痛,紧张性头痛,呃逆,惊恐症,乙醇戒断综合征,家族性、老年性及特发性震颤等。

3.用法与用量

(1)口服:抗焦虑,1 次 2.5～10 mg,1 天 3 次。催眠,5～10 mg 睡前服。麻醉前给药,1 次 10 mg。急性乙醇戒断,第 1 天 1 次 10 mg,1 天 3～4 次,以后按需要减少到 1 次 5 mg,1 天 3～4 次。抗惊厥、抗癫痫,1 次 2.5～10.0 mg,1 天 2～4 次。缓解肌肉痉挛,1 次 2.5～5 mg,1 天 3～4 次。儿童,1 岁以下 1 天 1.0～2.5 mg;幼儿 1 天不超过 5 mg;5～10 岁 1 天不超过 10 mg,均分 3 次服。

(2)静脉注射:成人基础麻醉,10～30 mg。癫痫持续状态,开始 5～10 mg,每隔 5～10 分钟可按需要重复,达 30 mg 后必要时每 2～4 小时重复治疗。静脉注射要缓慢。儿童 1 次 0.25～0.50 mg/kg,但 1 次不能超过 20 mg,缓慢注射。

4.注意事项

(1)本品可致嗜睡、轻微头痛、乏力、运动失调,与剂量有关。老年患者更易出现以上反应。偶见低血压、呼吸抑制、视物模糊、皮疹、尿潴留、忧郁、精神错乱、白细胞数减少。用药过量可出现持续的精神错乱、严重嗜睡、颤抖、语言不清、蹒跚、心动过缓、呼吸急促或困难、严重乏力。少数人出现兴奋不安。久用可产生耐受性和依赖性,故不宜长期应用。不可突然停药,否则可出现反跳现象和戒断症状(出现失眠、焦虑、兴奋、心动过速、呕吐、出汗及震颤,甚至惊厥)。宜从小剂量用起。

(2)静脉注射时速度宜慢,至少历时 5 分钟以上注完,否则可引起心血管和呼吸抑制,静脉注射后应卧床观察 3 小时以上。在注射过程中患者出现嗜睡现象时,应立刻停止注射。

(3)剂量不宜过大,必要时可分次使用,分次注射时,总量应从初量算起;因属于长效药,原则上不应做连续静脉滴注。注射液不宜与其他药物或溶液混合。误入动脉可引起动脉痉挛,导致坏疽。

5.药物相互作用

(1)与中枢神经系统抑制药(如乙醇、全麻药、镇痛药、吩噻嗪类药物、单胺氧化酶 A 型抑制药、三环类抗抑郁药)、可乐定、筒箭毒碱、加拉碘铵合用,作用相互增强。

（2）与抗高血压药和利尿降压药合用,降压作用增强。

（3）与地高辛合用,地高辛的血药浓度增加。

（4）与左旋多巴合用,左旋多巴的疗效降低。

（5）与影响肝药酶细胞色素 P450 的药物合用,可发生复杂的相互作用:卡马西平、苯巴比妥、苯妥英、利福平为肝药酶的诱导剂,可增加本品的消除,使血药浓度降低;异烟肼为肝药酶的抑制药,可减少本品的消除,使半衰期延长。

（6）茶碱可逆转本品的镇静作用。高剂量咖啡与地西泮同服可干扰其抗焦虑作用。

（7）酗酒可明显增强地西泮的中枢抑制作用。吸烟可使地西泮的血浆半衰期明显缩短,疗效降低。

（8）与其他易成瘾的药物合用时,成瘾的危险性增加。

（二）中效类

如艾司唑仑,又称舒乐安定、三唑氯安定,为高效苯二氮䓬类镇静催眠药,作用与地西泮相似,具有较强的镇静、催眠、抗惊厥、抗焦虑作用,以及较弱的肌肉松弛作用。本品作用于 BDZ 受体,加强中枢神经内 GABA 受体作用,影响边缘系统功能而抗焦虑。可明显缩短或取消非快动眼睡眠（NREM）的第 4 期（减少发生于此期的夜惊或梦游症）,阻滞对网状结构的激活,产生镇静催眠作用,且具有广谱抗惊厥作用,对癫痫强直阵挛发作、失神发作有一定疗效。口服吸收较快,2 小时血药浓度达峰值,$t_{1/2}$ 为 10～24 小时,2～3 天血药浓度达稳态。血浆蛋白结合率约为 93％。在肝脏中主要经 CYP3A 代谢,经肾脏排泄缓慢。可通过胎盘,分泌入乳汁中。用于:①各种类型的失眠,催眠作用强,口服后 20～60 分钟可入睡,维持 5～8 小时。②焦虑、紧张、恐惧及癫痫强直阵挛发作、失神发作。③术前镇静、创伤性和神经性疼痛。

（三）短效类

如奥沙西泮,又称舒宁,去甲羟基安定,羟苯二氮䓬,氯羟氧二氮䓬。本品为地西泮、氯氮䓬的主要活性代谢产物,属短、中效的 BDZ 类药,作用与地西泮相似,但较弱,嗜睡、共济失调等不良反应较少。对焦虑、紧张、失眠、头晕及部分神经症均有效。对控制癫痫强直阵挛发作、失神发作也有一定作用。口服吸收后 2～3 小时血药浓度达峰值,$t_{1/2}$ 为 4～15 小时。能透过胎盘屏障,并能从乳汁中分泌。用于焦虑障碍、伴有焦虑的失眠,并能缓解急性乙醇戒断症状。

（四）超短效类

如咪达唑仑,又称速眠安、咪唑安定、咪唑二氮䓬,具有典型的苯二氮䓬类药理活性,可产生抗焦虑、镇静、催眠、抗惊厥及肌肉松弛作用。肌内注射或静脉注射后可产生短暂的顺行性记忆缺失,使患者不能回忆起在药物高峰期间所发生的事情。本品作用特点为起效迅速,而持续时间短。可缩短入睡时间（一般只需 20 分钟）,延长总睡眠时间,而对快波睡眠（REM）无影响,次晨醒后患者可感到精力充沛、轻松愉快。无耐受性和戒断症状或反跳。毒性小,安全范围大。本品口服与肌内注射均吸收迅速而完全,血浆蛋白结合率为 97％,消除半衰期为 1.5～2.5 小时（充血性心力衰竭患者 $t_{1/2}$ 可延长 2～3 倍）。长期用药无蓄积作用。用于:①治疗失眠症。②外科手术或器械性诊断检查（如心血管造影、心律转复、支气管镜检查、消化道内镜检查等）时进行诱导睡眠用。③全麻或局部麻醉时辅助用药。

二、巴比妥类

(一)长效类

如苯巴比妥,又称鲁米那,为长效巴比妥类,随着剂量的增加,其中枢抑制的程度和范围逐渐加深和扩大,可依次出现镇静、催眠、抗惊厥和抗癫痫、麻醉等作用。大剂量对心血管系统也有抑制作用,10倍的催眠量可引起呼吸中枢麻痹而致死。由于安全性差,易发生依赖性,其应用已日渐减少。本品还能增强解热镇痛药的作用,并能诱导肝脏微粒体葡萄糖醛酸转移酶活性,促进胆红素与葡萄糖醛酸结合,降低血浆胆红素浓度,治疗新生儿高胆红素血症(核黄疸)。因具有肝药酶诱导作用,不仅加速自身的代谢,还可加速其他多种药物的代谢,用于以下情况。①镇静:如焦虑不安、烦躁、甲状腺功能亢进、高血压、功能性恶心、小儿幽门痉挛等症。②催眠:偶用于顽固性失眠症,但醒后往往有疲倦、嗜睡等后遗效应。③抗惊厥:能对抗中枢兴奋药中毒或高热、破伤风、脑炎、脑出血等疾病引起的惊厥。④抗癫痫:对癫痫强直阵挛发作、简单部分发作(出现作用快)及癫痫持续状态有良效;对癫痫失神发作疗效差;而对复杂部分发作则往往无效,且单用本品治疗时还可能使发作加重。⑤麻醉前给药。⑥与解热镇痛药配伍,以增强其作用。⑦治疗新生儿高胆红素血症。⑧鲁米托品片用于自主神经功能失调所致的头痛、呕吐、颤抖、胃肠道紊乱性腹痛等。

(二)中效类

如异戊巴比妥,作用与苯巴比妥相似,但起效快(15~30分钟),且持续时间较短(3~6小时)。对中枢神经系统的抑制作用因剂量不同而表现为镇静、催眠、抗惊厥等。主要用于镇静、催眠(适用于难入睡者)、抗惊厥(如小儿高热、破伤风惊厥、子痫、癫痫持续状态等)及麻醉前给药。

(三)短效类

如司可巴比妥钠,又称速可眠,为短效巴比妥类,因剂量不同而表现为镇静、催眠、抗惊厥作用。其催眠作用与异戊巴比妥相同,作用快(15~20分钟起效),持续时间短(约3小时)。主要用于入睡困难的失眠患者;也可用于镇静、抗惊厥(小儿高热惊厥、破伤风惊厥、子痫、癫痫持续状态)及麻醉前给药。

(四)超短效类

如硫喷妥钠,为超短时间作用的巴比妥类药物,脂溶性高。静脉注射后迅速通过血-脑屏障,对中枢神经系统产生抑制作用,起效迅速,持续时间短,主要具有全身麻醉作用。可用于静脉麻醉、诱导麻醉、基础麻醉和抗惊厥。

三、其他镇静催眠药

如水合氯醛、唑吡坦、佐匹克隆等。

(刘洪梅)

第三章　循环系统疾病常用药物

第一节　钙通道阻滞剂

钙通道阻滞剂是一类选择性作用于慢通道、抑制 Ca^{2+} 跨膜内流，进而影响 Ca^{2+} 在细胞内作用而使整个细胞功能发生改变的药物。该类药物自 20 世纪 60 年代问世以来，其作用机制、药理及临床应用取得了重大进展，现钙通道阻滞剂已广泛用于高血压、冠心病、心绞痛、心律失常及肥厚性心肌病等心血管疾病的治疗。此外，人们在临床实践中还发现钙通道阻滞剂对多种器官均可产生效应，提示钙通道阻滞剂具有潜在广泛的治疗作用。尽管近年来某些临床资料提出了一些不利于钙通道阻滞剂的观点和证据，从而引发了对钙通道阻滞剂临床应用的争议和再评价，但此类药物仍是心血管疾病治疗中最为常用的药物之一。

一、分类

钙通道阻滞剂物繁多，由于具有共同的钙拮抗作用而被归类在一起，但其化学结构、与慢通道结合程度、相对选择性及对组织器官的药理效应等方面均有所不同甚或差异极大，因而目前尚缺乏令人满意的分类方法。现较常用的分类法如下。

（一）按化学结构分类

1.苯烷胺类

如维拉帕米、盖洛帕米、泰尔帕米、Devapamil、Anipamil、Empoamil、Falipamil、Ronipamil。

2.二氢吡啶类

如硝苯地平、尼群地平、尼卡地平、非洛地平、伊拉地平、达罗地平、尼鲁地平、尼莫地平、尼索地平、尼伐地平、马尼地平、贝尼地平、拉西地平、巴尼地平、Diperdipine、Oxodipine、Riodipine、Ryosidipine、Flordipine、Foridipine、Iodipine、Mesudip-ine、Tiamdipine、Franidipine、OPC13340，R023-6152。

3.苯噻氮唑类

如地尔硫䓬、Fostedil。

4.其他

如氟桂利嗪、桂利嗪、Lidoflazine、哌奈普林、苄普地尔、普尼拉明、特罗地林、芬地林、Caron-erine、匹莫齐特、五氟利多、氟斯匹灵。

(二)按有无电生理作用分类

分为有电生理作用与无电生理作用两大类。前者具有负性变时、负性变力及负性变传导作用,可减轻心肌收缩力和降低氧耗量,主要药物有维拉帕米、盖洛帕米、硫氮䓬酮、苄普地尔等,常用于快速性心律失常及伴有心率增快的高血压或冠心病患者;后者无或有轻微电生理作用,对心脏传导系统和心肌收缩力无明显影响,其中某些药物可因扩血管作用而反射性地引起心率增快,主要药物有硝苯地平及其二氢吡啶类药物、氟桂利嗪、哌奈普林等,可用于高血压及血管痉挛性疾病的治疗。此种分类法虽然过于笼统和简单,但对于临床选择用药尚有一定指导意义。

(三)按作用部位及用途分类

(1)主要作用于心肌细胞:如维拉帕米。

(2)主要作用于窦房结和房室结:如维拉帕米、硫氮䓬酮。

(3)主要作用于血管平滑肌:①主要作用于冠状动脉,如硝苯地平、硫氮䓬酮;②主要作用于脑血管,如尼卡地平、尼莫地平;③主要作用于周围血管,如利多氟嗪、氟桂利嗪。

(四)按生化及电生理特点分类

Fleckenstein 提议分为两类,以后又增补为三类。

A 类:药效及特异性高,对电压依赖性通道选择性强,可抑制 90％Ca^{2+} 内流而不影响 Na^+ 及 Mg^{2+} 内流,包括维拉帕米、甲氧帕米、硫氮䓬酮、硝苯地平及其他二氢吡啶类衍生物。

B 类:选择性稍差,可抑制 50％～70％的 Ca^{2+} 内流,同时可抑制 Na^+、Mg^{2+} 内流,包括普尼拉明、哌奈普林、异搏静、芬地林、氟桂利嗪、桂利嗪、特罗地林、双苯丁胺及 Aroverine。

C 类:有轻度钙拮抗作用的某些局麻、除颤及抗心律失常药物,如氯丙嗪及某些 β 受体阻滞剂。

(五)WHO 分类法

WHO 专家委员会按钙通道阻滞剂的结合部位及选择性、精确的细胞与药理学作用机制分为两组 6 个亚类,包括以下几种。

(1)对慢通道有选择性作用者 Ⅰ 类为维拉帕米及其衍生物,Ⅱ 类为硝苯地平及其他二氢吡啶衍生物,Ⅲ 类为硫氮䓬酮类。

(2)对慢通道呈非选择性作用者 Ⅳ 类如氟桂利嗪、桂利嗪等二苯哌嗪类,Ⅴ 类如心可定类,Ⅵ 类如哌奈普林、普地尔、Caroverine 等。

(六)其他分类法

Spedding 和 Paoletti 又提出如下分类法,将钙通道阻滞剂分为 5 大类。

Ⅰ 类:选择性作用于 L 型通道上明确位点的药物,又细分为以下几种。①1,4-二氢吡啶类结合点(受体):硝苯地平、尼群地平、尼卡地平等。②苯噻氮唑类结合位点:硫氮䓬酮等。③苯烷胺类结合位点:维拉帕米、盖洛帕米、泰尔帕米等。

Ⅱ 类:作用于 L 型通道上未知位点的化合物,如 SR33557、HOE166、McN6186 等。

Ⅲ 类:选择性作用于其他亚型电压依赖性通道(Voltage dependent Ca^{2+} channel,VDC)的药物(迄今未发现对此类通道具有高选择性的药物)。①T 型通道:氟桂利嗪、粉防己碱等。②N 型通道:ω-conotoxin。③P 型通道:漏斗网型蜘蛛毒素。

Ⅳ类：非选择性通道调节药物如芬地林、普尼拉明、苄普地尔等。

Ⅴ类：作用于其他类型钙离子通道的药物如下。

（1）肌浆网 Ca^{2+} 释放通道：兰诺丁。

（2）受体控制性钙离子通道（receptor operated Ca^{2+} channel，ROC），可被相应受体阻滞剂阻断：①兴奋性氨基酸通道；②α受体偶联通道；③血管紧张素偶联通道；④核苷酸/核苷酸偶联通道。

二、作用机制与药理效应

（一）作用机制

钙通道阻滞剂作用的精确部位及机制尚不十分清楚，但它们的化学结构各不相同、立体构型也不一样，提示钙通道阻滞剂之间不可能以任何相同机制或简单的构效关系作用于单一受体部位。钙通道阻滞剂可能对 Ca^{2+} 转运与结合的所有环节与调控机制均有抑制和影响。目前已知细胞内外 Ca^{2+} 的平衡与调节（离子转运）有以下几种方式：①经慢通道发生慢内向离子流（SIC）。慢通道对 Ca^{2+} 的通透性除受 Ca^{2+} 浓度的控制外，还受神经介质的调控，因而慢通道又分为 VDC 和 ROC。VDC 有两个闸门，外闸门受电位控制，内闸门则受环磷酸腺苷（cAMP）的调节。当细胞膜去极到一定水平（如在心肌为 $-40 \sim +10$ mV）时此通道即被激活开放，产生 SIC 形成动作电位"坪值"，激活后由于内向 Ca^{2+} 电流的增加与膜电位降低，随即开始较激活速率更慢的失活过程，即该通道存在"开""关"和"静息"3 种状态。VDC 至少存在 4 个亚型：L、T、N、P，它们的电生理与药理学特征有所不同，其中 L 亚型最受重视，因为该通道是主要对 Ca^{2+} 兴奋或阻滞剂敏感的钙离子通道亚型，其活化阈值高（-10 mV）、灭活慢，与心血管系统、平滑肌、内分泌细胞及某些神经元的兴奋-收缩偶联有关，L 亚型通道又有 α_1、α_2、β、γ、δ 5 个亚单位组成，α_1 亚单位具有钙离子通道及受体结合功能，α_2 及 β 亚单位具通道阻滞作用；ROC 存在于多种细胞尤其是血管平滑肌的胞质膜上，能对去甲肾上腺素、组胺、5-羟色胺等发生反应，产生 Ca^{2+} 内流及细胞内贮存 Ca^{2+} 的释放，ROC 激活后对后者作用更大。②Ca^{2+} 渗入：当胞外 Ca^{2+} 浓度低时，可使胞质膜通透性改变，发生"渗漏"，增加 Ca^{2+} 流入，此可能与某些血清 Ca^{2+} 不足所并发的高血压有关。③Na^+/Ca^{2+} 交换：具双向性，取决于细胞内外两种离子浓度梯度，当胞内 Na^+ 浓度高而胞外 Ca^{2+} 浓度高时两者可发生交换，此机制与心肌糖苷的正性肌力作用有关。④胞质膜上 Ca^{2+}-ATPase，可利用 ATP 分解的能量将 Ca^{2+} 逆离子梯度由胞内泵出胞外。⑤肌浆网系膜上的 Ca^{2+}，Mg^{2+}-ATPase 将 Ca^{2+} 泵入肌浆网，而跨膜 Ca^{2+} 内流可触发肌浆网（SR）按离子浓度释放 Ca^{2+}（SR 内 Ca^{2+} 10^{-4} M，胞质内为 10^{-7} M），这一过程与心肌纤维的兴奋-收缩偶联有关。⑥线粒体可吸收胞质内 Ca^{2+}，而通过 Na^+、Ca^{2+} 交换释放 Ca^{2+}。以上为 Ca^{2+} 的平衡与调控机制，其中①②③④为 Ca^{2+} 细胞内外的跨膜转运，⑤⑥为细胞内转运过程；不同类型的组织，这些机制有不同的重要性。心肌和内脏平滑肌肌浆内 Ca^{2+} 的浓度正是基于上述转运系统的精确调控，才得以发挥正常的心脏血管效应。钙通道阻滞剂也正是通过对 Ca^{2+} 运转的影响，使细胞内 Ca^{2+} 减少，可兴奋细胞电位发生改变或钙与心肌内收缩蛋白、血管平滑肌内钙调蛋白等钙敏蛋白的结合受抑或 Ca^{2+}-蛋白复合物的调节作用减弱，从而发挥一系列的药理学效应。

尽管理论上推测钙通道阻滞剂的作用部位绝非一处，但绝大部分钙通道阻滞剂是通过阻滞慢钙离子通道和慢钙-钠离子通道而减少 Ca^{2+} 进入胞内的，事实上，只有对钙离子通道有阻滞作用的药物也才真正具有治疗价值。现已有足够的证据表明，钙通道阻滞剂实际上具有药理学与治疗学的抑制部位仅是 VDC 中的 L 通道。不同钙通道阻滞剂对通道蛋白的结合位点可能不同,有学者认为硝苯地平等二氢吡啶类衍生物作用于通道外侧的膜孔蛋白,维拉帕米类药物作用于通道内侧的膜孔蛋白而与外侧膜孔蛋白受体的亲和力极低,硫氮草酮则主司通道的变构部位,从而改变钙离子通道的构象等。当然这一学说有待于更进一步证实。

各种不同组织及相同组织的不同部位(如心肌、冠状动脉、脑血管及外周血管)Ca^{2+} 转运途径不同、钙离子通道被活化的途径不一(VDC 或 ROC)、活化机制迥异(有的以 Ca^{2+} 内流为主、有的以胞内贮存 Ca^{2+} 释放为主)、膜稳定性不同(钙离子通道存在"静息""开放"和"灭活"3 种状态)以及与药物的亲和力、离散度的差异,构成了钙通道阻滞剂对不同组织敏感性及临床适应证不同的基础,也是钙通道阻滞剂理效应不一的重要原因。

(二)药理作用

钙不仅为人体生理功能所必需,而且也参与或介导许多病理过程。细胞内 Ca^{2+} 过多(亦称钙"超载"),在高血压起病、心律失常形成、动脉粥样硬化发病及血管与心肌的脂氧化损伤等病理过程中起着重要作用。钙通道阻滞剂虽然作用不尽相同、作用机制未完全明了,但多种钙通道阻滞剂在不同程度上具有下述作用:①抑制心肌 Ca^{2+} 跨膜 SIC,使胞质内游离 Ca^{2+} 浓度下降、心肌收缩力减弱呈负性肌力作用,降低心肌耗能及耗氧。应当指出,不同的钙通道阻滞剂在整体动物实验中表现出来的负性肌力作用差异甚大,如硝苯地平由于舒张血管作用较强、甚至出现反射性增强心肌收缩力。②抑制窦房结自律性及减慢房室传导,呈现负性变时及负性变传导作用。③防止心肌细胞内 Ca^{2+} "超负荷"、保护心肌免遭脂氧化损伤,对缺血心肌有保护作用。④扩张冠状动脉、脑血管及肾动脉,促进冠状动脉侧支循环形成,改善心、脑、肾等重要脏器供血。⑤扩张肺及周围血管、降低总外周阻力,使血压、肺动脉压降低及心脏前、后负荷减轻;总体来讲,钙通道阻滞剂舒张动脉血管作用强于舒张静脉血管。⑥在某种程度上可减轻血管及心脏的重塑作用,使管壁顺应性增加、靶器官结构改变及功能损害减小。⑦抑制支气管、肠道及泌尿生殖道平滑肌、缓解平滑肌痉挛。⑧抑制血小板聚集,改进低氧血症时血流变异常,改善红细胞开变性。⑨对血脂代谢无不良影响,某些钙通道阻滞剂可升高高密度脂蛋白胆固醇(HDL-ch)或降低低密度脂蛋白胆固醇(LDL-ch)。⑩改善胰岛素抵抗、增加组织对胰岛素的敏感性。⑪可抑制血管平滑肌细胞增殖及向内膜下迁移,此与抑制动脉粥样硬化有关,二氢吡啶类药物有抑制和延缓粥样硬化进程的作用。⑫抑制兴奋-分泌偶联,影响多种腺体的分泌。⑬抑制内皮素分泌、减少前嘌呤物质丧失、维持细胞 Ca^{2+}、Na^+、K^+ 平衡,减轻血管切应力损伤。⑭逆转心室肥厚及有轻度利钠、利尿作用。⑮硝苯地平、硫氮草酮、氨氯地平和维拉帕米对高血压患者的肾功能有短期良好作用。硫氮草酮对胰岛素依赖型和非依赖型糖尿病、肾病患者有减少尿蛋白分泌的作用。

需要指出的是,钙通道阻滞剂的上述作用除因药物不同而表现各异外,其在体内的净效应还取决于各种作用的相对强度及用药途径、剂量、体内反射机制等影响因素。

三、临床应用

近年来,随着临床与基础研究的不断深入,钙通道阻滞剂的应用范围越来越广,已由最初单纯治疗心血管疾病发展到应用于多个系统的多种疾病。

(一)高血压病

目前,钙通道阻滞剂已广泛用于高血压病的治疗,尤其是二氢吡啶类药物,由于其显效快、效果明显,血压下降平稳,长期使用有效,且对血脂、血糖、尿酸、肌酐及电解质等无不良影响,已被列为高血压治疗的一线药物。与其他降压药相比,钙通道阻滞剂更适合于年龄大、基础血压高、低肾素型及外周血管阻力高者,一般单用钙通道阻滞剂 50%～70%患者即可获得满意效果。钙通道阻滞剂与 β 受体阻滞剂、ACEI 及利尿剂配伍应用时其降压效果更好,可根据病情酌情选用。对高血压并发冠心病、心绞痛、心律失常、脑血管疾病及外周血管病者,选用相应的钙通道阻滞剂不仅能降低血压,而且对其并发症治疗也十分有效,但钙通道阻滞剂远期应用能否降低心血管并发症的发生与死亡,国际上尚未取得一致意见,仍有待于前瞻性大规模长效钙通道阻滞剂抗高血压临床试验加以验证。国内近期已结束的一项临床多中心研究观察了尼群地平对老年单纯收缩期高血压的影响,初步表明钙通道阻滞剂对高血压病脑血管并发症有降低发生率作用,但对心血管并发症的发生似乎影响不明显。

近来,有人认为在预防高血压患者主要心血管事件中,钙通道阻滞剂的作用不及 β 受体阻滞剂或小剂量噻嗪类利尿剂。美国一权威性荟萃资料分析了 9 个临床试验共 27 743 例患者,结果发现在降低血压方面,钙通道阻滞剂与 β 受体阻滞剂、ACEI 及噻嗪类利尿剂没有明显差异;但服用钙通道阻滞剂组的患者中,急性心肌梗死和心力衰竭发生的危险性分别增加了 26%,主要心血管事件危险增加了 11%。因此,Furberger 等认为,β 受体阻滞剂、ACEI 及小剂量噻嗪类利尿剂仍然是治疗高血压的首选药物,只有在这些药物治疗失败或患者不能耐受时,才考虑换用钙通道阻滞剂。然而,公布的 NORDIL 试验便很快否定此说。NORDIL 试验证实,硫氮䓬酮在治疗高血压时与利尿剂、β 受体阻滞剂比较,不仅同样具有显著减少心血管事件发生和死亡的效果,而且比利尿剂、β 受体阻滞剂减少了 20%的脑卒中发生率。硫氮䓬酮的良好疗效,可能与其逆转左室肥厚、交感神经激活作用小及抑制心律失常等发生有关。针对伴有至少一项心血管高危因素的高血压患者进行治疗的 INSIGHT 试验更进一步证实,拜新同(一种长效的硝苯地平制剂)组和利尿剂(氢氯噻嗪和米吡嗪联用)组的终点事件(包括心肌梗死、中风、心血管病死亡和心力衰竭等)发生率没有差别,总的事件的发生率均为 12%,且拜新同单药治疗即可有效控制血压,长期用药无增加癌症和严重出血的危险性,从而确立了钙通道阻滞剂用药的安全性。上述资料充分说明,钙通道阻滞剂仍是可供选用的一线抗高血压药物,特别是其价格低廉、疗效可靠,更适合于国内治疗高血压病的应用。

目前,对钙通道阻滞剂降压应用的新趋势:①第 3 代二氢吡啶类药物如氨氯地平、非洛地平等,降压有效而作用时间长;②非二氢吡啶类药物如维拉帕米,尤其是其缓释型制剂,虽然对心脏的选择性强,但能降低血浆去甲肾上腺素,因此,对应激状态及扩张周围血管,降压有独特作用;③短效的硝苯地平在降压治疗中对无明显并发症的老年人疗效较好,由于其交感激活作用,对大多数中青年患者不适用,已有两项前瞻性的临床试验对短效硝苯地平及利尿剂与 ACEI 的降压效果进行比较,发现三类药物的降压作用相同,但前者防止心血管事件的发生明显较后两者减少。此外,人们在临床实践中还发现,若二氢吡啶类药物降压无效时通常加服利尿剂不能增强其疗效;相反,高 Na^+ 饮食可加强其疗效,可能与钙通道阻滞剂有内源性钠利尿作用有关,当摄取 Na^+ 增加、体内 Na^+ 增高时也可调节钙通道阻滞剂受体的结合率。

降压谷峰值比例(T∶P)是由美国食品与药物监督管理局(FDA)提出的一项评价降压药优劣的指标,近年来已被作为降压药筛选与审批新药的标准。T∶P 亦即降压药最小与最大疗效的比率,提出此概念的目的在于强调稳态给药结束后血压应控制满意且降压作用须平稳维持 24 小时之久,以避免血压的过大波动。FDA 认为,理想的降压药谷值效应至少应为峰值效应的 50%,即 T∶P≥50%。据报道缓释硝苯地平 10～30 mg,每天 1 次,T∶P 为 50%;氨氯地平 5～

10 mg,每天一次,T:P 为 66%;拉西地平的 T:P 亦≥60%,提示钙通道阻滞剂是一类较为理想的降压药物。

(二)快速型心律失常

目前,用于治疗心律失常的钙通道阻滞剂均为有电生理效应的药物,如维拉帕米、盖洛帕米、硫氮䓬酮及哌克昔林等。其中,维拉帕米可抑制慢反应细胞的 V_{max},延缓房室结慢径路的传导,从而终止房室结双径路的折返激动,已成为目前治疗房室结内折返性心动过速的首选药物。对于房性心动过速、心房扑动和心房颤动患者,钙通道阻滞剂可通过抑制房室传导而减慢其心室率,一部分患者可转复为窦性心律。此外,钙通道阻滞剂尚可减轻延迟后除极的细胞内 Ca^{2+} 超负荷,阻断早期后除极的除极电流,抑制触发活动性心律失常,对部分室性心律失常有效。近年来屡有报道,维拉帕米或硫氮䓬酮对缺血性再灌注心律失常有预防作用,对左心室肥厚所合并的恶性室性心律失常也有潜在的治疗价值,可防止患者猝死。

(三)缺血性心绞痛及动脉粥样硬化

大多数钙通道阻滞剂具有扩张冠状动脉、解除冠状动脉痉挛、增加冠脉血流作用,并能降低心脏前、后负荷及减弱心肌收缩力,从而减少心肌氧耗量、恢复氧供需平衡,因此可用于各种类型的心绞痛治疗,尤其对变异性心绞痛效果较好。目前,多数学者更趋向于选择维拉帕米、硫氮䓬酮及长效二氢吡啶类制剂,短效的硝苯地平已较少应用,因有报道部分患者用硝苯地平后心绞痛症状加重,这可能与用药后血压下降太大、冠状动脉血流灌注减少或反射性心率加快、不利于氧供求平衡有关,也可能系冠状动脉侧支循环再分布产生“窃血现象”所致。近年来某些试验及临床研究提示,钙通道阻滞剂有“心血管保护作用”,可抑制氧自由基所致的脂质过氧化作用,减轻缺血与再灌注损伤。已有资料证实,钙通道阻滞剂用于经皮冠脉腔内血管成形术(PTCA)及溶栓后的缺血再灌注治疗取得较好效果。

自国外学者 Henry 和 Bentley 首次报道硝苯地平对实验性动脉粥样硬化的抑制作用以来,10 余年间钙通道阻滞剂的抗动脉粥样硬化作用日益受到关注。动脉粥样硬化是一缓慢的发病过程,其病理改变主要为动脉管壁的 Ca^{2+} 沉积(钙化)及由 Ca^{2+} 作为信息物质所介导的内皮细胞损害、脂质沉积、动脉中层平滑肌细胞增殖及迁移、血小板聚集甚或血栓形成为其特征。钙通道阻滞剂通过减少 Ca^{2+} 沉积及细胞内 Ca^{2+} 超负荷,可有效地保护血管内皮细胞、维持胞膜的完整性与通透性,抑制血栓烷素 A_2(TXA$_2$)及内皮素(ET)形成、刺激前列环素(PGI$_2$)的释放,以此延缓或削弱动脉粥样硬化的发病。维拉帕米、硫氮䓬酮及大多数二氢吡啶类钙通道阻滞剂的抗动脉粥样硬化作用均曾有过报道。国际硝苯地平抗动脉粥样硬化研究(INTACT)发现,与安慰剂组比较,治疗 3 年时冠状动脉粥样硬化新生病灶的危险性降低 28%,继续治疗 3 年则新生病灶的危险性进一步减少 78%,证实硝苯地平可有效抑制冠状动脉粥样硬化的进程。

(四)心肌肥厚

钙通道阻滞剂应用于高血压性心脏病或肥厚性心肌病,不但能增加心肌活动的顺应性、改善心脏舒张功能,而且可减轻甚或逆转心肌肥厚,目前已证实对心肌纤维增殖有抑制作用的药物中,钙通道阻滞剂较大多数药物作用强而仅次于 ACEI 类。对于肥厚性梗阻型心肌病,钙通道阻滞剂治疗时并不增加其收缩期流出道的压力阶差。

(五)脑血管及中枢神经系统疾病

正常情况下大脑具有稳定的较高的氧代谢,维持人体中枢机能必须有充足的脑血流,否则,脑灌注不足经一定时间可迅速产生乳酸,酸中毒又使脑血流调节功能丧失,进而引起脑细胞代谢衰竭甚至导致坏死。已知休息时神经元细胞内 Ca^{2+} 较胞外低 10^4 倍,胞内 Ca^{2+} 浓度常在脑缺血损伤时增加,而胞内 Ca^{2+} 超负荷则又加剧脑细胞损伤死亡,从而形成恶性循环。近年来大量研究证实钙通道阻滞剂可抑制这一过程,并通过脑血管扩张作用改善脑血流供应,因而用于脑缺血、蛛网膜下腔出血、脑复苏及偏头痛取得一定效果,几组大型临床试验已就尼莫地平对缺血性脑卒中的作用得出肯定结论;最近,ASCZEPIOS 试验及 FIST 试验正分别对伊拉地平和氟桂利嗪的作用进行观察,希望不久即可得出结论。

(六)肺与肺动脉疾病

许多呼吸道疾病、肺循环障碍及急性微血管性肺损伤的病理生理均与 Ca^{2+} 有关,如过敏性哮喘时 IgE 介导的肥大细胞释放化学物质及炎症介质(兴奋-分泌偶联)、气管平滑肌痉挛与收缩(兴奋-收缩偶联)、某些血管活性介质的合成及神经冲动的传导等均受细胞内外 Ca^{2+} 的调节,Ca^{2+} 还影响某些趋化作用物质(如白细胞介素)的合成与释放,因而,钙通道阻滞剂对呼吸系统疾病的治疗及预防价值受到广泛重视。试验研究及临床观察发现钙通道阻滞剂可抑制化学递质及气管平滑肌组胺的释放、TXA_2 和 PGF_2 等所诱发的气道平滑肌痉挛,并能抑制冷空气及运动诱导的支气管痉挛,从而减轻支气管哮喘发作。但总的说来,钙通道阻滞剂对呼吸道平滑肌的舒张效应较小,现今仍不能作为一线药物应用。不过,其新一代制剂尤其是气雾剂可能有更大作用。

目前,钙通道阻滞剂对原发性或继发性肺动脉高压的作用虽然报告不多,对病程及预后的影响尚缺乏长期对照研究,但钙通道阻滞剂尤其是硝苯地平对慢性阻塞性肺疾病的肺动脉高压可降低肺血管阻力,在选择性病例可改善症状及血流动力学效应,其次研究较多的药物为硫氮䓬酮,但药物的选用剂量及投药方式各家报道不一,尚有待于进一步探讨。

(七)其他

钙通道阻滞剂对肾脏的保护作用、在胃肠道及泌尿生殖系统疾病中的应用等也受到广泛重视并取得重大进展,但仍需不断完善资料及进行长期的对照观察。

四、钙通道阻滞剂在某些心脏疾病应用中的争议与评价

(一)心肌梗死

钙通道阻滞剂能否用于急性心肌梗死(AMI),目前意见不一。部分学者认为,钙通道阻滞剂用于 AMI 早期可限制或缩小梗死面积。丹麦维拉帕米二次心肌梗死试验(DAVIT Ⅱ)表明维拉帕米可减少再梗死;DAVIT Ⅰ 及 DAVIT Ⅱ 的汇集资料证实了维拉帕米治疗组患者心血管事件、死亡率及再梗死率均降低,其疗效类似于多数 β 受体阻滞剂。对于心电图显示的无 Q 波性心肌梗死,早期(24～72 小时)应用硫氮䓬酮可显著减少再次心肌梗死及梗死后难治性心绞痛的发生率,目前已引起临床广泛注意。新近有人观察了维拉帕米与非洛地平对 AMI 后心率变异性的影响,提示维拉帕米能增加副交感神经活性、恢复交感与副交感神经的平衡,对 AMI 早期心率变异性有较好影响,而非洛地平则无此作用,这可能是维拉帕米改善 AMI 患者预后的重要原因之一。但也有相反报道认为,钙通道阻滞剂非但不能减少心肌梗死患者死亡与再梗死危险,反而能增加其死亡率,Psaty 等在美国第 35 届心血管病流行病学与预防年会上提出,使用硝苯地平者与用利尿剂、β 受体阻滞剂比较,心肌梗死危险增加 60%;Furberger 等也收集了 16 个硝苯地平用于冠心病治疗的随机二级预防试验资料,于同年 9 月再次报告中等到大剂量的短效钙通道阻滞剂硝苯地平能增加冠心病死亡率,有学者并由此推及其他钙通道阻滞剂(特别是二氢吡啶类)也有类似的不良作用,曾一度引起学者们的关注。尽管 Braun 等曾于次年在世界著名的《美

国学院心脏病杂志》撰文不支持所谓钙通道阻滞剂在治疗各类慢性冠心病时将会增加其死亡危险比率或对心肌梗死存活有不利影响的观点，Norman 也认为将大剂量短效硝苯地平（每天用量≥80 mg）的假定危险等同于已被证实对高血压和心绞痛有效而安全的合理剂量的长效钙通道阻滞剂，这种盲目扩大及不合理应用是错误的，但对于心肌梗死患者应用钙通道阻滞剂，医药界目前已引起重视并持审慎态度。多数学者认为，AMI 早期除非有适应证，否则不应常规使用钙通道阻滞剂，如需选用时当充分估计所选药物的负性肌力及对心率、血压及传导系统的影响。

(二)心功能不全

维拉帕米、硫氮草酮等有负性肌力的药物一般应避免应用于收缩功能障碍的充血性心力衰竭（CHF）患者，此早已成为人们的共识。已有研究证实维拉帕米可使 CHF 恶化，MDPIT 试验也表明硫氮草酮可增加心肌梗死后伴有左心室功能不全患者的病死率。然而，二氢吡啶类钙通道阻滞剂能否应用于 CHF 仍存有较大争议。起先人们认为，钙通道阻滞剂可使血管扩张、降低心脏前、后负荷以利于心脏做功，且可改善心肌缺血、防止心肌病变时的心肌细胞内 Ca^{2+} 积聚及局部微血管痉挛而出现的心肌局灶性坏死，因而钙通道阻滞剂可能有助于 CHF 的治疗，钙通道阻滞剂曾被推荐为治疗轻、中度 CHF 的首选药物，寄希望于 CHF 早期应用能阻止原发病的进一步发展恶化，在晚期则可降低心脏后负荷、改善心脏作功能力使 CHF 缓解，有学者观察到氨氯地平、非洛地平等可改善 CHF 患者的血流动力学效应；不过，随后的进一步观察却发现硝苯地平及某些二氢吡啶类药物使心功能恶化，究其原因时许多学者把钙通道阻滞剂对 CHF 的不利影响归咎于其负性肌力作用及反射性兴奋交感神经和激活肾素——血管紧张素系统的作用。目前尚无大规模的临床试验评价硝苯地平对 CHF 的远期影响。初步研究表明，新一代的血管选择性钙通道阻滞剂可缓解症状、提高运动耐量，其神经内分泌激活不明显。前瞻性随机氨氯地平存活评价（Prospec-tive Randomized Amlodipine Survival Evaluation，PRAISE）及 PRAISE2 分别对氨氯地平在严重充血性心力衰竭中的作用及氨氯地平用于治疗心力衰竭患者的高血压或心绞痛的安全性进行了评价，试验结果提示人们：①尽管氨氯地平未加重患者的心力衰竭及增加心肌梗死、致命性心律失常或因严重心血管事件的住院率，但该药亦未能进一步改善心力衰竭患者预后，因而，在充分使用心力衰竭现代药物治疗的基础上，不宜将氨氯地平作为针对心力衰竭的常规治疗药物。②心力衰竭患者常合并控制不满意的高血压或心绞痛，此时，应首选 ACEI、利尿剂、β 受体阻滞剂等进行治疗。如果这些药物仍不能控制心力衰竭患者的高血压或心绞痛，或患者不能耐受这些药物时，使用长效钙通道阻滞剂氨氯地平是安全的，它与传统的短效钙通道阻滞剂不同，该药并不恶化心力衰竭患者的心功能或预后。

近些年来，随着对心脏功能研究的不断深入，对心功能不全的认识也有了较大提高，心脏舒张功能障碍及无症状心功能不全逐渐受到重视。肥厚性心肌病或高血压、冠心病的早期，心脏收缩功能可能正常，而心脏舒张功能已有损害，此时洋地黄等正性肌力药物的应用受到限制，越来越多的研究表明，维拉帕米、硫氮草酮及氨氯地平等可改善患者的舒张功能，显示了钙通道阻滞剂在改善心脏舒张功能方面的良好应用前景。

五、药物介绍

(一)维拉帕米及其同系物

本品为人工合成的罂粟碱衍化物，最早被研究应用的钙通道阻滞剂，由 Hass 首先合成并用于临床。

1.化学结构

见图 3-1。

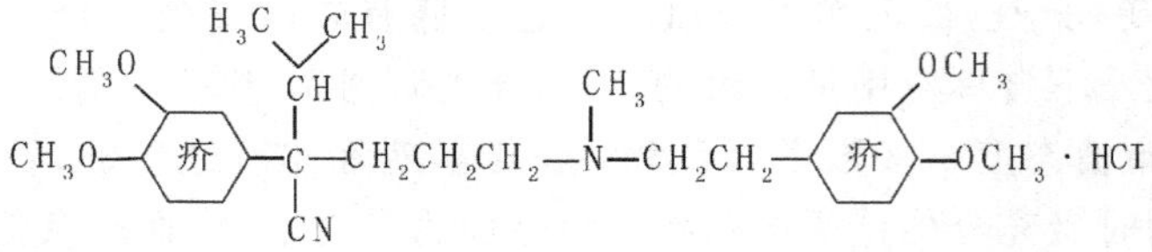

图 3-1　维拉帕米化学结构

2.理化性质

本品为白色或类白色结晶性粉末,无臭、味苦,熔点为 141～145 ℃,溶于水、乙醇或丙酮,易溶于甲醇、氯仿,不溶于乙醚。5％水溶液 pH 为 4.5～6.5。

3.药动学

静脉给予维拉帕米后 1～2 分钟即可测出血流动力学效应(血压降低)和电生理效应(P-R 间期延长),但前者效应时间短暂,5 分钟时低血压效应即达高峰,10～20 分钟作用消失;后者作用时间较长,其负性传导作用 10～20 分钟为顶峰,6 小时仍可测出,提示房室结组织对该药有明显的亲和力。维拉帕米血浆浓度＞75 ng/mL 时,阵发性室上性心动过速即可转复为窦性心律,一次静脉给药 0.10～0.15 mg/kg 即达此浓度,继后按每分钟 0.005 mg/kg 静脉滴注,能较长时间地维持血浆治疗浓度。

口服维拉帕米几乎从胃肠道完全吸收,但由于通过肝脏时的首过效应,其生物利用度已降至10％～35％,因此,欲得到与静脉注射给药相等的药理效果,口服剂量与静脉注射剂量应有明显差别,即口服剂量要比静脉注射大 8～10 倍以上才能达到相应的血液浓度。血清中 90％的维拉帕米与蛋白结合,半衰期为 3～7 小时不等。口服或静脉注射药 70％以代谢产物的形式由肾脏排泄,15％经胃肠道排出,只有3％～4％以原形在尿中出现。维拉帕米经肝脏通过 N-脱甲基作用和 N-脱羟基作用产生多种代谢产物,其主要代谢物去甲基维拉帕米的血流动力学效应和冠状动脉扩张作用强度较弱,活性仅为母体成分的 20％。此外,服用相同剂量的维拉帕米时,患者之间血浆中的浓度可有差异,但血浆浓度＞100 ng/mL 时,血浆浓度与疗效之间的相关性已甚小。

4.治疗学

(1)室上性快速型心律失常:维拉帕米阻抑心肌细胞膜钙慢通道,使钙内流受阻,可抑制窦房结和房室结慢反应细胞动作电位 4 位相自动除极化速率,降低其自律性并抑制动作电位 0 相除极速度和振幅,减慢冲动传导、延长房室传导时间,尤其使房室结有效不应期显著延长,使单向阻滞变为双向阻滞,从而消除折返,临床上用于阵发性室上性心动过速(PSVT),能有效地使其转复为窦性心律(有效率达 80％～90％),尤其是对房室结折返性 PSVT 更为有效,是紧急治疗PSVT 患者的首选药物。对心房扑动或心房颤动患者,可减慢其心室率,个别患者可转复为窦性心律(心房颤动转复率仅 2％～3％)。

用法及用量:一般于 PSVT 发作时,首次静脉给予维拉帕米 3～5 mg(小儿)和 5～10 mg(成人),稀释于 10～20 mL 葡萄糖注射液中缓慢静脉推注,如无效时 20～30 分钟后可重复注射,总量不宜超过 20 mg。频繁发作 PSVT 的患者,以后以每天 320～480 mg 口服,可有效地预防复发;心房颤动或心房扑动患者,于初始注射 5～10 mg 后通常能减慢心室率至 80～110 次/分,此后可继续静脉滴注或口服维持此心率。

Fleckenstein 曾观察过 18 例心房扑动患者静脉注射维拉帕米 10 mg 的治疗效果,发现用药后 15 例心室率减慢(其中 4 例转为窦性心律),有效率为 83.3%,心房扑动转复率为 22.2%(4/18)。注意静脉注射给药期间应严密监测血压与心电图。对预激综合征合并的快速心律失常应根据电生理检查结果决定是否选用,本药对预激综合征并发 PSVT 而 QRS 波群不增宽者(心房激动经房室结正向传入心室),则疗效较好,可中止发作,否则应避免使用;对心房颤动或心房扑动合并预激综合征时,由于本药可使更多的心房激动经旁路传入心室,以致心室率增快甚或诱发心室颤动,故应忌用。本药对房性期前收缩有一定效果,对室性心律失常则效果较差。

(2)缺血性心脏病:维拉帕米通过 Ca^{2+} 拮抗作用松弛血管平滑肌,能有效地降低血管阻力、减轻心脏射血负荷及预防冠状动脉痉挛;另外,该药的负性变时及负性变力作用有利于减低心肌氧耗及增加舒张期冠状动脉血流灌注,对缺血性心脏病治疗有效,临床可用于劳力性心绞痛、变异性心绞痛及不稳定性心绞痛。劳力性心绞痛患者,平均每天剂量 240~480 mg,可有效地缓解劳力性心绞痛,其用量每天 320~480 mg 的疗效类似或优于 β 受体阻滞剂,对变异性心绞痛(平均口服剂量每天 450 mg)及不稳定性心绞痛(口服剂量每天 320~480 mg)也收到良好效果,其心绞痛发作次数和硝酸甘油用量减少,暂时性 ST 段偏移得以改善。一般应用方法:维拉帕米开始口服 40~80 mg,每 8 小时一次,以后递增至每天 240~360 mg 或更大耐受剂量。

(3)肥厚性心肌病:临床研究证实,维拉帕米不仅降低心脏后负荷、左心室与流出道间压力阶差及直接抑制心肌收缩力,而且能减轻甚或逆转心肌肥厚。近期一项研究观察了 7 例肥厚型心肌病患者每天口服维拉帕米 360 mg,连服 1 年、1 年半及 2 年时的治疗效果,发现患者不但临床症状(心前区疼痛、劳力性呼吸困难、晕厥)减轻,左心室顺应性改善,而且经电镜检查显示治疗后心肌细胞结构较前清晰、肌束走向紊乱变轻、肌原纤维排列仅轻度异常。还有研究报告维拉帕米在减轻左室肥厚的同时可减少 74% 室性心律失常,并降低其严重性。

(4)轻、中度高血压:尤其适合于老年高血压患者的治疗。一般治疗剂量为每天 80~320 mg。治疗初期可口服维拉帕米 40 mg,一天 3 次,若 1 周后无效渐增至 80 mg,一天 4 次,一般于用药 4 周后血压趋于稳定在正常水平,其总有效率可达 92.5%,心率由治疗前平均 86 次/分降至 72 次/分。血压稳定 4 周后可逐渐减至最小有效剂量维持治疗。

(5)应激状态或窦性心动过速:心率增加是处于应激状态的重要指标之一,心率增快常与高血压、TC 及 TG 升高、体重指数升高、胰岛素抵抗、血糖升高及 HDL-ch 降低等密切相关,故心率增快是心血管病和死亡的一个独立危险因素。人心率的快慢与寿命的长短呈反比,故控制心率、祛除应激状态十分必要。目前认为使用维拉帕米控制心率较使用 β 受体阻滞剂可能更好,因维拉帕米不会引起继发性血儿茶酚胺或去甲肾上腺素水平升高。用药方法:口服维拉帕米,使心率控制在 50~60 次/分。

(6)特发性室性心动过速:特发性室性心动过速主要指无器质性心脏病基础的分支性室性心动过速,室速发作时常表现为左束支阻滞合并电轴左偏或右偏。该类室速有时对其他抗心律失常药物反应不佳,而对维拉帕米的治疗反应良好,故有人又称之为"维拉帕米敏感性室性心动过速"。

5.药物相互作用

(1)与地高辛合用:维拉帕米可使地高辛的肾脏和非肾脏清除减少,它虽不影响肾小球滤过率,但可使地高辛的肾小管分泌明显下降,两药合用时,地高辛总清除率平均减低 35%,血药浓度增加 40%。有人指出，地高辛血药浓度增加发生在两药合用的 14 天之后。血清地高辛浓度的增加易导致洋地黄中毒，故有人主张两药应避免联合用药。若必须合用时应彼此减少各自的用量，或地高辛减少 35%。

（2）与普萘洛尔合用：维拉帕米和普萘洛尔均有 Ca^{2+} 拮抗作用，前者可阻碍 Ca^{2+} 通过细胞膜，后者能抑制 Ca^{2+} 在肌浆网内摄取和释放，故两药合用时可产生相加的负性肌力、负性频率及负性传导作用，易诱发低血压、呼吸困难、心动过缓、心力衰竭甚或心脏停搏。一般应于维拉帕米停药 2 周后方可应用普萘洛尔。

（3）与硝酸酯类合用：维拉帕米与硝酸甘油合用，后者增加心率的不良反应可为前者所抵消，而治疗作用相加，故两者合用对治疗难治性心绞痛效果较好，但合并用药可引起血压轻度下降，应用时宜注意。

（4）与某些抗心律失常药合用：维拉帕米和奎尼丁合用时可发生直立性低血压，两者合用治疗肥厚型心肌病时更是如此，这种不良反应可能是奎尼丁、α肾上腺素的阻滞效应和维拉帕米周围血管扩张的联合作用结果；同理丙吡胺与维拉帕米合用时也应小心；维拉帕米与胺碘酮合用，由于两者均可抑制窦房结自律性、房室传导和心肌收缩力，故可诱发心率减慢、房室传导阻滞、低血压和心力衰竭。

（5）与其他药物合用：维拉帕米增加血清卡马西平浓度，对血清卡马西平浓度稳态患者应避免长期使用；长期口服锂剂治疗者应用维拉帕米后血清锂浓度常可降低；维拉帕米还可增加异烷的心肌抑制作用及神经肌肉阻滞剂的作用，亦增加茶碱的血浓度；肝酶诱导剂（如利福平、巴比妥类、苯妥英钠、扑痫酮和卡马西平）可使维拉帕米血浓度降低；磺吡酮明显增加维拉帕米的清除率，口服维拉帕米的生物利用度可从 27% 降低至 10%；抗癌药物 COPD（环磷酰胺、长春新碱、丙卡巴肼和泼尼松）或 VAC（长春地辛、阿霉素和顺铂）化疗方案与维拉帕米合用时，维拉帕米的浓度-时间曲线下面积（AUC）降低 35%。

6.不良反应与防治

不良反应发生率为 9%～10%，严重反应需停药者仅占 1%。口服维拉帕米耐受良好，不良反应轻微，较常见的主要为胃部不适、便秘、眩晕、面部潮红、头痛、神经过敏和瘙痒，其中便秘和无症状的Ⅰ度房室传导阻滞常超过半数，两种不良反应无须改变其用药，便秘可用缓泻剂（如麻仁丸）加以控制，其余不良反应大多较轻，可稍减量或加用其他药物。个别患者可伴发踝部水肿，通常并非充血性心力衰竭的表现，可用缓和的利尿剂治疗。

静脉注射维拉帕米时，血压常有一过性轻度下降，偶可发生严重的低血压和房室传导障碍。有窦房结功能不良、传导系统疾病或已给予 β 受体阻滞剂的患者，静脉注射给药可引起严重的窦性心动过缓、心脏传导阻滞甚或心脏停搏。此外，充血性心力衰竭患者，维拉帕米可引起血流动力学恶化。上述情况一旦发生，应立即进行抢救。在大多数情况下，静脉注射阿托品（1 mg）可改善房室传导，葡萄糖酸钙 1～2 g 静脉注射（以等量 25% 葡萄糖注射液稀释至 10～20 mL，以小于每分钟 2 mL 速度注射）然后以 5 mmol/h 静脉滴注维持，有助于改善心力衰竭。血压低者可静脉滴注多巴胺，发生严重心动过缓时可肌内注射或静脉滴注异丙肾上腺素。药物治疗无效时应采用胸外心脏按压及心脏起搏暂时维持，直到维拉帕米短时间的作用消失为止。

充血性心力衰竭、病窦综合征、二至三度房室传导阻滞、洋地黄中毒和低血压患者应忌用。曾有维拉帕米引起肝脏毒性的报道，因此肝功能不良者应慎用。

7.制剂

片剂:40 mg。

注射剂(粉):5 mg。

(二)硝苯地平及其他二氢吡啶衍生物

1.化学结构

见图 3-2。

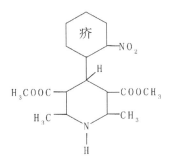

图 3-2　硝苯地平化学结构

2.理化性质

本品为黄色针状结晶或结晶粉末,无臭、无味,熔点 171.5～173.5 ℃。不溶于水,微溶于甲醇、乙醇、乙醚,易溶于丙酮、氯仿、醋酸乙酯。遇光不稳定。

3.药动学

口服或舌下含服硝苯地平后几乎完全被吸收(＞90％),仅 20％～30％经门静脉为肝脏所摄取代谢,生物可用度达 65％以上。口服给药 15 分钟起效,1～1.5 小时血药浓度达高峰,作用时间可持续 4～8 小时;舌下给药 2～3 分钟起效,15～20 分钟达高峰。硝苯地平大部分与蛋白结合,转变为无活性的极性形式,其中绝大部分经氧化而成为一种"游离酸",小部分被转变为内环酯。代谢产物几乎 80％经肾排泄(其中 90％在 24 小时内排出);也有一部分经肠肝循环而被吸收,经胃肠道排泄的代谢产物占 15％;只有微量的原形硝苯地平在尿中出现。生物半衰期 4～5 小时,需多次给药始能达到有效血浓度。长期服用期间该药或其代谢产物无蓄积作用,对其他药物血浆浓度也不构成明显影响,故可与硝酸盐、β受体阻滞剂、地高辛、呋塞米、抗凝剂、抗高血压药及降血糖药合用。

拜新同控释片具有推拉渗透泵系统,可使药物恒定释放 16～18 小时,口服吸收好,一次给药后 6 小时达血药峰值并可使血药浓度平稳地维持 24 小时,生物利用度达 75％～85％。由于药物缓慢释放,血药浓度恒定而无普通制剂给药后的波峰效应,因而更适于临床应用。

4.治疗学

(1)药理作用:与维拉帕米不同,硝苯地平对心肌电生理特别是对传导系统没有明显的抑制作用,所以缺乏抗心律失常作用。它在整体条件下也不抑制心脏,其直接负性肌力作用可为交感神经系统反射性兴奋所完全抵消甚或表现为正性肌力作用。硝苯地平的突出效应在于松弛血管平滑肌、减低周围血管阻力,使动脉压下降,减轻左心室工作负荷及心室壁张力,从而降低心肌氧耗;同时使冠状动脉扩张、增加冠状动脉血流、改善对心肌的供氧。此外,硝苯地平尚有促进冠状动脉侧支循环及抗血小板聚集作用。

(2)临床应用如下。

轻、中度高血压及急症高血压:降压作用强大、迅速而完全,一般在给药后 30～60 分钟见效,维持时间达 3 小时。一般高血压患者,每天 20～60 mg,分 3～4 次口服,控释片 30～60 mg,每天 1 次;高血压危象或高血压伴有急性左心衰竭者,可立即舌下含服 10～20 mg,待血压下降并平稳后改为口服维持。

各种类型的心绞痛:硝苯地平广泛应用于变异型心绞痛,疗效高,能显著减少心绞痛的发作次数和硝酸甘油用量,长期口服治疗可控制 50％心绞痛患者的发作,90％的患者症状得以减轻;对慢性稳定型心绞痛效果亦佳,可使 70％患者心绞痛改善,运动耐量增加 30％;不稳定型心绞痛(冠状动脉阻塞兼痉挛)患者,当住院用 β 受体阻滞剂或静脉滴注硝酸甘油无效时,选用硝苯地平通常可收到良好效果。此外,伴有窦房结功能不良、房室传导障碍的心绞痛患者,这些不适于维拉帕米治疗者仍可选用硝苯地平。剂量与用法:舌下、口服及静脉给药均可。舌下含服每次 10 mg,10 分钟即可起效;口服每次 10～20 mg,每天 3 次;静脉注射每次 1 mg。控释片每天 1 次给药 30～90 mg。

肺动脉高压:适于伴左至右分流的先心病肺动脉高压及原发性肺动脉高压,患者舌下含服硝苯地平 1 小时后,肺动脉压、肺总阻力指数及肺血管阻力指数明显下降,心排血量、心排血指数及氧输送量明显增加,血流动力学指标有所改善。推荐用药剂量:体重＜30 kg 者一次 10 mg,30～60 kg 者一次 20 mg,＞60 kg 者一次 30 mg,碾碎舌下含化或口服,若耐受良好可长期服用,每天 120～240 mg,分次口服。

雷诺病:硝苯地平口服,每次 10～20 mg,每天 3 次,有效率可达 60％～88％。

5.不良反应与防治

不良反应主要由其扩张周围动脉所致。5％长期用药的患者出现头痛,其他不良反应尚有头晕、面色潮红、低血压、肢端麻木、恶心、呕吐、乏力、精神不振、牙龈肿胀及踝部水肿,因反应轻微,一般无须停药。硝苯地平所致的钠潴留,加服利尿剂大多可以防止。长期用药只有 4.7％的患者因不良反应严重而停药。少数患者服用硝苯地平 30 分钟后心绞痛或心肌缺血加重,可能由于严重的冠状动脉固定性狭窄再加上血压下降或心率加快,使冠状动脉灌注不足致心肌氧供求失衡,也可能是冠状动脉"窃血"所致。偶有硝苯地平可引起红斑性肢痛和粒细胞缺乏症的报道。硝苯地平唯一的绝对禁忌证是低血压。

6.药物相互作用

(1)与 β 受体阻滞剂合用:两药合用时,由于 β 受体阻滞剂减弱了硝苯地平的反射性心动过速作用,常有良好效果且不良反应减少,适用于高血压或缺血性心脏病的治疗。

(2)与硝酸酯类合用:两药均可引起头痛、面红、心率加快及血压下降,当合用治疗心绞痛时虽正性作用相加,但同时不良反应加重,故一般不提倡两药合用。

(3)与阿司匹林合用:与阿司匹林并用能明显增强阿司匹林的抗血小板聚集和抗血栓形成作用,并减少其用量和不良反应。两者并用的体内效果优于体外,此可能与硝苯地平促使 PGI_2 生成、抑制 Ca^{2+} 内流及扩张血管作用有关,但亦应注意,两者合用易诱发出血倾向。

(4)与其他药物:可使血清奎尼丁浓度明显降低,从而减弱奎尼丁的抗心律失常作用,但停用硝苯地平后,血清奎尼丁浓度会反跳性增加;动物试验中,硝苯地平与氟烷对离体大鼠心肌有相加的负性变力作用;西咪替丁可降低肝血流量,是肝细胞微粒体药物代谢氧化酶的强力抑制剂,与硝苯地平联用时可降低硝苯地平的清除率,合用时硝苯地平剂量应减少 40％。

7.制剂

片剂:10 mg。

控释片:20 mg;30 mg。

胶囊剂:5 mg。

(周丽娟)

第二节 β受体阻滞剂

肾上腺素β受体阻滞剂的出现是近代药理学的一项重大进展,是药理学发展的典范。自第一代β受体阻滞剂——普萘洛尔问世以来,新的β受体阻滞剂不断涌现,加速了受体学说的深入发展,目前β受体阻滞剂治疗指征已扩大到多种脏器系统疾病,近年来又有重要进展。

β受体阻滞剂属抗肾上腺素药,能选择性地与肾上腺素受体中的β受体相结合,从而妨碍去甲肾上腺素能神经递质或外源性拟肾上腺素药与β受体结合,产生抗肾上腺素作用。根据β受体的药理特征可将其分为选择性和非选择性两类,部分β受体阻滞剂具有内源性拟交感活性。

一、β受体阻滞剂的药理作用及应用

(一)药理作用

1.受体选择性

受体选择性也称心脏选择性作用。β受体分布于全身脏器血管系统,中枢β受体兴奋时,心率加快,肾交感神经冲动增加,尿钠减少;突触前膜β受体兴奋时,可使血压升高。突触后膜β受体包括心脏β受体和血管β受体。肠道、心房和心室以β_1受体为主,左心室的β_2受体占全部β受体的1/4;心脏β受体兴奋时,使心率加快,心肌收缩力增强;肠道β_1兴奋时,肠道松弛。血管床、支气管、子宫和胰岛等部位的β受体,以β_2受体为主,当β_2受体兴奋时,支气管和血管床扩张,子宫松弛,胰岛素分泌增加。β受体经典地被分为心肌内的β_1受体和支气管及血管平滑肌上的β_2受体,目前对某些β受体尚难分类。近年来研究表明,β_2受体与腺苷酸环化酶的偶联效率高于β_1受体,但由于β_1在数目上比β_2高4倍,且最重要的心脏神经递质-去甲肾上腺素与β_1的亲和力是β_2受体的30~50倍,因此调节正常心肌收缩力的主要受体是β_1受体。位于细胞膜上的β受体是腺苷酸环化酶系统的一部分。它们与鸟苷酸调节蛋白(G),共同组成腺苷酸环化酶系统(RGC复合体:受体-G蛋白-腺苷酸环化酶)。动物离体心房和离体气管试验表明普拉洛尔、阿替洛尔、美托洛尔等对心房肌的效应比对气管平滑肌的效应强10~100倍,故它们为选择性β_1受体阻滞剂。非选择性β受体阻滞剂如普萘洛尔对不同部位的β_1、β_2受体的作用无选择性,故称之为非选择性β受体阻滞剂。它还可以增强胰岛素的降血糖和延缓血糖的恢复,并可致外周血管痉挛。这些不良反应都与β_2受体阻断有关;而β_1受体选择性阻断却不同,例如,阿替洛尔没有增强胰岛素降血糖和延缓血糖恢复的作用,普拉洛尔的肢端动脉痉挛反应较普萘洛尔为少。

2.内源性拟交感活性(ISA)

内源性拟交感活性指其部分激动肾上腺素能受体的能力。在交感神经张力很低的情况下,某些β受体阻滞剂,如氧烯洛尔、吲哚洛尔、醋丁洛尔等具有部分内源性交感激动活性。其激动过程缓慢而弱,远低于纯激动剂,如吲哚洛尔的部分激动作用足以抗衡静息时阻断交感神经冲动所引起的心脏抑制作用,而在运动时交感神经活动增加,β阻断作用表现得较强,于是 ISA 就显示不出来。

3.膜稳定作用

一些β受体阻滞剂具有局部麻醉作用,如普萘洛尔、醋丁洛尔等,在电生理研究中表现为奎尼丁样稳定心肌细胞电位作用,即膜稳定效应。表现为抑制细胞膜上钠离子运转,降低 0 相上升速度,而对静息电位和动作电位时间无影响。膜稳定作用与β受体阻滞剂作用及治疗作用无关,其主要临床意义仅在于局部滴眼用以治疗青光眼时,局部麻醉作用成为不良反应。因此不具膜稳定作用β受体阻断较强的噻吗洛尔就成为适宜的治疗青光眼的滴眼剂。

β受体阻滞剂的分类方法很多,国内多采用杨藻宸的受体亚型的选择性和 ISA 为纲的分类方法。近年许多学者根据药物对受体的阻断部位而分为 3 代β受体阻滞剂,如β受体无选择性为第一代,β_1 受体选择阻滞剂为第二代,β_1 受体 $+\alpha_1$ 或 α_2 受体阻滞剂为第三代。这种分类方法已被广大临床医师所接受。

(二)临床应用

各种β受体阻滞剂的药效学和药代动力学彼此不同,作用机制大致相似。目前对β受体阻滞剂的研究旨在寻找不良反应少,特别是对脂质代谢无不良影响的高效品种,寻找对心脏有选择性、兼有α受体阻断活性和直接扩张血管作用的β受体阻滞剂,以及半衰期短的超短效品种。

β受体阻滞剂可用于治疗下列疾病。

1.心律失常

β受体阻滞剂抗心律失常机制,主要是通过阻断儿茶酚胺对心脏β受体介导的肾上腺素能作用,从而延长房室结不应期;其次是阻断细胞钙离子内流,此与β受体阻断效应无关。β受体阻滞剂既有轻度镇静作用,又可阻断儿茶酚胺的心脏效应。具有膜稳定作用的β受体阻滞剂,比具有 ISA 者更有优越性,因为后者对β受体的内在轻度兴奋作用不利于室性心律失常的控制。现已证明,β受体阻滞剂对于因运动而增加的或由运动引起的室性期前收缩,具有显著的抑制作用。长程普萘洛尔或美托洛尔治疗,可预防急性心肌梗死后 3 个月内室性期前收缩次数及其复杂心律失常的发生率,并可抑制短阵室性心动过速复发,使梗死后 1 年内死亡率降低 25%。而β受体阻滞剂对溶栓后灌注早期心律失常未见明显效果,但不排除降低再通后心室颤动发生的可能性。β受体阻滞剂还可用于治疗窦性心动过速、快速性室上性心动过速(包括心房颤动、心房扑动)。

2.心绞痛

β受体阻滞剂在治疗心绞痛时欲达到临床满意的效果,用量必须足以产生明显的β受体阻断效应。一般而论,β受体阻滞剂抗心绞痛作用是通过减慢心率、降低血压及抑制心肌收缩力、从而降低心肌需氧量而实现的。所有β受体阻滞剂治疗心绞痛的疗效可能是同等的,因此对没有其他疾病的患者选用何种药物亦不重要。理论上,β受体阻滞剂对变异型心绞痛不利,这是因为它使α受体的生物活性不受拮抗,导致血管收缩。心外膜大的冠状动脉内α受体数量多于β受体,用药后由于β受体抑制,而α受体相对活跃,使得冠状动脉痉挛。

3.心肌梗死

目前临床越来越趋向将β受体阻滞剂用于急性心肌梗死的早期;特别是采用静脉给药的方法,β受体阻滞剂可能降低心室颤动的危险性,也可能使梗死面积不同程度地缩小,长程治疗可明显减少猝死,降低死亡率。β受体阻滞剂通过降低心率、心肌收缩力和血压而减少心肌耗氧量,还通过降低缺血心脏儿茶酚胺水平,促使冠状动脉血流发生有利的再分布。据文献报道,早期(胸痛开始4～12小时)静脉注射,继以改口服,可降低磷酸激酶峰值。普萘洛尔、普拉洛尔和美托洛尔可改善心肌细胞的缺血损伤、减轻ST段抬高,阿替洛尔可保护R波,普萘洛尔和噻吗洛尔可减少Q波的发生,缩小梗死面积。

4.高血压

β受体阻滞剂被广泛用作降压药,单独应用时降压效果同利尿剂,但降压的确切机制至今仍然不是十分明确,可能是早期抑制肾素释放及其活性,以减少心排血量。对于高肾素型高血压,特别是β受体功能较强的年轻高肾素型患者,疗效较好。有血管扩张作用的β受体阻滞剂可降低全身血管阻力,如具有ISA效应的β受体阻滞剂。无血管扩张作用的常规β受体阻滞剂后期使血管阻力下降,其作用部位可能是抑制突触前膜的β受体。对心动过缓、肢体血管病变、或老年人更为适宜。另外在高血压合并心绞痛时,减慢心率者似乎更为可取。此外,长期使用β受体阻滞剂治疗高血压病可降低高血压患者的心血管病事件的发生率。

研究显示高血压病患者外周血淋巴细胞β受体密度较正常人明显增加,但受体亲和力不变(外周淋巴细胞β受体密度与心肌细胞β受体密度呈显著正相关,两者均受内源性儿茶酚胺的动态调节)。

研究观察到Ⅰ、Ⅱ期高血压病患者β受体密度明显上调(30.8%与56.7%),对硫酸沙丁胺醇的敏感性显著增加(较对照组分别下降20.7%与37.9%),其中并发左心室肥厚者上述二项指标均明显高于无左心室肥厚者。提示心肌β受体密度及功能的变化可能与高血压及其并发左心室肥厚有关。在高血压适应性初期阶段,循环内分泌系统(交感-儿茶酚胺系统与肾素-血管紧张素系统)的活化启动了一系列临床型病理生理过程。Lands报道,原发性高血压(EH)患者心血管系统代偿阶段心肌β受体密度的上调与血浆肾上腺素及去甲肾上腺素浓度增加有关。心肌肥厚的试验显示血管紧张素转化酶抑制剂(ACEI)的mRNA转录,加速AngⅡ合成,通过三磷酸肌醇(IP)和二酯酰甘油(DAG)激活蛋白激酶C,促使转录因子蛋白磷酸化并与DNA相互作用。导致心肌蛋白与受体合成增加;心肌受体数目增加,循环内分泌中靶激素的心血管细胞生物活化作用随之增强,通过增加细胞内cAMP与蛋白激酶A含量,激活转录因子蛋白而参与心肌肥厚的病理过程。

Ⅲ期EH患者β受体密度明显下调,敏感性显著降低。Stiles等发现,随着循环内分泌的持续激活,心肌β受体可能对靶激素或对cAMP及蛋白激酶A发生同源或异源脱敏,导致其数目减少,敏感性降低。Katz提出,超负荷状态下心肌蛋白基因表达异常,也可引起心肌细胞寿命缩短,质量降低。Lejemtel等则认为,心肌细胞生化异常与能量耗竭是导致心肌受体数目减少、功能减退的主要原因。

这些研究结果为临床上使用β受体阻滞剂治疗高血压病提供了理论依据。β受体阻滞剂降压机制如下。

(1)心排血量降低:服用非内源性拟交感的β受体阻滞剂后,心排血量降低15%,周围血管自行调节使末梢血管阻力减低,血压下降。使用内源性拟交感作用的β受体阻滞剂后,心排血量仅轻度降低,但长期服药治疗可使末梢血管阻力明显降低,血压下降。

(2)肾素分泌受抑制:β受体阻滞剂可使肾素释放减少60%,血管紧张素Ⅱ及醛固酮分泌减少,去甲肾上腺素分泌受抑制。其中醛固酮的分泌受抑制可能是主要降压机制。

（3）中枢性降压作用：脂溶性 β 受体阻滞剂容易通过血-脑屏障，刺激中枢 α 肾上腺素能受体，局部释放去甲肾上腺素，使交感神经张力降低，血压下降。

（4）拮抗突触前膜 β 受体：突触前膜 β_2 受体被阻滞后，去甲肾上腺素释放受抑制；但选择性 β_1 受体阻滞剂无此作用。

（5）其他：普萘洛尔的降压效果能被吲哚美辛所抑制，故其降压作用可能与前列腺素分泌有关。

5.心肌病

（1）肥厚型心肌病：β 受体阻滞剂可减轻肥厚心肌的收缩，改善左心室功能，减轻流出道梗阻程度，减慢心率，从而增加心搏出量，改善呼吸困难、心悸、心绞痛症状。目前普萘洛尔仍为标准治疗药物，大剂量普萘洛尔（平均每天 462 mg）被认为可减少室性心律失常。较低剂量的 β 受体阻滞剂（平均每天 280 mg 的普萘洛尔或相当剂量的其他 β 受体阻滞剂），对心律失常无效。对可能发生猝死的患者，可能需用其他抗心律失常药物。

（2）扩张型心肌病：近年来研究表明，长期服用 β 受体阻滞剂对某些扩张型心肌病患者有效，能够逆转心力衰竭及提高远期生存率。Swedberg 讨论了扩张型心肌病 β 受体阻滞剂应用的经验，认为传统的洋地黄和利尿剂治疗基础上加用 β 受体阻滞剂可以改善扩张型心肌病患者的临床症状，提高心肌功能和改善预后。详细机制不明，这可能与其心肌保护作用有关。而 Yamada 认为，心肌纤维化的程度和类型可能是判断 β 受体阻滞剂治疗扩张型心肌病是否有效的重要预测指标。

6.慢性心力衰竭

20 世纪以来，心力衰竭的治疗决策经历了 4 个不同的阶段，尤其 20 世纪 80 年代以来 β 受体阻滞剂用于治疗心力衰竭，提高了心力衰竭患者远期生存率，降低了病死率。研究证明，心力衰竭不仅是血流动力学的紊乱，而且是神经元介质系统的紊乱，心脏和血管的多种激素系统被激活，如交感神经系统、肾素-血管紧张素-醛固酮系统、心钠素及血管升压素，故用正性肌力药物有时会有害无利，加重心肌缺氧缺血而使心力衰竭恶化。

在心力衰竭病理状态下，β_1 受体减少，这时 β_2 受体密度不变或变化不明显，此时，β_2 受体可能发挥重要的代偿作用。使用 RT-PCR 技术研究证明，心力衰竭时，左室 β_2 受体 mRNA 水平无变化，β_1 受体 mRNA 水平下降，且下降程度和心力衰竭的严重程度呈正相关。研究还证明，β_1 受体 RNA 水平的下降和受体蛋白的下降密切相关，说明 β 受体改变主要是其 mRNA 水平变化引起的 β 受体的改变，通过 G 蛋白（GS）下降——腺苷酸环化酶活性下降的道路，使水解蛋白激酶不激活或少激活，从而减弱正性肌力作用。

激动剂与受体结合引起信号传导与产生生物效应的同时，往往会发生对激动剂敏感性下降。这种负反馈机制在精确调节受体及自我保护中具有重要意义。β 受体对激动剂的反应敏感性降低，心肌收缩力减弱，这种改变叫 β 受体减敏。β 受体对儿茶酚胺的减敏，可维持应激情况下心肌细胞活力，减轻高浓度去甲肾上腺素引起钙超载后对心肌的损伤。但心力储备能力因此下降，使心力衰竭进一步恶化。

导致 β 受体敏感性下调的原因有两种：①受体数量下调；②受体功能受损。

受体数量下降发生较慢，常发生在激动剂刺激数小时到数天，一般 24 小时后才能达到高峰。引起 β 受体数量下降的主要原因：①受体生成减少减慢，系因基因转录成 mRNA 减少，且受体 mRNA 的半衰期也缩短，导致合成减少。②受体降解增多增快。至于为什么只有 β_1 受体

mRNA 水平下降,而 β_2 受体改变不明显,这主要是由于在对内源性激动剂的亲和力方面,β_1 受体对肾上腺素的亲和力远远小于对去甲肾上腺素的亲和力,而 β_2 受体则相反。心力衰竭时,交感神经兴奋,β_1 受体受到交感神经末梢释放的去甲肾上腺素的强烈刺激,使 β_1 受体数目显著减少,而 β_2 受体仅受到血循环中肾上腺素的轻微刺激,数目减少不明显,故仅表现为轻微功能受损。β 受体功能受损主要因为与 G 蛋白分离,使受体快速减敏,通过这种机制可使受体功能下降 70%。另一种途径是通过蛋白激酶 A 使受体磷酸化,从而直接引起受体脱联与减敏。在受体快速减敏中上述两种酶的活性作用各占 60% 和 40%。

β_1 受体数量下降和功能抑制,导致 β 受体反应性下降,尽管这种下降会保护心肌避免过度刺激,但同时会使心脏对活动的耐受性降低,使心力衰竭进一步恶化。

据此提出心力衰竭用 β 受体阻滞剂治疗的理论:①上调心肌细胞膜的 β 受体数目,增加对儿茶酚胺的敏感性。Heilbram 报告 14 例原发性心肌病并重度心力衰竭患者,使用美托洛尔治疗 6 个月后 β 受体上调到 105%,对 β 受体激动剂的反应性明显提高,使心肌收缩力加强。②降低肾素、血管紧张素 II 和儿茶酚胺的水平。③增加心肌修复中的能量,防止心肌细胞内 Ca^{2+} 超负荷。④改善心肌舒张期弛张、充盈和顺应性。⑤抗缺血和抗心律失常作用。还可能有通过部分交感神经作用调节免疫功能。近年来许多学者认为 β 受体阻滞剂,特别是具有额外心脏作用的第三代 β 受体阻滞剂,如卡维地洛、拉贝洛尔等,可能使心力衰竭的患者血流动力学和左心室功能改善。卡维地洛治疗心力衰竭的机制除了与 β 受体阻滞剂应有关以外,还与其 α 阻滞剂效应及抗氧化作用和保护心肌作用有关。目前至少已有 20 个较大系列临床试验证明,β 受体阻滞剂治疗慢性充血性心力衰竭,可降低病死率,延长患者寿命,改善患者生活质量,减少住院率。临床上经常使用的 β 受体阻滞剂有康克、倍他乐克和卡维地洛等。β 受体阻滞剂适用于缺血性和非缺血性心力衰竭患者,但 NYHA IV 级严重心力衰竭患者暂不适用于本品,应待心功能达 II、III 级后再加用本品。使用时,应自小剂量开始(如康可 1.25 mg/d,倍他乐克每次 6.25 mg),逐渐增加剂量(每 1～2 周增加一次剂量),发挥最好疗效时需 3 个月,故短期内无效者不宜轻易停药。若用药过程中病情恶化则可减量或暂停 β 受体阻滞剂,待心功能好转后,再恢复用药。现主张,慢性心力衰竭患者应坚持长期甚至终身服用 β 受体阻滞剂,洋地黄、利尿剂、ACEI 及 β 受体阻滞剂是目前治疗慢性充血性心力衰竭的常规四联疗法。

β 受体阻滞剂治疗心力衰竭的作用机制:①减慢心室率;②减少心肌耗氧和左心室做功;③使循环中儿茶酚胺浓度不致过度升高,并能对抗其毒性作用;④有一定抗心律失常作用;⑤膜稳定作用;⑥上调心肌 β 肾上腺素能受体,使受体密度及反应性增加。

β 受体阻滞剂治疗收缩性和舒张性心力衰竭均有一定疗效,可试用于下列疾病:①瓣膜性心脏病,特别是合并心室率明显增快者;②冠心病或急、慢性心肌梗死合并轻中度心功能不全者;③原发性心肌病,包括扩张型、肥厚型和限制型;④高血压性心脏病;⑤甲状腺功能亢进性心脏病等。合并下列疾病者不宜使用,如支气管哮喘、明显的心动过缓、慢性阻塞性肺疾病、周围血管疾病、心功能 IV 级症状极严重者。

1999 年 8 月在巴塞罗那召开的第 21 届欧洲心脏病学会会议及 1999 年 6 月在瑞典哥登伯格举行的欧洲心脏病学会心力衰竭组第三届国际会议上均充分肯定了 β 受体阻滞剂治疗充血性心力衰竭的疗效。会议主要围绕以下几个问题进行了讨论。

(1)β 受体阻滞剂治疗心力衰竭的疗效。与对照组相比,β 受体阻滞剂治疗组:①全因死亡率降低 34%;②猝死率下降 44%;③全因住院率下降 20%;④因心力衰竭恶化住院下降 36%。

（2）β受体阻滞剂治疗心力衰竭的适应证：①各种原因（包括缺血性和非缺血性）引起的充血性心力衰竭；②无年龄限制（各种年龄组，最高年龄达80岁）；③无性别差异；④不论是否合并糖尿病或高脂血症；⑤各种级别的心功能（NYHA分级），但严重的Ⅳ级心功能患者除外。

（3）作用机制：①对抗交感神经及儿茶酚胺类物质的不良作用；②减慢心率作用；③减轻心肌缺血；④抗心律失常作用，尤其是减少猝死的发生率；⑤心肌保护作用；⑥降低肾素分泌；⑦改善外周阻力。

（4）用药方法：在具体用药过程中应注意以下几点。①首先使用洋地黄、利尿剂和/或ACEI作为基础治疗，待患者症状及体征改善后，再使用β受体阻滞剂。②β受体阻滞剂应从小剂量开始用药，例如康可1.25 mg/d，倍他乐克每次6.25 mg，阿替洛尔每次6.25 mg，逐渐增加剂量。经过15周加大至最大剂量，如康可10 mg/d，倍他乐克每次25～50 mg。③β受体阻滞剂治疗心力衰竭发挥疗效较慢，常需3～6个月，故短时期内无效或病情轻微加重时，不宜贸然停药。④部分心力衰竭患者用药过程中，病情明显加重，此时应减量β受体阻滞剂或停药，待心力衰竭症状改善后再使用β受体阻滞剂。⑤β受体阻滞剂需长期甚至终身服用。⑥β受体阻滞剂与ACEI均可降低心力衰竭患者的死亡率，但β受体阻滞剂优于ACEI；若两药合并则优于单用任一药物，故两药合用疗效更好。

值得注意的是一种无内源性拟交感活性的非选择性β受体阻滞剂——卡维地尔，近年来在心力衰竭的治疗中倍受重视。目前至少已有4组临床试验，都在使用洋地黄、ACEI和利尿剂的基础上加用卡维地尔，剂量从3.125～6.25 mg，每天2次开始，逐渐加量至25～50 mg，每天2次，6～12个月，结果卡维地尔组死亡危险性较对照组降低65%，住院危险性降低27%，显示了良好的临床效果。卡维地尔治疗充血性心力衰竭的主要机制：①β受体阻断作用；②α受体阻断作用；③抗氧化作用。卡维地尔主要适用于慢性充血性心力衰竭NYHAⅡ～Ⅲ级患者；忌用于严重或需住院治疗的心力衰竭患者和高度房室传导阻滞、严重心动过缓者，休克患者，哮喘患者，慢性阻塞性肺病患者，肝功能减退患者。目前认为，使用卡维地尔治疗充血性心力衰竭应在使用洋地黄、利尿剂和ACEI基础上进行，剂量大小应以患者能耐受为准。卡维地尔不宜与硝苯地平合用，以防引起血压突然下降；卡维地尔还能掩盖低血糖症状，故糖尿病患者使用卡维地尔应监测血糖。

7.其他心脏病

（1）二尖瓣狭窄并心动过速：β受体阻滞剂在休息及活动时都使心率减慢，从而使舒张期充盈时间延长，改善工作耐量。但合并心房颤动的患者，有时需加用地高辛来控制心室率。

（2）二尖瓣脱垂综合征：β受体阻滞剂已成为治疗此病伴随的室性心律失常的特效药。

（3）夹层动脉瘤：夹层动脉瘤高度紧急状态时，静脉注射β受体阻滞剂，可降低高儿茶酚胺状态、降低血压、减慢心率，阻止夹层扩展，减少临床死亡率。

（4）法洛四联症：应用普萘洛尔，每天2次，每次2 mg/kg，往往可有效地控制发绀的发作，可能是抑制了右室的收缩力。

（5）QT间期延长综合征：神经节间失调是QT间期延长的重要原因，而普萘洛尔预防性治疗可使病死率由71%降至6%，通常应从小剂量开始，无效时逐渐加量，直至有效或不能耐受。

8.非心脏作用

（1）甲状腺毒症：β受体阻滞剂与抗甲状腺药物或放射性碘合用或单独应用，可作为手术前的重要用药。β受体阻滞剂已成为手术前治疗甲状腺毒症的常用药物。因它能控制心动过速、心悸、震颤和神经紧张,减轻甲状腺内的多血管性,故有利于手术治疗。

(2)偏头痛:偏头痛的机制目前尚不清楚,原发性血小板、5-HT 异常学说在偏头痛理论中占据重要位置,广谱的 β 受体阻滞剂普萘洛尔作为偏头痛防治的一代药已使用多年。而血小板膜表面是 β_2 受体,故近年又有学者提出用 β_2 受体阻滞剂和美托洛尔 β_1 受体阻滞剂治疗偏头痛同样收到良好的临床效果。

(3)门静脉高压及食道静脉曲张出血:是肝硬化患者的重要死亡原因之一,死亡率高达28%~80%。既往曾应用普萘洛尔治疗以降低门静脉压力,减少食道静脉曲张再次破裂出血的危险性,但有一定的不良反应,如可使血氨增高,诱发或加重肝性脑病。近年临床使用纳多洛尔治疗效果较普萘洛尔好,不良反应少。

9.抗精神病作用

β 受体阻滞剂能与去甲肾上腺素或拟交感药物竞争 β 受体,可抑制交感神经兴奋引起的脂肪和糖原分解,从而能促进胰岛素降血糖的作用。普萘洛尔脂溶性高,故易通过血-脑屏障,因而在中枢能发挥 β 受体阻断作用,它不仅作用于突触后膜,亦可作用于突触前膜的 β 受体,故可减少中枢神经系统去甲肾上腺素的释放。

(1)配合胰岛素治疗精神病:可减少精神患者的心动过速、多汗、焦虑、躁动不安、震颤、癫痫样发作等症状。

(2)躁狂性精神病的冲动行为:普萘洛尔可使行为障碍明显减轻,因而可试用于难治性精神分裂症的患者,与氯丙嗪有协同作用。

(3)慢性焦虑症:患者不但伴有自主神经功能紊乱的精神症状,而且往往伴有明显的躯体症状,两者可相互促进构成恶性循环。普萘洛尔对缓解躯体症状如肌紧张、心律失常、震颤及精神症状如易怒、伤感、恐惧等均有一定效果。

(4)震颤综合征:普萘洛尔对各种震颤均有治疗效果,包括药源性震颤(尤其是锂盐和异丙肾上腺素所致的震颤)、静止性震颤、老年性及家族性震颤,脑外伤及酒精中毒戒断后震颤。

(5)可卡因吸收过量:可卡因是表面麻醉剂,吸收过量主要表现为心血管及精神方面的症状,普萘洛尔可起到挽救患者生命的作用。

10.蛛网膜下腔出血

在蛛网膜下腔出血早期,经普萘洛尔治疗长期随访显示有益的疗效,近几年钙通道阻滞剂有取代 β 受体阻滞剂的趋势。

11.青光眼

青光眼表现为眼内压增高,视神经萎缩,视盘变化及视野丧失。对原发性开角型青光眼及高眼压症,静脉注射 β 受体阻滞剂或滴眼可降低眼内压,但滴眼作用更明显。目前临床常用药物有噻吗洛尔、倍他洛尔、左布洛尔等。

二、β 受体阻滞剂的不良反应

(一)心功能不全

心功能不全初期,交感神经兴奋以维持心排血量,但与此同时,也开始了神经内分泌激素等对心肌的损害过程;因此当心功能不全时,须首先用正性肌力的药物或利尿剂、扩血管药初步纠正心功能不全后尽早使用 β 受体阻滞剂;如心功能不全严重,则慎用 β 受体阻滞剂;当心功能为NYHA Ⅱ~Ⅲ级时,可自小剂量开始使用 β 受体阻滞剂,以后逐渐加量,达到最大耐受量或靶剂量后,继续维持治疗。严重心脏反应常在治疗开始时发生,这可能由于维持心脏正常功能的β受体机制突然被阻断的缘故,即使开始用小剂量β受体阻滞剂,有时也会发生。但近年来新的阻滞剂,例如,具有β受体和α受体双重阻断作用的第三代β受体阻滞剂,如卡维地洛,更适用于心功能不全的患者,其特点:①选择性β受体阻断;②通过阻断α$_1$肾上腺素能作用,扩张血管平滑肌;③抗氧化和保护心肌作用。

(二)哮喘

无选择性β受体阻滞剂禁用于哮喘患者,即使应用β$_1$选择性药和具有ISA的吲哚洛尔也应慎用。正在发作和近期发作的哮喘患者禁用任何β受体阻滞剂。

(三)停药反应

长期应用β受体阻滞剂,突然停药,可使心绞痛加剧,甚至诱发心肌梗死。其发病机制可能有各种因素:①心绞痛患者长期应用β受体阻滞剂特别是无选择性的药物,突然停药所致运动耐受量减少,由于心血管交感神经阻断作用的终止,引起心肌需氧量的急剧增加所致。②长期应用β受体阻滞剂可增加β受体数量,突然停药,β效应升高。因此,心脏缺血患者,长期应用β受体阻滞剂停药必须逐渐减量。减药过程以2周为宜。

(四)外周血管痉挛

主要表现为四肢冰冷,脉细弱或不能触及及雷诺氏现象等,可能是由于心排血量减少和外周血管收缩所致。应用选择性作用于β$_1$受体和具有ISA或第三代β受体阻滞剂可能会好一些。

(五)低血糖

人的肌糖原分解主要经β$_2$受体调节,而肝糖原分解除β受体外,尚有α受体参与,β受体阻滞剂可使非糖尿病和糖尿病患者的糖耐量减低,使餐后血糖水平增高20～30 mg/L,诱发高渗性高血糖昏迷。停用β受体阻滞剂后,其对血糖的影响可持续达6个月之久。β受体阻滞剂影响糖代谢的主要机制是直接抑制胰岛β细胞分泌胰岛素,其可能的原因是β受体阻滞剂影响微循环血流,从而干扰了β细胞的去微粒过程;也可能是由于β受体阻滞剂改变了机体细胞膜的稳定性,使其对胰岛素的敏感性减低。β受体阻滞剂还可以使低血糖持续的时间延长,甚至加重低血糖;这是由于β受体阻滞剂可掩盖患者震颤和心动过速症状。在使用β受体阻滞剂过程中若发生低血糖,由于α刺激效应缺乏β刺激效应的拮抗,患者可发生严重高血压危象。健康人用普萘洛尔对血糖无影响,只有运动所致血糖升高可被普萘洛尔抑制。对于胰岛素所致低血糖及饥饿或疾病等原因引起的肝糖原降低时,普萘洛尔可延缓血糖恢复正常。选择性β$_1$受体和具有ISA的阻滞剂,影响血糖作用可能较轻。

(六)血脂水平的影响

β受体阻滞剂影响脂代谢的机制,多数学者认为是肾上腺素能机制起的作用。脂蛋白代谢时有几种主要酶参加,其中脂蛋白酯酶(LPL)和卵磷脂-胆固醇酰基转移酶剂(LCAT)被抑制,使脂蛋白代谢产生不利的影响,LPL能促进血浆蛋白的甘油三酯(TG)分解,LCAT能够使卵磷脂β位的脂酰基转移到胆固醇的分子并分别生成溶血卵磷脂和胆固醇。激活人体内α受体时将抑制LPL和LCAT的活性。使用β受体阻滞剂尤其使用部分激动活性的β受体阻滞剂较大剂量时,将使β受体明显抑制,而α受体的活性相对增强,继而抑制了LPL和LCAT的活性,产生对脂代谢的不利影响。Day对β受体阻滞剂影响脂代谢的解释是组织中LPL被抑制也许就是α受体相对兴奋的结果,因而延长了TG的清除时间,使血浆TG水平升高,同时降低肝脏产生高密度脂蛋白(HDL)。使用β受体阻滞剂还降低胰岛素的分泌使糖代谢紊乱,间接使脂代谢发生变化。而兼有 α、β 阻断作用的拉贝洛尔对脂代谢无影响,这进一步提示肾上腺素能机制。

（七）中枢神经系统反应

脂溶性高的 β 受体阻滞剂如普萘洛尔、丙烯洛尔等可引起神经系统反应,是因为它们较易透过血-脑屏障。长期应用大剂量普萘洛尔可致严重的抑郁症、多梦、幻觉、失眠等。

（八）消化道反应

用 β 受体阻滞剂可致腹泻、恶心、胃痛、便秘、腹胀等不良反应。

（九）骨骼肌反应

普萘洛尔具有神经肌肉阻滞作用,发生长时间的箭毒样反应,可能与阻断骨骼肌 β_2 受体有关。此外吲哚洛尔、普萘洛尔和普拉洛尔都可致肌痛性痉挛,其机制不明。

（十）眼、皮肤综合征

此征主要表现为干眼症、结膜炎、角膜溃疡伴有皮肤病变如牛皮癣样皮疹,少数尚有硬化性腹膜炎。

（十一）心动过缓和房室传导阻滞

β 受体阻滞剂降低窦房结和房室结细胞的自律性,引起窦性心动过缓和心脏传导阻滞。所以心脏传导阻滞如二度以上传导阻滞、病窦或双结病变患者应禁忌使用。

（十二）β 受体阻滞剂停药综合征

β 受体阻滞剂停药综合征是指服用 β 受体阻滞剂的患者,突然停服药物后出现的一组临床症状和体征。

1.产生机制

可能与下列因素有关:①使用 β 受体阻滞剂后,体内 β 受体数目增加,即向上调节;一旦停用 β 受体阻滞剂后,则数目增多的 β 受体对儿茶酚胺的总反应增加、敏感性增高。②突然停用 β 受体阻滞剂后,心肌耗氧量增加、血小板的黏着性和聚积性增加、血液循环中的儿茶酚胺和甲状腺素水平升高、氧离解曲线移位、血红蛋白向组织内释放氧减少、肾素-血管紧张素-醛固酮系统活性增强。

2.临床表现

患者可表现为焦虑、不安、神经质、失眠、头痛、心悸、心动过速、乏力、震颤、出汗、厌食、恶心、呕吐、腹痛,有的患者还可出现严重的高血压、脑疝、脑血管意外、甲状腺功能亢进、快速性心律失常、急性冠状动脉供血不足、原有的冠心病恶化,如心绞痛由稳定型转变为不稳定型,甚至发生急性心肌梗死及猝死等。本征可发生在停药后 1～2 天或延迟到数周。

3.防治方法

（1）避免突然中断使用的 β 受体阻滞剂。需要停药者,应在 2 周内逐渐减量,最后完全停药。

（2）在减量及停药期间应限制患者活动,避免各种精神刺激。

（3）一旦发生停药综合征,要立即给予原先使用过的 β 受体阻滞剂,剂量可比停药前的剂量要小一些,并根据临床表现给予相应处理。

（十三）中毒

服用过量的 β 受体阻滞剂可引起心动过缓、血压下降、室性心律失常、眩晕、思睡及意识丧失等。中毒症状一般是在服药后半小时开始出现,12 小时最为严重,可持续 72 小时。

（十四）其他

少数患者出现乏力、血肌酸磷酸激酶升高、谷草转氨酶升高、白细胞总数下降、感觉异常、皮疹、BUN 增高等。妊娠期使用 β 受体阻滞剂,可使胎儿生长迟缓、呼吸窘迫、心动过缓、和低血糖。

三、β 受体阻滞剂与其他药物的相互作用

(一)洋地黄

洋地黄为正性肌力药物,β 受体阻滞剂为负性肌力药物,两药合用对心肌收缩力有拮抗作用。

地高辛与艾司洛尔合用可使地高辛血清浓度增加 9.6%,因此合并用药时应慎重,以防洋地黄中毒。

阿替洛尔与地高辛合用治疗慢性心房颤动,可以控制快速的心室率,使患者静息及运动心室率平均减少 24%,心功能改善,不良反应轻微。

(二)酸酯类

1.异山梨酯

β 受体阻滞剂与异山梨酯合用适用于治疗心绞痛。普萘洛尔较大剂量时可减少心绞痛的发作及异山梨酯用量,并能增加运动耐受量,能对抗异山梨酯引起的反射性心动过速,而异山梨酯能对抗普萘洛尔引起的心室容积增加及心室收缩时间延长。两药作用时间相似,合用可提高抗心绞痛的疗效。但两药合用剂量不宜过大,否则会使压力感受器的反应、心率、心排血量调节发生障碍,导致血压过度下降,冠脉血流反而减少,从而加剧心绞痛。

2.硝酸甘油

使用 β 受体阻滞剂的心绞痛患者仍发作心绞痛时,可舌下含化或静脉滴注硝酸甘油,一般可取得满意疗效。两药合用应注意发生直立性低血压(初次试用时宜取坐位)。近来有人报告艾司洛尔与硝酸甘油合用治疗心绞痛疗效好,不良反应少。

硝酸甘油不宜与具有内源性拟交感活性的 β 受体阻滞剂合用,以防出现心率明显加速的不良反应。

(三)钙通道阻滞剂

1.硝苯地平

许多临床研究证实普萘洛尔与硝苯地平是治疗心绞痛的有效药物,β 受体阻滞剂与硝苯地平合用为心绞痛患者的有效联合。普萘洛尔可抵异山梨酯定反射性增快心率的作用,硝苯地平可抵消普萘洛尔增加的外周阻力,两药合用特别对劳力性心绞痛;尤其为单用疗效较差时,合用疗效更佳。

2.维拉帕米

有报道 β 受体阻滞剂与维拉帕米合用,可引起低血压、心动过缓、房室传导阻滞,甚至导致不可逆性房室传导阻滞和猝死,故两药禁忌合用。但有的学者仍认为合用对高血压病、心绞痛有效,且具有安全性,但只限于服用普萘洛尔未引起严重左心功能不全、临界低血压、缓慢心律失常或传导阻滞者。

3.硫氮䓬酮

β 受体阻滞剂与硫氮䓬酮均具有负性肌力和负性传导作用,两药合用可诱发心力衰竭、窦性心动过缓、窦性静止、房室传导阻滞、低血压等。对已有心功能不全、双结病变者不宜合用这两种药物,以防引起严重后果。

（四）抗心律失常药物

1.美西律

普萘洛尔与美西律合用治疗心律失常有明显的协同作用。美西律治疗无效的室性期前收缩、室性心动过速、两药合用有协同效果。有学者报道，单用美西律治疗室性期前收缩，其有效率为14％，合用普萘洛尔有效率为30％。

2.利多卡因

β受体阻滞剂可减少心排血量及肝血流，β受体阻滞剂对肝微粒体药物代谢酶有抑制作用，特别是拉贝洛尔、氧烯洛尔、噻吗洛尔、美托洛尔等的抑制作用更为明显；而阿替洛尔、索他洛尔的抑制作用较小。故β受体阻滞剂与利多卡因合用后，利多卡因经肝脏代谢减弱，半衰期延长，血药浓度升高，甚至出现毒性反应。两者合用时，应减少利多卡因的剂量。此外，利多卡因又能使β受体阻滞剂减弱心肌收缩力的作用进一步加重，两药合用时，应注意心功能变化。

3.奎尼丁

普萘洛尔与奎尼丁合用常用于心房颤动的复律治疗。普萘洛尔对心肌细胞的电生理作用与奎尼丁有相似之处，故两药合用可减少奎尼丁的用量，并增加其安全性。普萘洛尔可加快心肌复极、缩短动作电位时程及QT间期，故可抵消奎尼丁所致的QT间期延长。普萘洛尔可抑制房室结、减慢房室传导，并延长房室结的不应期，因而可避免单用奎尼丁在复律前由心房颤动变为心房扑动时出现的心室率加快现象。两药合用治疗预激综合征伴室上性心动过速有明显疗效；治疗室性心动过速亦有协同作用。但两药均有负性肌力作用，心功能不全者禁用。

4.普鲁卡因胺

临床上普鲁卡因胺与普萘洛尔合用较少。使用奎尼丁转复心房颤动时，如出现奎尼丁引起的金鸡纳反应（耳鸣、恶心、呕吐、头晕等），可使用普鲁卡因胺代替奎尼丁。有关普鲁卡因胺与普萘洛尔相互作用可参阅奎尼丁与普萘洛尔的相互作用。

5.丙吡胺

普萘洛尔和丙吡胺合用，对心肌的抑制作用增强，可使心率明显减慢，有发生心搏骤停和死亡的危险。有学者报道，使用普萘洛尔10 mg和丙吡胺80 mg静脉注射治疗心动过速，1例恶化，1例死亡。故两药合用应慎重。

6.胺碘酮

普萘洛尔与胺碘酮合用可引起心动过缓、传导阻滞，甚至心脏停搏。Derrida报告1例心房扑动用胺碘酮＋洋地黄后心室率仍快，服用一次剂量普萘洛尔后，引起心脏骤停。另一例急性心肌梗死静脉注射胺碘酮后口服普萘洛尔，两次发生严重心动过缓迅即转为室颤。

7.氟卡尼

索他洛尔为新型β受体阻滞剂。单用氟卡尼疗效不佳的复杂性室性期前收缩，用索他洛尔后室性期前收缩减少85％。普萘洛尔与氟卡尼合用，两药血浆浓度均有增加（＜30％），半衰期无改变，患者P-R间期延长，心率无明显改变，血压有所下降。

8.普罗帕酮

普罗帕酮属Ⅰ类抗心律失常药物，能抑制动作电位O相上升速度，延长动作电位时程，延长P-R、QRS和QT间期，与美托洛尔合用可防止Ⅰ类药物提高儿茶酚胺的水平和由此而产生不利影响，因此，美托洛尔能增强普罗帕酮抗心律失常作用。

9.妥卡尼

普萘洛尔与妥卡尼合用,治疗室性心动过速的疗效满意。Esterbrooks 报告,两药合用治疗 6 例室性心动过速,5 例急性期得到控制,其中 4 例远期疗效满意。

(五)利尿剂

普萘洛尔与氢氯噻嗪合用治疗高血压病有良好疗效。两药作用方式不同,普萘洛尔为弱碱性药物,氢氯噻嗪为弱酸性药物。两药的药动学及药效学互不相干,从不同的组织部位产生协同降压作用。苄氟噻嗪与普萘洛尔合用治疗高血压病,可互相克服各自限制降压的代偿机制。利尿剂可拮抗普萘洛尔引起的体液潴留,普萘洛尔又可减弱利尿剂引起的血浆肾素水平升高及低血钾症;两药合用后甚至不必补钾。

噻嗪类利尿剂有使血脂和血糖升高的不良反应,与普萘洛尔合用后可使血脂升高更为明显,两药合用可促进动脉硬化,近年新型 β 受体阻滞剂问世克服了这方面的不良反应,如波吲洛尔、美托洛尔、醋丁洛尔和西利洛尔等药对血脂、血糖均无影响,甚至西利洛尔还有降低低密度脂蛋白和轻度升高高密度脂蛋白的作用。

(六)调节血压药物

1.甲基多巴

有报道普萘洛尔与甲基多巴合用治疗高血压病,可取得满意疗效。但有人观察服用甲基多巴的高血压患者静脉注射普萘洛尔后血压升高,并出现脑血管意外。动物试验证明,普萘洛尔能增强甲基多巴的代谢产物 α 甲基去甲肾上腺素的升压作用;故两药合用应慎重。必需合用时,应适当调整剂量。

2.α 肾上腺素阻滞剂

妥拉苏林、酚苄明可分别与普萘洛尔合用治疗嗜铬细胞瘤,以防血压急剧上升。普萘洛尔能减弱妥拉苏林解除外周动脉痉挛的作用,这可能是由于普萘洛尔阻滞了可使外周血管舒张的 $β_2$ 受体所致。

哌唑嗪是一种高度选择性突触后膜 $α_1$-肾上腺素能受体阻滞剂,具有良好的降压作用。由于它降低血胆固醇和甘油三酯浓度,使高密度脂蛋白/低密度脂蛋白比例上升,故目前认为是治疗高血压的理想药物。哌唑嗪与普萘洛尔合用降压效果增强,前者可改变后者对血胆固醇和甘油三酯水平的不良影响。但普萘洛尔可加重哌唑嗪的首剂效应,即引起急性直立性低血压和心动过速等。相互作用的发生机制可能是普萘洛尔抑制哌唑嗪的代谢所致,故两药合用时应调整哌唑嗪的首次量。

3.利血平

利血平可使儿茶酚胺耗竭,导致普萘洛尔的 β 阻断作用增加,于是可发生广泛的交感神经阻滞,故两药合用时应密切注意患者的反应。

4.可乐定

普萘洛尔主要阻断心脏和肾脏的 β 受体,降低心脏泵血速率和肾素水平,因而发挥降压作用。可乐定主要通过兴奋中枢 α 受体、阻断交感胺的释放而降压。两药合用具有协同降压作用。但一旦停用可乐定可出现血压反跳现象,有时血压可超过治疗前水平。血压反跳的主要原因是普萘洛尔阻断了外周 β 扩血管作用,使 α 缩血管作用占优势。基于上述理由,目前临床上不主张两药合用。

5.肼屈嗪

普萘洛尔对抗肼屈嗪增快心率的不良反应。由于肼屈嗪减少肝血流量,故可减少普萘洛尔的经肝代谢,增加其生物利用度。两药合用时,可先用普萘洛尔,再加用肼屈嗪,以提高抗高血压的疗效。

6.肾上腺素

普萘洛尔能增强肾上腺素的升压作用,引起反射性迟脉和房室传导阻滞。这是由于普萘洛尔阻断β受体的扩血管作用后,再注射肾上腺素可兴奋α受体,引起血压上升、血流量减少、血管阻力增加,因而出现反射性心动过缓,有致命的危险。已使用普萘洛尔的非选择性β受体阻滞剂的患者,再使用肾上腺素时,必须注意血压的变化。

7.二氮嗪

二氮嗪是治疗高血压危象的有效和安全药物,但本品可引起心率加快,导致心肌缺血,使血浆肾素活性增高。加用普萘洛尔可使心率减慢、血浆肾素活性下降,减少心肌耗氧量及减轻心肌缺血。两药合用不会引起严重低血压,并能有效地控制心率,对伴有心绞痛或心肌梗死的患者尤为有利。

8.氯丙嗪

普萘洛尔与氯丙嗪合用可同时阻断α和β受体,故降压作用增强。两药合用后对彼此的药物代谢均有抑制作用,故两药合用时,剂量都要相应减少。有报道普萘洛尔可逆转氯丙嗪所致的心电图异常。

9.卡托普利

卡托普利治疗高血压的机制是通过抑制血管紧张素Ⅰ转变为血管紧张素Ⅱ,从而使外周血管的α受体兴奋性减低而实现的。普萘洛尔为非选择性β受体阻滞剂,在阻滞心脏β₁受体而使心肌收缩力减低的同时,又阻断外周血管的β₂受体,这样就会使α受体兴奋占相对优势。因此,卡托普利与普萘洛尔合用治疗高血压疗效不佳。已使用卡托普利治疗高血压病过程中,若加用普萘洛尔后,有时可使降低的血压反见升高。而与选择性β受体阻滞剂合用,则可使降压效果增强。这是由于选择性β受体阻滞剂对外周血管的β₂受体阻断作用很轻微。

10.异丙肾上腺素

异丙肾上腺素为β受体兴奋剂,β受体阻滞剂可抑制异丙肾上腺素的作用,故两药不宜同时使用。对需要使用β受体阻滞剂的支气管哮喘患者,可选用选择性β₁受体阻滞剂。

(七)内分泌有关的药物

1.胰高血糖素

β受体阻滞剂有抑制胰高血糖素分泌和对抗胰高血糖素升高血糖的作用,故两药合用对低血糖者恢复正常血糖不利。

胰高血糖素具有促进心肌收缩力和提高心率的作用,能对抗普萘洛尔的抑制心肌作用,故对普萘洛尔引起的心力衰竭具有良好治疗效果。

2.口服降糖药

普萘洛尔能增加低血糖的发生率和严重程度;并且由于β受体阻滞剂的作用,使低血糖的有关症状如心悸、焦虑等表现不明显,从而使低血糖恢复时间延长、血压增高、心率减慢。故有人建议正在使用磺胺类降糖药的患者,不应再使用非选择性β受体阻滞剂;必需使用β受体阻滞剂时,可考虑使用选择性β受体阻滞剂。

3.胰岛素

糖尿病患者使用胰岛素过量可发生低血糖反应,严重者可危及生命。低血糖时,反射性肾上腺素释放增多,从而使血糖升高、血压增高及心率增快。非选择性β受体阻滞剂可抑制肾上腺素的升高血糖作用,阻断β₂受体作用及减弱β₁受体对心脏的兴奋,因而可掩盖低血糖症状和延缓低血糖的恢复。长期服用普萘洛尔,特别是与噻嗪类利尿剂合用时,可致糖耐量减低,加重糖尿病的病情,使胰岛素的治疗效果不佳。β受体阻滞剂可抑制胰岛素分泌,不仅使血糖升高,还可加重糖尿病患者的外周循环障碍,偶可引起肢体坏疽。对于必需使用β受体阻滞剂的糖尿病患者,可选用β₁受体阻滞剂,因其对胰腺分泌和外周血管的不良影响减小。

4.抗甲状腺药物

普萘洛尔与甲巯咪唑等抗甲状腺药物合用治疗原发性甲亢和甲状腺毒症时疗效增强,不仅可使心悸多汗、神经过敏等症状改善、震颤和心动过速得到控制,而且血清 T_3 和 T_4 水平下降较快而明显。甲状腺毒症患者进行甲状腺部分切除时,普萘洛尔可与卢戈液合用以做术前准备。

(八)中枢性药物

1.苯二氮䓬类

普萘洛尔减少肝血流量,抑制肝微粒体药物氧化酶的活性,从而降低安定等苯二氮䓬类的代谢清除率,延长其半衰期,普萘洛尔对劳拉西泮和阿普唑仑的药动学过程影响较小,只是减慢其胃肠道的吸收率。普萘洛尔与地西泮合用治疗焦虑症的疗效优于单用地西泮。

2.三环类抗抑郁剂及氯丙嗪

普萘洛尔与三环类抗抑郁剂合用,抗焦虑作用增强。普萘洛尔与氯丙嗪合用,互相促进血药浓度升高,引起低血压。

3.左旋多巴

普萘洛尔可对抗多巴胺β肾上腺素能作用,从而产生左旋多巴样作用。对伴有震颤的帕金森氏综合征,普萘洛尔可提高左旋多巴的疗效。普萘洛尔还可使左旋多巴诱导的生长激素分泌增多,长期合用者应定期监测血浆生长激素水平。

4.吗啡

吗啡与艾司洛尔合用,特别当心肌梗死时并发心律失常时联合用药,吗啡可增强艾司洛尔的稳态血浆浓度。所以艾司洛尔的静脉输注速度应当减慢。因艾司洛尔的半衰期极短,安全性可以得到保证。

普萘洛尔能增强吗啡对中枢神经系统的抑制作用,甚至引起死亡。

5.奋乃静

普萘洛尔与奋乃静合用,普萘洛尔的代谢受到损失。

6.苯妥英钠

普萘洛尔与苯妥英钠合用,心脏抑制作用增强。如需合用,特别是静脉注射苯妥英钠时,应特别慎重。

7.巴比妥类

巴比妥类可使β受体阻滞剂代谢加快。已服用普萘洛尔的患者,开始或停用巴比妥类药物时,应注意其对β受体阻滞剂经肝代谢的影响,而相应调整β受体阻滞剂的用量。巴比妥类对于以原形经肾脏排泄的β受体阻滞剂如索他洛尔等的影响不大,故可以合用。

8.麻醉剂

β受体阻滞剂与箭毒碱合用,神经肌肉阻断作用增强;特别是应用较大剂量的普萘洛尔时,应注意临床反应。

长期应用β受体阻滞剂患者,使用丁卡因、丁哌卡因做脊椎麻醉时,不应在麻醉前停用β受体阻滞剂,否则可引起心动过速、心律不齐和心绞痛。

已使用普萘洛尔等β受体阻滞剂患者,使用麻醉剂时,最好不要使用含有肾上腺的局麻药物。

β受体阻滞剂不宜用于治疗那些由抑制心肌的麻醉剂(如氯仿和乙醚)所致的心律失常。非心肌抑制麻醉剂产生的心律失常可用普萘洛尔治疗,但要注意可能发生低血压。

(九)非甾体抗炎药

1.阿司匹林

有报道普萘洛尔每次 20 mg,阿司匹林每次 0.5～1.0 g,均每天 3 次口服治疗偏头痛,有效率达 100%。两药合用治疗偏头痛有协同作用。方法安全有效,服用时间越长,效果越好,连服6个月疗效更显著。心率低于 60 次/分者应停药。

2.吲哚美辛

β受体阻滞剂的抗高血压作用与前列腺素有关,吲哚美辛是前列腺素抑制剂。所以,两药合用时,在开始使用或停用吲哚美辛时,应注意β受体阻滞剂降压作用的改变,并相应调整β受体阻滞剂的用量。

3.其他抗炎药

普萘洛尔能使氨基比林、水杨酸类、保泰松、肾上腺皮质激素等的抗炎作用减弱或消失。

(十)胃肠道药物

1.H_2受体阻滞剂

西咪替丁可使肝微粒体酶系对普萘洛尔等β受体阻滞剂的代谢减慢,减弱肝脏对普萘洛尔的首过效应。故两药合用时普萘洛尔的半衰期延长,血药浓度升高 2～3 倍。西咪替丁还能增加β受体阻滞剂降低心率的作用,结果产生严重的心动过缓、低血压等。因此,使用普萘洛尔、拉贝洛尔等β受体阻滞剂者,使用及停用西咪替丁时,应注意患者的反应。

雷尼替丁与普萘洛尔合用,雷尼替丁对普萘洛尔的代谢和药物影响很小。故普萘洛尔必须与 H_2受体阻滞剂合用时,为减少药物相互作用,可选用雷尼替丁。

2.氢氧化铝凝胶

氢氧化铝凝胶与β受体阻滞剂合用,可使β受体阻滞剂吸收减少,从而影响β受体阻滞剂的疗效,故两药不宜同时服用。

(十一)其他药物

1.氨茶碱

β受体阻滞剂可抑制肝微粒体药物代谢酶系,故氨茶碱与普萘洛尔或美托洛尔合用时,氨茶碱的清除率下降。但氨茶碱的药理作用为抑制磷酸二酯酶、影响环磷酸腺苷的灭活、兴奋β肾上腺素能受体,故可对抗普萘洛尔的作用。同时,普萘洛尔可因阻滞β受体而引起支气管平滑肌痉挛,加剧哮喘,两药合用发生药理拮抗。若氨茶碱类药必须与β受体阻滞剂合用,可选用$β_1$受体阻滞剂。

2.抗组胺药

普萘洛尔与抗组胺药有拮抗作用。氯苯那敏对抗普萘洛尔有阻断作用,这是因为氯苯那敏可阻断肾上腺素神经摄取递质。但氯苯那敏可加强普萘洛尔的奎尼丁样作用,两药合用对心肌的抑制作用增强。

3.呋喃唑酮

呋喃唑酮与普萘洛尔不宜同时服用,应在停服呋喃唑酮2周后再服用普萘洛尔。

4.麦角生物碱

麦角生物碱具有动脉收缩的作用,临床上经常用于治疗偏头痛,而β受体阻滞剂亦用于预防和治疗偏头痛,不良反应是抑制血管扩张,引起肢体寒冷。两药合用时可致协同效应,故这类药物合用应谨慎。

5.降脂酰胺

降脂酰胺与普萘洛尔合用后,普萘洛尔的β阻断作用减弱;而停用普萘洛尔时,又易发生普萘洛尔停药综合征,表现为心绞痛加重,患者可发生心肌梗死。

6.利福平

利福平可促进美托洛尔的经肝代谢,已使用美托洛尔的患者,再使用或停用利福平时,应注意其对美托洛尔的影响,并适当调整美托洛尔的剂量。

7.乙醇

乙醇对普萘洛尔的血浆浓度无显著影响。两药合用对心率的抑制作用并不比单用普萘洛尔时更强,对血压也无明显影响,有报道β受体阻滞剂可用于治疗醉酒所引起的谵妄和震颤。

四、剂量与用法

(一)剂量

使用任何一种β受体阻滞剂均应从小剂量开始,然后逐渐增加剂量,直到取得满意疗效或出现较明显的不良反应。每一种β受体阻滞剂的常规剂量至今仍无统一的规定,而且每例患者的个体反应不同,也不可能规定统一的用药剂量。例如,国内报道普萘洛尔的用药剂量范围为30～240 mg/d,国外有报告高达 400～800 mg/d。我们使用阿替洛尔治疗心绞痛的剂量达 37.5～75.0 mg/d时,有的患者即可出现心动过缓;而治疗肥厚型心肌病时,用药剂量达 300 mg/d 时,患者未出现不适表现。无论使用多大剂量,都要密切观察治疗反应。逐渐加量和逐渐减量停药是使用β受体阻滞剂的一个重要原则。

(二)疗程

疗程应视治疗目的而定,如治疗心肌梗死的疗程为数月至数年,而治疗肥厚型心肌病和原发性 QT 间期综合征则可能需终生服药。

(周丽娟)

第三节　血管紧张素转化酶抑制剂

血管紧张素转化酶抑制剂(ACEI)为 20 世纪 70 年代后期发现并广泛用于治疗高血压,特别是治疗肾血管性高血压十分有效的药物。十几年来,随着对肾素-血管紧张素系统的深入研究,ACEI 的应用指征已逐步扩大。20 世纪 80 年代初期开始用于治疗心力衰竭,中期证明可减慢动脉硬化的发展,后期证明 ACEI 对肾血流动力学有特殊影响,有的 ACEI 可延缓慢性肾衰竭的发展。ACEI 可逆转高血压病等所致的左心室肥大,并能减轻、延缓心肌梗死后的左室重塑,从而减少病死率,提高生存质量。

近年来,由于分子生物学的发展,血管紧张素 Ⅱ 受体亚型已被复制,非肽类受体拮抗剂也已被发现并用于临床,使 ACEI 的作用机制又得到了进一步明确。目前世界上已批准上市的 ACEI 有 16 种以上,正在研究的超过 80 种,而且新的与潜在的用途不断开发。

一、肾素-血管紧张素系统(RAS)

(一)概述

传统的观点认为 RAS 是指肾素-血管紧张素-醛固酮系统,与人体内血管舒缩及水电解质平衡调节密切相关。肾素是一种蛋白水解酶;对底物要求极为严格,只作用于血管紧张素原,生成 Ang Ⅰ。血浆中的肾素主要来自肾脏靠近入球小动脉壁上的颗粒细胞(球旁细胞)合成的前肾素原。前肾素原经降解(去氨基酸)和修饰(糖化)而形成肾素原,再经尚未查明的蛋白酶水解(去氨基酸)而成为活性的肾素。肾素原和肾素同储存于球旁细胞或进入循环,血浆中肾素原的浓度是肾素浓度的十几倍。促进肾素从球旁细胞分泌的主要因素:①β_1 交感活性增加;②低动脉压;③低钠饮食或利尿治疗时远曲小管中钠的重吸收减少。其他参与调节因素尚有 Ang Ⅱ 的负反馈调节机制,血管升压素的抑制作用,抗利尿激素的抑制作用,前列腺素的刺激作用,吲哚美辛抑制失血和钠耗竭的促分泌,多巴胺、组织胺及低血钾的促分泌释放。肾素分泌的细胞内机制尚不完全清楚,肾素生成细胞内的 cAMP 浓度升高使肾素释放增加,细胞内 Ca^{2+} 浓度升高抑制肾素分泌,钙通道阻滞剂维拉帕米可拮抗抑制肾素分泌作用。

血管紧张素原:血管紧张素原为肾素的底物,属 α_2 球蛋白,在肾素的作用下,转变为 Ang Ⅰ。主要由肝脏合成后释放入血,平日在肝脏的贮存量很少,但在某些刺激下迅速合成和释放。Ang Ⅱ 可刺激其合成,肾素则抑制之。此外,雌激素、糖皮质激素、甲状腺素均可加强其合成与释放。

血管紧张素转化酶(AngiotensiN-converting enzyme,ACE):ACE 为肽基二肽水解酶,其基本功能是将 Ang Ⅰ 转化为 Ang Ⅱ 和降解缓激肽(BK)。ACE 可分为组织 ACE 和血浆 ACE。组织 ACE 大量存在于血管内皮细胞的膜表面,也存在于血管平滑肌的中层膜内和突触体内。ACE 又称激肽酶 Ⅱ,是有 2 个含锌基团的蛋白酶,然而只有一个锌原子在高亲和力部位,此部位与 Ang Ⅰ 或所有 ACEI 发生作用。ACE 不仅催化 Ang Ⅰ 转化为 Ang Ⅱ,还催化激肽降解酶、降解缓激肽、吗啡肽、心钠肽、脑钠肽,促黄体生成释放激素 LHRH、神经素等,这些物质都直接或间接的参与了血压的调节。

血管紧张素:迄今已鉴别出数种 Ang,如 Ang Ⅰ、Ang Ⅱ、Ang Ⅲ、Ang Ⅴ、Ang(1～7)。Ang Ⅰ 是 Ang Ⅱ 的前体,无特异受体,也无生物活性。Ang Ⅲ 作用于 Ang Ⅱ 受体,其生物效应与 Ang Ⅱ 相似。Ang(1～7)可由 Ang Ⅰ 或 Ang Ⅱ 生成。Ang Ⅱ 是 RAS 的主要活性肽,作用于 Ang Ⅱ 受体,产生目前已知的全部 RAS 的生物学效应。

血管紧张素受体:目前研究最多的是 Ang Ⅱ 受体(AT)。AT 可分为 AT_1、AT_2、AT_3、AT_4 等,其亚型有 AT_{1A}、AT_{1B}、AT_{1C} 等。

(二)局部组织的 RAS

ACEI 的急性降压作用肯定与循环中的 Ang Ⅱ 水平降低有关。但 ACEI 不仅能治疗高肾素型高血压患者,而且治疗低肾素型高血压患者亦有效,提示 ACEI 有其他降压机制存在。近年来研究发现,除循环 RAS 外,尚存在局部组织 RAS。局部组织生成的 Ang Ⅱ 反映了肾素——血管紧张素的自分泌和旁分泌作用。血管、肺、心肌、脑、肾脏及睾丸中均发现有局部组织 ACE 活性。

1.肾脏

肾内局部 RAS 对肾脏血流动力学起调节作用。位于近曲小管的 ACE 将 Ang Ⅰ 转化为 Ang Ⅱ,通过增加 Na^+、H^+ 交换及其他可能机制促进 Na^+ 在近曲小管吸收。它还参与许多其他重要生理和病理过程,如肾小管-肾小球反馈、肾-肾反射、高蛋白饮食对肾血流动力学的影响及肾小球硬化等。

2.心脏

心肌细胞可产生 Ang Ⅱ,右心房含量最多,其次为左心房、右心室、左心室。ACE 遍及全心脏,其中在心房、传导系统、血管和心瓣膜分布最多。Ang Ⅱ 能使心肌细胞肥大。

3.血管

肾素在主动脉、大小动脉及微动脉各层均有分布。在许多血管床中,局部生成的 Ang Ⅱ 是 Ang Ⅱ 的主要来源。Ang Ⅱ 还存在于静脉中。

4.脑

脑内存在肾素、血管紧张素原、ACE、Ang Ⅱ 及其受体,脑内生成的 Ang Ⅱ 参与血压的调节。

(三)RAS 与心血管疾病

Ang Ⅱ 是 RAS 的主要活性肽,其作用于 AT_1、AT_2 等受体,产生下列作用:①直接使小动脉平滑肌收缩,外周阻力增加;②使交感神经冲动发放增加;③刺激肾上腺皮质球状带,使醛固酮分泌增加,从而使肾小管远端集合管钠再吸收加强,导致体内水钠潴留。

RAS 在病理状态下发生下列作用。

1.高血压

肾动脉狭窄后,血浆肾素活性(PRA)及 Ang 水平升高,从而引起肾血管性高血压。肾实质性高血压病因较为复杂,其中肾素依赖型高血压与 RAS 关系更为密切。原发性高血压可分为高肾素型、正常肾素型及低肾素型三类,但 ACEI 治疗均有效,提示局部组织 RAS 可能参与其发病机制。

2.充血性心力衰竭

心力衰竭时,交感神经张力增高,RAS 被激活,心脏前负荷增加,外周阻力增加,形成恶性循环,使心力衰竭加重。

3.心血管重构

心脏与血管系统在受到急慢性损伤(如心肌缺血、心肌梗死、高血压、心力衰竭)时,发生形态学改变,称之为心血管重构或重塑。

(1)心脏重构:①心肌细胞肥大与增生,如高血压、心肌缺血时;②左心室扩大但室壁不增厚,如主动脉返流时;心肌细胞间质合成增加,如心肌缺血/梗死时;④冠状血管与内皮细胞增生。

(2)血管重构:①血管增生,长出新的血管,原有的血管减少;②平滑肌细胞的数量与大小增加;③血管壁的细胞外间质组成改变。血管重构的功能性变化使血管收缩性增强。

(四)RAS的研究新进展

细胞生物学和分子生物学研究发现,在心脏和血管组织中存在RAS的成分。包括肾素、血管紧张素原、血管紧张素酶、血管紧张素转化酶(ACE)等,因此,在组织局部可以合成AngⅡ,产生病理生理效应。用RT-PCR的方法可以在心脏和血管组织中检测到有少量肾素mRNA的表达;心肌单核巨噬细胞中存在肾素样活性,也有肾素的mRNA的表达。在心力衰竭时,心肌中的肾素含量远高于循环中的水平,但与心肌肾素含量及局部肾素的mRNA表达水平不成比例;进一步研究发现,此为心肌和冠状动脉细胞膜结合和摄取循环中的肾素能力增加所致。心肌、主动脉、肠系膜动脉中含有血管紧张素原的mRNA血管平滑肌和血管内皮细胞可以合成AngⅠ和AngⅡ,心肌梗死区周围组织中的血管紧张素原mRNA表达也增强。

心脏和血管壁中含有丰富的ACE,主要来自自身的合成,可检测到其mRNA的表达。组织中ACE含量占总量的90%～99%,只有1%～10%的ACE存在于循环中。组织ACE主要存在于内皮细胞的腔表,催化基团暴露在细胞表面。组织中的血管紧张素酶使局部生成的AngⅡ降解,不释放到血液中,因此不增加循环中的AngⅡ;同时也说明组织RAS的产物只在局部产生作用。组织局部的RAS及其产物,受循环RAS的影响较小。

试验证明,组织RAS在心血管疾病的发生和发展中起到了非常重要的作用,这些作用主要是通过AngⅡ本身和激肽释放酶系统的作用而完成的。AngⅡ有强烈的缩血管作用,提高血管对儿茶酚胺的反应性,促进血管平滑肌细胞的增生、增殖、肥大和迁移,使血管壁增厚,这种作用可被AT_1受体拮抗剂抑制,但不受循环压力及循环RAS的影响。AngⅡ是细胞凋亡的抑制剂,其含量增加时使细胞凋亡减少,从而使血管中细胞数量增加,促进血管重塑。

组织RAS另外的作用途径是经过激肽-激肽释放酶系统产生局部效应。激肽是一种扩血管物质,主要通过β_2受体产生效应。缓激肽在组织中由激肽酶Ⅱ降解,而ACE有激肽酶Ⅱ的活性;因此,如果ACE受抑制,则缓激肽降解减少,缓激肽浓度在局部升高,使血管扩张,产生一定的降压作用。缓激肽还可增加血管内皮细胞中cGMP含量,促进内皮依赖性舒张因子(EDRF)的释放,促进一氧化氮(NO)与前列环素(PGI_2)释放;进而使血管舒张,而β_2受体阻滞剂可阻断这种效应。缓激肽还作用于环氧化酶,使PGI_2生成增加,PGI_2可显著抑制心脏或纤维细胞的前a(Ⅰ)和前a(Ⅲ)型胶原mRNA的表达,从而抑制了胶原的合成,β_2受体阻滞剂HE140可阻断这方面的作用。

二、ACEI

ACE为含Zn^{2+}的蛋白,有两个"必须结合部位",一个或几个"附加结合点"ACEI与ACE有一定的结合点,结合的基团可以是巯基(SH—)、羧基(COO—)或次磷酸基(POO—),其共同基本作用是与ACE的活性部位Zn^{2+}结合,使之失去活性。一般而言,含羧基与次磷酸基的ACEI比含SH的与ACE结合更牢固,故作用强而持久。

目前国外已批准上市的16种ACEI制剂,可分为三类:一是其结合基团含硫或巯基,如卡托普利;二是其结合基团含羧基,如依那普利;三是其结合基团含次磷酸基,如福辛普利。ACEI的活性形态是与酶的Zn^{2+}结合的基团必须为巯基(SH)或羧基(COOH)者。但许多ACEI为前药,此一基团为酯类:$COOC_2H_5$,必须在体内转化为COOH,如依那普利转化为依那普利酸;含SR基因必须在体内转化为SH,如左芬普利转化为左芬普利酸;而福辛普利必须转化为福辛普利酸等,才能发挥其药理作用。

（一）作用机制

ACEI 的作用机制：①减少 Ang Ⅱ 的生成作用。②通过 BK 的作用，激活与 G-蛋白偶联的激肽 B2 受体，进而激活磷酸酯酶 C，产生 IP3，释放细胞内 Ca^{2+}，激活 NO 合成酶，产生 NO，同时诱生 PGI_2。NO 与 PGI_2 都有舒张血管、降低心肌耗氧量、抗血小板聚集、防止血栓形成和心血管细胞肥大增生的作用。③抑制交感神经递质的释放。④抗氧化与自由基清除作用。⑤抑制缓激肽降解。⑥调节血脂，抑制血小板凝集。

（二）药理作用

血管紧张素转化酶（ACE）的基本功能是将 Ang Ⅰ 转化为 Ang Ⅱ 和降解缓激肽。ACE 还催化降解吗啡肽、心钠肽、脑钠肽、促黄体生成释放激素 LHRH、神经素等，它们都直接或间接地参与血压的调节。ACEI 是抑制 ACE 的活性，从而减少了 Ang Ⅱ 的生成，使循环和局部组织中 Ang Ⅱ 的浓度下降，并使缓激肽等生物活性物质的浓度升高，从而发挥着重要的生理功能和生物学效应。ACEI 对心脏和血管的保护作用主要通过对组织中 ACE 的抑制并作用于激肽-激肽释放酶系统实现的。抑制局部 Ang Ⅱ 的生成，心脏和血管中 AT_1 受体表达下降，局部醛固酮生成减少；减少局部缓激肽降解，局部浓度增加；使心脏氧供给平衡，抗动脉粥样硬化，改善心肌缺血，逆转左室肥厚且改善心功能。

1.治疗高血压

ACEI 的降压作用涉及多种机制：①抑制循环内及组织内 RAS；②减少末梢神经释放去甲肾上腺素；③减少内皮细胞形成内皮素；④增加缓激肽、EDRF、PGI_2；⑤减少醛固酮分泌，增加肾血流，减少钠潴留；⑥对中枢的作用，可能与激肽、P 物质、鸦片样多肽、加压素、心钠素等作用有关。上述作用机制均使血管扩张外周阻力减低，使血压下降。

2.减轻左心室肥厚

左心室肥厚（LVH）是发生心脏事件的重要危险性因素，它增加心源性猝死、心肌缺血、心力衰竭与室性心律失常的发生率。ACEI 减轻左室肥厚的机制与其抑制 Ang Ⅱ 生成、阻止缓激肽降解、刺激前列腺素合成及抑制儿茶酚胺释放有关。这些作用的结果，使动脉血管的顺应性增加，并提高了大动脉的缓冲作用，减轻高血压切应力对血管的损害，并使冠状动脉扩张。ACEI 抑制新胶原形成和改善心肌纤维化，逆转心肌细胞肥大，从而使心肌肥厚消退，并防止心室扩大。

3.延缓和减轻血管重构

Ang Ⅱ 通过下列机制引起血管重构：①使血管平滑肌细胞肥大、增殖，血管平滑肌从中层向内膜下迁移，并转化为成纤维细胞，产生大量的纤维组织，使血管硬化；胶原含量增加，收缩成分减少，并使血管腔狭窄。②炎性细胞浸润，使血管壁更加硬化。③内皮功能减弱，血管对舒血管物质的反应性降低。④内皮功能减弱，使血小板易在破损的内皮上黏附、聚集，加上脂质浸润、附壁血栓形成，动脉粥样硬化，斑块纤维化、钙化，最终导致动脉壁上动脉粥样硬化形成和血管重构的形成。此外，Ang Ⅱ 尚有增加纤溶酶原激活物抑制物含量，抑制纤溶作用，使血管壁上血栓易于形成。ACEI 减少 Ang Ⅱ 的生成，因此能减轻、阻止或逆转上述过程，故能延缓和减轻血管重构过程。

4.治疗心力衰竭

ACEI 与利尿剂、洋地黄、β 受体阻滞剂合用，是治疗高血压心力衰竭的首选治疗方案。心肌梗死后患者常规使用 ACEI，可减少心力衰竭的发生，尤其是在左心室肥厚的基础上，并有左心室舒张功能障碍者。在已接受地高辛和利尿剂的心力衰竭患者，加用 ACEI 后，心脏指数（CI）增加,而肺楔压、全身血管阻力及平均动脉压下降,降低心室收缩及舒张末期内径,增加冠状窦氧含量,降低心肌氧耗。这些作用可能与其减轻心脏前后负荷、增加左室做功和射血分数有关。同时,与神经体液改变,如增加血浆肾素,降低 Ang Ⅱ、醛固酮、去甲肾上腺素、肾上腺素及加压素等亦有关。

5.治疗左室重构

ACEI 对心肌梗死的急性期、亚急性期和慢性期均有良好作用。左室重构是指左心室梗死区的扩张、心室壁变薄、心腔扩大、非梗死区心肌肥厚,这一过程最终可导致心脏泵功能障碍,并使心脏性猝死的发生率增加。ACEI 能抑制肾素,Ang Ⅱ活性,改善室壁膨胀程度,减轻重构过程中的心肌肥厚,改善血流动力学,可使死亡的危险性减少 21%,使充血性心力衰竭的危险性降低 37%。

6.抗动脉粥样硬化

ACEI 可降低血压,减少血管平滑肌细胞增生、肥厚、迁移,增加细胞凋亡,保护内弹性板,减少炎性细胞浸润,改善血管舒张,稳定脂质斑块,改善内皮功能,稳定纤溶系统。

ACEI 促进内皮细胞保持完整的功能与缓激肽有关。高血压、动脉粥样硬化等情况下,血管内皮细胞内氧自由基生成增加,使 NO 生成减少,血管的内皮依赖性舒张功能受损。ACEI 抑制血管局部的 RAS 系统,从而改善了内皮细胞功能;局部 Ang Ⅱ合成减少使细胞内氧自由基生成减少,同时由于缓激肽降解减少,共同促进了内皮细胞 NO 的合成,促进血管舒张。

7.稳定纤溶系统

Ang Ⅱ作用于血管内皮细胞的 AT_4 受体,促进细胞分泌纤溶酶原激活物抑制物 I(PAI-I)增加,而由于 ACE 使缓激肽降解,从而使纤溶系统中另一类重要物质——内皮细胞产生的纤溶酶原激活物(包括尿激酶和组织型纤溶酶原激活物 tPA)减少,因此纤溶系统平衡失调。对急性心肌梗死患者使用小剂量雷米普利治疗的结果表明,ACEI 使患者的 PAI/tPA 比值正常,PAI-I 抗原较治疗前降低 44%,PAI-I 的活性降低 22%,而血浆 tPA 水平无明显变化,表明 ACEI 作用于组织 RAS 时,一方面抑制 Ang Ⅱ的生成,另一方面,通过增加缓激肽使纤溶系统保持平衡。

8.抗心肌缺血

ACEI 通过降低血管中的 Ang Ⅱ,进而降低动脉张力,改善其顺应性,心室张力下降,前后负荷减少,从而使心肌的氧供需平衡。Ang Ⅱ引起的冠状动脉收缩是一种急性效应,而治疗的改善效应较慢,这与改善血管内皮细胞功能,改善血小板黏附、聚集,改善冠状动脉重塑及抗动脉粥样硬化有关。ACEI 的抗心肌缺血作用部分是继发于内皮细胞产生的 NO 的效应。

9.改善胰岛素抵抗

一般认为,如果血胰岛素水平增高,而血糖未见相应减低,提示有胰岛素抵抗存在。胰岛素抵抗是机体组织细胞对胰岛素促进血糖摄取作用的敏感性下降,使血糖水平升高,从而进一步刺激胰岛素释放。胰岛素抵抗称之为代谢性心血管综合征(胰岛素抵抗综合征、X 综合征),即肥胖、2 型糖尿病、高血压、动脉粥样硬化、血脂紊乱并存。胰岛素抵抗能引起 LDL 和 TG 水平升高,HDL 降低,并通过其他途径参与冠心病发病。ACEI 能降低胰岛素抵抗,增加胰岛素的敏感性,对防治冠心病有重要作用。

10.保护肾脏

ACEI 能改善或阻止 1、2 型糖尿病患者的肾功能恶化,减轻蛋白尿,阻止肾小球滤过率下降。对轻中度肾功能减退的高血压伴糖尿病患者,ACEI 的肾脏保护作用胜过利尿剂、β 受体阻滞剂、钙通道阻滞剂等。对高血压合并肾功能不全也有保护作用。ACEI 保护肾脏和延缓肾脏病变的可能机制：①降低血压，使肾脏的损害减轻；②降低肾小球毛细血管跨膜压，改善高滤过、高灌注病理状态；③改善肾小球毛细血管选择滤过屏障功能，减少蛋白尿，减轻系膜细胞的吞噬；④减少细胞因子和其他炎症趋化因子产生，减少细胞外基质增生；减少氨的形成，从而减少了补体在肾小管间质聚集。

此外，ACEI 对各种肾损害如肾实质性损害、流行性出血热肾损害、狼疮性肾炎也有较好疗效。

(三)临床应用

1.治疗高血压

ACEI 治疗高血压的作用机制和药理作用详见前述，其适应证：①原发性高血压；②肾实质性高血压；③肾上腺疾病(如醛固酮综合征、嗜铬细胞瘤、肾上腺皮质功能亢进症)引起的高血压；④老年人高血压；⑤心绞痛合并高血压；⑥血脂异常合并高血压；⑦糖尿病合并高血压及X综合征；⑧慢性阻塞性肺疾病合并高血压；⑨痛风合并高血压；⑩高血压合并左心室肥厚；⑪高血压合并心肌梗死；⑫高血压合并心力衰竭；⑬高血压合并肾损害。

ACEI 降压作用的特点是作用强、不良反应少，最大优点是对糖代谢及脂代谢有良好影响，对动脉粥样硬化有防治作用，对血管、心肌及肾脏有保护作用。原发性高血压患者中，60%～70%对 ACEI 有降压反应，如同时加用利尿剂，则有 80%～85%的患者可获得降压效果。使用 ACEI 降压时需限盐。ACEI 与 β 受体阻滞剂合用，不及与利尿剂合用。ACEI 与钙通道阻滞剂合用，为合理配伍，因两者对中枢不良反应少，对血脂代谢不良反应少，并且对肾功能有益。ACEI 还适用于重度或顽固性高血压，为糖尿病或痛风合并高血压的首选药物。ACEI 并用利尿剂也是治疗高血压心力衰竭的首选药物。ACEI 是间歇性跛行的最佳治疗之一。ACEI 对减低左心室肥厚最有效，且适用于高、低肾素水平的高血压患者。

ACEI 的主要禁忌证：①高钾血症；②严重肾衰竭；③单肾单侧或双肾双侧肾动脉狭窄；④主动脉狭窄；⑤严重梗阻型心肌病；⑥妊娠妇女(因 ACEI 有致畸作用)；⑦对 ACEI 过敏或因不良反应而不能耐受者。

2.治疗充血性心力衰竭

ACEI 治疗心力衰竭是近代药理学的一大重要进展。ACEI 能延长患者寿命，改善预后。它能改善心力衰竭患者血流动力学和器官灌流，与利尿剂合用是治疗心力衰竭的最好选择。高血压合并心力衰竭时首选 ACEI 治疗。

ACEI 治疗充血性心力衰竭的一般性作用机制如下。

(1)ACEI 的多种效应：阻止循环中及局部组织中 Ang Ⅰ 转化为 Ang Ⅱ，直接或间接通过代偿反应的减退而降低循环中儿茶酚胺含量，降低血浆中增压素含量。此外 ACEI 还抑制具有扩血管作用的缓激肽的降解，提高其血中浓度。缓激肽可激活具有扩血管作用的 PGI_2 和 NO 的合成。

(2)对血流动力学的影响：ACEI 能明显降低全身血管阻力、平均动脉压、肺动脉压、肺楔压及右心房压，略降心率，增加心排血量。同时改善心脏舒张功能，增加脑血流量，降低后负荷、室壁压力及心肌氧耗量，降低肾血管阻力，增加肾血流量。

(3)对其他调节系统的作用：ACEI 可恢复下调的 β 受体至正常量，同时增加 Gs 蛋白量而增加腺苷酸环化酶的活性，使已升高的血浆心钠素浓度恢复正常，增强压力感受器的敏感性而促使心率减慢,同时还能提高副交感神经张力。

(4)阻止心肌及血管壁肥厚的作用:长期使用 ACEI,能有效地阻止心室肥厚与心肌纤维化,逆转已出现的纤维组织和肌层内冠脉壁的增厚,提高血管顺应性。应用 ACEI 后缓激肽含量增加,也有助于阻止心肌肥厚;缓激肽能促进 NO 和 PGI_2 生成,它们有抗有丝分裂(抗生长)作用,故对减轻左室肥厚也发挥着有益作用。

近年来,几个大规模多中心随机对照双盲临床试验证实,ACEI 治疗充血性心力衰竭优于其他血管扩张药,它能缓解或消除症状,改善血流动力学变化与左室功能,提高运动耐力,改进生活质量,逆转心室肥厚等,并且明显降低病死率。

ACEI 几乎适用于任何原因所致的心力衰竭,包括舒张性及收缩性心力衰竭、有或无症状性心力衰竭、心肌或瓣膜性疾病引起的心力衰竭及梗死后心力衰竭。但下列情况应示为禁忌证:原已有低血压、双侧肾动脉狭窄合并高血压性心力衰竭、主动脉狭窄合并充血性心力衰竭及严重心绞痛合并充血性心力衰竭。此外应注意 ACEI 治疗心力衰竭时可对肾功能有不利影响。ACEI 治疗充血性心力衰竭的有效率高达 85%。左心房压很高、血清肌酐升高,经襻利尿剂治疗引起低钠血症的患者,ACEI 治疗可无效,无效者中黑人占有相当比例。使用一种 ACEI 治疗无效时,改用另一种 ACEI 也不会有效;此时改用传统血管扩张剂可能会收到效果。

ACEI 与其他药物联合应用治疗充血性心力衰竭是临床上经常遇到的问题。Kromer 等报告,早期心力衰竭患者在应用利尿剂的基础上给予较短期的 ACEI 治疗要比地高辛疗效好,地高辛对这类患者并不产生效果;推测这些早期心力衰竭患者的主要问题是舒张功能障碍。ACEI 可与地高辛合用,不仅提高运动耐力,而且提高左室射血分数。ACEI 与利尿剂、地高辛合用治疗中、重度心力衰竭的疗效比单一药物疗效更好,从中撤除地高辛会引起心功能恶化。目前认为采用 ACEI、利尿剂、地高辛三联治疗充血性心力衰竭是合理的治疗。现有资料表明,治疗心力衰竭患者时,在上述常规三联治疗的基础上加用 β 受体阻滞剂,可给大部分患者带来益处。

3.治疗冠心病

ACEI 治疗心绞痛的作用未被证实,其抗心律失常作用仍需验证。ACEI 用于心肌梗死后治疗可明显降低病死率,这与阻滞梗死后左室重构、保护心功能、预防充血性心力衰竭和减少再梗死有关。此外,ACEI 的抗动脉硬化和对整个心血管系统的保护作用,都对冠心病的治疗有利。但心肌梗死后何时使用 ACEI 及使用多长时间尚无定论,目前一般主张心肌梗死发病后 24~36 小时内使用 ACEI。急性心肌梗死急性期后,如果患者是大面积袭击梗死,合并心功能不全或出现室壁瘤征象,则应长期服用 ACEI。ACEI 对缺血心肌的保护作用可能与下列机制有关。

(1)ACEI 可减轻 Ang Ⅱ 的缩血管和正性肌力作用,故减低心肌耗氧量;充血性心力衰竭患者使用 ACEI 后,可降低冠状血管阻力和改善心肌的乳酸代谢。

(2)ACEI 具有间接抗肾上腺素能作用,减低血浆去甲肾上腺素水平和血管收缩。临床观察表明,培哚普利可缓解心绞痛,降低心绞痛后左室充盈压;依那普利可改善起搏诱发的心绞痛。

(3)观察表明,卡托普利能防止心肌梗死后心力衰竭和再梗死;减轻 ST 段压低程度和收缩末期容积,降低心肌耗氧量。

(4)ACEI 可减轻心绞痛患者对硝酸盐的耐药性,提高硝酸盐的治疗效果。

4.对糖尿病肾病及其他肾病的疗效

ACEI 能改善或阻止 1、2 型糖尿病患者的肾功能恶化,减轻蛋白尿,阻止肾小球滤过率下降。对有轻中度肾功能减退的高血压伴糖尿病患者,ACEI 的肾脏保护作用胜过利尿剂、β 受体阻滞剂,钙通道阻滞剂等,对高血压合并肾功能不全者有保护作用,可减轻蛋白尿。其疗效机制可能与舒张出球小动脉的作用有关。但重度肾功能减退或肾衰竭及伴有肾血管病变(如肾血管阻塞、肾血管硬化)者忌用 ACEI,因 ACEI 舒张出球小动脉可降低肾小球毛细血管压,从而降低肾小球滤过率,加重或诱发肾衰竭。但亦有报告肾衰竭患者口服卡托普利 12.5～25.0 mg,一天 3 次,3～12 个月患者血压、尿蛋白定性、血肌酐均有不同程度改善,总有效率达 90%。据报道卡托普利、贝那普利对肾脏功能有确切的保护作用。此外,卡托普利对流行性出血热肾损伤、狼疮性肾炎均有较好疗效。

5.防止心脏与血管病理性重构

ACEI 可防治心肌梗死与高血压引起的心室扩大与肥大和血管增生肥厚等心血管重构变化,并且此作用与其他的降压作用无必然联系。ACEI 的这一作用是由缓激肽激活 B_2 受体所介导。ACEI 的抗心肌肥大与血管增生作用具有重要临床意义。

6.其他作用

(1)ACEI 具有抗动脉粥样硬化、抗心肌缺血、保护心肌作用,已如前述。此外 ACEI 还可以提高心力衰竭患者对洋地黄的敏感性,改善胰岛素抵抗患者对胰岛素的敏感性。

(2)由于大脑内可生成血管紧张素原,脑组织中亦有 AngⅡ受体(AT),且其激活与某些高血压有关,故 ACEI 有可能与这些受体相互作用,并与自主神经和中枢神经系统相互影响。ACEI 通过以下四种机制影响中枢神经功能:①间接影响去甲肾上腺素的释放量;②作用于压力感受器;③调节脑血流;④调节高级神经中枢的情绪活动。但 ACEI 对脑组织的作用及其效应仍有待于进行深入研究。

(3)甲状腺功能亢进症患者服用卡托普利 2～9 周,可使临床症状基本消失,T_3、T_4、γT_3 大多恢复正常水平,临床治愈率达 80%。其作用机制可能是卡托普利抑制某种酶,使 T_3、T_4 降低。

(4)肝硬化腹水患者的肾素-血管紧张素-醛固酮系统比较活跃,ACEI 使 AngⅡ活性降低,扩张血管,在全身动脉压下降的同时,肝血流量,肝静脉楔压及肾血管阻力下降,有利于腹水的消退和保护肾功能,卡托普利与呋塞米合用,疗效更好。

(5)毛细支气管炎的患者在止咳、祛痰、抗生素、吸氧、有心力衰竭时在使用洋地黄的基础上,加服卡托普利 0.5～1.0 mg/kg,一天 3 次,有助于缓解症状,可使喘憋消失,肺部哮鸣音消失,总有效率为 78.8%。

(6)慢性活动性肝炎患者在综合治疗的基础上,每天口服卡托普利 75 mg,疗程 3 个月,血清胆红素及转氨酶恢复正常分别为 93.2%及 93.1%,而对照组分别 50%和 57.1%。

(7)原发性醛固酮增多症:患者服用卡托普利 25 mg,2 小时后测定血浆肾素活性、AngⅡ及血醛固酮浓度,有助于鉴别是腺瘤还是增生所致的醛固酮增多症。由增生引起者,服药后 2 小时三项指标显著降低;而腺瘤引起者,三项指标无明确变化。此外,卡托普利与螺内酯合用,可使绝大多数增生患者的血压得到控制。

(8)类风湿性关节炎:患者服用卡托普利 25 mg,一天 3 次,4 周后关节肿胀、疼痛减轻或消失,晨僵基本缓解,体温正常或接近正常,血沉恢复正常,总有效率为 91.4%,于治疗 12～16 周后抗核抗体转阴,类风湿因子转阴。

(9)肾移植术后红细胞增高症,患者服用卡托普利 25 mg,一天 3 次,服药 2 周至 2 月,治愈率达 100%,停药后 3 个月无复发。其机制可能是卡托普利抑制肾素-血管紧张素活性,改善肾缺血缺氧状况,从而减少了红细胞生成素的分泌。

(四)不良反应及注意事项

1.咳嗽

咳嗽是 ACEI 最常见的不良反应,发生机制不清楚,可能与 RAS 被抑制有关,也可能与其他机制有关,如 ACEI 对肺组织中炎性介质缓激肽裂解的抑制,以及前列腺素、P 物质等局部炎性介质增加等。咳嗽一般出现在用药后 1 个月,可延迟到停药后 1 个月内才消失。吸烟者及女性多见。咳嗽于夜间加重,有患者咳嗽音质发生改变,如声音嘶哑,有的有咽喉不适。患者常表现为持续性干咳,有时难以忍受而不得不停药。更换另一种 ACEI 有可能消除药源性咳嗽。

新近报道 ACEI 可引起喘息和呼吸困难,常伴发鼻炎、血管神经性水肿和皮肤改变。吸入色甘酸钠可能是治疗 ACEI 引起咳嗽的一种有效治疗方法。

2.皮疹

在用 ACEI 治疗高血压时,皮疹的发生率大致为 1‰～5‰。皮疹多呈瘙痒型斑丘疹,好发于上肢及躯干上部。常于治疗 1 个月内出现。可持续数小时或数天,一般不影响 ACEI 的继续使用。在 ACEI 中卡托普利的皮疹发生率最高,曾认为与其所含巯基有关,近来研究认为主要与使用剂量较大有关。其发生机制可能是由于 ACEI 对激肽酶Ⅱ的抑制作用,致皮肤内激肽活性增高及产生组胺介导的炎性反应。虽然有时皮疹在 ACEI 之间有交叉反应,但试行更换药物可减少皮疹的发生。

3.低血压

所有 ACEI 均可引起低血压,治疗前患者血浆肾素和 AngⅡ的浓度越高,越易发生低血压。低钠、利尿、呕吐、腹泻、年老体弱、肾素依赖型肾血管性高血压及充血性心力衰竭者更易发生低血压。先前已有肾功能损害和急性动脉狭窄者,首剂低血压的危险性较大。为防止发生低血压,应在治疗开始时便注意体液监测,纠正脱水、调整或停用利尿药,或先给予短效 ACEI 如卡托普利;已发生严重低血压者应给予对症处理。

4.高钾血症

ACEI 都有减少醛固酮分泌的作用,但其潴钾作用不重,很少引起严重高钾血症。当摄入钾增加或排出减少时容易发生,此种危险多见于先前已存在肾功能不全者。低醛固酮血症也是应用 ACEI 发生高钾血症的一个危险因素。使用保钾利尿剂或补钾有使血钾升高的危险。为避免 ACEI 引起高钾血症,在使用 ACEI 前应充分评价肾功能,避免诱发因素,并及时定期监测血钾水平。

5.急性肾功能损害

ACEI 所致肾功能损害与下列因素有关:持续的低血压致肾灌注量下降及肾小球滤过率降低、Na^+ 和/或体液量丢失、合用利尿剂及非甾体抗炎药等,老年人、既往已有肾功能减退和糖尿病或低血压者,发生急性肾功能减退的危险性更大。ACEI 引起的肾脏损害多是无症状性的,撤药后多可恢复。一旦发现急性肾功能损害,应停用利尿剂,并予补钠,仍无效时,应减少或停用 ACEI。

6.味觉改变

表现为味觉丧失,金属味觉,甜味觉或味觉失真,发生率为 1.6‰(卡托普利),大剂量时发生率可达7.3‰。味觉障碍通常是可逆的,具有自限性,一般不超过 3 个月,有时会影响患者食欲,生活质量,以致使体重下降。

7.血液系统改变

可发生血红蛋白及血细胞比容下降,白细胞及粒细胞减少症。合并肾病、胶原性血管炎、自身免疫性疾病或使用免疫抑制剂,可使白细胞计数减少的发生率大大增加。

8.肝脏毒性

较为罕见,但较严重。肝损害常有胆汁淤积,一般停药后可恢复。

9.血管神经性水肿

发生率为 0.1%～0.2%,以服药第一周内多见,且与剂量无关。目前认为可能与免疫、激肽、遗传或环境等因素有关。血管神经性水肿仅表现轻微症状者,停药数天后便消失,偶可发生喉痉挛、水肿、呼吸衰竭等严重不良反应。

(五)药物相互作用

1.利尿剂

其与噻嗪类利尿剂合用,降压疗效增强,并减少噻嗪类利尿剂所致的低血钾。噻嗪类利尿剂可减少血容量,增加 Na^+ 排泄,但可继发性引起 RAS 活性增强及 Ang II 生成增加,故其降压疗效受限,与卡托普利等 ACEI 合用不仅降压作用好,而且 ACEI 还可减轻甚至防止噻嗪类利尿剂造成的糖、脂肪、尿酸等代谢紊乱。文献报告两者合用有效率达 70%～90%。两药合用较单用 ACEI 剂量加倍的疗效要好。两药合用时,ACEI 的剂量应减少。此外,两药合用治疗充血性心力衰竭时其疗效可与地高辛和利尿剂合用相媲美。卡托普利等 ACEI 优于地高辛之处是不易发生缺钾和室性期前收缩,故较安全。ACEI 可使血钾升高,可部分抵消噻嗪类利尿剂引起的低血钾作用,两者合用后不必常规补钾。ACEI 不宜与螺内酯、氨苯蝶啶等保钾利尿剂合用,以防引起高钾血症。卡托普利与呋塞米合用,呋塞米的疗效明显受抑制;但雷米普利及依那普利无类似作用。卡托普利与依他尼酸合用可引起血肌酐升高、肾功能变化,甚至肾衰竭;低钠血症可加剧这一过程。

2.β 受体阻滞剂

两药合用治疗高血压是否合理仍在探讨之中。有学者发现,普萘洛尔用于已使用卡托普利的高血压患者,可使原已降低的血压反而升高;而与阿替洛尔合用,则降压效应增强;表明采用非选择性 β 受体阻滞剂时,松弛血管平滑肌的 β 受体受到阻断,而使 α 受体兴奋占优势,故外周阻力增加,血压升高。卡托普利与柳胺苄心定合用治疗高血压有协同作用,因后者兼有 α 和 β 受体阻断作用。

3.钙通道阻滞剂

卡托普利与维拉帕米合用,降压疗效增强,两药合用尤其适用于重症高血压,由两药通过不同机制扩张血管,以发挥降压作用。两药合用治疗高血压急症时,维拉帕米可先静脉注射,待血压下降后再改为口服,或只使用一种药物维持治疗。

硝苯地平与 ACEI 合用降压效果增强。ACEI 可减轻硝苯地平引起的心率增快及踝部水肿。对重症高血压,两药合用效果明显;这两种药物降压机制不同,但都是通过调节外周阻力而降低血压,它们的降压最长时间(以卡托普利为例)和血压回升坡度相似,两药合用尚有轻微利尿、利钠作用。两药合用治疗充血性心力衰竭也能取得较好疗效(但有人认为钙通道阻滞剂不适用于治疗心力衰竭),尼群地平或尼卡地平等二氢吡啶类钙通道阻滞剂与 ACEI 合用治疗高血压均有协同作用,且不会引起反射性心率加快。

对慢性肾功能不全的高血压患者,西拉普利与尼群地平合用降压疗效显著。对糖尿病肾病伴微量蛋白尿者,维拉帕米与西拉普利或赖诺普利合用,减轻蛋白尿的作用明显优于单用任一药物,且此作用与血压的变化无关。ACEI 与钙通道阻滞剂均具有减轻动脉粥样硬化及改善动脉壁顺应性的作用,故两药联合,长期治疗是可行的。

4.强心剂

(1)地高辛:早期文献认为,卡托普利与地高辛合用可使地高辛血浓度升高25%,认为是由于卡托普利影响肾小球滤过,并降低肾小管分泌。从而使地高辛清除率和肌酐清除率均降低。但后来的研究未证实这种药代作用。新近对志愿人群的研究表明。雷米普利和赖诺普利对血浆地高辛浓度均无影响。培哚普利也不改变心力衰竭患者的地高辛药代动力学。目前认为,卡托普利对重症心力衰竭患者更易引起肾功能损害,从而导致继发性血浆地高辛浓度上升,而对正常人群及轻度心力衰竭患者影响不大。因此,考虑到ACEI与地高辛之间可能出现的相互作用,应对患者进行肾功能监测。

(2)多巴胺:ACEI与多巴胺合用治疗充血性心力衰竭疗效增强,ACEI阻滞交感神经活性,减慢心率,使心肌耗氧量减少,可部分地抵消多巴胺引起的心动过速、心肌耗氧量增加及外周血管阻力的持续增高效应,并可减少多巴胺的用量。

(3)米力农:米力农的作用与抑制磷酸二酯酶有关,除具有强心作用外还能扩张动脉、减轻心脏后负荷;ACEI可刺激前列腺素释放,减轻心脏前负荷,故两药合用治疗心力衰竭疗效增强,且可减少不良反应。

(4)间羟异丁肾上腺素:间羟异丁肾上腺素具有增强心肌收缩力作用,ACEI有减低心脏负荷作用,故两药合用治疗心力衰竭可取得协同治疗效果。

5.非甾体抗炎药

(1)阿司匹林:ACEI的降压机制之一是使缓激肽水解减少,前列腺素增加,故舒张血管作用加强;阿司匹林抑制前列腺素合成,故两药合用后降压疗效减低。

(2)吲哚美辛:吲哚美辛抑制前列腺素合成,故与ACEI合用后使ACEI降压作用减弱3%～34%不等。

6.降压药物

(1)哌唑嗪:长期使用哌唑嗪可见肾素活性增加,AngⅡ及醛固酮水平升高,引起水钠潴留,使降压疗效减低;ACEI无水钠潴留作用,且可减少醛固酮分泌;故两药合用可产生良好血流动力学效应。两者都扩张小动脉及小静脉,降低心脏前后负荷,均可用于治疗高血压和充血性心力衰竭。

(2)吲达帕胺:吲达帕胺为一新的强效和长效降压药,具有利尿和钙拮抗作用,但在降低血压的同时增加心率并减低左心室周径和心肌纤维缩短速率。卡托普利可使左室收缩半径明显缩小,同时减轻吲达帕胺的心率反应,故两药合用对中、重度高血压疗效增强,不良反应减少。

7.抗酸剂

卡托普利与抗酸剂合用时,抗酸剂可降低卡托普利的疗效;其机制可能是胃中pH的暂时升高,增加了卡托普利的离子化,影响了卡托普利对膜的穿透,或者是抗酸剂与卡托普利形成了不溶性的铝盐,减少了卡托普利的吸收。故两药应避免合用。

8.别嘌醇

卡托普利与别嘌醇合用可引起阿斯佩格综合征。Jhonl等报道2例长期服用卡托普利的患者,当合用别嘌醇3～5周后出现阿斯佩格综合征。这是由于卡托普利促进了别嘌醇的利用所致。故两药合用时应慎重。

三、血管紧张素Ⅱ受体拮抗剂

血管紧张素Ⅱ能强有效地收缩血管、增加心肌收缩力、刺激醛固酮和加压素分泌及促进心脏和血管重构。同时,AngⅡ与高血压、充血性心力衰竭、冠脉缺血及肾功能不全的病理生理有关。体外实验已鉴定出多种 AngⅡ受体(AT),主要有 AT_I 和 AT_{II} 两个亚型。AT_I 存在于血管、肾脏、心脏、肾上腺和脑组织中,AT_{II} 主要表达于胚胎组织中。

早年研究的 AT 拮抗剂为肽类物质,如肌丙抗压素,虽有效对抗 AngⅡ作用,但必须静脉用药,半衰期很短,且有部分激动剂活性,故应用受限。近年来研制的非肽类 AT 拮抗剂,可以口服,对受体有高度选择性,作用时间长,无激动剂活性。目前将 AT 拮抗剂分为 AT_1 拮抗剂、AT_2 拮抗剂及 AT_1/AT_2 拮抗剂三类。迄今已合成数十种高特异性 AT 拮抗剂。

AT_I 拮抗剂可分为以下三类。①联苯四唑类:代表药物有氯沙坦、伊贝沙坦等,化学结构为甲基联苯四唑与杂环。②非联苯四唑类,如 SK&F108566 及 R117289 等。③非杂环类:维沙坦。

AT_{II} 拮抗剂:代表药物有高度选择性地阻滞 AT_{II},但由于对 AT_2 功能了解甚少,故本类药物目前尚无临床应用价值。

AT_I/AT_{II} 拮抗剂:对 AT_I 和 AT_{II} 均有亲和力和阻断效应。其代表药物有 BIBS39、L-193007和L-159913。

AT_I 和/或 AT_I/AT_{II} 拮抗剂可用于治疗高血压、充血性心力衰竭、缺血性心脏病、脑卒中、肾衰竭、心脏肥大、动脉粥样硬化及血管成型术后再狭窄等心血管疾病的预防治疗。据推测 AT 拮抗剂可避免 ACEI 的许多不良反应,但长期应用是否像真正期望的那样好及其不良反应能否被耐受,有待于今后进行大量临床观察与研究。现重点介绍在我国已上市的 AT_I 拮抗剂氯沙坦、维沙坦和伊贝沙坦。

(一)氯沙坦

氯沙坦为 AT_1 拮抗剂,能全面对抗目前已知的 AngⅡ的作用。本品具有以下作用特点:具有高亲和力、高选择性、高特异性、无激动剂活性、无 ACEI 作用。可用于治疗各种原因及各种类型的高血压病、充血性心力衰竭,对肾脏有保护作用,具有对抗心脏与血管重构的作用,并能阻滞 AngⅡ诱发的肾上腺素释放,抑制因刺激肾脏神经引起的肾血管收缩和刺激交感神经引起的缩血管作用。

1.治疗学

(1)药理作用:本品为非肽类 AT_1 拮抗剂,口服后迅速被吸收,经过细胞色素 P450、2Cq 和3A4 等酶进行代谢。约口服剂量的 14% 转变为有活性的代谢产物 EXP3174。该产物降压作用比氯沙坦强 10~40 倍,半衰期较长,(6~9 个小时),呈非竞争性拮抗作用。大多数降压作用是由于 EXP3174 的拮抗作用所致。通过与 AT_1 受体跨膜区内的氨基酸的相互作用,并占据其螺旋状空间而阻止 AngⅡ与 AT_1 受体的结合,其对 AT_1 受体具有高度选择性,较 AT_2 受体高30 000 倍,从而在受体水平阻断了 AngⅡ的心血管效应。目前已知心脏和血管中部分 AngⅡ是通过非 ACE 依赖性旁路,即糜蛋白酶等产生的,故 ACEI 对 AngⅡ的抑制作用不完全,但 ACEI 可加强功能内源性 BK 的作用,故 ACEI 与 AT_1 拮抗剂的作用机制不完全相同。

(2)临床应用如下。

治疗高血压:AT_1 拮抗剂几乎适用于任何原因引起的高血压,本品降压作用平稳而持久,无首剂现象和明显蓄积现象,但应慎用或禁用于血容量不足、肝功能损害、单双侧肾动脉狭窄的患者。抗高血压治疗时,应注意以下问题:①对大多数患者,通常起始和维持量均为 50 mg,1 天1 次,治疗 3～6 周可达最大抗高血压效应;但部分患者需增加剂量至 100 mg/d;②对血容量不足的患者,可考虑开始剂量为 25 mg/d;③对老年人或肾损害的患者包括血透者,不必调整剂量;④对肝功能损害的患者,应使用较低剂量;⑤妊娠或哺乳期妇女不宜使用本品治疗;⑥本品与利尿剂、β 受体阻滞剂或钙通道阻滞剂联合应用时,降压作用出现相加现象;⑦胺碘酮、硫氮䓬酮、酮康唑、硫黄苯唑等能降低本品的降压效应。

治疗充血性心力衰竭:临床初步研究表明,AT_1 受体拮抗剂对充血性心力衰竭患者可产生有益的血流动力学效应。在新近完成的一项大规模多中心临床试验中,722 例老年心力衰竭患者随机服用氯沙坦或卡托普利,48 周的随诊结果表明,氯沙坦使死亡率减少 46%,明显优于卡托普利。

左心室肥厚:左心室肥厚是心血管疾病的独立危险因素。Ang Ⅱ 通过直接作用于心肌和增强交感神经活性而促进左心室肥厚。AT_1 拮抗剂既能降低压力负荷又能拮抗 Ang Ⅱ 刺激生长的作用,故能减轻左室肥厚。目前正在进行一项 8 300 例高血压患者的临床试验,旨在评价 AT_1 拮抗剂对左心室肥厚的影响。

肾脏疾病:已知 ACEI 可减轻蛋白尿、延缓肾脏疾病的进程,故使用特异性 AT_1 受体拮抗剂治疗肾脏疾病应获得同样的效果。目前已有临床研究证明氯沙坦能明显减少伴有糖尿病或肾功能正常的高血压患者的蛋白尿,并有促进尿酸、尿钠排泄的肾脏保护作用。

(3)剂量与用法:1 次口服 50～100 mg,一天 1 次,血容量不足者每次 25 mg,老年人及肾功损害者不必调整剂量,肝功能损害者应减少剂量。

2.不良反应与防治

(1)孕妇及哺乳期妇女忌用。

(2)不良反应有头晕、过敏、皮疹、腹泻、偏头痛等。

3.药物相互作用

尚未发现具有临床意义的药物相互作用,本品与氢氯噻嗪、地高辛、华法林、西咪替丁、苯巴比妥、酮康唑合用未见不良相互作用。

4.制剂

片剂:50 mg。

(二)维沙坦

1.治疗学

(1)药理作用:本品为非前体药,几乎无肝脏首过效应,在体内无活性代谢产物,药物相互作用小,故特别适用于轻中度肝功能不全的心血管患者,T_{max} 2～4 小时。与芦沙坦相比较,代文的 AT_1 受体亲和力是前者的 5 倍,故具有高度选择性和更完全的 AT_1 受体阻断作用。

(2)临床应用:本品用于治疗高血压病、糖尿病患者的心、肾及血管并发症、充血性心力衰竭等。

(3)剂量与用法:每天 80～160 mg,可以与其他抗高血压药合用,肾功能不全或无胆道梗阻及胆汁淤积性肝硬化的患者无须调整剂量。可与食物同服或空腹服用。突然停药不会出现血压反跳及临床不良反应。

2.不良反应与防治

(1)对本品过敏者及孕妇禁用。

（2）慎用于低钠、低血压、低血容量患者。

（3）慎用于肾动脉狭窄、严重肾功能不全（肌酐清除率＜10 mL/min）。胆汁淤积性肝硬化或胆道梗阻患者及哺乳期妇女。

（4）慎用于已使用保钾利尿剂或钾制剂的患者。

（5）服用本品期间应谨慎驾驶和操纵机器。

（6）不良反应少，可出现头痛、头晕、疲劳等，咳嗽发生率明显低于 ACEI。

3.药物相互作用

未发现与下列药物间存在有意义的相互作用：西咪替丁、华法林、呋塞米、地高辛、阿替洛尔、吲哚美辛、氢氯噻嗪、氨氯地平、格列本脲。

4.制剂

胶囊：80 mg、160 mg。

（周丽娟）

第四章 感染性疾病常用药物

第一节 β-内酰胺类抗生素

一、青霉素类

本类药物包括以下几点：①天然青霉素，主要作用于革兰阳性菌、革兰阴性球菌和某些革兰阴性杆菌如嗜血杆菌属。②氨基青霉素类，如氨苄西林、阿莫西林等。此组青霉素主要作用于对青霉素敏感的革兰阳性菌及部分革兰阴性杆菌如大肠埃希菌、奇异变形杆菌、沙门菌属、志贺菌属和流感嗜血杆菌等。③抗葡萄球菌青霉素类，包括氯唑西林、苯唑西林、氟氯西林。本组青霉素对产生 β-内酰胺酶的葡萄球菌属亦有良好作用。④抗假单胞菌青霉素类，如羧苄西林、哌拉西林、替卡西林等。本组药物对革兰阳性菌的作用较天然青霉素或氨基青霉素为差，但对某些革兰阴性杆菌包括铜绿假单胞菌有抗菌活性。青霉素类抗生素水溶性好，消除半衰期大多不超过2小时，主要经肾脏排出，多数品种均可经血液透析清除。使用青霉素类抗生素前均需做青霉素皮肤试验，阳性反应者禁用。

（一）青霉素

1.作用与用途

青霉素对溶血性链球菌等链球菌属、肺炎链球菌和不产青霉素酶的葡萄球菌具有良好抗菌作用。对肠球菌有中等度抗菌作用，淋病奈瑟菌、脑膜炎奈瑟菌、白喉棒状杆菌、炭疽芽孢杆菌、牛型放线菌、念珠状链杆菌、李斯特菌、钩端螺旋体和梅毒螺旋体对本品敏感。青霉素通过抑制细菌细胞壁合成而发挥杀菌作用。肌内注射后，0.5小时达到血药峰浓度（C_{max}），与血浆蛋白结合率为 $45\%\sim65\%$。血液中的清除半衰期（血中半衰期，$t_{1/2}$）约为30分钟，肾功能减退者可延长至 $2.5\sim10.0$ 小时。本品约 19% 在肝脏内代谢，主要通过肾小管分泌排泄。临床用于敏感细菌所致各种感染，如脓肿、菌血症、肺炎和心内膜炎等。

2.注意事项

注射前必须做青霉素皮试。皮试液浓度为 500 U/mL，皮内注射 0.1 mL，阳性反应者禁用。青霉素类之间会有交叉变态反应，也可能对青霉胺或头孢菌素过敏。本品不用葡萄糖溶液稀释并应新鲜配制。干扰青霉素活性的药物有氯霉素、红霉素、四环素、磺胺药。青霉素静脉输液加入头孢噻吩、林可霉素、四环素、万古霉素、琥乙红霉素、两性霉素、去甲肾上腺素、间羟胺、苯妥英钠、盐酸羟嗪、异丙嗪、缩宫素(催产素)、B族维生素、维生素 C 等将出现浑浊。与氨基糖苷类抗生素混合后,两者的抗菌活性明显减弱。

3.用法与用量

(1)成人:肌内注射,每天 $8×10^5 \sim 2×10^6$ U,分 3~4 次给药;静脉滴注,每天 $2×10^6 \sim 2×10^7$ U,分2~4 次。

(2)儿童:肌内注射,按体重 $2.5×10^4$ U/kg,每 12 小时给药 1 次;静脉滴注,每天按体重 $5×10^4 \sim 2×10^5$ U/kg,分 2~4 次。新生儿:每次按体重 $5×10^4$ U/kg,肌内注射或静脉滴注给药。小于 $50×10^5$ U 加注射用水 1 mL 使溶解,超过 $5×10^5$ U 加注射用水 2 mL。不应以氯化钠注射液作溶剂。青霉素钾一般用于肌内注射。

4.制剂与规格

注射用粉针剂:$8×10^5$ U。密闭,凉暗干燥处保存。

(二)苄星青霉素

1.作用与用途

见青霉素。长效青霉素是一种青霉素 G 的长效制剂。本品肌内注射后,吸收极缓慢,在血液中药物浓度可维持 2~4 周。临床主要用于治疗对由青霉素 G 高度敏感的溶血性链球菌引起的咽炎和急性风湿热患者,用于预防小儿风湿热及其他链球菌感染等。

2.注意事项

本品肌内注射给药时,肌内注射区可发生周围神经炎。其他见青霉素。

3.用法与用量

先做青霉素 G 皮肤敏感试验,阳性者禁用本品。

(1)成人:肌内注射,每次(6~12)$×10^5$ U,2~4 周 1 次。

(2)儿童:肌内注射,每次(3~6)$×10^5$ U,2~4 周 1 次。

4.制剂与规格

注射用粉针剂:$12×10^5$ U。密闭,凉暗干燥处保存。

(三)苯唑西林

1.作用与用途

抗菌作用机制与青霉素相似,本品可耐青霉素酶,对产酶金黄色葡萄球菌菌株有效;但对不产酶菌株的抗菌作用不如青霉素 G。肌内注射本品 0.5 g,半小时血药浓度达峰值,为 16.7 μg/mL。3 小时内静脉滴注 250 mg,滴注结束时的平均血浆浓度为 9.7 μg/mL。本品难以透过正常血-脑屏障,蛋白结合率很高,约 93%。正常健康人血中半衰期为 0.5~0.7 小时;本品约 49% 由肝脏代谢,通过肾小球滤过和肾小管分泌,排出量分别为 40% 和 23%~30%。临床主要用于耐青霉素葡萄球菌所致的各种感染,如败血症、呼吸道感染、脑膜炎、软组织感染等。

2.注意事项

皮试见青霉素,其他见青霉素类药品。本品不适用对青霉素敏感菌感染的治疗,与氨基糖苷类抗生素配伍可使其效价降低,本品可用氯化钠及葡萄糖作溶剂滴注。

3.用法与用量

(1)成人:肌内注射,每次 0.5~1.0 g,每 500 mg 加灭菌注射用水 2.8 mL,每 4~6 小时 1 次。

静脉滴注,每次 0.5～1.0 g,每 4～6 小时 1 次,快速静脉滴注,溶液浓度一般为 20～40 mg/mL;败血症和脑膜炎患者的每天剂量可增至 12 g。

(2)儿童:肌内注射,体重在 40 kg 以下者,每 6 小时按体重 12.5～25.0 mg/kg;静脉滴注,体重在 40 kg 以下者,每 6 小时按体重 12.5～25.0 mg/kg。新生儿:体重<2 kg 者每天 50 mg/kg,分2 次肌内注射或静脉滴注。

4.制剂与规格

注射用苯唑西林钠:0.5 g。密闭,凉暗干燥处保存。

(四)氯唑西林钠

1.作用与用途

本品抗菌谱类似苯唑西林,肌内注射 0.5 g,半小时血清浓度达峰值,约 18 μg/mL。主要由肾脏排泄,血清蛋白结合率达 95%,不易透过血-脑屏障而能进入胸腔积液中。半衰期约为 0.6 小时。临床主要用于耐青霉素葡萄球菌所致的各种感染,如败血症、呼吸道感染、软组织感染等,也可用于化脓性链球菌或肺炎链球菌与耐青霉素葡萄球菌所致的混合感染。

2.注意事项

皮试见青霉素,或用本品配制成 500 μg/mL 皮试液进行皮内敏感性试验,其他见苯唑西林。

3.用法与用量

(1)成人:肌内注射,1 天 2 g,分 4 次;静脉滴注,一天 4～6 g,分 2～4 次;口服,1 次 0.5～1.0 g,一天 4 次。

(2)儿童:肌内注射,每天按体重 50～100 mg/kg,分 4 次;静脉滴注,每天按体重 50～100 mg/kg,分2～4 次;口服,每天按体重 50～100 mg/kg,分 3～4 次。

4.制剂与规格

注射用氯唑西林钠:1 g;胶囊:0.25 g。密封,干燥处保存。

(五)氨苄西林钠

1.作用与用途

氨苄西林钠为广谱半合成青霉素,对溶血性链球菌、肺炎链球菌和不产青霉素酶葡萄球菌具较强抗菌作用,对草绿色链球菌亦有良好抗菌作用。本品对白喉棒状杆菌、炭疽芽孢杆菌、放线菌属、流感嗜血杆菌、百日咳鲍特杆菌、奈瑟菌属等具抗菌活性,部分奇异变形杆菌、大肠埃希菌、沙门菌属和志贺菌属细菌对本品敏感。肌内注射本品 0.5 g,0.5～1.0 小时达血药峰浓度,血清蛋白结合率为 20%,血中半衰期为 1.0～1.5 小时。临床用于敏感菌所致的呼吸道感染、胃肠道感染、尿路感染、软组织感染、心内膜炎、脑膜炎、败血症等。

2.注意事项

氨苄西林与卡那霉素对大肠埃希菌、变形杆菌具有协同抗菌作用。其他见青霉素。

3.用法与用量

皮试见青霉素。

(1)成人:肌内注射,每天 2～4 g,分 4 次;静脉给药,每天 4～8 g,分 2～4 次;一天最高剂量为 14 g。

(2)儿童:肌内注射,每天按体重 50～100 mg/kg,分 4 次;静脉给药,每天按体重 100～200 mg/kg,分 2～4 次;一天最高剂量为按体重 300 mg/kg。足月新生儿:按体重一次 12.5～25.0 mg/kg,出生第 1、第 2 天每 12 小时 1 次,第 3 天至 2 周每 8 小时 1 次,以后每 6 小时 1 次。

4.制剂与规格

注射用粉针剂:0.5 g。密封,干燥处保存。

(六)阿莫西林

1.作用与用途

阿莫西林为青霉素类抗生素,抗菌谱见氨苄西林。肌内注射阿莫西林钠 0.5 g 后血液(清)达峰时间为 1 小时,血药峰浓度为 14 mg/L,与同剂量口服后的血药峰浓度相近。静脉注射本品 0.5 g 后 5 分钟血药浓度为 42.6 mg/L,5 小时后为 1 mg/L。本品在多数组织和体液中分布良好。蛋白结合率为 17%～20%。本品血中半衰期为 1.08 小时,60% 以上以原形药自尿中排出。临床用于敏感菌感染,如中耳炎、鼻窦炎、咽炎、扁桃体炎等上呼吸道感染,急性支气管炎、肺炎等下呼吸道感染,泌尿生殖道感染,皮肤软组织感染,伤寒及钩端螺旋体病。

2.注意事项

青霉素过敏及青霉素皮肤试验阳性患者禁用。其他见氨苄西林。

3.用法与用量

皮试见青霉素。

(1)肌内注射或稀释后静脉滴注:成人,一次 0.5～1.0 g,每 6～8 小时 1 次;小儿,一天剂量按体重 50～100 mg/kg,分 3～4 次。

(2)口服:成人每次 0.5 g,每 6～8 小时 1 次,每天极量 4 g;小儿每天按体重 20～40 mg/kg,每 8 小时 1 次。

4.制剂与规格

注射用阿莫西林钠:2 g。片剂及胶囊:阿莫西林 0.25 g;0.5 g。混悬剂:每包 0.125 g。遮光,密封保存。

(七)羧苄西林钠

1.作用与用途

本品为广谱青霉素类抗生素,通过抑制细菌细胞壁合成发挥杀菌作用。对大肠埃希菌、变形杆菌属、肠埃希菌属、枸橼酸菌属、沙门菌属和志贺菌属等肠埃希菌科细菌,以及铜绿假单胞菌、流感嗜血杆菌、奈瑟菌属等其他革兰阴性菌具有抗菌作用。对溶血性链球菌、肺炎链球菌及不产青霉素酶的葡萄球菌亦具抗菌活性。脆弱拟杆菌、梭状芽孢杆菌等许多厌氧菌也对本品敏感。肌内注射本品 1 g 后 1 小时达血药峰浓度为 34.8 mg/L,4 小时后血药浓度为 10 mg/L。静脉推注本品 5 g 后 15 分钟和 2 小时的血药浓度分别为 300 mg/g 和 125 mg/g。约 2% 在肝脏代谢,血中半衰期为 1.0～1.5 小时。大部分以原形通过肾小球滤过和肾小管分泌清除,小部分经胆管排泄。临床主要用于系统性铜绿假单胞菌感染,如败血症、尿路感染、呼吸道感染、腹腔感染、盆腔感染及皮肤感染、软组织感染等,也可用于其他敏感肠埃希菌科细菌引起的系统性感染。

2.注意事项

使用本品前需详细询问药物过敏史并进行青霉素皮肤试验,呈阳性反应者禁用。主要不良反应:变态反应,包括荨麻疹等各类皮疹、白细胞数减少、间质性肾炎、哮喘发作和血清病型反应。消化道反应有恶心、呕吐和肝大等。大剂量静脉注射时可出现抽搐等神经系统反应、高钠和低钾血症等。严重者偶可发生过敏性休克。本品与琥珀氯霉素、琥乙红霉素、盐酸土霉素、盐酸四环素、卡那霉素、链霉素、庆大霉素、妥布霉素、两性霉素 B、B 族维生素、维生素 C、苯妥英钠、拟交感类药物、异丙嗪等有配伍禁忌。本品与氨基糖苷类抗生素合用具有协同抗菌作用。但不能同瓶滴注。

3.用法与用量

本品可供静脉滴注或静脉注射。

(1)中度感染:成人一天 8 g,分 2～3 次;儿童每 6 小时按体重 12.5～50.0 mg/kg 注射。

(2)严重感染:成人一天 10～30 g,分 2～4 次;儿童每天按体重 100～300 mg/kg,分 4～6 次;严重肾功能不全者,每 8～12 小时静脉滴注或注射 2 g。

4.制剂与规格

粉针剂:1 g,2 g,5 g。密闭,干燥处保存。

(八)哌拉西林钠

1.作用与用途

哌拉西林钠对大肠埃希菌、变形杆菌属、肺炎克雷伯杆菌、铜绿假单胞菌比较敏感,对肠球菌的抗菌活性与氨苄西林相仿。正常人肌内注射本品 1 g,0.71 小时后血药峰浓度为 52.2 μg/mL。静脉滴注和静脉注射本品 1 g 后血药浓度立即达 58.0 μg/mL 和 142.1 μg/mL,哌拉西林的血清蛋白结合率为17％～22％,半衰期为 1 小时左右。本品在肝脏不被代谢。注射给药 1 g,12 小时后给药量的49％～68％以原形随尿液排出。临床主要用于铜绿假单胞菌和其他敏感革兰阴性杆菌所致的感染及与氨基糖苷类抗生素联合应用于治疗有粒细胞减少症免疫缺陷患者的感染。

2.注意事项

皮试见青霉素,其他见青霉素类药品。哌拉西林与氨基糖苷类联用对铜绿假单胞菌、沙雷菌、克雷伯菌、其他肠埃希菌科细菌和葡萄球菌的敏感菌株有协同杀菌作用。但不能放在同一容器内输注。

3.用法与用量

(1)成人:肌内注射,单纯性尿路感染或院外感染的肺炎,每天剂量为 4～8 g,分 4 次;静脉注射及滴注,单纯性尿路感染或院外感染的肺炎,每天剂量为 4～8 g,分 4 次;败血症、院内感染的肺炎、腹腔感染、妇科感染,每 6 小时 3～4 g;每天最大剂量不可超过 24 g。

(2)儿童:静脉给药,婴幼儿和 12 岁以下儿童每天剂量为按体重 100～200 mg/kg 给药。

4.制剂与规格

注射用哌拉西林钠:0.5 g,2.0 g。密闭,凉暗干燥处保存。

(九)氨氯青霉素钠

1.作用与用途

氨氯青霉素钠是氨苄西林钠与氯唑西林钠复合制剂。临床用于敏感菌的各种感染,如耐药金黄色葡萄球菌、草绿色链球菌、粪链球菌、肺炎链球菌、肠球菌、淋球菌、脑膜炎奈瑟菌、流感杆菌等。

2.注意事项

皮试见青霉素,其他见青霉素类药品。

3.用法与用量

(1)肌内注射:成人,每天 2～4 g,分 4 次;小儿每天按体重 50～100 mg/kg,分 4 次。用适量注射用水溶解后注射于肌肉深部。

(2)静脉注射及滴注:成人每天 4～10 g,分 2～4 次;小儿按每天体重 50～100 mg/kg,分2～4次。

4.制剂与规格

注射剂:1 g(含氨苄西林 0.5 g,氯唑西林 0.5 g)。密闭,干燥处保存。

(十)阿洛西林钠

1.作用与用途

本品是一广谱的半合成青霉素,血中半衰期为 1 小时,血清蛋白结合率为 40％左右,尿排泄为 60％～65％,胆汁排泄为 5.3％。临床主要用于敏感的革兰阴性细菌和阳性细菌所致的各种感染及铜绿假单胞菌感染;包括败血症、脑膜炎、心内膜炎、化脓性胸膜炎、腹膜炎,以及下呼吸道、胃肠道、胆管、肾及输尿道、骨及软组织和生殖器官等感染,妇科、产科感染,恶性外耳炎、烧伤、皮肤及手术感染等。

2.注意事项

皮试见青霉素,其他见青霉素类药品。

3.用法与用量

(1)成人:静脉滴注,每天 6～10 g,重症可增至 10～16 g,一般分 2～4 次。

(2)儿童:按体重每天 75 mg/kg,分 2～4 次。婴儿及新生儿按体重每天 100 mg/kg,分 2～4 次。

4.制剂与规格

注射用阿洛西林钠:1 g。密闭,干燥处保存。

(十一)美洛西林钠

1.作用与用途

本品为半合成青霉素类抗生素,对铜绿假单胞菌、大肠埃希菌、肺炎杆菌、变形杆菌、肠埃希菌属、枸橼酸杆菌、沙雷菌属、不动杆菌属等敏感。成人静脉注射本品 1 g 后 15 分钟平均血药浓度为 53.4 μg/mL,血中半衰期为 39 分钟,6 小时后给药量的 42.5％由尿中排泄。本品在胆汁中浓度极高,血清蛋白结合率为 42％。临床用于敏感菌株所致的呼吸系统、泌尿系统、消化系统、妇科和生殖器官等感染,如败血症、化脓性脑膜炎、腹膜炎、骨髓炎、皮肤及软组织感染及眼耳鼻喉部感染。

2.注意事项

皮试见青霉素,其他见青霉素类药品。与阿米卡星、庆大霉素、奈替米星合用时可产生协同作用,但不能放在同一容器内输注。药液应现配现用,仅澄清液才能静脉滴注。

3.用法与用量

肌内注射、静脉注射或静脉滴注。成人一天 2～6 g,严重感染者可增至 8～12 g,最大可增至15 g;儿童按体重一天 0.1～0.2 g/kg,严重感染者可增至 0.3 g/kg。肌内注射一天 2～4 次;静脉滴注按需要每6～8小时 1 次,其剂量根据病情而定,严重者可每 4～6 小时静脉注射 1 次。

4.制剂与规格

注射用美洛西林钠:1.0 g。密闭,凉暗干燥处保存。

(十二)呋苄西林钠

1.作用与用途

呋苄西林是氨基青霉素的脲基衍生物,是一种广谱半合成青霉素,作用类似氨苄西林。对大肠埃希菌、奇异变形菌、产碱杆菌、肺炎双球菌、绿色链球菌,粪链球菌的抗菌活性比氨苄西林和羧苄西林强;对铜绿假单胞菌的作用比羧苄西林强 4～16 倍。本品静脉注射 1 g,即刻血药浓度可达 293 μg/mL,但下降迅速。 2 小时和 4 小时后,血药浓度分别为 8.7 μg/mL 和

0.68 μg/mL。药物在胆汁及尿中含量较高。血浆蛋白结合率为 90%,12 小时内从尿中排出给药量的 39.2%。临床主要用于治疗敏感菌致的败血症、尿路感染、肺部感染、软组织感染、肝胆系统感染等。

2.注意事项

皮试见青霉素,其他见青霉素类药品。本品局部刺激反应较强,且溶解度较小,故不宜用于肌内注射;静脉注射液浓度不宜过高或滴注速度不宜太快,以免引起局部疼痛。

3.用法与用量

(1)成人:静脉注射或滴注,每天 4~8 g,分 4 次给予,每次 1~2 g;极重感染时可加大剂量至每天 12 g。

(2)儿童:每天量为 100~150 mg/kg,用法同成人。

4.制剂与规格

注射用呋布西林钠:0.5 g。密闭,凉暗干燥处保存。

(十三)氟氯西林

1.作用与用途

抗菌谱与青霉素相似,但对产酶金黄色葡萄球菌菌株有效,本品的口服生物利用度大约为 50%,给药 1 小时后达到血药峰浓度;血清蛋白结合率为 92%~94%,血中半衰期为 0.75~1.50 小时。大部分(40%~70%)药物以原形经肾脏随尿排泄。临床主要用于葡萄球菌所致的各种周围感染。

2.注意事项

见青霉素类抗生素。

3.用法与用量

口服。

(1)成人:每次 250 mg,每天 3 次;重症用量为每次 500 mg,每天 4 次。

(2)儿童:2 岁以下按成人量的 1/4 给药,2~10 岁按成人量的 1/2 给药。也可按每天 25~50 mg/kg,分次给予。

4.制剂与规格

胶囊:250 mg。室温下密闭,避光保存。

二、头孢菌素类

头孢菌素类抗生素是一类广谱半合成抗生素。头孢菌素类具有抗菌谱广、抗菌作用强、耐青霉素酶、临床疗效高、毒性低、变态反应较青霉素少见等优点。根据药物抗菌谱和抗菌作用及对 β-内酰胺酶的稳定性的不同,目前将头孢菌素分为 4 代。第 1 代头孢菌素主要作用于需氧革兰阳性球菌,包括甲氧西林敏感葡萄球菌、化脓性链球菌、酿脓(草绿色)链球菌、D 组链球菌,但葡萄球菌耐药甲氧西林、肺炎链球菌和肠球菌属对青霉素耐药;对大肠埃希菌、肺炎克雷伯菌、奇异变形菌(吲哚阴性)等革兰阴性杆菌亦有一定抗菌活性;对口腔厌氧菌亦具抗菌活性;对青霉素酶稳定,但可为许多革兰阴性菌产生的 β-内酰胺酶所破坏;常用品种有头孢氨苄、头孢唑啉和头孢拉定。第 2 代头孢菌素对革兰阳性球菌的活性与第 1 代相仿或略差,但对大肠埃希菌、肺炎克雷伯菌、奇异变形菌等革兰阴性杆菌作用增强,对产 β-内酰胺酶的流感嗜血杆菌、卡他莫拉菌、脑膜炎奈瑟菌、淋病奈瑟菌亦具活性。对革兰阴性杆菌所产 β-内酰胺酶的稳定性较第 1 代头孢菌素强，无肾毒性或有轻度肾毒性。常用品种有头孢克洛、头孢呋辛。第3代头孢菌素中的注射用品种如头孢噻肟、头孢曲松对革兰阳性菌的作用不及第1代和第2代头孢菌素，但对肺炎链球菌（包括青霉素耐药菌株）、化脓性链球菌及其他链球菌属有良好作用；对大肠埃希菌、肺炎克雷伯菌、奇异变形菌等革兰阴性杆菌具有强大抗菌作用；对流感嗜血杆菌、脑膜炎奈瑟菌、淋病奈瑟菌及卡他莫拉菌作用强，对沙雷菌属、肠埃希菌属、不动杆菌属及假单胞菌属的作用则不同品种间差异较大。具有抗假单胞菌属作用的品种如头孢他啶、头孢哌酮、头孢匹胺对革兰阳性球菌作用较差，对革兰阴性杆菌的作用则与其他第3代头孢菌素相仿，对铜绿假单胞菌具高度抗菌活性。多数第3代头孢菌素对革兰阴性杆菌产生的广谱β-内酰胺酶高度稳定，但可被革兰阴性杆菌产生的超广谱β-内酰胺酶的头孢菌素酶（AmpC酶）水解。第4代头孢菌素对金黄色葡萄球菌等革兰阳性球菌的作用较第3代头孢菌素为强；对AmpC酶的稳定性优于第3代头孢菌素，因产AmpC酶而对第3代头孢菌素耐药的肠埃希菌属、柠檬酸菌属、普罗菲登菌属、摩根菌属及沙雷菌属仍对第4代头孢菌素敏感；对铜绿假单胞菌的活性与头孢他啶相仿或略差。临床应用品种有头孢吡肟。

（一）头孢噻吩钠

1.作用与用途

本品为第1代头孢菌素，抗菌谱广，对革兰阳性菌的活性较强。静脉注射1 g后15分钟血药浓度为30～60 mg/L，本品血清蛋白结合率50%～65%，血中半衰期为0.5～0.8小时。60%～70%的给药量于给药后6小时内自尿中排出，其中70%为原形，30%为其代谢产物。临床适用于耐青霉素金黄色葡萄球菌（甲氧西林耐药者除外）和敏感革兰阴性杆菌所致的呼吸道感染、软组织感染、尿路感染、败血症等。

2.注意事项

肌内注射局部疼痛较为多见，可有硬块、压痛和体温升高。大剂量或长时间静脉滴注头孢噻吩后血栓性静脉炎的发生率可高达20%。较常见的不良反应为变态反应、粒细胞数减少和溶血性贫血，偶可发生与其他头孢菌素类似的一些反应。有头孢菌素和青霉素过敏性休克史者禁用。与氨基糖苷类合用有协同作用但不可同瓶滴注。

3.用法与用量

肌内注射或静脉注射。

（1）成人：1次0.5～1.0 g，每6小时1次；严重感染一天剂量可加大至6～8 g；一天最高剂量不超过12 g。

（2）儿童：每天按体重50～100 mg/kg，分4次给药。新生儿：1周内的新生儿每12小时按体重20 mg/kg；1周以上者每8小时按体重20 mg/kg。

4.制剂与规格

注射用头孢噻吩钠：1 g。密闭，凉暗干燥处保存。

（二）头孢唑啉钠

1.作用与用途

头孢唑啉为第1代头孢菌素，抗菌谱广。除肠球菌属、耐甲氧西林葡萄球菌属外，本品对其他革兰阳性球菌均有良好抗菌活性，肺炎链球菌和溶血性链球菌对本品高度敏感。白喉杆菌、炭疽杆菌、李斯特菌和梭状芽孢杆菌对本品也甚敏感。本品对部分大肠埃希菌、奇异变形杆菌和肺炎克雷伯菌具有良好抗菌活性。肌内注射本品500 mg后，血药峰浓度经1～2小时达38 mg/L。

20 分钟内静脉滴注本品 0.5 g,血药峰浓度为 118 mg/L,有效浓度维持 8 小时。本品难以透过血-脑屏障。头孢唑林在胸腔积液、腹水、心包液和滑囊液中可达较高浓度。胎儿血药浓度为母体血药浓度的 70%～90%,乳汁中含量低。本品血清蛋白结合率为 74%～86%。正常成人的血中半衰期为 1.5～2.0 小时。本品在体内不代谢;原形药通过肾小球滤过,部分通过肾小管分泌自尿中排出。24 小时内可排出给药量的 80%～90%。临床用于治疗敏感细菌所致的支气管炎、肺炎、尿路感染、皮肤软组织感染、骨和关节感染、败血症、感染性心内膜炎、肝胆系统感染及眼、耳、鼻、喉科等感染。本品也可作为外科手术前的预防用药。

2.注意事项

对头孢菌素过敏者及有青霉素过敏性休克或即刻反应史者禁用本品。药疹发生率为1.1%,嗜酸性粒细胞增高的发生率为1.7%,偶有药物热。本品与下列药物有配伍禁忌,不可同瓶滴注:硫酸阿米卡星、硫酸卡那霉素、盐酸金霉素、盐酸土霉素、盐酸四环素、葡萄糖酸红霉素、硫酸多黏菌素 B、黏菌素甲磺酸钠、戊巴比妥、葡萄糖酸钙。

3.用法与用量

静脉缓慢推注、静脉滴注或肌内注射常用剂量:成人一次 0.5～1.0 g,一天 2～4 次,严重感染可增加至一天 6 g,分 2～4 次静脉给予;儿童一天 50～100 mg/kg,分 2～3 次。肾功能减退者剂量及用药次数酌减。本品用于预防外科手术后感染时,一般为术前 0.5～1.0 小时肌内注射或静脉给药 1 g,手术时间超过6 小时者术中加用 0.5～1.0 g,术后每 6～8 小时 0.5～1.0 g,至手术后24 小时止。

4.制剂与规格

粉针剂:0.5 g、1.0 g。密闭,凉暗干燥处保存。

(三)头孢拉定

1.作用与用途

本品为第 1 代头孢菌素,抗菌谱见头孢噻吩钠。静脉滴注本品 0.5 g 5 分钟后血药浓度为46 mg/L,肌内注射 0.5 g 后平均 6 mg/L 的血药峰浓度于给药后 1～2 小时到达。空腹口服250 mg 或 500 mg 血药峰浓度于 1～2 小时到达,分别为 9 mg/L 或 16.5 mg/L,平均血清蛋白结合率为 6%～10%。90%药物在 6 小时内以原形由尿中排出。临床用于敏感菌所致的急性咽炎、扁桃体炎、支气管炎和肺炎等呼吸系统感染及泌尿生殖系统感染、皮肤软组织感染等。

2.注意事项

本品不良反应较轻,发生率也较低,约 6%。常见恶心、呕吐、腹泻、上腹部不适等胃肠道反应及其他头孢菌素类似的一些反应。药疹发生率1%～3%。有头孢菌素过敏和青霉素过敏性休克史者禁用。本品中含有碳酸钠,与含钙溶液如复方氯化钠注射液有配伍禁忌。

3.用法与用量

(1)成人:口服,每天 1～2 g,分 3～4 次服用;肌内注射或静脉注射,每次 0.5～1.0 g,每6 小时 1 次;一天最高剂量为 8 g。

(2)儿童:口服,每天 25～50 mg/kg,分 3～4 次服用;肌内注射或静脉给药。儿童(1 周岁以上)按体重一次 12.5～25.0 mg/kg,每 6 小时 1 次。

4.制剂与规格

注射用剂:0.5 g、1 g。胶囊:0.25 g。干混悬剂:0.125 g。密闭,凉暗处保存。

（四）头孢硫脒

1.作用与用途

作用类似于头孢噻吩钠，对肠球菌有抗菌作用。静脉注射 0.5 g，高峰血浓度即刻到达，血药浓度可达 38.8 mg/L，血中半衰期为 0.5 小时。主要从尿中排出，12 小时尿排出给药量的 90％以上。临床用于敏感菌所引起的呼吸系统、肝胆系统感染，眼及耳鼻喉部感染，尿路感染和心内膜炎、败血症。

2.注意事项

偶有变态反应，如荨麻疹、哮喘、皮肤瘙痒、寒战高热、血管神经性水肿，非蛋白氮和谷丙转氨酶（GPT）升高。有头孢菌素过敏和青霉素过敏性休克史者禁用。

3.用法与用量

（1）成人：肌内注射 0.5～1.0 g，每天 4 次；静脉滴注每天 4～8 g，分 2～4 次给药。

（2）儿童：每天 50～100 mg/kg，分 2～4 次给药。

4.制剂与规格

注射用头孢硫脒：0.5 g。密闭，干燥处保存。

（五）头孢呋辛

1.作用与用途

本品为第 2 代头孢菌素类抗生素。对革兰阳性球菌的抗菌活性与第 1 代头孢菌素相似或略差，但对葡萄球菌和革兰阴性杆菌产生的 β-内酰胺酶相当稳定。对流感嗜血杆菌、大肠埃希菌、奇异变形杆菌等敏感；沙雷菌属大多耐药，铜绿假单胞菌、弯曲杆菌属和脆弱拟杆菌对本品耐药。静脉注射本品 1 g 后的血药峰浓度为 144 mg/L；肌内注射 0.75 g 后的血药峰浓度为27 mg/L，于给药后 45 分钟达到；血清蛋白结合率为 31％～41％。本品大部分于给药后 24 小时内经肾小球滤过和肾小管分泌排泄，尿药浓度甚高。本品血中半衰期为 1.2 小时。空腹和餐后口服的生物利用度分别为 36％和 52％，2～3 小时血药浓度达峰。临床用于敏感菌所致的呼吸道感染、泌尿系统感染、皮肤和软组织感染、骨和关节感染、产科和妇科感染，注射液也用于败血症和脑膜炎等。

2.注意事项

过敏体质和青霉素过敏者慎用。不良反应有变态反应、胃肠道反应、血红蛋白降低、血胆红素升高、肾功能改变。肌内注射可致局部疼痛。不可与氨基糖苷类药物同瓶滴注。注射液不能用碳酸氢钠溶液溶解。与强利尿药合用可引起肾毒性。

3.用法与用量

（1）肌内注射及静脉给药：成人，头孢呋辛钠每次 0.75 g，一天 3 次，重症剂量加倍；婴儿和儿童按体重一天 30～100 mg/kg，分 3～4 次。

（2）口服：成人头孢呋辛酯每次 0.25 g，每天 2 次，重症剂量加倍；儿童每次 0.125 g，每天 2 次。

4.制剂与规格

注射用头孢呋辛钠：0.75 g、1.5 g。头孢呋辛酯片：0.125 g、0.25 g。密闭，凉暗干燥处保存。

（六）头孢孟多酯钠

1.作用与用途

本品为第 2 代头孢菌素类抗生素。其抗菌活性仅为头孢孟多的 1/10～1/5，对大肠埃希菌、奇异变形杆菌、肺炎克雷伯菌和流感嗜血杆菌的活性较头孢噻吩和头孢唑林为强。本品经肌肉或静脉给药在体内迅速水解为头孢孟多。肌内注射头孢孟多 1 g,1 小时达血药峰浓度,为21.2 mg/L,静脉注射和静脉滴注 1 g 后即刻血药浓度分别为 104.7 mg/L 和 53.9 mg/L,血清蛋白结合率为 78%,血中半衰期为 0.5～1.2 小时。本品在体内不代谢,经肾小球滤过和肾小管分泌,自尿中以原形排出。静脉给药后 24 小时的尿排泄量为给药量的 70%～90%。临床用于敏感细菌所致的肺部感染、尿路感染、胆管感染、皮肤软组织感染、骨和关节感染,以及败血症、腹腔感染等。

2.注意事项

不良反应发生率约为 7.8%,可有肌内注射区疼痛和血栓性静脉炎,变态反应;少数患者应用大剂量时,可出现凝血功能障碍所致的出血倾向。对头孢菌素类药或青霉素类药过敏者避免使用。应用本品期间饮酒可出现双硫仑样反应,故在应用本品期间和以后数天内,应避免饮酒和含乙醇饮料。本品制剂中含有碳酸钠,与含有钙或镁的溶液有配伍禁忌。

3.用法与用量

肌内注射或静脉给药。

(1)成人:每天 2.0～8.0 g,分 3～4 次,一天最高剂量不超过 12 g;皮肤感染、无并发症的肺炎和尿路感染,每 6 小时 0.5～1.0 g 即可。

(2)1 个月以上的婴儿和儿童:一天剂量按体重 50～100 mg/kg,分 3～4 次。

4.制剂与规格

注射用头孢孟多酯钠:0.5 g。密闭,凉暗干燥处保存。

(七)头孢克洛

1.作用与用途

对金黄色葡萄球菌产生的 β-内酰胺酶较稳定,因而对革兰阳性菌具有较强的抗菌作用;对革兰阴性菌作用较弱,对铜绿假单胞菌和厌氧菌无效。口服 0.5 g 胶囊的血药峰浓度为 16 mg/L,达峰时间约 0.5 小时,血中半衰期为 0.6～0.9 小时。服药后,8 小时内 77% 左右的原药由尿排出。临床主要用于由敏感菌所致呼吸系统、泌尿系统、耳鼻喉部及皮肤、软组织感染等。

2.注意事项

见其他头孢菌素类药物。

3.用法与用量

口服。

(1)成人:常用量一次 0.25 g,一天 3 次;严重感染患者剂量可加倍,但每天总量不超过 4.0 g。

(2)儿童每天剂量按体重 20 mg/kg,分 3 次;重症感染可按每天 40 mg/kg,但每天量不宜超过 1 g。

4.制剂与规格

胶囊:0.25 g。颗粒(干糖浆):125 mg。密闭,凉暗干燥处保存。

(八)头孢噻肟钠

1.作用与用途

头孢噻肟钠为杀菌剂。对阴性杆菌产生的 β-内酰胺酶稳定,有强大的抗阴性杆菌作用,且明显超过第 1 代与第 2 代头孢菌素。对革兰阳性球菌作用不如第 1 代与第 2 代头孢菌素,但对肺炎链球菌、产青霉素酶或不产酶金黄色葡萄球菌仍有较好抗菌作用。肠球菌、支原体、衣原体、军团菌、难辨梭状芽孢杆菌对本品耐药。30 分钟内静脉滴注 1 g 的即刻血药浓度为 41 mg/L，4 小时的血药浓度为 1.5 mg/L。本品血清蛋白结合率为 30%～50%。静脉注射后的血中半衰期为 0.84～1.25 小时。约 80% 的给药量可经肾脏排泄，其中 50%～60% 为原形药。临床用于敏感菌所致下列感染：呼吸系统感染；泌尿生殖系统感染；腹腔感染，如腹膜炎、胆管炎等；骨、关节、皮肤及软组织感染；严重感染，如脑膜炎（尤其是婴幼儿脑膜炎）、细菌性心内膜炎、败血症等。

2.注意事项

对本品或其他头孢菌素类药物过敏的患者禁用。对青霉素类抗生素过敏的患者慎用，使用时须进行皮试。本品不良反应发生率低，仅 3%～5%。一般为变态反应、消化道反应，偶有肝肾损害。本品与氨基糖苷类合用（不能置于同一容器内）有协同抗菌作用，但会增加肾毒性。

3.用法与用量

（1）成人：肌内注射，每次 1 g，每天 2 次；静脉注射，2～6 g，分 2～3 次注射；严重感染者，每 6～8 小时 2～3 g；每天最高剂量为 12 g。

（2）儿童：静脉给药，每天按体重 50～100 mg/kg，必要时按体重 200 mg/kg，分 2～3 次。

4.制剂与规格

注射用头孢噻肟钠：1 g，2 g。密闭，凉暗干燥处保存。

（九）头孢曲松钠

1.作用与用途

本品为第 3 代头孢菌素类抗生素。对大肠埃希菌、肺炎克雷伯菌、产气肠埃希菌作用强；铜绿假单胞菌对本品的敏感性差；对流感嗜血杆菌、淋病奈瑟菌和脑膜炎奈瑟菌有较强抗菌作用；对溶血性链球菌和肺炎链球菌亦有良好作用。肌内注射本品 0.5 g 和 1 g，血药峰浓度约于 2 小时后达到，分别为 43 mg/L 和 80 mg/L。血中半衰期为 7.1 小时。1 分钟内静脉注射 0.5 g，即刻血药峰浓度为 150.9 mg/L，血中半衰期为 7.87 小时。本品血清蛋白结合率为 95%。约 40% 的药物以原形自胆管和肠道排出，60% 自尿中排出。临床用于敏感致病菌所致的下呼吸道感染，尿路、胆管感染，腹腔感染，盆腔感染，皮肤软组织感染，骨和关节感染，败血症，脑膜炎等及手术期感染预防。本品单剂可治疗单纯性淋病。

2.注意事项

不良反应有静脉炎、变态反应、消化道反应等。对头孢菌素类抗生素过敏者禁用。有青霉素过敏性休克或即刻反应者，不宜再选用头孢菌素类。头孢菌素类静脉输液中加入红霉素、四环素、两性霉素 B、间羟胺、去甲肾上腺素、苯妥英钠、氯丙嗪、异丙醇、B 族维生素、维生素 C 等时将出现浑浊。

3.用法与用量头孢地嗪钠

肌内注射或静脉给药。

（1）成人：常用量为每 24 小时 1～2 g 或每 12 小时 0.5～1.0 g；最高剂量一天 4 g；疗程 7～14 天。

（2）儿童：常用量，按体重一天 20～80 mg/kg；12 岁以上小儿用成人剂量。治疗淋病的推荐剂量为单剂肌内注射量 0.25 g。

4.制剂与规格

注射用头孢曲松钠：0.25 g，1 g，2 g。密闭，凉暗干燥处保存。

（十）头孢哌酮钠

1.作用与用途

头孢哌酮为第 3 代头孢菌素,对大肠埃希菌、克雷伯菌属、变形杆菌属、伤寒沙门菌、志贺菌属、铜绿假单胞菌有良好抗菌作用。本品肌内注射 1 g 后,1～2 小时达血药峰浓度,为52.9 mg/L;静脉注射和静脉滴注本品 1 g 后,即刻血药峰浓度分别为 178.2 mg/L 和 106.0 mg/L。本品能透过血-胎盘屏障,在胆汁中浓度为血药浓度的 12 倍,在前列腺、骨组织、腹腔渗出液、子宫内膜、输卵管等组织和体液中浓度较高,痰液、耳溢液、扁桃体和上颌窦黏膜亦有良好分布。本品的血清蛋白结合率高,为 70%～93.5%。不同途径给药后的血中半衰期约2 小时,40% 以上经胆汁排泄。临床用于敏感菌所致的各种感染,如肺炎及其他下呼吸道感染、尿路感染、胆管感染、皮肤软组织感染、败血症、腹膜炎、盆腔感染等,后两者宜与抗厌氧菌药联合应用。

2.注意事项

本品皮疹较为多见,达 2.3% 或以上。对青霉素过敏休克和过敏体质者及肝功能不全及胆管阻塞者禁用。应用本品期间饮酒或接受含乙醇药物或饮料者可出现双硫仑样反应。本品还可干扰体内维生素 K 的代谢,造成出血倾向。

3.用法与用量

肌内注射、静脉注射或静脉滴注。

（1）成人:一般感染,一次 1～2 g,每 12 小时 1 次;严重感染,一次 2～3 g,每 8 小时 1 次。

（2）儿童常用量,每天按体重 50～200 mg/kg,分 2～3 次静脉滴注。

4.制剂与规格

注射用头孢哌酮钠:2.0 g。密闭,冷处保存。

（十一）头孢他啶

1.作用与用途

头孢他啶与第 1、第 2 代头孢菌素相比,其抗菌谱进一步扩大,对 β-内酰胺酶高度稳定。本品对革兰阳性菌的作用与第 1 代头孢菌素近似或较弱;本品对革兰阴性菌的作用较强,对大肠埃希菌、肠埃希菌属、克雷伯杆菌、枸橼酸杆菌、变形杆菌、流感嗜血杆菌、脑膜炎奈瑟菌等有良好的抗菌作用。本品对假单胞菌的作用超过其他 β-内酰胺类和氨基糖苷类抗生素。本品的血药浓度与剂量有关,血清蛋白结合率为10%～17%。血中半衰期为 2 小时。健康成人肌内注射本品0.5 或1.0 g 后,1.0～1.2 小时达血药峰浓度,分别为22.6 mg/L和 38.3 mg/L。静脉注射和静脉滴注本品 1.0 g 后的血药峰浓度分别为 120.5 mg/L 和105.7 mg/L。本品主要以原形药物随尿排泄。给药 24 小时内近 80%～90% 的剂量随尿排泄。临床用于敏感菌所致的感染,如呼吸道感染,泌尿、生殖系统感染,腹腔感染,皮肤及软组织感染,严重耳鼻喉感染,骨、关节感染及其他严重感染。

2.注意事项

对青霉素过敏休克和过敏体质者慎用本品。本品遇碳酸氢钠不稳定,不可配伍。

3.用法与用量

（1）成人:肌内注射,轻至中度感染:0.5～1.0 g,每 12 小时 1 次,溶于 0.5%～1% 利多卡因溶剂2～4 mL中作深部肌内注射;重度感染并伴有免疫功能缺陷者:每次剂量可酌情递增至 2 g,每 8～12 小时 1 次。静脉给药,轻至中度感染,每次 0.5～1.0 g,每 12 小时 1 次;重度感染并伴有免疫功能缺陷者,每次 2 g,每 8～12 小时 1 次。

（2）儿童：静脉给药，每天剂量 50～150 mg/kg；分 3 次用药，每天极量为 6 g。

4.制剂与规格

注射用头孢他啶：0.5 g、1 g、2 g。密闭，凉暗干燥处保存。

（十二）头孢唑肟钠

1.作用与用途

本品属第 3 代头孢菌素，对大肠埃希菌、肺炎克雷伯菌、奇异变形杆菌等肠埃希菌科细菌有强大抗菌作用，对铜绿假单胞菌作用差。各种链球菌对本品均高度敏感。消化球菌、消化链球菌和部分拟杆菌属等厌氧菌对本品多呈敏感，艰难梭菌对本品耐药。肌内注射本品 0.5 g 或 1 g 后血药峰浓度分别为 13.7 mg/L 和 39 mg/L，于给药后 1 小时达到。静脉注射本品 2 g 或 3 g，5 分钟后血药峰浓度分别为 131.8 mg/L 和 221.1 mg/L。血清蛋白结合率 30%。本品血中半衰期为 1.7 小时。24 小时内给药量的 80% 以上以原形经肾脏排泄。临床用于敏感菌所致的下呼吸道感染、尿路感染、腹腔感染、盆腔感染、败血症、皮肤软组织感染、骨和关节感染等。

2.注意事项

对青霉素过敏休克和过敏体质者慎用本品。偶有变态反应，严重肾功能障碍者应减少用量，不可与氨基糖苷类抗生素混合注射。

3.用法与用量

肌内注射、静脉注射及静脉滴注。

（1）成人：一次 1～2 g，每 8～12 小时 1 次；严重感染者的剂量可增至一次 3～4 g，每 8 小时 1 次。

（2）儿童：常用量按体重一次 50 mg/kg，每 6～8 小时 1 次。

4.制剂与规格

注射用头孢唑肟钠：0.5 g。密闭，凉暗干燥处保存。

（十三）头孢地嗪钠

1.作用与用途

本品为第 3 代注射用头孢菌素类抗生素。对金黄色葡萄球菌、链球菌属、淋病奈瑟菌和脑膜炎奈瑟菌、大肠埃希菌、志贺菌属、沙门菌属等敏感。本品尚有免疫功能调节作用。用于敏感菌引起的感染，如上、下泌尿道感染，下呼吸道感染，淋病等。

2.注意事项

本品溶解后应立即应用，不宜存放。不良反应偶有变态反应、胃肠道反应、血清肝酶及胆红素升高。本品能加重氨基糖苷类、两性霉素 B、环孢素、顺铂、万古霉素、多黏菌素 B 等有潜在肾毒性药物的毒性作用。

3.用法与用量

成人静脉注射及滴注。每次 1 g，每天 2 次；重症用量加倍。淋病治疗只注射一次 0.5 g。

4.制剂与规格

注射头孢地嗪钠：1 g。密闭，凉暗干燥处保存。

（十四）头孢泊肟匹酯

1.作用与用途

本品为第 3 代头孢菌素的口服制剂。对多种革兰阳性和革兰阴性细菌有强大的抗菌活性。对多种 β-内酰胺酶稳定，对头孢菌素酶和青霉素酶均极稳定，对头孢呋肟酶也较稳定。饭前单次口服 100 mg 或 200 mg 后,血药峰浓度分别为 1.7 mg/L 和 3.1 mg/L,血中半衰期为2.1 小时。血清蛋白结合率为40.9％。临床用于革兰阳性和革兰阴性敏感细菌引起的呼吸系统感染、泌尿道感染、乳腺炎、皮肤软组织感染、中耳炎、鼻窦炎等。

2.注意事项

不良反应发生率为2.43％~19％。包括偶可引起休克,变态反应,血液系统异常,肝、肾功能异常,消化道不良反应等。其他见头孢菌素类抗生素。

3.用法与用量

口服。成人每次 100 mg,每天 2 次,饭后服用。

4.制剂与规格

片剂:100 mg。避光,密封,凉暗干燥处保存。

(十五)头孢他美酯

1.作用与用途

本品为口服的第 3 代广谱头孢菌素类抗生素。本品对链球菌属、肺炎链球菌等革兰阳性菌;对大肠埃希菌、流感嗜血杆菌、克雷伯菌属、沙门菌属、志贺菌属、淋病奈瑟菌等革兰阴性菌都有很强的抗菌活性。口服本品 500 mg 后 3~4 小时,血药浓度达峰值(4.1±0.7)mg/L,约 22％头孢他美与血清蛋白结合。本品 90％以头孢他美形式随尿液排出,血中半衰期为 2~3 小时。临床用于敏感菌引起的耳鼻喉部感染、下呼吸道感染、泌尿系统感染等。

2.注意事项

见其他头孢菌素类药物。

3.用法与用量

口服。饭前或饭后 1 小时内口服。成人和 12 岁以上的儿童,一次 500 mg,一天 2 次;12 岁以下的儿童,每次按体重 10 mg/kg 给药,一天 2 次。复杂性尿路感染的成年人,每天全部剂量在晚饭前后 1 小时内一次服用;男性淋球菌性尿道炎和女性非复杂性膀胱炎的患者,在就餐前后 1 小时内一次服用单一剂量1 500~2 000 mg(膀胱炎患者在傍晚)可充分根除病原体。

4.制剂与规格

片剂:250 mg。避光,密封,凉暗干燥处保存。

(十六)头孢特仑匹酯

1.作用与用途

头孢特仑匹酯口服吸收后经水解成为有抗菌活性的头孢特仑。头孢特仑匹酯对革兰阳性菌中的链球菌属、肺炎链球菌,革兰阴性菌中的大肠埃希菌、克雷伯菌属、淋病奈瑟菌、流感杆菌等有强大的抗菌作用。空腹服用头孢特仑匹酯 100 mg,其血药浓度峰值为(1.11±0.80)mg/L,达峰时间为 1.49 小时,血中半衰期为0.83 小时。临床用于对青霉素及第 1、第 2 代头孢菌素产生耐药性或用氨基糖苷类抗生素达不到治疗效果的革兰阴性菌引起的呼吸道感染,泌尿生殖系统感染,耳鼻喉部感染(特别是中耳炎)。

2.注意事项

见其他头孢菌素类药物。

3.用法与用量

成人口服给药。每天 150~300 mg,分 3 次饭后服用。对慢性支气管炎、弥散性细支气管炎、支气管扩张症感染、慢性呼吸器官继发感染、肺炎、中耳炎、鼻窦炎、淋球菌性尿道炎等患者,每天 300~600 mg,分 3 次饭后服用。

4.制剂与规格

片剂:100 mg。避光,密闭,室温下保存。

(十七)头孢吡肟

1.作用与用途

头孢吡肟是一种新型第 4 代头孢菌素,抗菌谱和对 β-内酰胺酶的稳定性明显优于第 3 代头孢菌素。其抗菌谱包括金黄色葡萄球菌、表面葡萄球菌、链球菌、假单胞菌、大肠埃希杆菌、克雷伯菌属、肠埃希菌、变异杆菌、枸橼酸菌、空肠弯曲菌、流感嗜血杆菌、淋病奈瑟菌、脑膜炎奈瑟菌、沙门菌属、沙雷菌属、志贺菌属等及部分厌氧菌。单剂或多次肌内注射或静脉注射 250~2 000 mg 的剂量后,其平均血中半衰期为 2.0 小时。本品绝对生物利用度为 100%,与血清蛋白结合率低于 19%。总体清除率为 120~130 mL/min,肾清除率约占其中 85%。给药量的 85% 以原形经肾随尿液排出。临床用于敏感菌引起的下列感染:下呼吸道感染,泌尿系统感染,皮肤、软组织感染,腹腔感染,妇产科感染,败血症等。

2.注意事项

本品偶有变态反应,可致菌群失调发生二重感染及其他头孢菌素类似的一些反应。对头孢菌素类药或青霉素类药过敏者避免使用。头孢吡肟与甲硝唑、万古霉素、庆大霉素、硫酸妥布霉素、硫酸奈替米星属配伍禁忌。

3.用法与用量

肌内注射或静脉注射。

(1)成人:每次 1 g,每天 2 次,疗程为 7~10 天;泌尿系统感染每天 1 g,严重感染每次 2 g,每天 2~3 次。

(2)儿童:按体重每 12 小时 50 mg/kg。

4.制剂与规格

注射用粉针剂:1 g。遮光,密闭,干燥凉暗处保存。

三、其他常用 β-内酰胺类

β-内酰胺类抗生素除青霉素类和头孢菌素类外,尚有头孢霉素类、碳青霉烯类、单酰胺菌素类、氧头孢烯类和 β-内酰胺酶抑制剂及其复合制剂。头霉素为获自链霉素的 β-内酰胺类抗生素,有 A、B 和 C 3 型,以头霉素 C 的抗菌作用最强。头霉素 C 在化学结构上与头孢菌素 C 相仿,但其头孢烯母核的 7 位碳原子上有甲氧基,使头霉素对多种 β-内酰胺酶稳定,并增强了对脆弱拟杆菌等厌氧菌的抗菌作用。碳青霉烯类药物抗菌谱广,抗菌活性强,并对 β-内酰胺酶(包括产超广谱 β-内酰胺酶和 AmpC 酶)高度稳定。因此近年来该类药物在重症医院感染的治疗中占有重要地位。青霉素类或头孢菌素类与 β-内酰胺酶抑制剂的复合制剂与 β-内酰胺类单药相比加强了对细菌的抗菌活性,扩大了抗菌谱,并且对多数厌氧菌也有良好作用。单酰胺菌素类对革兰阴性杆菌和铜绿假单胞菌具有良好抗菌活性,但对革兰阳性菌的作用差。目前用于临床的头孢霉素类有头孢西丁等,单酰胺菌素类有氨曲南,碳青霉烯类有亚胺培南、美罗培南、帕尼培南等。β-内酰胺酶抑制剂及其复合制剂有阿莫西林克拉维酸、氨苄西林舒巴坦、替卡西林克拉维酸、头孢哌酮舒巴坦和哌拉西林三唑巴坦等。

（一）头孢西丁

1.作用与用途

头孢西丁是头孢霉素类抗生素。习惯上被列入第 2 代头孢菌素类中。本药抗菌作用特点：对革兰阴性杆菌产生的 β-内酰胺酶稳定；对大多数革兰阳性球菌和革兰阴性杆菌具有抗菌活性。抗菌谱较广，对甲氧西林敏感葡萄球菌、溶血性链球菌、肺炎链球菌及其他链球菌等革兰阳性球菌，大肠埃希菌、肺炎克雷伯杆菌、流感嗜血杆菌、淋病奈瑟菌（包括产酶株）、奇异变形杆菌、摩根菌属、普通变形杆菌等革兰阴性杆菌，消化球菌、消化链球菌、梭菌属、脆弱拟杆菌等厌氧菌均有良好抗菌活性。本药口服不吸收，静脉或肌内注射后吸收迅速。健康成人肌内注射 1 g，30 分钟后达血药峰浓度，约为 24 μg/mL。静脉注射 1 g，5 分钟后血药浓度约为 110 μg/mL，4 小时后血药浓度降至 1 μg/mL。药物吸收后可广泛分布于内脏组织、皮肤、肌肉、骨、关节、痰液、腹水、胸腔积液、羊水及脐带血中。内脏器官中以肾、肺含量较高。药物在胸腔液、关节液和胆汁中均可达有效抗菌浓度。不易透过脑膜，但可透过胎盘屏障进入胎儿血液循环。本药血清蛋白结合率约为 70%。药物在体内几乎不进行生物代谢。肌内注射，血中半衰期为 41～59 分钟，静脉注射约为 64.8 分钟。给药 24 小时后，80%～90% 药物以原形随尿排泄。临床用于治疗敏感菌所致的下呼吸道、泌尿生殖系统、骨、关节、皮肤软组织、心内膜感染及败血症。尤适用于需氧菌和厌氧菌混合感染导致的吸入性肺炎、糖尿病患者下肢感染及腹腔或盆腔感染。适用于预防腹腔或盆腔手术后感染。

2.注意事项

对一种头孢菌素类药过敏者对其他头孢菌素类药也可能过敏；对青霉素类、青霉素衍生物或青霉胺过敏者也可能对头孢菌素类药过敏。对本药或其他头孢菌素类药过敏者，有青霉素过敏性休克史者不宜使用。不良反应可见皮疹、瘙痒、红斑、药物热等变态反应症状；罕见过敏性休克。可见恶心、呕吐、食欲减退、腹痛、腹泻、便秘等胃肠道症状。本药可影响乙醇代谢，使血中乙酰醛浓度上升，导致双硫仑样反应。对利多卡因或酰胺类局部麻醉药过敏者及 6 岁以下小儿，不宜采用肌内注射。本药与阿米卡星、氨曲南、红霉素、非格司亭、庆大霉素、氢化可的松、卡那霉素、甲硝唑、新霉素、奈替米星、去甲肾上腺素等药物呈配伍禁忌，联用时不能混置于一个容器内。

3.用法与用量

静脉滴注或注射。

（1）成人：常用量为一次 1～2 g，每 6～8 小时 1 次；中、重度感染用量加倍；轻度感染也可用肌内注射，每 6～8 小时 1 g，一天总量 3～4 g；肾功能不全者剂量及用药次数酌减。

（2）儿童：3 个月以上儿童，按体重一次 13.3～26.7 mg/kg，每 6 小时 1 次（或一次 20～40 mg/kg，每 8 小时 1 次）。新生儿：推荐剂量为一天 90～100 mg/kg，分 3 次给药。

（3）预防术后感染：外科手术，术前 1.0～1.5 小时 2 g，以后每 6 小时 1 g，直至用药后 24 小时。

4.制剂与规格

注射用头孢西丁钠：1 g、2 g。密闭，阴凉干燥处保存。

（二）头孢米诺钠

1.作用与用途

头孢米诺为头孢霉素类抗生素，其对 β-内酰胺酶高度稳定。对大肠埃希菌、克雷伯杆菌、变形杆菌、流感杆菌、拟杆菌及链球菌具较强抗菌活性，对肠球菌无抗菌活性。成人静脉注射本品 0.5 g 和 1 g 后，血药浓度分别为 50 μg/mL 和 100 μg/mL。主要经肾脏以原形随尿排出，血中半衰期约为 2.5 小时。临床用于敏感菌所致的感染如呼吸道感染、泌尿道感染、腹腔感染、生殖系统感染、败血症。

2.注意事项

对青霉素过敏休克和过敏体质者慎用本品。用药后可见食欲缺乏、恶心、呕吐、腹泻等消化道症状。偶见肾损害、血液系统毒性、肝功能异常及皮疹、发热、瘙痒等变态反应,罕见过敏性休克。可能出现黄疸等。

3.用法与用量

静脉注射或静脉滴注。

(1)成人:一般感染,每次 1 g,一天 2 次;败血症和重症感染,一天 6 g,分 3～4 次。

(2)儿童:每次按体重 20 mg/kg,一天 3～4 次。

4.制剂与规格

注射用粉针剂:1 g。密闭,避光保存。

(三)氟氧头孢钠

1.作用与用途

氟氧头孢是一种与拉氧头孢相似的氧头孢烯类抗生素。对 β-内酰胺酶十分稳定。其抗菌谱和其他第 3 代头孢菌素相似,抗菌性能与第 4 代头孢菌素相近。对金黄色葡萄球菌、肺炎链球菌、卡他球菌、淋病奈瑟菌、大肠埃希菌、克雷伯杆菌、变形杆菌、流感嗜血杆菌及部分厌氧菌等敏感。氟氧头孢钠静脉滴注 1 g,1 小时血药峰浓度为 45 μg/mL,血中半衰期为 49.2 分钟。本品 85% 以原形经肾脏随尿排泄。临床用于敏感菌所致的呼吸系统感染,腹腔感染,泌尿、生殖系统感染,皮肤、软组织感染及其他严重感染,如心内膜炎、败血症等。

2.注意事项

本品与头孢菌素类药有交叉过敏,与青霉素类药有部分交叉过敏。不良反应见其他头孢菌素类。

3.用法与用量

静脉给药。

(1)成人:一天 1～2 g,分 2 次;重症,一天 4 g,分 2～4 次。

(2)儿童:按体重一天 60～80 mg/kg,分 2 次;重症,一天 150 mg/kg,分 3～4 次。

4.制剂与规格

注射用氟氧头孢钠:1 g。密封,凉暗、干燥处保存。

(四)氨曲南

1.作用与用途

氨曲南对大多数需氧革兰阴性菌具有高度的抗菌活性,包括大肠埃希菌、克雷伯菌属的肺炎杆菌和奥克西托菌、产气杆菌、阴沟杆菌、变形杆菌属、沙雷菌属、枸橼酸菌属、志贺菌属等肠埃希菌科细菌,以及流感杆菌、淋病奈瑟菌、脑膜炎奈瑟菌等。肌内注射 1 g,血药峰浓度可达 45 mg/L,达峰时间 1 小时左右。静脉滴注 1 g(30 分钟)血药峰浓度可达 90 mg/L。给药后 60%～70% 以原形随尿排泄,12% 随粪便排出。本品血清蛋白结合率为 40%～65%,血中半衰期为 1.5～2.0 小时。临床用于治疗敏感需氧革兰阴性菌所致的各种感染,如尿路感染、下呼吸道感染、败血症、腹腔感染、妇科感染、术后伤口及烧伤、溃疡等皮肤软组织感染等。

2.注意事项

不良反应较少见,全身性不良反应发生率1‰～1.3‰或略低,包括消化道反应,常见的有恶心、呕吐、腹泻及皮肤变态反应。对氨曲南有过敏史者禁用。过敏体质及对其他β-内酰胺类抗生素有变态反应者慎用。与萘夫西林、头孢拉定、甲硝唑有配伍禁忌。

3.用法与用量

肌内注射及静脉给药。成人,一天3～4 g,分2～3次;重症,1次2 g,一天3～4次。

4.制剂与规格

注射用氨曲南:0.5 g。密闭,避光保存。

(五)氨苄西林舒巴坦

1.作用与用途

本品是氨苄西林和β-内酰胺酶抑制剂舒巴坦组成的一种抗生素,舒巴坦能保护氨苄西林免受酶的水解破坏。本品对葡萄球菌、链球菌属、肺炎链球菌、肠球菌属、流感杆菌、卡他莫拉菌、大肠埃希菌、克雷伯菌属、奇异变形杆菌、普通变形杆菌、淋病奈瑟菌、梭杆菌属、消化球菌属、消化链球菌属及包括脆弱拟杆菌在内的拟杆菌属均具抗菌活性。静脉注射予以2 g氨苄西林、1 g舒巴坦后,血药峰浓度分别为109～150 $\mu g/mL$和44～88 $\mu g/mL$。肌内注射氨苄西林1 g、舒巴坦0.5 g后的血药峰浓度分别为8～37 $\mu g/mL$和6～24 $\mu g/mL$。两药的血中半衰期均为1小时左右。给药后8小时两者的75‰～85‰以原形经尿排出。氨苄西林的血清蛋白结合率为28‰,舒巴坦为38‰。两者在组织体液中分布良好,均可通过有炎症的脑脊髓膜。临床用于治疗由敏感菌引起的下列感染:呼吸道感染,如细菌性肺炎、支气管炎等;腹腔感染,如腹膜炎、胆囊炎等;泌尿生殖系统感染,如尿路感染、肾盂肾炎、盆腔感染;皮肤和软组织感染等。

2.注意事项

见氨苄西林钠。

3.用法与用量

皮试见青霉素。

(1)成人:肌内注射(以氨苄西林和舒巴坦计)每次0.75～1.50 g,每天2～4次,每天最大剂量不超过6 g;静脉给药每次1.5～3.0 g,每天2～4次,每天最大剂量不超过12 g。

(2)儿童:静脉给药按体重每天100～200 mg/kg,分次给药。

4.制剂与规格

注射用氨苄西林钠舒巴坦钠:3 g(氨苄西林2 g,舒巴坦1 g)。密闭,凉暗干燥处保存。

(六)阿莫西林克拉维酸钾

1.作用与用途

克拉维酸具有强效广谱β-内酰胺酶抑酶作用。与阿莫西林联合,保护阿莫西林不被β-内酰胺酶灭活,从而提高后者的抗产酶耐药菌的作用,提高临床疗效。其他见阿莫西林。

2.注意事项

见阿莫西林。

3.用法与用量

皮试见青霉素。

(1)成人。①口服:每次375 mg,每8小时1次,疗程7～10天;严重感染每次625 mg,每8小时1次,疗程7～10天。②静脉给药:每次1.2 g,每天3次,严重感染者可增加至每天4次;

静脉注射时每 0.6 g 用 10 mL 注射用水溶解,在 3～4 分钟内注入;静脉滴注时每 1.2 g 溶于 100 mL 生理盐水,在 30～40 分钟滴入。

(2)儿童:口服。新生儿与 3 月以内婴儿,按体重每 12 小时 15 mg/kg(按阿莫西林计算);儿童一般感染(按阿莫西林计算),每 12 小时 25 mg/kg,或每 8 小时 20 mg/kg;严重感染,每 12 小时 45 mg/kg,或每 8 小时 40 mg/kg,疗程 7～10 天。

4.制剂与规格

阿莫西林克拉维酸钾片:457 mg(阿莫西林 400 mg,克拉维酸 57 mg);156 mg。阿莫西林克拉维酸钾粉针:600 mg,1.2 g。密封,凉暗干燥处保存。

(七)阿莫西林钠舒巴坦钠

1.作用与用途

见阿莫西林克拉维酸钾。

2.注意事项

见阿莫西林克拉维酸钾。

3.用法与用量

见阿莫西林克拉维酸钾。

4.制剂与规格

注射用粉针:0.75 g;溶媒结晶 1.5 g。避光,密闭,凉暗处保存。

(八)替卡西林克拉维酸钾

1.作用与用途

本品是替卡西林与 β-内酰胺酶抑制剂克拉维酸组成的复方制剂。对葡萄球菌、流感嗜血杆菌、卡他球菌、大肠埃希菌、克雷伯杆菌、奇异变形杆菌、普通变形杆菌、淋病奈瑟菌、军团菌、脆弱拟杆菌等有效。静脉给药 3.2 g 后,替卡西林和克拉维酸立即达血药峰浓度,平均血中半衰期分别为 68 分钟和 64 分钟。给药 6 小时后,60%～70% 的替卡西林和 35%～45% 的克拉维酸以原形经肾脏随尿排泄,两者血清蛋白结合率分别为 45% 和 9%。临床用于敏感菌所致的下列感染:呼吸道感染,腹腔感染(如胆管感染、腹膜炎),泌尿生殖系统感染,骨、关节感染,皮肤、软组织感染,严重感染如败血症等。

2.注意事项

皮试见青霉素,其他见青霉素类药品。

3.用法与用量

(1)成人:静脉滴注。一次 1.6～3.2 g,每 6～8 小时 1 次;最大剂量,一次 3.2 g,每 4 小时 1 次。

(2)儿童:静脉滴注。按体重每次 80 mg/kg,每 6～8 小时 1 次;早产儿及新生儿,每次 80 mg/kg,每 12 小时 1 次。

4.制剂与规格

替卡西林克拉维酸钾注射液:每支 3.2 g,其比例为 3.0 g∶0.2 g。5 ℃保存,配制好的溶液不可冷冻。

(九)哌拉西林钠他唑巴坦钠

1.作用与用途

见哌拉西林舒巴坦。哌拉西林为半合成青霉素类抗生素,他唑巴坦为 β-内酰胺酶抑制药。本品静脉滴注后,血浆中哌拉西林和他唑巴坦浓度很快达到峰值,在滴注 30 分钟后,血浆哌拉西林浓度与给予同剂量哌拉西林的血浆浓度相等,静脉滴注 2.25 g 及 4.5 g 哌拉西林钠他唑巴坦钠 30 分钟时,血浆哌拉西林峰浓度分别为 134 mg/L 和 298 mg/L,他唑巴坦分别为 15 mg/L 和 24 mg/L。哌拉西林和他唑巴坦的血中半衰期范围为 0.7~1.2 小时,均由肾脏排泄,68％哌拉西林以原形迅速自尿中排出;他唑巴坦及其代谢物主要经肾脏排泄,其中 80％为原形。

2.注意事项

皮试见青霉素,其他见青霉素类药品及哌拉西林舒巴坦。

3.用法与用量

成人及 12 岁以上儿童,一次 3.375 g(含哌拉西林 3 g 和他唑巴坦 0.375 g)静脉滴注,每 6 小时 1 次。治疗院内肺炎时,起始剂量为一次 3.375 g,每 4 小时 1 次,同时合并使用氨基糖苷类药物。

4.制剂与规格

注射用哌拉西林钠他唑巴坦钠:2.25 g(2∶0.25)、4.5 g(4∶0.5)。遮光,密封,干燥阴凉处保存。

(十)哌拉西林舒巴坦

1.作用与用途

哌拉西林为半合成青霉素类抗生素,舒巴坦为 β-内酰胺酶抑制剂。本品对哌拉西林敏感的细菌和产β-内酰胺酶耐哌拉西林的下列细菌有抗菌作用:大肠埃希菌、克雷伯菌属、变形杆菌属、沙门菌属、志贺菌属、淋病奈瑟菌、脑膜炎奈瑟菌、嗜血杆菌属(流感和副流感嗜血杆菌)、枸橼酸杆菌、沙雷菌属、铜绿假单胞菌、不动杆菌属、链球菌属、脆弱拟杆菌属等。本品肌内注射1.5 g, 1 小时后血药浓度达峰值,血药峰浓度约为52.2 μg/mL或 13 μg/mL;静脉滴注 1.5 g 后血药浓度为58.0 μg/mL或 30 μg/mL。哌拉西林的血清蛋白结合率为 17％～22％,血中半衰期为 1 小时左右。本品在肝脏不被代谢,在注射给药 12 小时后给药量的49％～68％以原形随尿排出,另有部分随胆汁排泄。临床用于铜绿假单胞菌、肠球菌、类杆菌和各种敏感革兰阴性菌所致的下列感染:败血症,呼吸道感染,尿路感染,胆管感染,腹腔感染,妇科感染,皮肤、软组织感染,心内膜炎等。

2.注意事项

皮试见青霉素,其他见青霉素类药品。哌拉西林与氨基糖苷类联用对铜绿假单胞菌、沙雷菌、克雷伯菌、其他肠埃希菌科细菌和葡萄球菌的敏感菌株有协同杀菌作用。但不能放在同一容器内输注。

3.用法与用量

肌内或静脉注射。

(1)成人:轻中度感染,哌拉西林舒巴坦(1∶0.5)每天 3～6 g,分 4 次给药;重度感染,哌拉西林舒巴坦(1∶0.5)1.5～6.0 g,每 6 小时 1 次。

(2)婴幼儿和 12 岁以下儿童:按体重每天给予哌拉西林 100～200 mg/kg、舒巴坦 25～80 mg/kg,分2～3 次给药。

4.制剂与规格

注射用哌拉西林舒巴坦:1.5 g(1∶0.5)。密闭,阴凉干燥处保存。

(十一)头孢哌酮舒巴坦

1.作用与用途

本药为头孢哌酮与β-内酰胺酶抑制剂舒巴坦复合制剂。其他见头孢哌酮。

2.注意事项

见头孢哌酮。

3.用法与用量

静脉注射或肌内注射。

(1)成人:每天 2～4 g,每 12 小时 1 次;严重或难治性感染剂量可每天增至 8 g,每 12 小时 1 次,静脉注射。

(2)儿童:按体重每天 40～80 mg/kg,分 2～4 次;严重或难治性感染,可增至每天 160 mg/kg,分2～4 次。新生儿:出生第 1 周内,每 12 小时 1 次;儿科最大剂量每天不得超过 160 mg/kg。

4.制剂与规格

注射用头孢哌酮舒巴坦(1∶1):1 g、1.5 g、4 g。密闭,凉暗干燥处保存。

(十二)头孢曲松钠舒巴坦

1.作用与用途

头孢曲松为杀菌剂。其抗菌作用机制为影响细菌细胞壁的生物合成,导致细菌细胞溶菌死亡,从而起抗菌作用。舒巴坦为不可逆的竞争性 β-内酰胺酶抑制剂,两者合用呈现协同作用。其他见头孢曲松钠。

2.注意事项

见头孢曲松钠。

3.用法与用量

肌内注射或静脉注射。

(1)成人:一般感染,每次 1.25 g,一天 1 次;严重感染,每次 1.25 g,一天 2 次;脑膜炎可加至每天 5 g,分 2 次给药。

(2)儿童:按成人剂量减半。

4.制剂与规格

注射剂:1.25 g(1.0 g 头孢曲松钠,0.25 g 舒巴坦钠)。

(十三)头孢噻肟钠舒巴坦

1.作用与用途

头孢噻肟钠为杀菌剂。舒巴坦为不可逆的竞争性 β-内酰胺酶抑制剂,两者合用呈现协同作用。其他见头孢噻肟钠。

2.注意事项

见头孢噻肟钠。

3.用法与用量

肌内注射和静脉注射。

(1)成年:每天头孢噻肟 2 g、舒巴坦 1 g 至头孢噻肟 6 g、舒巴坦 3 g,分 2～3 次注射;严重感染者,每6～8小时头孢噻肟 2～3 g、舒巴坦 1.0～1.5 g;舒巴坦钠最大推荐剂量为每天 4 g。

(2)儿童:每天按体重,头孢噻肟 50～100 mg/kg、舒巴坦为 25～50 mg/kg;必要时按体重 200 mg/kg 头孢噻肟和 80 mg/kg 舒巴坦,分 2～3 次给药。

4.制剂与规格

注射剂:1.5 g(1.0 g 头孢噻肟钠,0.5 g 舒巴坦钠)。

(王新蕾)

第二节 大环内酯类抗生素

大环内酯类抗生素均具有大环内酯环基本结构而命名。目前,临床应用的大环内酯类按其化学结构可分为十四元环,红霉素、克拉霉素、罗红霉素;十五元环,阿奇霉素;十六元环,醋酸麦迪霉素、交沙霉素。新大环内酯类中已进入临床应用的品种有阿奇霉素、克拉霉素、罗红霉素。本类药物的抗菌谱和抗菌活性基本相似,对多数革兰阳性菌、军团菌属、衣原体属、支原体属、厌氧菌等具良好抗菌作用。大多品种供口服,吸收后血药峰浓度较低,但在组织和体液中的分布广泛,肝、肾、肺等组织中的浓度可高出血药浓度数倍;在胸腔积液、腹水、脓液、痰、尿、胆汁等均可达到有效浓度,不易透过血-脑屏障。

本类药物主要在肝脏代谢,从胆汁中排出,胆汁中浓度可为血药浓度的 $10\sim40$ 倍,进行肝肠循环,粪中含量较高。血和腹膜透析后极少被清除。

大环内酯类的主要适应证:①溶血性链球菌、肺炎链球菌等革兰阳性菌感染,可作为上述感染青霉素过敏患者的替代选用药;②军团菌病;③支原体属感染;④衣原体属感染;⑤百日咳;⑥白喉带菌者;⑦用于对青霉素过敏患者的风湿热和心内膜炎的预防等。大环内酯类的主要不良反应为食欲减退、呕吐、腹泻等胃肠道反应,红霉素尤显著,在一定程度上限制了本类药物的临床应用。

近年来开发的新品种如罗红霉素、克拉霉素、阿奇霉素等,在药效学、药动学特性及不良反应等方面较沿用品种均有所改进。阿奇霉素对革兰阴性菌如流感嗜血杆菌、卡他莫拉菌、淋病奈瑟菌的抗菌作用是红霉素的 $2\sim8$ 倍,新品种对支原体属、衣原体属的作用也有所增强。新品种对胃酸的稳定性增加,生物利用度高,血药浓度和组织浓度增高,新品种的血中半衰期延长,每天的给药剂量及给药次数减少,胃肠道反应等不良反应也明显减轻,临床适应证有所扩大。

一、红霉素

(一)作用与用途

本品属大环内酯类抗生素,为抑菌剂,对葡萄球菌属、各群链球菌和革兰阳性杆菌、奈瑟菌属、流感嗜血杆菌呈现敏感。本品对除脆弱拟杆菌和梭杆菌属以外的各种厌氧菌亦具抗菌活性;对军团菌属也有抑制作用。静脉滴注后立即达血药浓度峰值,24 小时内静脉滴注 2 g,平均血药浓度为 $2.3\sim6.8$ mg/L。空腹口服红霉素碱肠溶片 250 mg 后,$3\sim4$ 小时血药浓度达峰值,平均约为 0.3 mg/L。吸收后以肝、胆汁和脾中的浓度为最高,在肾、肺等组织中的浓度可高出血药浓度数倍,在胆汁中的浓度可达血药浓度的10 倍以上。血清蛋白结合率为 70%～90%,血中半衰期为 $1.4\sim2$ 小时。红霉素主要在肝中浓缩和从胆汁排出,并进行肠肝循环,2%～5%的口服量和 10%～15%的注入量自肾小球滤过排除。本品作为青霉素过敏患者治疗溶血性链球菌、肺炎链球菌感染的替代用药,军团菌病、衣原体肺炎、支原体肺炎、风湿热复发、感染性心内膜炎的预防用药等。

(二)注意事项

胃肠道反应多见,肝毒性少见,但肝功能不全者慎用。本品可抑制卡马西平和丙戊酸等的代谢,导致后者血药浓度增高而发生毒性反应。与阿司咪唑或特非那定等抗组胺药合用可增加心脏毒性,与环孢素合用可使后者血药浓度增加而产生肾毒性。本品可导致服用华法林患者凝血酶原时间延长,另可抑制茶碱的正常代谢。

(三)用法与用量

1.成人

静脉滴注,每次 0.5～1.0 g,每天 2～3 次。治疗军团菌病剂量需增加至每天3～4 g,分 4 次滴注;口服,每天 0.75～2.0 g,分 3～4 次。用于风湿热复发的预防用药时,每次0.25 g,每天 2 次。

2.儿童

静脉滴注,每天按体重 20～30 mg/kg,分 2～3 次;口服,每天按体重 20～40 mg/kg,分 3～4 次。乳糖酸红霉素滴注液的配制:先加灭菌注射用水 10 mL 至 0.5 g 乳糖酸红霉素粉针瓶中或加 20 mL 至 1 g 乳糖酸红霉素粉针瓶中,用力振摇至溶解。然后加入生理盐水或其他电解质溶液稀释,缓慢静脉滴注,注意红霉素浓度在 1%～5%。

(四)制剂与规格

注射用乳糖酸红霉素粉针剂:按红霉素计 0.25 g(25×10^4 U);片剂:0.125 g(12.5×10^4 U)。密封,干燥处保存。

二、琥乙红霉素

(一)作用与用途

本品属大环内酯类抗生素,为红霉素的琥珀酸乙酯,在胃酸中较红霉素稳定。其他见红霉素。

(二)注意事项

见红霉素。

(三)用法与用量

口服。

1.成人

每天 1.6 g,分 2～4 次服用;军团菌病,每次 0.4～1.0 g,每天 4 次;衣原体感染,每次800 mg,每 8 小时1 次;共 7 天。

2.儿童

按体重每次 7.5～12.5 mg/kg,每天 4 次;或每次 15～25 mg/kg,每天 2 次;严重感染每天量可加倍,分 4 次服用;百日咳患儿,按体重每次 10.0～12.5 mg/kg,每天 4 次;疗程 14 天。

(四)制剂与规格

片剂:0.125 g(12.5×10^4 U),0.25 g(25×10^4 U)。密闭,避光,干燥处贮存。

三、交沙霉素

(一)作用与用途

抗菌谱与红霉素相似。单剂量口服交沙霉素 800 mg 后,平均血药浓度峰值为 2.43 mg/L,达峰时间为 0.62 小时,血中半衰期 A 相为 0.09 小时,半衰期 B 相为 1.45 小时,给药 24 小时约50%从粪中排出,约 21%从尿中排出。临床用于治疗敏感菌所致的呼吸系统感染、鼻窦炎、中耳炎、乳腺炎、淋巴管炎、牙周炎等。

(二)注意事项

见红霉素。

(三)用法与用量

口服。成人每天量为 0.8～1.2 g,分 3～4 次服用;儿童每天量为按体重 30 mg/kg,分次服用。

(四)制剂与规格

干糖浆:0.1 g;片剂:0.2 g。遮光,密封,干燥处保存。

四、醋酸麦迪霉素

(一)作用与用途

抗菌谱与红霉素相似。空腹服用本品 600 mg,30 分钟后可达血药浓度峰值,约为 2.38 μg/mL,血中半衰期约为 1.3 小时。临床用于敏感菌所致毛囊炎、疖痈、蜂窝织炎、皮下脓肿、中耳炎、咽峡炎、扁桃体炎、肺炎等。

(二)注意事项

见红霉素。但不良反应较轻。

(三)用法与用量

口服。成人每天 0.8～1.2 g,分 3～4 次服用;儿童每天按体重 30～40 mg/kg,分 3～4 次服用。

(四)制剂与规格

片剂:0.2 g。遮光,密封,干燥处保存。

五、罗红霉素

(一)作用与用途

抗菌谱与红霉素相似。罗红霉素耐酸而不受胃酸破坏,从胃肠道吸收好,血药浓度高。口服单剂量 150 mg 2 小时后血中浓度可达峰值,平均为 6.6～7.9 μg/mL,主要随粪便和尿以原形药物排泄。血中半衰期为 8.4～15.5 小时,远比红霉素长。临床用于治疗敏感菌所致的呼吸道、泌尿道、皮肤和软组织、眼耳鼻喉部感染。

(二)注意事项

本品不良反应发生率约为 4.1%,主要有胃肠道反应、肝功能异常、变态反应,少数患者使用本药后偶有呕吐、头痛、头晕、便秘等症状。其他见红霉素。

(三)用法与用量

口服。成人每次 150 mg,每天 2 次,餐前服;儿童每次 2.5～5.0 mg/kg,每天 2 次。

(四)制剂与规格

片剂:50 mg;150 mg。密闭,干燥,室温下保存。

六、阿奇霉素

(一)作用与用途

本品游离碱供口服,乳糖酸盐供注射。抗菌谱与红霉素相似,作用较强,对流感嗜血杆菌、淋病奈瑟菌的作用比红霉素强 4 倍,对军团菌强 2 倍,对金黄色葡萄球菌感染的作用也较红霉素强。口服单次给药 500 mg,2～3 小时达血药峰浓度,为 0.40～0.45 mg/L。生物利用度为 37%,

血中半衰期约为 2 天。在各种组织内浓度可达同期血浓度的 10～100 倍,给药量的 50％以上以原形经胆管排出,给药后 72 小时内约 4.5％以原形经尿排出。临床用于敏感菌所引起的支气管炎、肺炎、中耳炎、鼻窦炎、咽炎、扁桃体炎、皮肤和软组织感染及沙眼衣原体所致单纯性生殖器感染等。

(二)注意事项

不良反应主要有胃肠道症状,偶见假膜性肠炎、变态反应、中枢神经系统反应等。本品与地高辛合用,可使地高辛血药浓度水平升高;与三唑仑合用使三唑仑的药效增强;与细胞色素 P450 系统代谢药合用,可提高血清中卡马西平、特非那定、环孢素、苯妥英钠的血药浓度水平。

(三)用法与用量

1.成人

(1)静脉滴注:每次 0.5 g,每天 1 次,连续用药 2～3 天。

(2)口服:沙眼衣原体或敏感淋球菌所致性传播疾病,每天 1 次,每次 1 g。

(3)其他感染的治疗:每次 0.5 g,每天 1 次,连服 3 天,饭前服。

2.儿童

口服给药,按体重计算,每次 10 mg/kg,每天 1 次,连用 3 天。

(四)制剂与规格

注射用粉针剂:0.125 g(12.5×10⁴ U);0.25 g、0.5 g。干混悬剂:0.1 g(10×10⁴ U)。片剂:250 mg(25×10⁴ U)。胶囊:250 mg(25×10⁴ U)。密闭,阴凉干燥处保存。

七、克拉霉素

(一)作用与用途

克拉霉素的抗菌谱与红霉素近似,对流感嗜血杆菌有较强的作用。本品在胃酸中稳定,单剂口服400 mg后 2.7 小时达血药峰浓度 2.2 mg/L;在肺脏中浓度为血清浓度的 5 倍。本品血清蛋白结合率为65％～75％。主要由肝脏代谢,以原形及代谢物形式 36％经尿液排泄,56％从粪便排除。单剂给药后血中半衰期为 4.4 小时。临床用于治疗敏感病原体引起的呼吸道感染,鼻窦炎,皮肤、软组织感染。用于根除幽门螺杆菌、淋病、沙眼等。

(二)注意事项

心脏病患者、水和电解质紊乱者禁用。忌与特非那定合用。其他见红霉素及大环内酯类药。

(三)用法与用量

口服。

1.成人

每次 250 mg;重症,每次 500 mg;均为 12 小时 1 次,疗程 7～14 天。根除幽门螺杆菌,建议起始剂量为250～500 mg,每天 2 次,疗程为 7～10 天,且宜与奥美拉唑再加另一种抗生素联用。

2.儿童

6 个月以上小儿,按体重 7.5 mg/kg,每天 2 次。或按以下方法口服给药:体重8～11 kg,62.5 mg,每天 2 次;12～19 kg,125 mg,每天 2 次;20～29 kg,187.5 mg,每天 2 次;30～40 kg,250 mg,每天 2 次。

(四)制剂与规格

克拉霉素片:250 mg。克拉霉素分散片:125 mg、250 mg。密闭,遮光,阴凉干燥处保存。

(王新蕾)

第三节　林可霉素类抗生素

　　林可霉素类也称林可酰胺类,有林可霉素和其半合成衍生物克林霉素两个品种,后者的体外抗菌活性较前者强4～8倍。两者的抗菌谱与红霉素相似而较窄,仅葡萄球菌属(包括耐青霉素株)、链球菌属、白喉杆菌、炭疽杆菌等革兰阳性菌对本类药物敏感,革兰阴性需氧菌如流感嗜血杆菌、奈瑟菌属及支原体属均对本类药物耐药,这有别于红霉素等大环内酯类药。林可霉素类,尤其是克林霉素对厌氧菌有良好抗菌活性,拟杆菌属包括脆弱拟杆菌、梭杆菌属、消化球菌、消化链球菌、产气荚膜杆菌等大多对本类药物高度敏感。细菌对林可霉素与克林霉素间有完全交叉耐药性,与红霉素间存在部分交叉耐药。

　　林可霉素类主要作用于细菌核糖体的50S亚基,抑制肽链延长,因而影响细菌蛋白质合成。红霉素、氯霉素与林可霉素类的作用部位相同,相互间竞争核糖体的结合靶位;由于前两者的亲和力比后者大,常可取而代之,因此合用时可出现拮抗现象。林可霉素类主要用于厌氧菌和革兰阳性球菌所致的各种感染,对金黄色葡萄球菌所致的急性和慢性骨髓炎也有明确指征。本类药物的不良反应主要为胃肠道反应,口服后腹泻较多见,一般轻微,也可表现为假膜性肠炎,系由艰难梭菌外毒素引起的严重腹泻。克林霉素口服后吸收完全(90%),故口服给药时宜选用本品。

一、林可霉素

(一)作用与用途

　　本品对常见的需氧革兰阳性菌有较高抗菌活性,对厌氧菌有良好的抗菌作用,与大环内酯类有部分交叉耐药。成人肌内注射600 mg,30分钟达血药峰浓度。吸收后广泛及迅速分布于各体液和组织中,包括骨组织。血清蛋白结合率为77%～82%。血中半衰期为4～6小时,本品可经胆管、肾和肠道排泄,肌内注射后1.8%～24.8%药物经尿排出,静脉滴注后4.9%～30.3%经尿排出。本品适用于敏感葡萄球菌属、链球菌属、肺炎链球菌及厌氧菌所致的呼吸道感染、皮肤软组织感染、女性生殖道感染和盆腔感染及腹腔感染等,后两种病种可根据情况单用本品或与其他抗菌药联合应用。

(二)注意事项

　　不良反应有胃肠道反应,可引起假膜性肠炎、血液系统反应等。本品可增强吸入性麻醉药、神经-肌肉阻滞剂的神经肌肉阻滞现象,导致骨骼肌软弱和呼吸抑制或麻痹,与氯霉素、红霉素具拮抗作用,不可合用。

(三)用法与用量

1.肌内注射

成人每天0.6～1.2 g;小儿每天按体重10～20 mg/kg,分次注射。

2.静脉滴注

成人每次0.6 g,每8小时或12小时1次;小每天按体重10～20 mg/kg。

(四)制剂与规格

注射液:2 mL：0.6 g。密闭保存。

二、克林霉素

(一)作用与用途

本品为林可霉素的衍生物,抗菌谱与林可霉素相同,抗菌活性较林可霉素强 4～8 倍。对革兰阳性菌如葡萄球菌属、链球菌属、白喉杆菌、炭疽杆菌等有较高抗菌活性。对革兰阴性厌氧菌也有良好抗菌活性,拟杆菌属包括脆弱拟杆菌、梭杆菌属、消化球菌、消化链球菌、产气荚膜杆菌等大多对本品高度敏感。本品肌内注射后血药浓度达峰时间,成人约为 3 小时,儿童约为 1 小时。静脉注射本品300 mg,10 分钟血药浓度为 7 mg/L。血清蛋白结合率为 92%～94%。在骨组织、胆汁及尿中可达高浓度。约 10% 给药量以活性成分由尿排出,血中半衰期约为 3 小时。空腹口服的生物利用度为 90%。口服克林霉素 150 mg、300 mg后的血药峰浓度分别约为2.5 mg/L、4 mg/L,达峰时间为0.75～2 小时。临床用于链球菌属、葡萄球菌属及厌氧菌所致的中至重度感染,如吸入性肺炎、脓胸、肺脓肿、骨髓炎、腹腔感染、盆腔感染及败血症等。

(二)注意事项

不良反应有胃肠道反应,可引起假膜性肠炎、血液系统反应等。本品可增强吸入性麻醉药、神经-肌肉阻滞剂的神经-肌肉阻滞现象,导致骨骼肌软弱和呼吸抑制或麻痹;与氯霉素、红霉素具拮抗作用,不可合用。

(三)用法与用量

肌内注射或静脉滴注。

(1)成人:每天 0.6～1.2 g,分 2～4 次应用;严重感染,每天 1.2～2.4 g,分 2～4 次静脉滴注。

(2)儿童:4 周及 4 周以上小儿按体重每天 15～25 mg/kg,分 3～4 次应用;严重感染,每天 25～40 mg/kg,分 3～4 次应用。

(3)禁止直接静脉推注,可致小儿呼吸停止。

(四)制剂与规格

盐酸克林霉素注射液,2 mL：0.3 g;克林霉素葡萄糖注射液,100 mL：0.6 g;盐酸克林霉素胶囊,0.15 g。密闭,阴凉处保存。

三、盐酸克林霉素棕榈酸酯

(一)作用与用途

本品系克林霉素的衍生物,在体内经酯酶水解形成克林霉素而发挥抗菌活性。本品口服后药物自胃肠道迅速吸收水解为克林霉素,吸收率约为 90%,血清蛋白结合率 90% 以上,血中半衰期儿童约为 2 小时,成人约为 2.5 小时,肝肾功能损害时血中半衰期可延长,尿中 24 小时排泄率达 10%。其他见克林霉素。

(二)注意事项

见克林霉素。

(三)用法与用量

口服。儿童每天按体重 8～25 mg/kg,分 3～4 次服用;成人每次 150～300 mg(重症感染可用450 mg),每天 4 次。

(四)制剂与规格

盐酸克林霉素棕榈酸酯颗粒剂:1 g：37.5 mg。密闭,阴凉干燥处保存。　　　　(王金华)

第四节 喹诺酮类抗生素

喹诺酮类属化学合成抗菌药物。自合成第 1 个喹诺酮类药物萘啶酸,20 世纪 70 年代合成吡哌酸以来,该类药物发展迅速,尤其是近年来新一代喹诺酮类——氟喹诺酮类的众多品种面世,在感染性疾病的治疗中发挥了重要作用。氟喹诺酮类具有下列共同之处:①抗菌谱广,尤其对需氧革兰阴性杆菌具强大抗菌作用,由于其结构不同于其他抗生素,因此对某些多重耐药菌仍具良好抗菌作用。②药物在组织、体液中浓度高,体内分布广泛。③消除半衰期长,多数品种有口服及注射用两种制剂,因而减少了给药次数,使用方便。由于上述特点,氟喹诺酮类药物在国内外均不断有新品种用于临床。

在国内已广为应用者有诺氟沙星、氧氟沙星、环丙沙星等,近期一些氟喹诺酮类新品种相继问世,如左氧氟沙星、加替沙星、莫西沙星等,上述新品种与沿用品种相比,明显增强了对社区获得性呼吸道感染主要病菌肺炎链球菌、溶血性链球菌等需氧革兰阳性菌的抗菌作用,对肺炎支原体、肺炎衣原体和军团菌的抗微生物活性亦增高,因此这些新品种有指征用于社区获得性肺炎、急性鼻窦炎、急性中耳炎,故又被称为"呼吸喹诺酮类"。然而近 5~6 年来,国内临床分离菌对该类药物的耐药性明显增高,尤以大肠埃希菌为著,耐甲氧西林葡萄球菌及铜绿假单胞菌等的耐药率亦呈上升趋势,直接影响了该类药物的疗效。耐药性的增长与近几年来国内大量无指征滥用该类药物密切有关,因此,有指征地合理应用氟喹诺酮类药物是控制细菌耐药性增长、延长该类药物使用寿命的关键。在喹诺酮类药物广泛应用的同时,该类药物临床应用的安全性日益受到人们的关注,除已知该类药物在少数病例中可致严重中枢神经系统反应、光毒性、肝毒性、溶血性尿毒症等外,某些氟喹诺酮类药致 QT 间期延长引发严重室性心律失常;对血糖的影响,尤其在与糖尿病治疗药同用时发生的低血糖和高血糖等,虽均属偶发不良事件,但亦需引起高度警惕。在应用该类药物时,进行严密观察及监测,以保障患者的安全。

一、诺氟沙星

(一)作用与用途

本品对枸橼酸杆菌属、阴沟肠埃希菌、产气肠埃希菌等肠埃希菌属、大肠埃希菌、克雷伯菌属、变形菌属、沙门菌属、志贺菌属等,有较强的抗菌活性。对青霉素耐药的淋病奈瑟菌、流感嗜血杆菌和卡他英拉菌亦有良好抗菌作用。静脉滴注 0.4 g,经 0.5 小时后达血药峰浓度,约为 5 μg/mL。血清蛋白结合率为 10%～15%,血中半衰期为(0.245±0.93)小时,26%～32% 以原形和 10% 以代谢物形式自尿中排出,自胆汁和/或粪便中的排出量占 28%～30%。临床用于敏感菌所致的呼吸道感染、尿路感染、淋病、前列腺炎、肠道感染和伤寒及其他沙门菌感染。

(二)注意事项

不良反应有胃肠道反应,少数患者出现周围神经的刺激症状,变态反应,光敏反应,应避免过度暴露于阳光。本品在婴幼儿及 18 岁以下青少年的安全性尚未确定。但本品用于数种幼龄动物时,可致关节病变。因此不宜用于 18 岁以下的小儿及青少年。孕妇、哺乳期女性禁用。本品与茶碱类药物、环孢素合用可引起相应药物代谢减少,需调整剂量。

（三）用法与用量

成人静脉滴注，一次 0.2～0.4 g，一天 2 次；口服，一次 0.1～0.2 g，一天 3～4 次；空腹口服吸收较好。

（四）制剂与规格

注射液，100 mL∶0.2 g；胶囊，0.1 g。避光，干燥处保存。

二、环丙沙星

（一）作用与用途

抗菌谱与诺氟沙星相似，静脉滴注本品 0.2 g 和 0.4 g 后，其血药峰浓度分别为 2.1 $\mu g/mL$ 和 4.6 $\mu g/mL$。血清蛋白结合率为 20%～40%，静脉给药后 50%～70% 的药物以原形从尿中排出。口服本品 0.2 g 或 0.5 g 后，其血药峰浓度分别为 1.21 $\mu g/mL$ 和 2.5 $\mu g/mL$，达峰时间为 1～2 小时。血清蛋白结合率为 20%～40%。血中半衰期为 4 小时。口服给药后 24 小时以原形经肾脏排出给药量的 40%～50%。临床用于敏感菌引起的泌尿生殖系统感染、呼吸道感染、胃肠道感染、伤寒、骨和关节感染、皮肤软组织感染、败血症等全身感染。

（二）注意事项

含铝或镁的制酸药可减少本品口服的吸收，其他参见氧氟沙星。

（三）用法与用量

成人静脉滴注，一天 0.2 g，每 12 小时 1 次；口服，一次 250 mg，一天 2 次，重症者可加倍量；一天剂量不得超过 1.5 g。

（四）制剂与规格

注射液：100 mL∶0.2 g、200 mL∶0.4 g。片剂：0.25 g。遮光，密封保存。

三、氧氟沙星

（一）作用与用途

本品作用机制是通过抑制细菌 DNA 旋转酶的活性，阻止细菌 DNA 的合成和复制而导致细菌死亡。本品对多数肠埃希菌科细菌，如大肠埃希菌、克雷伯菌属、变形杆菌属、沙门菌属、志贺菌属和流感嗜血杆菌、嗜肺军团菌、淋病奈瑟菌等革兰阴性菌有较强的抗菌活性。对金黄色葡萄球菌、肺炎链球菌、化脓性链球菌等革兰阳性菌和肺炎支原体、肺炎衣原体也有抗菌作用。口服 100 mg 和 200 mg，血药达峰时间为 0.7 小时，血药峰浓度分别为 1.33 $\mu g/mL$ 和 2.64 $\mu g/mL$。尿中 48 小时可回收药物 70%～87%。血中半衰期为 4.7～7 小时。临床用于敏感菌引起的泌尿生殖系统感染、呼吸道感染、胃肠道感染、伤寒、骨和关节感染、皮肤软组织感染、败血症等全身感染。

（二）注意事项

不良反应有胃肠道反应，中枢神经系统反应可有头晕、头痛、嗜睡或失眠，变态反应，光敏反应较少见但应避免过度暴露于阳光下。本品在婴幼儿及 18 岁以下青少年的安全性尚未确定。但本品用于数种幼龄动物时，可致关节病变。因此不宜用于 18 岁以下的儿童及青少年。孕妇、哺乳期女性禁用。本品与茶碱类药物、环孢素合用可引起相应药物代谢减少，需调整剂量。

(三)用法与用量

成人静脉缓慢滴注,一次 0.2～0.3 g,一天 2 次;口服,一次 0.2～0.3 g,一天 2 次。

(四)制剂与规格

注射液:100 mL：0.2 g。片剂:0.1 g、0.2 g。遮光,密封保存。

四、依诺沙星

(一)作用与用途

本品对葡萄球菌、链球菌、志贺杆菌、克雷伯杆菌、大肠埃希菌、沙雷杆菌、变形杆菌、铜绿假单胞菌及其他假单胞菌、流感杆菌、不动杆菌、淋病奈瑟菌、螺旋杆菌等有良好的抗菌作用。静脉给药 0.2 g 和0.4 g,血药达峰时间约为 1 小时,血药峰浓度约为 2 mg/L 和3～5 mg/L。血中半衰期为 3～6 小时,血清蛋白结合率为 18％～57％。本品主要自肾排泄,48 小时内给药量的52％～60％以原形自尿中排出,胆汁排泄为 18％。临床用于由敏感菌引起的泌尿生殖系统感染、呼吸道感染、胃肠道感染、伤寒、骨和关节感染、皮肤软组织感染、败血症等全身感染。

(二)注意事项

参见诺氟沙星。

(三)用法与用量

静脉滴注。成人一次 0.2 g,一天 2 次;重症患者最大剂量一天不超过 0.6 g;疗程 7～10 天;滴注时注意避光。

(四)制剂与规格

注射液:100 mL：0.2 g。遮光,密闭保存。

五、洛美沙星

(一)作用与用途

本品对肠埃希菌科细菌如大肠埃希菌、志贺菌属、克雷伯菌属、变形杆菌属、肠埃希菌属等具有高度的抗菌活性;流感嗜血杆菌、淋病奈瑟菌等对本品亦呈现高度敏感;对不动杆菌、铜绿假单胞菌等假单胞菌属、葡萄球菌属和肺炎链球菌、溶血性链球菌等亦有一定的抗菌作用。本品静脉滴注后血药峰浓度为(9±2.72)mg/L。血中半衰期为 7～8 小时。本品主要通过肾脏排泄,给药后 48 小时约可自尿中以药物原形排出给药量的 60％～80％,胆汁排泄约 10％。空腹口服本品200 mg后,(0.55±0.58)小时达血药浓度峰值,峰浓度为(2.29±0.58)mg/L。血中半衰期为 6～7 小时,主要通过肾脏以原形随尿排泄,在 48 小时内 70％～80％随尿排出。临床用于敏感细菌引起的呼吸道感染,泌尿生殖系统感染,腹腔胆管、肠道、伤寒等感染,皮肤软组织感染等。

(二)注意事项

参见氧氟沙星。

(三)用法与用量

成人静脉滴注,一次 0.2 g,一天 2 次;尿路感染,一次 0.1 g,一天 2 次;疗程 7～14 天。口服,一天0.3 g,一天2 次;重者可增至一天 0.8 g,分 2 次服。单纯性尿路感染,一次 0.4 g,一天 1 次。

(四)制剂与规格

注射剂:250 mL：0.2 g。片剂:0.2 g。遮光,密封,凉暗处保存。

六、甲磺酸培氟沙星

(一)作用与用途

本品对肠埃希菌属细菌如大肠埃希菌、克雷伯菌属、变形杆菌属、志贺菌属、伤寒沙门菌属等及流感杆菌、奈瑟菌属等具有强大抗菌活性,对金黄色葡萄球菌和铜绿假单胞菌亦具有一定抗菌作用。静脉滴注0.4 g后,血药浓度峰值为 5.8 mg/L,与血清蛋白结合率为 20%～30%,血中半衰期较长,为 10～13 小时,本品及其代谢物主要经肾脏排泄,约占给药剂量的 58.9%。临床用于敏感菌所致的各种感染:尿路感染,呼吸道感染,耳鼻喉部感染,妇科、生殖系统感染,腹部和肝胆系统感染,骨和关节感染,皮肤感染,败血症和心内膜炎,脑膜炎。

(二)注意事项

不良反应主要有胃肠道反应、光敏反应、神经系统反应、皮疹等。偶见注射局部刺激症状。孕妇及哺乳期女性及 18 岁以下患者禁用。避免同时服用茶碱、含镁或氢氧化铝抗酸剂。稀释液不能用氯化钠溶液或其他含氯离子的溶液。

(三)用法与用量

成人静脉滴注,常用量,一次 0.4 g,每 12 小时 1 次;口服,每天 0.4～0.8 g,分 2 次服。

(四)制剂与规格

注射液,5 mL∶0.4 g;胶囊,0.2 g。遮光,密封,阴凉处保存。

七、司帕沙星

(一)作用与用途

本品对金黄色葡萄球菌、表皮葡萄球菌、链球菌、粪肠球菌等有明显抗菌作用;对大肠埃希菌、克雷伯菌属、志贺菌属、变形杆菌属、肠埃希菌属、假单胞菌属、不动杆菌属等亦有很好的抗菌作用。本品还对支原体、衣原体、军团菌、厌氧菌包括脆弱类杆菌也有很好的抗菌作用。单次口服本品 100 mg 或 200 mg 时,达峰时间为 4 小时,血药峰浓度为 0.34 μg/mL 或 0.58 μg/mL。生物利用度为 90%。胆囊的浓度约为血浆药物浓度的 7 倍,血清蛋白结合率为 50%。本品血中半衰期 16 小时左右。肾脏清除率为 1.51%。健康人单次口服本品 200 mg,72 小时后给药量的 12% 以原形、29% 以复合物形式随尿排出体外。胆汁排泄率高,给药量的 51% 左右以原形随粪便排出体外。临床用于敏感菌所致的呼吸道感染、肠道感染、胆管感染、泌尿生殖系统感染、皮肤感染、软组织感染等。

(二)注意事项

不良反应的发生率极低,主要有胃肠道反应、变态反应、神经系统反应、QT 间期延长等。对喹诺酮类药物过敏者、孕妇、哺乳期女性及 18 岁以下儿童及青少年禁用。光过敏患者禁用或慎用。其他见喹诺酮类药物。

(三)用法与用量

成人口服给药,每次 100～300 mg,最多不超过 400 mg,每天 1 次;疗程为 4～7 天。

(四)制剂与规格

片剂:100 mg。避光,密闭,室温保存。

八、左氧氟沙星

(一)作用与用途

本品为氧氟沙星的左旋体,其体外抗菌活性约为氧氟沙星的 2 倍。本品对多数肠埃希菌科细菌,如大肠埃希菌、克雷伯菌属、变形杆菌属、沙门菌属、志贺菌属和流感嗜血杆菌、嗜肺军团菌、淋病奈瑟菌等革兰阴性菌有较强的抗菌活性。对金黄色葡萄球菌、肺炎链球菌、化脓性链球菌等革兰阳性菌和肺炎支原体、肺炎衣原体也有抗菌作用。单次静脉注射 0.3 g 后,血药峰浓度约为 6.3 mg/L,血中半衰期约为 6 小时。血清蛋白结合率为 30%~40%。本品主要以原形药自肾排泄。口服 48 小时内尿中排出量为给药量的 80%~90%。临床用于敏感菌引起的泌尿生殖系统感染、呼吸道感染、胃肠道感染、伤寒、骨和关节感染、皮肤和软组织感染、败血症等全身感染。

(二)注意事项

不良反应有胃肠道反应和变态反应,中枢神经系统反应可有头晕、头痛、嗜睡或失眠,光敏反应较少见,但应避免过度暴露于阳光下。本品在婴幼儿及 18 岁以下青少年的安全性尚未确定。但本品用于数种幼龄动物时,可致关节病变。因此不宜用于 18 岁以下的儿童及青少年。孕妇、哺乳期女性禁用。本品与茶碱类药物、环孢素合用可引起相应药物代谢减少,需调整剂量。

(三)用法与用量

成人静脉滴注,一天 0.4 g,分 2 次滴注;重度感染患者一天剂量可增至 0.6 g,分 2 次。口服,每次 100 mg,每天 2 次;严重感染最多每次 200 mg,每天 3 次。

(四)制剂与规格

注射剂:0.1 g、0.2 g、0.3 g。片剂:0.1 g。遮光,密闭,阴凉处保存。

九、莫西沙星

(一)作用与用途

莫西沙星对耐青霉素和红霉素肺炎链球菌、嗜血流感杆菌、卡他莫拉汉菌、肺炎支原体、肺炎衣原体及军团菌等有良好抗菌作用,一次用药后 1~3 小时药物的血清浓度达到高峰,服药 200~400 mg 后血药峰浓度范围在 1.2~5.0 mg/L。单剂量 400 mg 静脉滴注 1 小时后,在滴注结束时血药浓度达峰值,约为 4.1 mg/L,与口服相比平均约增加 26%。血中半衰期为 11.4~15.6 小时,口服绝对生物利用度达到 82%~89%,静脉滴注略高。口服或静脉给药后约有 45% 的药物以原形自尿(约 20%)和粪便(约 25%)中排出。临床用于敏感菌所致的呼吸道感染,包括慢性支气管炎急性发作,轻、中度社区获得性肺炎和急性细菌性鼻窦炎。

(二)注意事项

禁用于儿童、处于发育阶段的青少年和孕妇。不良反应主要有胃肠道反应、变态反应、神经系统反应、QT 间期延长等。

(三)用法与用量

成人口服每天 1 次 400 mg,连用 5~10 天;静脉滴注,一次 400 mg,一天 1 次。

(四)制剂与规格

片剂:0.4 g。避光,密封,干燥条件下贮存。注射液:250 mL:400 mg 莫西沙星,2.25 g 氯化钠。避光,密封保存,不要冷藏或冷冻。

十、加替沙星

(一)作用与用途

加替沙星为新一代喹诺酮类抗生素。甲氧西林敏感金黄色葡萄球菌、青霉素敏感的肺炎链球菌,对大肠埃希菌、流感和副流感嗜血杆菌、肺炎克雷伯杆菌、卡他莫拉菌、淋病奈瑟菌、奇异变形杆菌及肺炎衣原体、嗜肺性军团杆菌、肺炎支原体对其敏感。本品静脉滴注约 1 小时达血药峰浓度。400 mg 每天 1 次静脉注射的平均稳态血药浓度峰值和谷值分别约为 4.6 mg/L 和 0.4 mg/L。加替沙星片口服与本品静脉注射生物等效,口服的绝对生物利用度约为 96%。加替沙星血清蛋白结合率约为 20%,与浓度无关。加替沙星广泛分布于组织和体液中,唾液中药物浓度与血浆浓度相近,而在胆汁、肺泡巨噬细胞、肺实质、肺表皮细胞层、支气管黏膜、窦黏膜、阴道、宫颈、前列腺液和精液等靶组织的药物浓度高于血浆浓度。加替沙星无酶诱导作用,在体内代谢极低,主要以原形经肾脏排出。本品静脉注射后 48 小时,药物原形在尿中的回收率达 70% 以上,加替沙星平均血中半衰期为 7~14 小时。本品口服或静脉注射后,粪便中的原药回收率约为 5%,提示加替沙星也可经胆管和肠道排出。临床用于治疗敏感菌株引起的中度以上的下列感染性疾病:慢性支气管炎急性发作、急性鼻窦炎、社区获得性肺炎、单纯性或复杂性泌尿道感染(膀胱炎)、肾盂肾炎、单纯性尿道和宫颈淋病等。

(二)注意事项

可见症状性高血糖和低血糖的报道,严禁将其他制剂加入含本品的瓶中静脉滴注,也不可将其他静脉制剂与本品经同一静脉输液通道使用。如果同一静脉输液通道用于输注不同的药物,在使用本品前后必须用与本品和其他药物相容的溶液冲洗通道。本品在配制供静脉滴注用 2 mg/mL 的静脉滴注液时,为保证滴注液与血浆渗透压等张,不宜采用普通注射用水。本品静脉滴注时间不少于 60 分钟,严禁快速静脉滴注或肌内、鞘内、腹腔内、皮下用药。其他见莫西沙星。

(三)用法与用量

成人口服 400 mg,每天 1 次;静脉滴注 200 mg,每天 2 次。

(四)制剂与规格

片剂:100 mg;200 mg;400 mg。密封,30 ℃ 以下干燥处保存。注射剂:5 mL:100 mg;10 mL:100 mg;100 mL:200 mg;200 mL:400 mg。遮光,密闭,阴凉处保存。

十一、氟罗沙星

(一)作用与用途

本品对大肠埃希菌、肺炎克雷伯杆菌、变形杆菌属、伤寒沙门菌、副伤寒杆菌、志贺菌属、阴沟肠埃希菌、铜绿假单胞菌、脑膜炎奈瑟菌、流感嗜血杆菌、摩拉卡他菌、嗜肺军团菌、淋奈瑟菌等均有较强的抗菌作用。对葡萄球菌属、溶血性链球菌等革兰阳性菌亦具有中等抗菌作用。静脉缓慢滴注 100 mg 或 400 mg 后,血清峰浓度分别为 2.9 mg/L 或 5.75 mg/L。血中半衰期为 (12±3) 小时,血清蛋白结合率低,约为 23%。给药量的 60%~70% 以原形或代谢产物经肾脏排泄。口服 200 mg,最高血药峰浓度为 2.9 μg/mL;血中半衰期为 10~12 小时,血清蛋白结合率为 32%。本品主要从尿中排泄,口服 72 小时后,在尿中回收率为 83%,其中 90% 为原药形式。临床用于对本品敏感细菌引起的膀胱炎、肾盂肾炎、前列腺炎、附睾炎、淋病奈瑟菌性尿道炎等泌尿生殖系统感染;伤寒沙门菌感染、细菌性痢疾等消化系统感染;皮肤软组织感染、骨感染、腹腔感染及盆腔感染等。

(二)注意事项

孕妇、哺乳期女性及 18 岁以下儿童及青少年禁用。本品不良反应为胃肠道反应、中枢神经系统反应等。本品避免同时服用茶碱、含镁或氢氧化铝抗酸剂。稀释液不能用氯化钠溶液或其他含氯离子的溶液。

(三)用法与用量

成人避光缓慢静脉滴注,一次 0.2~0.4 g,一天 1 次;口服,一次 0.2~0.3 g,一天 1 次。

(四)制剂与规格

注射液:100 mL(氟罗沙星 0.2 g,葡萄糖 5 g)。遮光,密闭,阴凉处保存。

十二、妥舒沙星

(一)作用与用途

本品对革兰阳性菌、革兰阴性菌、大多数厌氧菌均有良好的抗菌作用。口服本品150 mg、300 mg 的达峰时间为 1~2.5 小时,峰浓度分别为 0.37 $\mu g/mL$ 和 0.81 $\mu g/mL$,本品在血浆中主要以原形存在,主要随尿排泄。临床用于敏感菌引起的呼吸道、肠道、泌尿系统及外科、妇产科、耳鼻喉科、皮肤科、眼科、口腔科感染。

(二)注意事项

见司帕沙星片。

(三)用法与用量

成人口服给药。每天 300 mg,分 2 次服;或每天 450 mg,分 3 次服;少数患者可达每天600 mg,分3 次服。

(四)制剂与规格

片剂:150 mg。密封,干燥,避光凉暗处保存。

十三、芦氟沙星

(一)作用与用途

本品对革兰阴性菌具良好抗菌作用,包括大肠埃希菌、伤寒沙门菌、志贺菌属、流感嗜血杆菌、淋病奈瑟菌等均具有较强的抗菌活性。对葡萄球菌属、溶血性链球菌等革兰阳性球菌也有一定的抗菌作用。对铜绿假单胞菌无效。单剂量口服 0.2 g 后,血药峰浓度约为 2.3 mg/L,达峰时间约为 3 小时。血中半衰期长,约为 35 小时。本品主要以原形自肾脏排泄,约为 50%,胆汁排泄占 1%。临床用于敏感菌引起的下呼吸道和泌尿生殖系统感染。

(二)注意事项

见司帕沙星片。

(三)用法与用量

口服。一次 0.2 g,一天 1 次,首剂量加倍为 0.4 g;疗程 5~10 天,对前列腺炎的疗程可达 4 周。

(四)制剂与规格

胶囊:0.2 g。遮光,密封,干燥处保存。

(王金华)

第五节　四环素类抗生素

四环素类抗生素包括四环素、土霉素、金霉素及四环素的多种衍生物——半合成四环素。后者有多西环素(强力霉素)、米诺环素等。目前,四环素类耐药现象严重,大多常见革兰阳性和阴性菌对此类药物呈现耐药。四环素、土霉素等盐类的口服制剂吸收不完全,四环素和土霉素碱吸收尤差。四环素类尚可有毒性反应的发生,如对胎儿、新生儿、婴幼儿牙齿、骨骼发育的影响,对肝脏有损害及加重氮质血症等。由于上述原因,目前四环素类的主要适应证为立克次体病、布氏杆菌病(与其他药物联合)、支原体感染、衣原体感染、霍乱、回归热等,半合成四环素类也可用于某些敏感菌所致轻症感染,由于此类药物的毒性反应,8 岁以下小儿、孕妇均须避免应用。

一、四环素

(一)作用与用途

本品为广谱抑菌剂,高浓度时具杀菌作用。口服可吸收但不完全,30%～40%的给药量可从胃肠道吸收。口服吸收受食物和金属离子的影响。单剂口服本品 250 mg 后,血药峰浓度为 2～4 mg/L。本品能沉积于骨、骨髓、牙齿及牙釉质中。血清蛋白结合率为 55%～70%,血中半衰期为 6～11 小时。临床用于立克次体、支原体、衣原体、放线菌及回归热螺旋体等非细菌性感染和布氏杆菌病。由于目前常见致病菌对四环素类耐药现象严重,仅在病原菌对本品呈现敏感时,方有指征选用该类药物。

(二)注意事项

不良反应有胃肠道症状、肝毒性、变态反应,以及血液系统、中枢神经系统二重感染等。在牙齿发育期间(怀孕中后期、婴儿和 8 岁以下儿童)应用本品时,四环素可在任何骨组织中形成稳定的钙化合物,导致恒齿黄染、牙釉质发育不良和骨生长抑制,故 8 岁以下小儿不宜用本品。本品忌与制酸药,含钙、镁、铁等金属离子的药物合用。

(三)用法与用量

口服。

1.成人

常用量,一次 0.25～0.5 g,每 6 小时 1 次。

2.儿童

8 岁以上小儿常用量,每次 25～50 mg/kg,每 6 小时 1 次;疗程一般为 7～14 天,支原体肺炎、布鲁菌病需3 周左右。本品宜空腹口服。

(四)制剂与规格

片剂:0.25 g。遮光,密封,干燥处保存。

二、土霉素

(一)作用与用途

抗菌谱及应用与四环素相同。但对肠道感染,包括阿米巴痢疾,疗效略强于四环素。本品口服后的生物利用度仅 30% 左右。单剂口服本品 2 小时到达血药峰浓度,为 2.5 mg/L。本品血清蛋白结合率约为 20%。肾功能正常者血中半衰期为 9.6 小时。本品主要自肾小球滤过排出,给药后 96 小时内排出给药量的 70%。

(二)注意事项

见四环素。

(三)用法与用量

口服。成人一天 1.5～2.0 g,分 3～4 次;8 岁以上小儿一天 30～40 mg/kg,分 3～4 次;8 岁以下小儿禁用本品。本品宜空腹口服。

(四)制剂与规格

片剂:0.25 g。遮光,密封,干燥处保存。

三、多西环素

(一)作用与用途

抗菌谱及应用与四环素相同。多西环素口服吸收良好,在胸导管淋巴液、腹水、肠组织、眼和前列腺组织中的浓度均较高,为血浓度的 60%～75%,胆汁中的浓度可达血药浓度的 10～20 倍。单剂量口服200 mg,2 小时后达峰值,血药峰浓度约为 3 μg/mL,血清蛋白结合率为 80%～95%,主要在肝脏内代谢灭活,通过肾小球滤过随尿液排泄,血中半衰期为 16～18 小时。适应证见四环素,也可应用于敏感菌所致的呼吸道、胆管、尿路和皮肤及软组织感染。由于多西环素无明显肾脏毒性,临床用于有应用四环素适应证而合并肾功能不全的感染患者。此外,还可短期服用作为旅行者腹泻的预防用药。

(二)注意事项

口服多西环素可引起恶心、呕吐、上腹不适、腹胀、腹泻等胃肠道症状。其他见四环素。

(三)用法与用量

宜空腹口服。

1.成人

一般感染,首次 0.2 g,以后每次 0.1 g,每天 1～2 次;疗程为 3～7 天。

2.儿童

一般感染,8 岁以上儿童首剂按体重 4 mg/kg;以后,每次 2～4 mg/kg,每天 1～2 次;疗程为 3～7 天。

(四)制剂与规格

片剂:0.1 g。遮光,密封保存。

四、米诺环素

(一)作用与用途

米诺环素抗菌谱与四环素相似。具有高效与长效性,米诺环素口服吸收迅速,药物在胆及尿中浓度比血药浓度高 10～30 倍,本品血清蛋白结合率为 76%～83%,血中半衰期约为 16 小时。临床用于治疗支原体肺炎、淋巴肉芽肿、下疳、鼠疫、霍乱;当患者不耐青霉素时,米诺环素可用于治疗淋病奈瑟菌、梅毒和雅司螺旋体、李斯特菌、梭状芽孢杆菌、炭疽杆菌、放线菌、梭杆菌所致感染;阿米巴病的辅助治疗等。

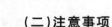

（二）注意事项

大剂量用药可引起前庭功能失调，但停药后可恢复。用药后应避免立即日晒，以免引起光感性皮炎。其他见四环素。

（三）用法与用量

口服。

1.成人

一般首次剂量 200 mg，以后每 12 小时 100 mg；或在首次用量后，每 6 小时服用50 mg。

2.儿童

8 岁以上儿童首剂按体重 4 mg/kg，以后每次 2 mg/kg，每天 2 次。通常治疗的时间至少持续到发热症状消失 24～48 小时后为止。

（四）制剂与规格

胶囊：50 mg，100 mg。遮光，密闭，干燥处保存。

五、替加环素

（一）作用与用途

本品是静脉给药的甘氨酰环素类抗生素。其结构与四环素类药物相似。都是通过与细菌30S 核糖体结合，阻止转移 RNA 的进入，使得氨基酸无法结合成肽链，最终起到阻断细菌蛋白质合成，限制细菌生长的作用。但替加环素与核糖体的结合能力是其他四环素类药物的 5 倍。替加环素的抗菌谱包括革兰阳性菌、革兰阴性菌和厌氧菌。体外试验和临床试验显示，替加环素对部分需氧革兰阴性菌（如弗氏枸橼酸杆菌、阴沟肠埃希菌、大肠埃希菌、产酸克雷伯菌和肺炎克雷伯菌、鲍曼不动杆菌、嗜水气单胞菌、克氏枸橼酸杆菌、产气肠埃希菌、黏质沙雷菌和嗜麦芽寡养单胞菌等）敏感。铜绿假单胞菌对替加环素耐药。替加环素静脉给药的峰浓度为 0.63～1.45 μg/mL，蛋白结合率为 71%～89%。本品给药后有 22% 以原形经尿排泄，其平均血中半衰期范围为 27（单剂量 100 mg）～42 小时（多剂量）。临床用于成人复杂皮肤及软组织感染和成人复杂的腹内感染，包括复杂阑尾炎、烧伤感染、腹内脓肿、深部软组织感染及溃疡感染。

（二）注意事项

常见不良反应为恶心和呕吐，其发生时间通常在治疗头 1～2 天，程度多为轻中度。复杂皮肤和皮肤结构感染患者应用替加环素治疗时，其恶心和呕吐的发生率分别为 35% 和 20%，替加环素不会抑制细胞色素 P450 酶系介导的代谢。孕妇若应用替加环素可能会对胎儿造成损害。在牙齿发育过程中（包括妊娠后期、婴儿期和 8 岁以前幼儿期）应用替加环素可使婴幼儿牙齿变色（黄色或灰棕色）。

（三）用法与用量

替加环素的推荐初始剂量为 100 mg，维持剂量为 50 mg，每 12 小时经静脉滴注 1 次；每次滴注时间为30～60 分钟。替加环素治疗复杂皮肤和皮肤结构感染或者复杂腹内感染的推荐疗程均为5～14 天。轻中度肝功能损害患者、肾功能损害患者或者血液透析患者均无须调整给药剂量；重度肝功能损害患者的推荐初始剂量仍为 100 mg，维持剂量降低至 25 mg，每12 小时 1 次。

（四）制剂与规格

替加环素为橙色冻干粉针，规格为 50 mg。

（孙　艳）

第六节 抗真菌药

本节主要介绍治疗系统性真菌感染的药物,有多烯类(两性霉素 B 及其衍生物)、三唑类(如氟康唑、伊曲康唑和伏立康唑等)、嘧啶类(如氟胞嘧啶)及棘白菌素类(如卡泊芬净、米卡芬净)等。

多烯类:临床上应用最早的抗真菌药物,主要是两性霉素 B 及类似物。其机制为通过与敏感真菌细胞膜上的固醇相结合,损伤细胞膜的通透性,导致细胞内重要物质,如钾离子、核苷酸和氨基酸等外漏,破坏细胞的正常代谢从而抑制其生长。该类药物的优点为抗真菌谱广、抗菌活性强,缺点为不良反应大,包括肾毒性、肝毒性及输液相关毒性等。剂型改造后脂质体包埋的两性霉素 B 通过肝脏摄取,缓慢释放入血液,避免了直接造成器官损害。目前,临床上应用的两性霉素 B 脂质复合体(ABLC,abelcet)、两性霉素 B 胆固醇复合体(ABCD、amphotec 和 amphocil)和两性霉素 B 脂质体。因分子大小、包埋颗粒等的不同,药物的药代动力学与生物活性有所不同。其中两性霉素 B 脂质体的直径小,药代动力学参数好,肝肾毒性小。

吡咯类:包括咪唑类和三唑类。本类药物作用机制为影响麦角甾醇合成,使真菌细胞膜合成受阻,影响真菌细胞膜的稳定性,导致真菌细胞破裂而死亡。其抗菌谱和抗菌活性差异较大,部分有抗曲霉菌活性。咪唑类包括酮康唑、克霉唑、咪康唑和益康唑等,因毒性较大,目前多为浅表真菌感染或皮肤黏膜念珠菌感染的局部用药。三唑类包括氟康唑、伊曲康唑和伏立康唑,均可用于治疗深部真菌感染。该类药物对肝肾功能有一定影响,部分患者可能会有视觉改变,表现为视敏度、视力范围或色觉异常。另外,该类药物通过肝脏 P450 酶系统代谢,可能影响其他药物(如抗排异药物)的代谢,用于移植患者时应注意监测抗排异药物的血药浓度。另一方面,其血药浓度也容易受到其他药物的影响。

氟胞嘧啶(5-FC):目前临床比较常用的作用于核酸合成的抗真菌药物,其作用机制涉及干扰嘧啶的代谢、RNA 和 DNA 的合成及蛋白质的合成等。临床上很少单独使用 5-FC,多与氟康唑和两性霉素 B 等合并使用。真菌对 5-FC 的天然耐药多是由于胞嘧啶脱氨酶或鸟苷磷酸核糖基转移酶的缺失引起。对 5-FC 耐药株曲霉菌属最常见,其次为新型隐球菌和念珠菌。

棘白菌素类:较新的一类抗真菌药,是 1,3-β-D-葡聚糖合成酶的非竞争性抑制剂。通过抑制 1,3-β-D-葡聚糖的合成,从而破坏真菌细胞壁的完整性,导致真菌细胞壁的通透性改变、渗透压消失,最终使真菌细胞溶解。这种独特的干扰真菌细胞壁合成的作用机制,决定了该类药物对很多耐唑类药物的真菌具有良好的抗菌活性,对高等生物无影响,而且具有低毒高效的临床效果。另外,该类药物与唑类无交叉耐药,并同其他抗真菌药有协同作用和增效作用。

对抗真菌药物进行比较,就抗菌谱而言,两性霉素 B 及其脂质体的抗菌谱最广。氟康唑对近平滑念珠菌、光滑念珠菌及克柔念珠菌疗效差,对曲霉和接合菌无抗菌活性。伊曲康唑和伏立康唑对念珠菌的抗菌活性优于氟康唑,对氟康唑耐药的念珠菌也有较强的抗菌活性,两者均有抗曲霉活性,但对接合菌感染均无效。而卡泊芬净对隐球菌、镰刀霉菌等疗效较差外,对其他临床常见真菌均有较好的抗菌作用。就安全性而言,卡泊芬净、伏立康唑和伊曲康唑与两性霉素 B 比较,毒性降低,尤以卡泊芬净最为明显。从药物之间的相互作用看,两性霉素 B 和卡泊芬净的代谢与细胞色素 P450 酶无关,对其他药物的代谢影响不大。而唑类药物则相反,对其他药物的代谢有影响。就耐药性来说,多烯类药物和棘白菌素 B 衍生物产生耐药菌较少见,而真菌对唑类药物的耐药,特别是对氟康唑的耐药,最常出现于 HIV 患者口腔黏膜白色念珠菌感染长时间使用氟康唑的治疗后。近年来,由于氟康唑的选择性压力,其他种类的念珠菌如光滑念珠菌和克柔念珠菌及新型隐球菌也出现耐药菌株。

一、两性霉素 B

两性霉素 B 由链霉菌 Streptomyces nodosus 的培养液中提炼制得,国内由 Streptomyces lushanensis sp.产生,是一种多烯类抗真菌抗生素。

其他名称:二性霉素和 FUNGIZONE。

ATC 编码:J02AA01。

(一)性状

本品为黄色或橙黄色粉末,无臭或几乎无臭,无味;有引湿性,在日光下易破坏失效。在二甲亚砜中溶解,在二甲基甲酰胺中微溶,在甲醇中极微溶解,在水、无水乙醇、氯仿或乙醚中不溶。其注射剂添加有一定量的脱氧胆酸钠(起增溶作用),可溶于水形成胶体溶液,但遇无机盐溶液则析出沉淀。

(二)药理学

本品为抗深部真菌感染药。本品与真菌细胞膜上的甾醇结合,损伤膜的通透性,导致真菌细胞内钾离子、核苷酸、氨基酸等外漏,破坏正常代谢而起抑菌作用。

(三)适应证

用于隐球菌、球孢子菌、荚膜组织胞浆菌、芽生菌、孢子丝菌、念珠菌、毛霉和曲菌等引起的内脏或全身感染。

(四)用法和用量

临用前,加灭菌注射用水适量使溶解(不可用氯化钠注射液溶解与稀释),再加入 5% 葡萄糖注射液(pH>4.2)中,浓度每 1 mL 不超过 1 mg。

(1)注射用两性霉素 B 静脉滴注:开始用小剂量 1~2 mg,逐日递增到每天 1 mg/kg。每天给药 1 次,滴注速度通常为 1~1.5 mL/min。疗程总量:白色念珠菌感染约 1 g,隐球菌脑膜炎约 3 g。

(2)两性霉素 B 脂质复合体(AmLC):成人及小儿推荐剂量为每天 5 mg/kg,静脉滴注液浓度为 1 mg/mL。小儿和心血管疾病患者可为 2 mg/mL,每天 1 次,滴注速度小时 2.5 mg/kg,时间超过 2 小时应再次摇匀。

(3)两性霉素 B 脂质体(AMBL):系统真菌感染每天 3~5 mg/kg;HIV 感染的脑隐球菌脑膜炎,每天 6 mg/kg;中性粒细胞减少症发热时的经验治疗,每天 3 mg/kg;内脏利什曼原虫病的治疗,免疫功能正常者,第 1~5 天,每天 3 mg/kg,于第 14 天和第 21 天各再加 1 剂。免疫功能不正常者第 1~5 天,每天 4 mg/kg,第 10、17、21、31 和 38 天各再给 1 剂。均为静脉滴注,每天静脉滴注 1 次,每次滴注时间约 2 小时,耐受良好者可缩短为 1 小时,药液需通过输液管内滤膜后方可给予。

(4)两性霉素 B 胆固醇复合体(ABCD):成人和儿童均为每天 3~4 mg/kg,每天 1 次静脉滴注。先用灭菌注射用水溶解,再加 5% 葡萄糖液稀释至 0.6 mg/mL,以每小时 1 mg/kg 速度滴注。首次,给药前先以本品小剂量 5 mg/10 mL 静脉滴注 30 分钟以上,滴完后观察 30 分钟,如患者适应则可正式给药滴注 2 小时,如表现不耐受,则应延长给药时间,每次 2 小时以上。

(5)鞘内注射:对隐球菌脑膜炎,除静脉滴注外尚需鞘内给药。每次从 0.05～0.10 mg 开始,逐渐递增至 0.5～1.0 mg(浓度为 0.10～0.25 mg/mL)。溶于注射用水 0.5～1.0 mL 中,按鞘内注射法常规操作,共约 30 次,必要时可酌加地塞米松注射液,以减轻反应。

(6)雾化吸入:适用于肺及支气管感染病例。每天量 5～10 mg,溶于注射用水 100～200 mL 中,分 4 次用。

(7)局部病灶注射:浓度 1～3 mg/mL,3～7 天用 1 次,必要时可加普鲁卡因注射液少量;对真菌性脓胸和关节炎,可局部抽脓后注入药 5～10 mg,每周 1～3 次。

(8)局部外用:浓度 2.5～5.0 mg/mL。

(9)腔道用药:栓剂 25 mg。

(10)眼部用药:眼药水 0.25%;眼药膏 1%。

(11)口服:对肠道真菌感染,每天 0.5～2.0 g,分 2～4 次服。

(五)不良反应

毒性较大,可有发热、寒战、头痛、食欲缺乏、恶心和呕吐等反应,静脉用药可引起血栓性静脉炎,鞘内注射可引起背部及下肢疼痛。对肾脏有损害作用,可致蛋白尿、管型尿,定期检查发现尿素氮>20 mg 或肌酐>3 mg 时,应采取措施,停药或降低剂量。尚有白细胞数下降、贫血和血压下降或升高、肝损害、复视、周围神经炎及皮疹等反应。使用期间可出现心率加快,甚至心室颤动,多与注入药液浓度过高、速度过快和用量过大,以及患者低血钾有关。

(六)禁忌证

对本药过敏者、严重肝病患者禁用。

(七)注意

(1)肝、肾功能不全者慎用。

(2)用药期间应监测肝功能、肾功能、血常规及血钾。

(3)出现低钾血症,应高度重视,及时补钾。

(4)使用期间,应用抗组胺药可减轻某些反应。皮质激素也有减轻反应的作用,但只限在反应较严重时用,勿作常规使用。

(5)静脉滴注如漏出血管外,可引起局部炎症,可用 5% 葡萄糖注射液抽吸冲洗,也可加少量肝素注射液于冲洗液中。

(八)药物相互作用

(1)与氟胞嘧啶合用,两药药效增强,但氟胞嘧啶的毒性增强。

(2)与肾上腺皮质激素合用时,可能加重两性霉素 B 诱发的低钾血症。

(3)与其他肾毒性药物合用,如氨基糖苷类、抗肿瘤药、万古霉素等,可加重肾毒性。

(九)制剂

注射用两性霉素 B(脱氧胆酸钠复合物):每支 5 mg、25 mg、50 mg。

(十)贮法

15 ℃以下,严格避光。配成的药液也必须注意避光。

二、伊曲康唑

其他名称:依他康唑、斯皮仁诺和美扶。

ATC 编码:J02AA01。

(一)药理学

本品是具有三唑环的合成唑类抗真菌药。对深部真菌与浅表真菌都有抗菌作用。三唑环的结构使本品对人细胞色素 P450 的亲和力降低,而对真菌细胞色素 P450 仍保持强亲和力。本品口服吸收良好,饭后服用吸收较好,由于脂溶性强,在体内某些脏器,如肺、肾及上皮组织中浓度较高,但由于蛋白结合率很高,所以很少透过脑膜,在支气管分泌物中浓度也较低。

(二)适应证

主要应用于深部真菌所引起的系统感染,如芽生菌病、组织胞浆菌病、类球孢子菌病、着色真菌病、孢子丝菌病和球孢子菌病等,也可用于念珠菌病和曲菌病。

(三)用法和用量

一般为每天 100～200 mg,顿服,1 个疗程为 3 个月,个别情况下疗程延长到 6 个月。

短程间歇疗法:1 次 200 mg,每天 2 次,连服 7 天为 1 个疗程,停药 21 天,开始第 2 疗程,指甲癣服 2 个疗程,趾甲癣服 3 个疗程,治愈率分别为 97% 和 69.4%。

(四)不良反应

本品对肝酶的影响较酮康唑为轻,但仍应警惕发生肝损害,已发现肝衰竭死亡病例。有恶心及其他胃肠道反应,还可出现低钾血症和水肿。本品有一定的心脏毒性,已发现充血性心力衰竭多例且有死亡者。

(五)禁忌证

对本药过敏者、室性心功能不全者禁用。

(六)注意

(1)肝、肾功能不全者,心脏病患者应慎用。

(2)儿童、妊娠期及哺乳期女性使用应权衡利弊。

(七)药物相互作用

(1)酶诱导药物如卡马西平、利福平和苯妥英等可明显降低本品的血药浓度,相反酶抑制剂如克拉霉素、红霉素能增加伊曲康唑的血药浓度。而降低胃酸的药物可能会减少伊曲康唑的吸收。

(2)与环孢素、阿司咪唑和特非那定有相互作用。同服时应减少剂量。

(3)本品可干扰地高辛和华法林正常代谢使消除减慢,同服时应减少剂量。

(八)制剂

片剂:每片 100 mg、200 mg。注射液:25 mL∶250 mg。

(九)贮法

避光、密闭,25 ℃以下室温保存。

三、氟康唑

其他名称:大扶康、三维康和 DIFLUCAN。

ATC 编码:J02AC01。

(一)性状

本品为白色结晶状粉末,微溶于水或盐水中,溶于乙醇和丙酮,略溶于氯仿和异丙醇,易溶于甲醇,极微溶于甲苯。

(二)药理学

本品为氟代三唑类抗真菌药。本品高度选择抑制真菌的细胞色素 P450,使菌细胞损失正常的甾醇,而 14α-甲基甾醇则在菌细胞中蓄积,起抑菌作用。对新型隐球菌、白色念珠菌及其他念珠菌、黄曲菌、烟曲菌、皮炎芽生菌、粗球孢子菌和荚膜组织胞浆菌等有抗菌作用。

本品口服吸收 90%,空腹服药,1～2 小时血药达峰、$t_{1/2}$ 约 30(20～50)小时。志愿者空腹口服 400 mg,平均峰浓度为 6.72 μg/mL。剂量在 50～400 mg,血药浓度和 AUC 值均与剂量成正比。每天口服本品 1 次,5～10 天血药浓度达坪。第 1 天倍量服用,则在第 2 天即接近达坪。V_d 约与全身水量接近(40 L)。血浆蛋白结合率低(11%～12%)。单剂量或多剂量服药,14 天时药物可进入所有体液、组织中,尿液及皮肤中药物浓度为血浆浓度的 10 倍;水疱皮肤中为 2 倍;唾液、痰、水疱液和指甲中与血浆浓度接近;脑脊液中浓度低于血浆,为 0.5～0.9 倍。80% 药物以原形自尿排泄,11% 以代谢物出现于尿中,肾功能不全者药物清除率明显降低。3 小时透析可使血药浓度降低 50%。

(三)适应证

应用于敏感菌所致的各种真菌感染,如隐球菌性脑膜炎、复发性口咽念珠菌病等。

(四)用法和用量

念珠菌性口咽炎或食管炎:第 1 天口服 200 mg,以后每天服 100 mg,疗程 2～3 周(症状消失仍需用药),以免复发。

念珠菌系统感染:第 1 天 400 mg,以后每天 200 mg,疗程 4 周或症状消失后再用 2 周。

隐球菌性脑膜炎:第 1 天 400 mg,以后每天 200 mg,如患者反应正常也可用每天 1 次 400 mg,至脑脊液细菌培养阴性后 10～12 周。

肾功能不全者减少用量。肌酐清除率＞50 mL/min 者用正常量;肌酐清除率为 21～50 mL/min 者,用 1/2 量;肌酐清除率为 11%～20% 者,用 1/4 量。

注射给药的用量与口服量相同。静脉滴注速度约为 200 mg/h。可加入葡萄糖液、生理氯化钠液、乳酸钠林格液中滴注。

(五)不良反应

偶见剥脱性皮炎(常伴随肝功能损害发生)。较常见的不良反应有恶心(3.7%)、头痛(1.9%)、皮疹(1.8%)、呕吐(1.7%)、腹痛(1.7%)、腹泻(1.5%)及味觉异常。其他不良反应包括头痛、头晕、中性粒细胞数减少、血小板减少症和粒细胞缺乏症,肝毒性,包括很少数致死性肝毒性病例,碱性磷酸酶升高,胆红素升高,血清丙氨酸氨基转移酶(SGOT)和血清天门冬氨酸氨基转移酶(SG PT)升高。免疫系统:变态反应(包括血管神经性水肿、面部水肿和瘙痒);肝胆系统:肝衰竭、肝炎、肝细胞坏死和黄疸;高胆固醇血症、高甘油三酯血症、低钾血症。

(六)禁忌证

对本药或其他吡咯类药过敏者禁用。

(七)注意

(1)本品对胚胎的危害性尚未肯定,给妊娠期女性用药前应慎重考虑本品的利弊。哺乳期女性慎用。

(2)本品的肝毒性虽较咪唑类抗真菌药为小,但也须慎重,特别对肝脏功能不健全者更应小心。遇有肝功能变化要及时停药或处理。

(3)用药期间应监测肝、肾功能。

（八）药物相互作用

（1）与华法林合用可延长凝血酶原时间。

（2）本品可抑制口服降糖药的代谢。

（3）使苯妥英的血药浓度升高。

（4）肾移植后使用环孢素者，联用本品可使环孢素血药浓度升高。

（5）利福平可加速本品的消除。

（九）制剂

片剂（胶囊）：每片（粒）50 mg；100 mg；150 mg 或 200 mg。注射剂：每瓶 200 mg/100 mL。

（十）贮法

避光、密闭，干燥处保存。

四、伏立康唑

其他名称：活力康唑、威凡、Vfend 和 VRC。

ATC 编码：J02AC03。

（一）药理学

本品为三唑类抗真菌药，通过抑制对真菌细胞色素 P450 有依赖的羊毛甾醇 14α-去甲基化酶，进而抑制真菌细胞膜麦角甾醇的生物合成，使真菌细胞膜的结构和功能丧失，最终导致真菌死亡。对分枝霉杆菌、链孢霉菌属以及所有曲霉菌均有杀菌活性，对耐氟康唑的克柔念珠菌、光滑念珠菌和白色念珠菌等也有抗菌作用。

口服后吸收迅速，达峰时间为 1～2 小时，生物利用度为 96%，食物影响其吸收。本品消除半衰期为6 小时，经肝脏细胞色素 P450 酶代谢，代谢产物经尿液排出，尿中原形药物低于 5%。

（二）适应证

用于治疗侵入性曲霉病，以及对氟康唑耐药的严重进入性念珠菌病感染及由足放线病菌属和镰刀菌属引起的严重真菌感染。主要用于进行性、致命危险的免疫系统受损的 2 岁以上患儿。

（三）用法和用量

负荷剂量：第 1 天静脉注射每次 6 mg/kg，每 12 小时 1 次；口服，体重大于 40 kg 者每次 400 mg，小于40 kg者 200 mg，均为每 12 小时 1 次。

维持剂量：第 2 天起静脉注射每次 4 mg/kg，每天 2 次；口服，体重大于 40 kg 者每次 200 mg，小于40 kg者 100 mg，均为每 12 小时 1 次。

治疗口咽、食管白色念珠菌病：口服，每次 200 mg，每天 2 次；静脉注射，每次 3～6 mg/kg，每 12 小时 1 次。

（四）不良反应

最为常见的不良事件为视觉障碍、发热、皮疹、恶心、呕吐、腹泻、头痛、败血症、周围性水肿、腹痛及呼吸功能紊乱。与治疗有关的，导致停药的最常见不良事件包括肝功能试验值增高、皮疹和视觉障碍。

（五）禁忌证

已知对伏立康唑或任何一种赋形剂有过敏史者、妊娠和哺乳期女性禁用。

（六）注意

（1）肝、肾功能不全者慎用。12 岁以下儿童不推荐使用。

（2）对驾驶和操作机器者,本品可能会引起一过性的、可逆性的视觉改变,包括视物模糊、视觉改变、视觉增强和/或畏光。

（3）本品使用时先用 19 mL 注射用水溶解,溶解后的浓度为 10 mg/mL。本品仅供单次使用,未用完的溶液应当弃去。只有清澈的、没有颗粒的溶液才能使用。稀释后的溶液:2～8 ℃保存,不超过 24 小时。

（4）伏立康唑片剂应在餐后或餐前至少 1 小时服用。

（七）药物相互作用

（1）西罗莫司与伏立康唑合用时,前者的血浓度可能显著增高。

（2）利福平、卡马西平和苯巴比妥等酶促药,可降低本品的血药浓度。

（3）本品抑制细胞色素 P450 同工酶 CYP2C19、CYP2C9 和 CYP3A4 的活性,可使特非那定、阿司咪唑、奎尼丁、麦角碱类、环孢素、他克莫司、华法林和他汀类降血脂药等血药浓度升高,从而导致 QT 间期延长,并且偶见尖端扭转性室性心动过速。应禁止合用。

（八）制剂

片剂:每片 50 mg;200 mg。注射用伏立康唑:每支 200 mg。

（九）贮法

密闭,阴凉干燥处保存。

五、氟胞嘧啶

其他名称:Fluorocytosin 和 5-FC。

ATC 编码:J02AX01。

（一）性状

本品为白色结晶性粉末,无臭,溶于水,溶解度为 1.2%（20 ℃）。干燥品极稳定,水溶液在pH 6～8 时也较稳定,在低温时可析出结晶。在酸或碱液中则迅速分解,可检出含有脱氨化合物氟尿嘧啶。

（二）药理学

抗真菌药,对念珠菌、隐球菌及地丝菌有良好的抑制作用,对部分曲菌,以及引起皮肤真菌病的分枝孢子菌、瓶真菌等也有作用。对其他真菌和细菌都无作用。口服吸收良好,3～4 小时血药达到高峰,血中半衰期为 8～12 小时,可透过血-脑屏障。

（三）适应证

用于念珠菌和隐球菌感染,单用效果不如两性霉素 B,可与两性霉素 B 合用以增疗效（协同作用）。

（四）用法和用量

口服:每天 4～6 g,分 4 次服,疗程自数周至数月。静脉注射,每天 50～150 mg/kg,分 2～3 次。单用本品时真菌易产生耐药性,宜与两性霉素 B 合用。

（五）不良反应

不良反应:氨基转移酶和碱性磷酸酶值升高、胃肠道症状、白细胞数减少、贫血、血小板数减少、肾损害、头痛、视力减退、幻觉、听力下降、运动障碍、血清钾和钙磷值下降,以及变态反应（如皮疹）等。

（六）禁忌证

对本药过敏者、严重肾功能不全和严重肝脏疾病患者禁用。

（七）注意

（1）骨髓抑制、有血液系统疾病者，以及肝、肾功能损害者慎用。

（2）因脑脊液中药物浓度较高，故无须鞘内注射给药。

（3）如单次服药量较大，可间隔 15 分钟分次服用，以减少恶心、呕吐等不良反应。

（八）药物相互作用

（1）与两性霉素 B 联用有协同作用，应注意毒性反应。

（2）与其他骨髓抑制药合用，可增加造血系统的不良反应。

（3）与阿糖胞苷联用有拮抗作用。

（九）制剂

片剂：每片 250 mg；500 mg。注射液：2.5 g（250 mL）。

（十）贮法

避光、密闭，阴凉处保存。

六、特比萘芬

其他名称：兰美舒、疗霉舒、丁克和 Lamisil。

ATC 编码：D01AE15，D01BA02。

（一）性状

本品为白色或几乎白色粉末，微溶于水，易溶于无水乙醇和甲醇，微溶于丙酮。本品为烯丙胺类抗真菌药，抑制真菌细胞麦角甾醇合成过程中的鲨烯环氧化酶，并使鲨烯在细胞中蓄积而起杀菌作用。人体细胞对本品的敏感性为真菌的万分之一。

（二）药理学

本品有广谱抗真菌作用，对皮肤真菌有杀菌作用，对白色念珠菌则起抑菌作用。

本品口服吸收约 70%。口服 250 mg，2 小时血药浓度达峰值 0.97 μg/mL。在剂量 50～750 mg 范围内血药浓度呈正比递升。吸收 $t_{1/2}$ 为 0.8～1.1 小时，分布 $t_{1/2}$ 为 4.6 小时，$t_{1/2\beta}$ 为 16～17 小时。在体内与血浆蛋白高度结合，分布容积 V_d 约 950 L，在皮肤角质层与指甲内有较高浓度，并持续一段时间。在体内代谢后由尿排泄，肝、肾功能不全者药物的血药浓度升高。

（三）适应证

用于浅表真菌引起的皮肤、指甲感染，如毛癣菌、小孢子癣菌和絮状表皮癣菌等引起的体癣、股癣、足癣、甲癣及皮肤白色念珠菌感染。

（四）用法和用量

口服，每天 1 次 250 mg，足癣、体癣和股癣服用 1 周；皮肤念珠菌病 1～2 周；指甲癣 4～6 周；趾甲癣 12 周（口服对花斑癣无效）。

外用（1%霜剂）用于体癣、股癣、皮肤念珠菌病和花斑癣等，每天涂抹 1～2 次，疗程不定（1～2 周）。

（五）不良反应

不良反应有消化道反应（腹胀、食欲缺乏、恶心、轻度腹痛和腹泻等）和皮肤反应（皮疹），偶见味觉改变。本品对细胞色素 P450 酶抑制较轻，但仍有一定的肝毒性，已发现肝损害病例，其症状是胆汁淤积,在停药后恢复缓慢。

(六)禁忌证

对本药过敏者、严重肾功能不全者禁用。

(七)注意

(1)肝功能不全者和肾功能不全者慎用。2 岁以下儿童、妊娠期女性使用要权衡利弊。

(2)进食高脂食物可使本药的生物利用度增加约 40%。

(3)如出现皮肤变态反应、味觉改变,应停止用药。

(八)药物相互作用

(1)本品可抑制由细胞色素 P450 同工酶 CYP2D6 介导的代谢反应,可导致如三环类抗抑郁药、β 受体阻滞剂及选择性 5-羟色胺再吸收抑制剂等主要通过该酶代谢的药物的血药浓度改变。

(2)利福平加速本品代谢。西咪替丁抑制本品代谢。

(九)制剂

片剂:每片 125 mg 或 250 mg。霜剂 1%。

(十)贮法

避光、密封保存。

七、美帕曲星

美帕曲星是由链霉菌 S.aureofaciens 所产生的多烯类抗生素帕曲星,经甲基化,得美帕曲星。口服片的制品有两种:一种是与十二烷基硫酸钠组成复合片,另一种是不含十二烷基硫酸钠的片剂。

其他名称:克霉灵、甲帕霉素和 Montricin。

ATC 编码:A01AB16、D01AA06、G01AA09 和 G04CX03。

(一)药理学

为抗深部真菌药,对白色念珠菌有较强的抑制作用,其作用类似两性霉素 B,与真菌细胞膜的甾醇结构结合而破坏膜的通透性。本品对滴虫有抑制作用。

本品中的十二烷基硫酸钠为助吸收剂,使美帕曲星口服后迅速被小肠吸收,服药期间美帕曲星的血浓度远高于其 MIC。本品在肾脏中分布浓度最高,且由尿液排泄,在肝脏及肺中较低。未吸收的药物主要从粪便排泄,停药后 30 小时即从体内消除,无蓄积现象。

(二)适应证

用于白色念珠菌阴道炎和肠道念珠菌病,也可用于阴道或肠道滴虫病。本品在肠道内与甾醇类物质结合成不吸收的物质,可用于治疗良性前列腺肿大。

(三)用法和用量

阴道或肠道念珠菌感染或滴虫病(用含十二烷基硫酸钠的复合片):1 次 10×10^4 U(2 片),每 12 小时 1 次,连用 3 天为 1 个疗程。对于复杂性病例,疗程可酌情延长。宜食后服用。

治疗前列腺肿大或肠道念珠菌病、滴虫病(用不含十二烷基硫酸钠的片剂):每天 1 次,每次 10×10^4 U。

(四)不良反应

主要有胃肠道反应,如胃部烧灼感、消化不良、恶心、腹泻、肠胀气和便秘等不良反应。

（五）禁忌证

对本品过敏者禁用。妊娠期女性,尤其是妊娠初 3 个月内女性不宜应用。

（六）注意

饭后服用减少胃肠道不良反应。

（七）制剂

肠溶片:每片 $5×10^4$ U。阴道片:每片 $2.5×10^4$ U。乳膏:供黏膜用。

八、阿莫罗芬

其他名称:盐酸阿莫罗芬、罗噻尼尔、罗每乐、Loceryl 和 Pekiron。

ATC 编码:D01AE16。

（一）药理学

本品为吗啉类局部抗真菌药,通过干扰真菌细胞膜麦角固醇的合成而导致真菌死亡。对皮肤癣菌、念珠菌、隐球菌、皮炎芽生菌、荚膜组织胞浆菌和申克孢子丝菌等有抗菌活性。

局部用乳膏剂可在甲板上形成一层非水溶性薄膜,并在 24 小时内穿入甲板达到远高于最低抑菌浓度的浓度,能维持 1 周时间。局部用药后有 4‰～10‰ 被吸收入血,血药浓度小于 0.5 ng/mL。吸收后的药物主要由尿排出,少量从粪便排出。

（二）适应证

用于治疗皮肤及黏膜浅表真菌感染,如体癣、手癣、足癣、甲真菌病及阴道白色念珠菌病等。

（三）用法和用量

甲真菌病:挫光病甲后将搽剂均匀涂抹于患处,每周 1～2 次。指甲感染一般连续用药 6 个月,趾甲感染,持续用药 9～12 个月。皮肤浅表真菌感染:用 0.25% 乳膏局部涂抹,每天 1 次,至临床症状消失后继续治疗 3～5 天。阴道念珠菌病:先用温开水或 0.02% 高锰酸钾无菌溶液冲洗阴道或坐浴,再将一枚栓剂置入阴道深处。

（四）不良反应

不良反应轻微,仅见一过性局部瘙痒、轻微烧灼感,个别有变态反应。

（五）禁忌证

对本品过敏者、妊娠期及准备怀孕的女性禁用。

（六）注意

(1)局部用药后,吸收极少。

(2)阿莫罗芬有较强的体外抗真菌作用,全身用药却没有活性,仅用于浅表局部感染。

（七）制剂

搽剂:每瓶 125 mg(2.5 mL)。乳膏剂:每支 0.25%(5 g)。栓剂:每枚 25 mg、50 mg。

（八）贮法

密闭,置阴凉干燥处。

九、醋酸卡泊芬净

醋酸卡泊芬净是一种由 Glarea lozoyensis 发酵产物合成而来的半合成脂肽(棘白菌素,echinocandin)化合物。

其他名称:科赛斯、Cancidas 和 GRIVULFIN。

ATC 编码:J02AX04。

（一）性状

本品为白色或类白色冻干块状物。辅料:蔗糖、甘露醇、冰醋酸和氢氧化钠（少量用于调节 pH）。

（二）药理学

卡泊芬净是一种 β(1,3)-D-葡聚糖合成抑制剂,可特异性抑制真菌细胞壁的组成成分 β(1,3)-D-葡聚糖的合成,从而破坏真菌结构,使之溶解。由于哺乳动物细胞不产生 β(1,3)-D-葡聚糖,因此卡泊芬净对患者不产生类似两性霉素 B 样的细胞毒性。此外,卡泊芬净不是 CYP450 酶抑制剂,因此不会与经 CYP3A4 途径代谢的药物产生相互作用。本品对许多种致病性曲霉菌属和念珠菌属真菌具有抗菌活性。

单剂量卡泊芬净经 1 小时静脉输注后,其血浆浓度下降呈多相性。输注后立即出现一个短时间的 α 相,接着出现一个半衰期为 9～11 小时的 β 相。另外,还会出现 1 个半衰期为 27 小时的 γ 相。大约 75% 放射性标记剂量的药物得到回收:其中,有 41% 在尿中,34% 在粪便中。卡泊芬净在给药后的最初 30 个小时内,很少有排出或生物转化。蛋白结合率大约为 97%。通过水解和 N-乙酰化作用卡泊芬净被缓慢代谢。有少量卡泊芬净以原形从尿中排出（大约为给药剂量的1.4%）。原形药的肾脏消除率低。

（三）适应证

用于治疗对其他治疗无效或不能耐受的侵袭性曲霉菌病,对疑似真菌感染的粒缺伴发热患者的经验治疗,口咽及食管念珠菌病。侵袭性念珠菌病,包括中性粒细胞减少症及非中性粒细胞减少症患者的念珠菌血症。

（四）用法和用量

第 1 天给予单次 70 mg 负荷剂量,随后每天给予 50 mg 的剂量。本品约需要 1 小时的时间经静脉缓慢地输注给药。疗程取决于患者疾病的严重程度、被抑制的免疫功能恢复情况及对治疗的临床反应。对于治疗无临床反应而对本品耐受性良好的患者可以考虑将每天剂量加大到 70 mg。

（五）不良反应

不良反应常见有皮疹、面部肿胀、瘙痒、温暖感或支气管痉挛。罕见的肝脏功能失调;心血管:肿胀和外周水肿;实验室异常:高钙血症、低清蛋白、低钾、低镁血症、白细胞数减少、嗜酸性粒细胞数增多、血小板数减少、中性白细胞数减少、尿中红细胞数增多、部分凝血激酶时间延长、血清总蛋白降低、尿蛋白增多、凝血酶原时间延长、低钠、尿中白细胞数增多及低钙。

（六）禁忌证

对本品中任何成分过敏的患者禁用。

（七）注意

(1)肝功能不全者、骨髓移植患者、肾功能不全者、妊娠期和哺乳期女性慎用。

(2)不推荐 18 岁以下的患者使用。

(3)本药配制后应立即使用。

(4)与右旋葡萄糖溶液存在配伍禁忌。除生理盐水和林格溶液外,不得将本品与任何其他药物混合或同时输注。

（八）药物相互作用

（1）环孢霉素能使卡泊芬净的 AUC 增加大约 35％。AUC 增加可能是由于肝脏减少了对卡泊芬净的摄取所致。本品不会使环孢霉素的血浆浓度升高。但与环孢霉素同时使用时，会出现肝酶 ALT 和 AST 水平的一过性升高。

（2）本品与药物消除诱导剂如依非韦伦、奈韦拉平、利福平、地塞米松、苯妥英或卡马西平同时使用时，可能使卡泊芬净的浓度下降。应考虑给予本品每天 70 mg 的剂量。

（3）本品能使他克莫司的 12 小时血药浓度下降 26％。两种合用建议对他克莫司的血浓度进行标准的检测，同时适当地调整他克莫司的剂量。

（九）制剂

注射用醋酸卡泊芬净：50 mg、70 mg（以卡泊芬净计）。

（十）贮法

密闭的瓶装冻干粉末应于 2～8 ℃储存。

十、阿尼芬净

其他名称：Eraxis、VER-002 和 LY303366。

ATC 编码：J02AX06。

（一）药理学

阿尼芬净是第 3 代棘白菌素类的半合成抗真菌药，是棘白菌素 B 的衍生物。通过抑制 β-1,3-葡聚糖合成酶，从而导致真菌细胞壁破损和细胞死亡。临床前研究证实具有强大的体内外抗真菌活性，且不存在交叉耐药性。对绝大部分的念珠菌和真菌有强大的抗菌活性，包括氟康唑耐药的念珠菌、双态性真菌和霉菌感染。

口服生物利用度仅 2％～7％。静脉输注后，血药浓度即达峰值（C_{max}），吸收半衰期低于 1 小时，消除半衰期约 24 小时。静脉给药后迅速广泛的分布于全身组织中，表观分布容积可达到与体液相当。阿尼芬净在健康受试者体内的分布容积为 33 L（30～50 L），C_{max} 和药时曲线下面积呈剂量依赖性。血浆清除率（Cl）为 1 L/h，呈剂量依赖性。蛋白结合率为 84％。约 10％的原形药经粪便排泄，小于 1％的药物经尿排泄。

（二）适应证

用于治疗食管念珠菌感染，念珠菌性败血症，念珠菌引起的腹腔脓肿及念珠菌性腹膜炎。

（三）用法和用量

静脉给药：食管性念珠菌病，第 1 天 100 mg，随后每天 50 mg 疗程至少 14 天，且至少持续至症状消失后 7 天。念珠菌性败血症等，第 1 天 200 mg，随后每天 100 mg，疗程持续至最后 1 次阴性培养后至少 14 天。

（四）不良反应

常见恶心、呕吐、γ-谷氨酰胺转移酶升高、低钾血症和头痛，尚有皮疹、荨麻疹、面红、瘙痒、呼吸困难及低血压。阿尼芬净对血液系统、血生化和心电图中的 QT 间期没有影响。

（五）禁忌证

对本品或其他棘白菌素类药物过敏者禁用。

（六）注意

（1）中、重度肝功能不全者慎用。

（2）妊娠期、哺乳期女性用药应权衡利弊。

（3）输注速率不宜超过 1.1 mg/min，避免不良反应发生。

（七）药物相互作用

（1）与环孢素合用，可使本药的血药浓度提高，无须调整阿尼芬净的剂量。

（2）阿尼芬净和伏立康唑合并用药，药动学参数均未见改变。阿尼芬净和不同消除机制的两性霉素 B 脂质体联合应用，彼此的药动学参数也没有统计学意义上的差别。

（八）制剂

注射用阿尼芬净：每瓶 50 mg、100 mg。

（孙　艳）

第五章 解 表 药

第一节 辛温解表药

味辛性温,以发散风寒表证为主的中药,叫作辛温解表药。风寒表证的主要表现为发热轻、恶寒重,汗出不畅或无汗,头痛、身痛、舌苔薄白、口不渴、脉浮等。

一、麻黄

(一)别名
草麻黄。

(二)处方名
麻黄、生麻黄、炙麻黄、麻黄绒、净麻黄、制麻黄、蜜麻黄。

(三)常用量
3～9 g。

(四)常用炮制
1.麻黄绒

取原药材去根,切 1.5～2.0 cm 长段,研绒,筛去灰屑即可。

2.制麻黄

麻黄 500 g,生姜 50 g,甘草 50 g。取甘草、生姜煎汤,煎至味出,趁热浸泡麻黄段,浸后晒干。

3.蜜麻黄(炙麻黄)

麻黄段 50 kg,蜜 5～10 kg。先将蜜熔化后,加入麻黄段,或再加少许水拌匀、稍闷,置锅中用微火炒至蜜干,以不粘手为度。

(五)常用配伍
1.配桂枝

增强宣散风寒、止痛功效,用于治疗外感风寒、头痛、身痛、无汗等症。

2.配杏仁

增强止咳、平喘、化痰作用,用于治疗风寒咳喘之证。

3.配生石膏

用于治疗肺热咳喘之证。如胸满咳喘、口苦舌干、脉浮数等。

(六)临床应用

1.风寒感冒

麻黄汤:麻黄9 g,桂枝6 g,苦杏仁9 g,炙甘草3 g。水煎服,日服1剂。

2.荨麻疹

麻黄10 g,桂枝3 g,苦杏仁6 g,白术12 g,蝉蜕6 g,炙甘草6 g。水煎服,日服1剂。

3.支气管炎

止嗽定喘丸(麻黄、苦杏仁、石膏、甘草),口服1次6 g,1天2次。

4.水肿病初起

麻黄6 g,白术15 g,茯苓20 g,冬瓜皮30 g,薏苡仁30 g。水煎服,日服1剂。

5.咳喘

麻黄10 g,生石膏30 g,黄芩15 g,桑白皮30 g,生甘草6 g。水煎服,日服1剂。

(七)不良反应与注意事项

(1)长期服用本品能引起病态嗜好。

(2)超过治疗量5倍以上时,即可引起中毒。

(3)大剂量中毒可引起心率缓慢、胸闷、气急、烦躁、失眠、头痛、恶心、呕吐、周身发麻、排尿困难,甚至呼吸困难、昏迷等。

(4)心绞痛者用此药可引起心绞痛发作。

(5)偶有变态反应,表现为皮肤红斑、水疱、皮疹、溃疡等。

(6)体虚多汗者忌用麻黄。

(7)高血压、心脏病患者忌用。

二、桂枝

(一)别名

柳桂。

(二)处方名

桂枝、细桂枝、嫩桂枝、桂枝尖、炒桂枝、蜜桂枝。

(三)常用量

3～10 g。

(四)常用炮制

1.炒桂枝

取桂枝放锅中,用微火炒数分钟至深黄色或微焦为度。

2.蜜桂枝

桂枝10 kg,蜜2.5 kg。先将蜜熔化,加热至起泡,加入桂枝片拌匀,微洒清水炒至老黄色不粘手为度。

(五)常用配伍

1.配白芍

温中止痛。用于治疗脾胃虚寒之胃病、腹痛。另可用于治疗外感风寒,表虚多汗者。

2.配桃仁

有温经活血功效。用于治疗妇女虚寒痛经、月经失调、慢性附件炎腹痛等症。

3.配附子

温经散寒止痛。用于治疗风寒关节疼痛、四肢疼痛等症。

4.配丹参

通气活血。用于治疗冠心病胸痛、心悸及血虚失眠、惊悸等症。

5.配甘草

温阳益心。用于治疗阳虚所致的心悸气短、畏寒等症。

(六)临床应用

1.流行性感冒

桂枝汤加减：桂枝 10 g，赤芍 10 g，炙甘草 6 g，厚朴花 10 g，法半夏 10 g，茯苓 12 g，白术 12 g，生姜 10 g，大枣 10 枚。水煎服，日服 1 剂。

2.类风湿关节炎

桂枝芍药知母汤加味：桂枝、白芍各 12 g，制附子（先煎）15 g，甘草 9 g，麻黄 8 g，知母 10 g，白术 15 g，防风 10 g，生姜 10 g。水煎服，日服 1 剂。

3.荨麻疹

桂枝 10 g，白芍 15 g，生姜 10 g，炙甘草 10 g，大枣 12 枚。随症加减：痒甚者加蝉蜕 10 g，白蒺藜 15 g，防风 10 g；皮疹鲜红者加生地黄 30 g，赤芍 10 g；皮疹苍白者加当归 12 g，土茯苓 30 g，苍耳子 10 g。水煎服，日服 1 剂。

4.胃及十二指肠溃疡虚寒性脘腹疼痛

桂枝 10 g，白芍 15 g，黄芪 30 g，陈皮 10 g，醋延胡索 12 g，炙甘草 6 g，生姜 10 g，大枣 10 枚。水煎服，日服 1 剂。

5.冠心病心悸胸痛

桂枝 10 g，薤白 10 g，瓜蒌 30 g，丹参 30 g，炙甘草 6 g，生姜 10 g。水煎服，日服 1 剂。

6.风湿性及类风湿关节疼痛

桂枝 10 g，制附子（先煎）6 g，鸡血藤 30 g，黄芪 30 g，细辛 3 g。水煎服，日服 1 剂。

7.慢性附件炎腹痛

桂枝 10 g，赤芍 12 g，醋延胡索 12 g，桃仁 10 g，红花 6 g，皂角刺 3 g，蒲公英 30 g，炙甘草 6 g，大枣 10 枚。水煎服，日服 1 剂。

(七)不良反应与注意事项

(1)有伤津助火之弊。热病高热、阴虚火旺、血热妄行者禁用。

(2)风热表证、风寒表湿证及温病初起者，不宜应用。

(3)孕妇慎用。

三、防风

(一)别名

防风根、东防风、关防风、西防风、水防风、屏风、公防风、母防风。

(二)处方名

防风、炒防风、口防风、防风炭。

(三)常用量

16～12 g。

(四)常用炮制

1.净防风

取原药材,拣净杂质,去茎及毛茸,洗净,切2～3 cm或0.5 cm厚的片,晒干。

2.炒防风

取防风片,用微火炒呈深黄色或微焦,放冷即可。

3.防风炭

取防风片在180 ℃热锅内炒,或用微火炒至黑色为度,喷淋清水,灭净火星取出。

4.蜜防风

防风片500 g,蜂蜜200 g。取防风片,加蜜炒至蜜被吸尽,放冷即可。

(五)常用配伍

1.配苍术

增强祛散风湿作用。用于治疗风湿性关节疼痛及风邪皮肤痒疹等症。

2.配秦艽

祛风除湿。用于治疗风湿四肢关节疼痛及午后、夜间低热者。

3.配白术

润肠健脾。用于治疗脾胃虚弱,运化无力导致的大便秘结之症。

4.配苍耳子

祛风止痒。用于治疗皮肤荨麻疹、瘙痒等症。

5.配川芎

祛风活血止痛。用于治疗头痛、偏头痛。

(六)临床应用

1.头痛

防风通圣散加减:防风15 g,荆芥10 g,连翘15 g,黄芩15 g,川芎15 g,当归12 g,白术15 g,炒白芍15 g,栀子15 g,麻黄6 g,大黄8 g,芒硝8 g,滑石10 g,生石膏(先煎)15 g,薄荷(后下)6 g。随症加减:无大便秘结者去大黄、芒硝;无小便黄赤者去滑石、栀子;头昏眼花者加菊花15 g。水煎服,日服1剂。

2.周围性神经麻痹

防风20 g,川芎15 g,当归15 g,蜈蚣(研粉)两条。前三味水煎汤,送服蜈蚣粉。每天1剂,分2次服。

3.慢性肠炎

防风15 g,白芍15 g,补骨脂10 g,五味子10 g,乌梅6 g。水煎服,日服1剂。

4.脾胃虚大便秘结

防风15 g,白术30 g,蒲公英30 g。水煎服,每天1剂。

5.砷中毒

防风15 g,绿豆15 g,红糖10 g,甘草6 g。水煎服,日服1剂。14天为1个疗程。

(七)不良反应与注意事项

(1)偶见变态反应。于服药后1小时内,出现恶心、呕吐、烦躁、皮肤瘙痒、冷汗、灼热、红斑等,或见荨麻疹样药疹、光敏性皮炎。

(2)血虚发痉及阴虚火旺者慎用。

四、生姜

(一)别名

名姜、鲜姜。

(二)处方名

生姜、川姜、煨姜、闽姜。

(三)常用量

6～15 g。

(四)常用炮制

1.煨姜

取生姜片或块,用纸包好,加水润湿,置炉台上烘烤,或在火中煨至纸黄或焦枯时,去纸即可。

2.闽姜

将生姜切片,加白糖腌制数天而成。

(五)常用配伍

1.配半夏

和胃止呕。用于治疗胃肠炎所致呕吐、恶心、腹胀等症。

2.配竹茹

清热止呕。用于治疗体虚有热,恶心、呕吐,口苦、舌苔黄,尿赤等症。

3.配陈皮

温中行气。用于治疗脾胃有寒,脘腹胀满,胃脘疼痛之症。

4.配大枣

和胃解表。用于治疗风寒感冒,胃脘不舒,恶心、呕吐等症。

(六)临床应用

1.慢性胃炎

生姜泻心汤:生姜 15 g,炙甘草 9 g,党参 10 g,干姜 3 g,黄芩 9 g,黄连 3 g,制半夏 9 g,大枣 4 枚。水煎服,日服 1 剂。

2.风寒感冒

生姜 30 g,紫苏叶 10 g。水煎服,日服 1 剂。

3.急性细菌性痢疾

生姜 50 g,红糖 30 g。水煎分 3 次服,日服 1 剂。

4.急性扭伤

取生姜适量,捣烂去汁,加入食盐少许拌匀,外敷患处,可用绷带固定,每天 1 次。

5.尿潴留

将生姜 15～24 g,咀嚼后用开水吞服。一般可在用药后 5 分钟内缓解症状,过半小时后按上法续服 1 次。

(七)不良反应与注意事项

(1)大剂量口服可致鼻血。

(2)外敷偶可见皮肤过敏性紫癜。

(3)高血压患者不宜多用。

(4)阴虚内热盛者不宜应用。

五、荆芥

(一)别名

假苏、香荆芥。

(二)处方名

荆芥、炒荆芥、荆芥炭、黑荆芥。

(三)常用量

3～9 g。

(四)常用炮制

1.炒荆芥

将荆芥段炒至微黄或黄色。

2.醋荆芥

荆芥段 50 kg,醋 5 kg。取荆芥段加醋炒至大部分黑色为度。

3.荆芥炭

取荆芥段置 180 ℃热锅中,炒至黑色存性,加水灭净火星,放冷即成。

(五)常用配伍

1.配薄荷

治疗感冒头痛,鼻塞不通,无汗,四肢疼痛等症。

2.配防风

治疗感冒无汗身痛及荨麻疹皮肤瘙痒之症。

3.配白芷

治疗头痛、偏头痛,症见舌苔白,口不渴,少汗等症者。

4.配黄芩

治疗气管炎咳嗽痰多,胸闷不舒,口苦、舌苔发黄者。

(六)临床应用

1.风寒感冒

荆芥 12 g,射干 12 g,柴胡 10 g,防风 10 g,葛根 15 g,苦杏仁 9 g,茵陈 10 g,金银花 10 g,桂枝 10 g,生姜 15 g,甘草 6 g。水煎服,每天 1 剂。

2.传染性软疣

荆芥 12 g,防风 10 g,蝉蜕 10 g,当归 15 g,柴胡 15 g,赤芍 15 g,僵蚕 15 g,黄芩 15 g,薏苡仁 30 g,大青叶 30 g,甘草 6 g。水煎服,日服 1 剂。

3.痔疮出血

荆芥炭 15 g,槐花炭 10 g,共研为细粉,每服 3～4 g,饭前清茶送服,每天 1～2 次。

4.慢性咽炎

荆芥穗 30 g,桔梗 10 g,沙参 30 g,炙甘草 6 g。共研为细末,每服 3 g,每天 1～2 次。

5.荨麻疹

荆芥 12 g,防风 10 g,紫草 30 g,黄芩 15 g,山楂 30 g,甘草 9 g。水煎服,每天服 1 剂。

(七)不良反应与注意事项

(1)变态反应,表现为眼睑浮肿,皮肤丘疹或暗红色斑点,烘热,瘙痒或伴有胸闷,腹痛、恶心、呕吐、腹泻。

(2)表虚盗汗,阴虚头痛者禁服。

(3)服荆芥时忌食鱼、虾、蟹、驴肉等食物。

六、羌活

(一)别名

蚕羌、竹节羌、条羌、鸡头羌、大头羌。

(二)处方名

羌活、川羌活、西羌活、蚕羌。

(三)常用量

3～10 g。

(四)常用炮制

取原药材,洗净,切 0.3 cm 厚的片,晒干或用微火烘干。

(五)常用配伍

1.配川芎

祛风湿、活血、止痛。用于外感风寒关节疼痛,四肢疼痛;风湿性关节炎疼痛;偏正头痛。

2.配防风

增强祛风湿作用。用于治疗风寒头痛、关节疼痛、肢体疼痛之症。

3.配独活

增强祛风湿作用。用于治疗风湿关节疼痛、腰腿疼痛。

(六)临床应用

1.流行性感冒

(1)九味羌活汤:羌活 9 g,防风 8 g,苍术 10 g,川芎 8 g,细辛 3 g,白芷 5 g,生地黄 10 g,黄芩 10 g,甘草 5 g。水煎服,日服 1 剂。

(2)九味羌活丸:口服,一次 6～9 g,日 2～3 次。

2.功能性水肿

羌活胜湿汤加味:羌活 6 g,独活 6 g,藁本 3 g,防风 6 g,川芎 6 g,炙甘草 2 g,蔓荆子 3 g。随症加减:气虚加党参 10 g,炒白术 10 g;尿少加茯苓皮 10 g,泽泻 6 g,车前子 20 g;食积加谷芽 20 g,麦芽 15 g,炒莱菔子 6 g,山楂 30 g;阳虚加巴戟天 10 g,补骨脂 6 g。水煎服,日服 1 剂。

3.风湿性关节炎

羌活 10 g,防风 10 g,生地黄 15 g,苍术 10 g,细辛 4 g,川芎 10 g,白芷 10 g,炙甘草 6 g,秦艽 10 g,五加皮 10 g,独活 10 g,薏苡仁 10 g。水煎服,日服 1 剂。

4.感冒发热

羌活 10 g,板蓝根 30 g,蒲公英 30 g。水煎服,每天 1 剂。

5.肢体麻木

羌活 12 g,鸡血藤 30 g,当归 10 g。水煎服,日服 1 剂。

6.偏头痛

羌活 10 g,白芷 10 g,川芎 15 g,天麻 12 g。水煎服,日服 1 剂。

7.上肢怕冷

羌活 12 g,黄芪 30 g,薏苡仁 30 g,炙甘草 6 g。水煎服,日服 1 剂。

(七)注意事项

阴虚火旺者慎用。

七、白芷

(一)别名

祁白芷、禹白芷。

(二)处方名

白芷、香白芷、川白芷、杭白芷、白芷片、白芷炭。

(三)常用量

3～10 g。

(四)常用炮制

1.白芷片

取原药材,洗净,加水浸 1 天至透,切 0.2～0.3 cm 厚的片,晒干。

2.白芷炭

取白芷片用 180 ℃锅炒至炭存性,加水灭净火星,放冷即成。

(五)常用配伍

1.配藁本

散寒止痛。用于治疗风寒头痛、偏正头痛。

2.配细辛

用于治疗风寒头痛及慢性鼻炎的鼻塞流涕等症。

3.配川芎

治疗风寒头痛、偏正头痛、眉框痛等症。

4.配甘草

缓中和胃止痛。用于治疗胃、十二指肠溃疡或慢性胃炎所致胃脘疼痛之症。

5.配天麻

治疗头痛、肢体麻木、头晕等症。

6.配菊花

治疗高血压所致头痛、头项不适等症。

(六)临床应用

1.胃溃疡

白芷 10 g,黄连 9 g,炙甘草 12 g,焦三仙(山楂、神曲、麦芽)各 10 g。共研细粉,饭前口服,一次 6～9 g,一天 3 次。

2.风寒感冒

白芷 9 g,羌活 6 g,防风 10 g,苍术 6 g,细辛 3 g。水煎服,日服 1 剂。

3.头痛、眉棱骨痛

(1)风寒引起者:白芷 6 g,荆芥 6 g,紫苏叶 6 g,川芎 10 g。水煎服,日服 1 剂。

(2)风热引起者:白芷 6 g,菊花 10 g,川芎 10 g,茶叶 6 g。水煎服,日服 1 剂。

4.额窦炎

白芷 15 g,黄芩 15 g,苍耳子 10 g,葛根 15 g,川芎 15 g,薄荷(后下)9 g。水煎服,日服 1 剂。

5.白癜风

(1)白芷 15 g,补骨脂 15 g,北沙参 20 g,防风 15 g。水煎服,日服 1 剂。

(2)15%白芷酊,外涂搽患处,每天 2～3 次。

6.便秘

白芷为末,每服 6 g,米汤入蜜少许送服,连进 2 服。

(七)不良反应与注意事项

(1)大剂量使用能引起强直性间歇性痉挛、惊厥,继则全身麻木。临床服用白芷所引起的中毒表现为恶心、呕吐、头晕、心悸、气短、大汗、血压升高、惊厥、烦躁不安、呼吸困难、心前区疼痛,最后可因呼吸中枢麻痹而死亡。

(2)变态反应:主要为接触性皮炎,皮损主要发生于面颈、胸上部和四肢暴露部位,出现红斑、水肿、水疱、大疱、糜烂、丘疹等。

(3)阴虚血热者忌用本品。

八、藁本

(一)别名
西芎、茶芎、土芎。

(二)处方名
藁本、川藁本、北藁本、香藁本。

(三)常用量
3～10 g。

(四)常用炮制
取原药材,用清水洗净,半阴干,切 0.3 cm 厚的片;或隔夜,再切片,晒干。

(五)常用配伍

1.配细辛
增强祛风散寒止痛作用。用于治疗风寒头痛及感受风寒所致鼻塞流涕等症。

2.配苍术
用于治疗风湿腰腿疼痛,关节疼痛。

3.配吴茱萸
用于治疗寒疝疼痛,肠鸣腹痛等症。

4.配川芎
用于治疗偏正头痛,耳鸣头眩等症。

5.配木瓜

用于治疗寒湿肢体麻木、疼痛之症。

(六)临床应用

1.血管神经性头痛

藁本 15 g,当归 15 g,桃仁 12 g,红花 10 g,川芎 15 g,白芷 10 g,生地黄 20 g,黄芪 18 g,丹参 20 g,龙骨 30 g,牡蛎(先煎)30 g,细辛(后下)3 g,甘草 9 g,蜈蚣 2 条。水煎服,日服 1 剂。

2.风湿性关节炎

藁本 15 g,苍术 15 g,防风 15 g,川牛膝 15 g,血竭 6 g。水煎服,13 服 1 剂。

3.慢性鼻炎

辛夷 12 g,藁本 10 g,炒苍耳子 10 g,升麻 6 g,黄芩 15 g,防风 10 g,牛蒡子 10 g,蝉蜕 6 g,连翘 20 g,川芎 12 g,荆芥穗(后下)8 g,红花 6 g,甘草 6 g。水煎服,日服 1 剂。

4.巅顶头痛

藁本 12 g,川芎 15 g,细辛 4 g。水煎服,日服 1 剂。

5.血虚四肢麻木

藁本 12 g,当归 12 g,木瓜 30 g,鸡血藤 30 g。水煎服,日服 1 剂。

6.寒疝疼痛

藁本 15 g,吴茱萸 8 g,小茴香 10 g。水煎服,每天 1 剂。

(七)不良反应与注意事项

(1)变态反应表现为头面及周身奇痒、皮肤出现红色或白色风团块。

(2)阴虚火旺者慎用。

(刘　晨)

第二节　辛凉解表药

味辛性凉,能够发散消除风热表证的中药,叫辛凉解表药。风热表证的主要表现为发热重、恶寒轻、头痛、口苦、口干、红舌质、舌苔黄、脉浮数等。

一、牛蒡子

(一)别名

大力子、牛子、恶实、杜大力、关力子、鼠黏子。

(二)处方名

牛蒡子、炒牛蒡子、大力子、牛子。

(三)常用量

6~15 g。

(四)常用炮制

1.牛蒡子

取原药材,筛去尘土,洗净,晒干或用微火烘干。

2.炒牛蒡子

取牛蒡子用微火炒至鼓起,微黄或黄色,有香味。

(五)常用配伍

1.配桔梗

清热利喉止咳。用于治疗风热感冒,咽喉疼痛,咳嗽吐痰之症。

2.配白芷

清热解毒消肿。用于治疗热毒肿痛或脓成不溃者。

3.配连翘

增强清热解表功效。用于治疗风热感冒,咽痛口干及口舌生疮、痈肿疮疡之症。

4.配玄参

治疗慢性咽炎口干咽痒,干咳少痰等症。

(六)临床应用

1.风热感冒

牛蒡子 12 g,柴胡 12 g,黄芩 15 g,葛根 15 g,连翘 15 g,金银花 15 g,皂角刺 6 g,生石膏(先煎) 30 g。随症加减:咳嗽加前胡 10 g,射干 10 g;便秘者加大黄 9 g,柏子仁 15 g。水煎服,日服 1 剂。

2.慢性咽炎

牛蒡子 12 g,桔梗 10 g,北豆根 10 g,沙参 10 g,赤芍 15 g,甘草 3 g。水煎服,日服 1 剂。

3.牙周炎

牛蒡子 12 g,栀子 15 g,薄荷(后下)9 g,荆芥 10 g,牡丹皮 10 g,玄参 12 g,夏枯草 15 g,石斛 10 g。水煎服,日服 1 剂。

4.面神经麻痹

牛蒡子 20 g,钩藤 20 g,全蝎 6 g,僵蚕 10 g,白附子 6 g。水煎服,日服 1 剂。

(七)不良反应与注意事项

(1)过量可引起胸闷气急,咽喉阻塞感,头晕呕吐,血压下降。

(2)变态反应,可导致皮肤丘疹,皮肤瘙痒。

(3)脾胃虚寒,便溏泄泻者慎服。气虚者不可过量久服。

二、薄荷

(一)别名

薄荷草、仁丹草、野薄荷。

(二)处方名

苏薄荷、炒薄荷、蜜薄荷、盐薄荷。

(三)常用量

3～9 g。

(四)常用炮制

1.薄荷粉

取原药材晒干,去土及梗,磨成细粉。

2.蜜薄荷

薄荷 500 g,蜂蜜 200 g。先将蜜熔化,至沸腾时加入薄荷拌匀,用微火炒至微黄色即可。

3.盐薄荷

薄荷 50 kg,盐 100 kg,甘草 12.5 kg,桔梗 6 kg,浙贝母 6 kg。先将薄荷叶蒸至软润倾出,放通风处稍凉,再用甘草、桔梗、浙贝母三味煎汤去渣,浸泡薄荷至透,另将盐炒热研细,投入薄荷内,待吸收均匀即成。

(五)常用配伍

1.配菊花

疏散风热,清利头目。用于治疗风热头痛,肝火及肝阳上亢的头晕目眩、目赤肿痛等症。

2.配夏枯草

用于治疗淋巴结核及目赤肿痛、风热头痛等症。

3.配白僵蚕

清热息风解痉。用于治疗小儿癫痫及皮肤丘疹瘙痒等症。

4.配牛蒡子

清咽利喉。用于治疗咽喉肿痛及慢性咽炎、咽干咽痒等症。

(六)临床应用

1.外感高热

薄荷 10 g,荆芥穗 9 g,金银花 30 g,苦杏仁 10 g,前胡 10 g,板蓝根 30 g,黄芩 15 g,柴胡 15 g,淡竹叶 6 g,生石膏(先煎)40 g,生甘草 8 g,连翘 30 g。水煎服,日服 1 剂。

2.慢性荨麻疹

薄荷 15 g,龙眼肉 20 g,大枣 12 枚。水煎服,日服 1 剂。

3.急性咽喉炎

薄荷 12 g,桔梗 10 g,麦冬 20 g,玄参 15 g,板蓝根 15 g,生甘草 10 g,金银花 15 g,白茅根 30 g,生地黄 15 g,藕节 10 g。水煎服,日服 1 剂。

4.黄褐斑

薄荷 10 g,柴胡 10 g,黄芩 15 g,栀子 12 g,当归 10 g,红花 10 g,赤芍 15 g,莪术 12 g,陈皮 6 g,生甘草 10 g。水煎服,日服 1 剂。

5.乳腺炎

薄荷 12 g,蒲公英 40 g,金银花 30 g。水煎服,日服 1 剂。

6.风热牙痛

薄荷 12 g,生石膏 40 g,生地黄 40 g,白芷 10 g。水煎服,日服 1 剂。

(七)不良反应与注意事项

(1)过量可引起中毒反应。主要表现为神经系统症状及消化道刺激征,头痛、眩晕、恶心、呕吐、腹痛腹泻、大汗、四肢麻木、神志恍惚,甚则昏迷、心率缓慢、血压下降等。

(2)胃食欲缺乏、久病体虚者慎用。

(3)婴幼儿慎用。

(4)表虚汗多者禁用。

三、蝉蜕

(一)别名

蝉壳、知了壳。

(二)处方名

蝉衣、虫衣、蝉蜕、虫退、仙人衣、净蝉蜕。

(三)常用量

3～10 g。

(四)常用炮制

取原药材,加水浸泡 3～5 分钟,轻轻搅动,使泥沙脱落,或去头足,淘净晒干。

(五)常用配伍

1.配薄荷

疏散风热,透疹止痒。用于治疗风疹肤痒、麻疹透发不畅及风热头痛、目赤等症。

2.配苍耳子

祛风止痒。用于治疗荨麻疹、银屑病、湿疹等皮肤瘙痒之症。

3.配磁石

用于治疗肝火上攻所致耳鸣耳聋之症。

4.配胖大海

宣肺利咽。用于治疗慢性咽喉炎所致声音嘶哑、咽干疼痛等症。

(六)临床应用

1.结膜炎

蝉蜕 10 g,黄芩 15 g,蒲公英 30 g。水煎服,每天 1 剂。

2.耳鸣

蝉蜕 10 g,磁石 40 g,夏枯草 30 g,杜仲 6 g,五味子 6 g。水煎服,日服 1 剂。

3.湿疹

蝉蜕 10 g,苍耳子 15 g,薏苡仁 30 g,鸡血藤 30 g,山楂 30 g,生甘草 9 g。水煎服,日服 1 剂。

4.慢性荨麻疹

蝉蜕炒焦、研末,与炼蜂蜜制成丸,每丸 9 g 重。每服 1 丸,每天 2～3 次。

5.头痛

蝉蜕 15 g,葛根 20 g,川芎 15 g,白芍 15 g,白芷 6 g,细辛 3 g,甘草 6 g。水煎服,日服 1 剂。

6.风热感冒

蝉蜕 9 g,前胡 10 g,淡豆豉 15 g,牛蒡子 10 g,瓜蒌仁 6 g,薄荷(后下)6 g。水煎服,日服 1 剂。

(七)不良反应与注意事项

(1)消化道反应:上腹疼痛、腹胀、肠鸣等。但停药后多可自行消失。

(2)变态反应:全身出汗、颜面潮红、全身出现散在性小皮疹、体温升高等。

(3)孕妇慎用。

(4)痘疹虚寒者忌用。

四、桑叶

(一)别名

霜叶。

(二)处方名

冬桑叶、霜桑叶、蜜桑叶。

(三)常用量

6～15 g。

(四)常用炮制

1.桑叶

取原药材,拣净杂质,去梗搓碎即可。

2.炒桑叶

用微火炒至焦黄色,有焦斑即可。

3.蜜桑叶

桑叶 5 kg,蜜 1.5 kg。先将蜜熔化开,加入桑叶,用微火炒至微黄色至不粘手为度。

4.蒸桑叶

取桑叶放蒸笼内,下垫清洁细麻布,蒸 1 小时,晒干即可。

(五)常用配伍

1.配菊花

凉血明目,清利头目。用于治疗目赤肿痛、风热头痛及肝阳上亢所致眩晕、抽搐等症。

2.配紫菀

止咳化痰。用于治疗感冒咳嗽及气管炎咳嗽痰多,口苦胸闷等症。

3.配杏仁

润肺止咳。用于治疗干咳少痰、咽喉干燥发痒等症。

4.配黑芝麻

补益肝肾。用于治疗肝肾阴虚所致头目眩晕之症。

(六)临床应用

1.肺热咳嗽

桑叶 15 g,苦杏仁 10 g,麦冬 15 g,黄芩 15 g,枇杷叶 10 g,板蓝根 15 g,蒲公英 30 g,炙甘草 6 g,生石膏(先煎)15 g。水煎服,日服 1 剂。

2.百日咳

桑菊饮:桑叶 20 g,薄荷(后下)3 g,菊花 10 g,苦杏仁 6 g,连翘 15 g,桔梗 6 g,芦根 15 g,甘草 5 g。水煎服,日服 1 剂。

3.风热感冒

桑菊感冒颗粒(桑叶、菊花、连翘、苦杏仁、桔梗、薄荷、甘草、芦根)。开水冲服,一次 1～2 袋,一天2～3 次。

4.荨麻疹、神经性皮炎、日光性皮炎、脂溢性皮炎

桑叶 30 g,重楼 15 g,生地黄 15 g,枇杷叶 15 g,生甘草 10 g。水煎服,日服 1 剂。

5.妇女面部褐色斑

桑叶 500 g,隔水蒸消毒,去除杂物,干燥后处理备用。每天 15 g,沸水泡后作茶饮用。连服 1 个月为1 个疗程。

(七)注意事项

风寒感冒不宜使用。

五、菊花

(一)别名

滁菊花、亳菊、贡菊。

(二)处方名

白菊花、甘菊花、黄菊花、杭菊花、怀菊花、菊花炭。

(三)常用量

6～15 g。

(四)常用炮制

1.菊花

取原药材,挑去杂质,过筛即可。

2.炒菊花

取菊花用微火炒至微黄色或深黄色。

3.菊花炭

取菊花放 120 ℃热锅内,翻炒至黄黑色或黑色,喷淋清水,灭净火星取出。

(五)常用配伍

1.配石决明

用于治疗肝阳上亢及高血压头目眩晕、耳鸣、头项疼痛等症。

2.配川芎

活血祛风止痛。用于治疗外感风热头痛及高血压头痛、肝火上炎头痛等。

3.配枸杞子

清利头目,滋补肝肾。用于治疗肝肾不足及血虚导致的头晕眼花、腰膝酸软等症。

4.配天麻

祛风止痛。用于治疗高血压眩晕、头痛及小儿惊痫抽搐等症。

5.配黄芩

清火明目。用于治疗目赤、流泪、目昏等症。

(六)临床应用

1.目昏流泪

菊花 20 g,黄芩 15 g,赤芍 6 g。水煎服,日服 1 剂。

2.目赤肿痛

菊花 15 g,白蒺藜 15 g,木贼 6 g,蝉蜕 10 g。水煎服,日服 1 剂。

3.偏头痛

菊花 30 g,天麻 15 g,醋延胡索 15 g,黄芩 15 g,川芎 15 g,百合 15 g,甘草 3 g。水煎服,日服 1 剂。

4.干咳咽痛

菊花 20 g,麦冬 30 g,沙参 15 g,山楂 30 g,杏仁 9 g,甘草 6 g。水煎服,日服 1 剂。

5.高血压、动脉硬化症

菊花 30 g,金银花 20 g,山楂 30 g,炒决明子 15 g。每天 1 剂,开水冲泡 15 分钟后当茶饮。

6.三叉神经痛

菊花 30 g,丹参 15 g,白芍 15 g,川芎 15 g,柴胡 10 g,白芷 10 g,荜茇 10 g,全蝎 6 g,僵蚕

10 g,细辛(后下)5 g。水煎服,日服 1 剂。

7.冠心病

菊花 30 g,山楂 18 g,决明子 12 g,泽泻 9 g。水煎服,日服 1 剂。

8.外感风热、发热恶寒

菊花 30 g,柴胡 15 g,蒲公英 30 g,薄荷 6 g。水煎服,日服 1 剂。

(七)不良反应与注意事项

(1)偶见变态反应,表现为面部、手部皮肤瘙痒、烧灼感,水肿性红斑,甚至糜烂、渗出、色素沉着,皮肤瘙痒或见红色丘疹。

(2)胃寒泄泻者慎用。

六、蔓荆子

(一)别名

京子、万金子。

(二)处方名

炒蔓荆子、酒蔓荆、蜜蔓荆、蔓荆子。

(三)常用量

6～10 g。

(四)常用炮制

1.炒蔓荆子

(1)炒黄:取蔓荆子置锅内,微火炒至黄色,去白膜即可。

(2)炒焦:取蔓荆子置 120 ℃热锅中炒至微焦,去膜即可。

2.酒蔓荆

先将蔓荆子用微火炒至外膜脱落时,喷酒炒干。

3.蜜蔓荆

先将蔓荆子炒热,再加蜜水炒干。

4.蒸蔓荆

取蔓荆子蒸半小时即可。

(五)常用配伍

1.配菊花

清利头目。用于治疗风热头痛、头目眩晕等症。

2.配川芎

祛风止痛。用于治疗偏正头痛,风湿腰腿痛等症。

3.配黄芩

用于治疗气虚头晕、耳鸣、耳聋等症。

4.配钩藤

祛风解痉。用于治疗惊风抽搐及癫痫抽搐之症。

5.配熟地黄

用于治疗血虚头痛、肢体疼痛之症。

(六)临床应用

1.血管性头痛

蔓荆子 15 g,菊花 20 g,钩藤(后下)20 g,川芎 15 g,白芷 10 g,薄荷(后下)6 g,甘草 6 g,细辛(后下)4 g。水煎服,日服 1 剂。

2.急性鼻窦炎

蔓荆子 12 g,白芷 10 g,菊花 15 g,苍耳子 10 g,僵蚕 10 g,辛夷 9 g,苦杏仁 10 g,生石膏(先煎)20 g,黄芩 12 g,麻黄 6 g,细辛(后下)3 g,甘草 5 g。水煎服,日服 1 剂。

3.感冒

蔓荆子 12 g,紫苏叶(后下)10 g,薄荷(后下)9 g,白芷 10 g,菊花 10 g。水煎服,日服 1 剂。

4.化脓性中耳炎

蔓荆子 15 g,功劳叶 10 g,苍耳子 10 g。水煎服,日服 1 剂。

5.耳鸣

蔓荆子 10 g,地龙 15 g,菊花 15 g,白术 15 g,黄芩 12 g。水煎服,日服 1 剂。

6.皮肤瘙痒

蔓荆子 12 g,桑叶 30 g,苍耳子 12 g,大枣 15 枚。水煎服,日服 1 剂。

(七)注意事项

(1)血虚多汗者慎用。

(2)脾胃虚弱者慎用。

七、葛根

(一)别名

柴葛根、柴葛。

(二)处方名

粉葛根、粉葛、干葛、煨葛根、葛根粉、炒葛根。

(三)常用量

6～20 g。

(四)常用炮制

1.葛根粉

取原药材,碾碎过筛,去筋取粉。

2.葛根片

取原药材,加水浸后淋水闷润至透,晒半干,切 0.6 cm 厚的片,晒干。

3.煨葛根

葛根片 500 g,米汤 180 g。取葛根片用米汤拌浸,以吸润为度。连药和米汤一同入锅内炒干,至色成深黄褐色即成。

4.炒葛根

葛根 500 g,麦麸 40 g。将麦麸放热锅中待烟起,加入葛根片,炒至黄色,筛去麦麸即可。

(五)常用配伍

1.配升麻

解表透疹。用于治疗麻疹出不透之症。

2.配山药

健脾止泻。用于治疗热病口渴、腹泻及脾胃虚弱腹泻等症。

3.配黄连

清热止痢。用于治疗湿热痢疾、大便脓血之症。

4.配白术

用于治疗脾胃气虚、大便溏泄之症。

5.配赤芍

用于治疗血瘀气滞的冠心病心绞痛频繁发作之症。

6.配车前子

利湿止泻。用于治疗小儿脾虚湿滞所致泄泻之症。

(六)临床应用

1.冠心病

葛根 30 g,丹参 30 g,赤芍 15 g,薤白 10 g。水煎服,日服 1 剂。

2.小儿腹泻

葛根 10 g,车前子(包煎)10 g,生姜 2 片。水煎服,日服 1 剂。

3.痢疾

葛根 30 g,黄连 15 g,秦皮 10 g,苦参 12 g,黄柏 10 g,山楂 30 g,生甘草 6 g。水煎服,日服 1 剂。

4.结肠炎

葛根 30 g,黄芪 30 g,薏苡仁 30 g,山药 30 g,大枣 10 枚。水煎服,日服 1 剂。

5.缺血性脑梗死

葛根汤加减:葛根 30 g,麻黄 3 g,桂枝 8 g,白芍 15 g,当归 15 g,丹参 30 g,川芎 15 g,红花 9 g,甘草 6 g,干姜 2 g,大枣 5 枚。随症加减:上肢活动不便,加桑枝 15 g,鸡血藤 30 g;下肢活动不便,加川牛膝 15 g,桑寄生 15 g;痰多加半夏 12 g,陈皮 10 g;血压高加夏枯草 30 g,石决明 30 g。水煎服,日服 1 剂。

6.面神经麻痹

葛根 30 g,桂枝 10 g,白芍 12 g,生姜 6 g,麻黄 3 g,炙甘草 6 g,大枣 10 枚。水煎服,日服 1 剂。

(七)不良反应与注意事项

(1)大剂量可引起中毒,表现为心悸、烦躁、神志不清、面色潮红、精神异常、语言不清、腹胀、呕吐等。

(2)胃寒及表虚多汗者慎用。

八、柴胡

(一)别名

茈胡。

(二)处方名

北柴胡、醋柴胡。

(三)常用量

6～15 g。

（四）常用炮制

醋柴胡:将柴胡饮片置 120 ℃热锅内,喷醋炒至黄色即可。

（五）常用配伍

1.配黄芩

清热解表。用于治疗外感热证所致口苦、咽干、目眩、烦躁等症。

2.配白芍

清肝止痛。用于治疗胆囊炎疼痛、阴虚胃痛、妇女气滞痛经等症。

3.配枳壳

和胃理气。用于治疗肝脾失调所致胃脘痛、腹痛、食欲缺乏等症。

4.配青皮

疏肝理气。用于治疗气滞胁痛、胆囊炎腹痛、痛经等症。

5.配甘草

舒肝和胃。用于治疗肝炎肝区疼痛之症。

6.配茵陈

理气退黄。用于治疗黄疸型肝炎所致面目爪甲发黄、脘腹胀痛等症。

（六）临床应用

1.痛经

柴胡 15 g,白芍 15 g,醋延胡索 12 g。水煎服,日服 1 剂。

2.月经不调

柴胡 15 g,当归 15 g,川芎 15 g,白芍 12 g,白术 10 g,桂枝 6 g,炙甘草 6 g。水煎服,日服 1 剂。

3.胆囊炎

柴胡 15 g,大黄 9 g,白芍 15 g,陈皮 10 g,紫花地丁 30 g。水煎服,日服 1 剂。

4.病毒性肝炎

柴胡 15 g,黄芩 15 g,人参 10 g,清半夏 10 g,炙甘草 10 g,生姜 10 g,大枣 4 枚。水煎服,日服 1 剂。14 天为 1 个疗程。

5.胆结石

柴胡 15 g,黄芩 15 g,枳壳 15 g,木香 10 g,白芍 20 g,郁金 15 g,大黄(后下)15 g,甘草 10 g。随症加减:黄疸加茵陈 18 g,栀子 15 g;腹胀加厚朴 15 g,莱菔子 10 g。水煎服,日服 1 剂。

6.急慢性阑尾炎

大柴胡汤加减:柴胡 20 g,枳实 15 g,大黄 12 g,黄芩 12 g,姜半夏 15 g,白芍 15 g,牡蛎 30 g,川楝子 15 g,生姜 3 片,大枣 6 枚。水煎服,日服 1 剂。

7.风热感冒

柴胡 15 g,葛根 15 g,羌活 10 g,白芍 15 g,黄芩 15 g,前胡 10 g,桔梗 10 g,白芷 6 g,生石膏(先煎)30 g,金银花 30 g。水煎服,日服 1 剂。

8.梅尼埃病

柴胡 10 g,黄芩 10 g,白芍 15 g,清半夏 15 g,大黄(后下)10 g,枳实 10 g,竹茹 10 g,石菖蒲 10 g,木通 6 g,炙甘草 6 g。水煎服,日服 1 剂。

9.多形红斑

柴胡注射液每次 2 mL,肌内注射,一天 2 次。

(七)不良反应

(1)过量服用可致呕吐、少尿、水肿、无尿等毒性反应。

(2)变态反应表现为皮肤红色丘疹、头痛加重。注射剂可致头晕、心悸、手足麻木、呼吸急促、面色苍白、四肢厥冷、大汗淋漓、血压降低等表现。

九、升麻

(一)别名

北升麻、西升麻、川升麻、绿升麻、花升麻、关升麻、蜀升麻、鸡骨升麻、黑升麻。

(二)处方名

炒升麻、炙升麻、蜜升麻、升麻炭。

(三)常用量

3～9 g。

(四)常用炮制

1.升麻

取原药材洗净,加水闷润 12 小时,切 0.2～0.3 cm 厚的片即可。

2.炒升麻

升麻片 5 kg,麦麸 0.8 kg。先将锅烧热,加入麦麸与升麻片,炒至微黄色,筛去麦麸。

3.升麻炭

取升麻片,用大火炒至焦黑色。

4.酒升麻

升麻片 5 kg,白酒 1 kg,麦麸 0.6 kg,米酒 0.6 kg。取升麻片,加白酒与水拌匀,用微火熔干,再将锅烧热,撒入麦麸,至冒烟时,倒入升麻片,1～2 分钟成微黄色,筛去麦麸。

5.蜜升麻

升麻 500 g,蜜 100 g。先将蜜煮沸,加入升麻片,炒至蜜被吸尽,升麻呈黄红色,放冷即可。

(五)常用配伍

1.配牛蒡子

清热透疹。用于治疗疹毒热盛,疹出不畅之症。

2.配生石膏

清胃泻火。用于治疗胃热火盛所致牙痛齿肿、口舌生疮之症。

3.配柴胡

清热解表。用于治疗外感风热,发热恶寒之症。

4.配黄芪

升提中气。用于治疗气虚所致子宫脱垂、久痢脱肛、胃下垂等症。

(六)临床应用

1.风热感冒

升麻 6 g,柴胡 10 g,蒲公英 30 g,生姜 6 g。水煎服,日服 1 剂。

2.急性鼻窦炎

升麻葛根汤加味:升麻 6 g,葛根 15 g,赤芍 10 g,黄芩 12 g,鱼腥草 15 g,蒲公英 30 g,桔梗 6 g,白芷 8 g,苍耳子 12 g,生甘草 6 g。随症加减:身热、舌红、脉数加生石膏 30 g;口苦、耳鸣、耳聋加龙胆草 10 g;头晕、身重、胃纳呆滞加佩兰 10 g,藿香 6 g,薏苡仁 20 g;鼻塞加辛夷 10 g,苦杏仁 9 g;涕中带血加紫草 10 g,牡丹皮 12 g,白芍 10 g,炙甘草 3 g;气虚无力加黄芪 15 g,当归 10 g;便秘加生大黄 10 g。水煎服,日服 1 剂。

3.胃下垂

升麻 6 g,葛根 15 g,黄芪 30 g,炙甘草 10 g,细辛(后下)3 g,大枣 10 枚。水煎服,日服 1 剂。

4.习惯性流产

黄芪 30 g,升麻 8 g,人参 5 g,白术 12 g,当归 10 g,续断 12 g,杜仲 10 g,菟丝子 15 g,炙甘草 6 g。水煎服,日服 1 剂。

(七)不良反应与注意事项

(1)剂量过大,可出现毒性反应,头痛、震颤、四肢强直性收缩等。

(2)可致皮肤充血、胃肠炎、呼吸困难等不良反应。

(3)体虚汗多者慎用。

(刘 晨)

第六章 清 热 药

第一节 清热泻火药

一、石膏

(一)别名

细石、白虎、软石膏、细理石。

(二)处方名

生石膏、熟石膏、煅石膏。

(三)常用量

10～30 g。

(四)常用炮制

1.石膏

取原药材,捣碎或研细即可。

2.煅石膏

取石膏放入砂锅或铁锅内,煅至酥松为度,放冷研细即可。

(五)常用配伍

1.配知母

清热泻火,用于治疗发热口渴、头痛、小便黄赤等症。

2.配熟地黄

滋阴泻火,用于治疗阴虚火旺所致牙痛、头痛、口渴、舌黄等症。

3.配麻黄

清肺止喘,用于治疗支气管哮喘、慢性支气管炎咳喘、痰黄、口苦、舌黄等症。

4.配黄芩

清肺胃火邪,用于治疗肺胃热盛,痰黄、口渴、恶心、腹胀等症。

5.配牡丹皮

凉血消疹,用于治疗血热、皮肤斑疹之症。

(六)临床应用

1.流行性乙型脑炎

生石膏(先煎)40 g,知母 18 g,生甘草 6 g,粳米 10 g,生大黄 10 g,板蓝根 15 g,水牛角粉 6 g。水煎服,日服 1 剂。

2.牙痛

生石膏 30 g,细辛 5 g。水煎服,日服 1 剂。

3.急性扭伤

生石膏粉 150 g,鲜白萝卜 50 g,捣料成糊,外敷患处。

4.皮肤溃疡不敛

煅石膏 45 g,红花 5 g,共研细粉,外用适量,撒于患处。

5.口舌生疮

口炎颗粒(石膏、知母、生地黄、玄参、青蒿、木通、淡竹叶、板蓝根、儿茶、芦竹根、甘草),口服,一次 3～6 g,一天 3 次。

6.淋巴结炎

生石膏 100 g,研细末。与桐油调匀,敷患处,外加纱布包扎,每天换药 1 次(脓肿溃破者勿用)。

(七)不良反应与注意事项

(1)用量过大,可致神呆不语,疲倦乏力,精神不振。

(2)脾胃虚寒者忌用。

二、知母

(一)别名

名母肉、毛知母、光知母。

(二)处方名

知母、盐知母、炒知母、酒知母、知母肉。

(三)常用量

6～15 g。

(四)常用炮制

1.知母

取原药材,去须毛及外皮,用冷水或温水洗净,闷润,切 0.1～0.3 cm 厚的片,晒干。

2.炒知母

取知母片,放热锅中,用微火炒至深黄色,放冷即可。

3.酒知母

知母片 5 kg,黄酒 1 kg。取知母片,加黄酒拌匀,用微火炒至微黄色。

4.盐知母

知母 5 kg,盐 50 g,水适量。先将知母片加盐水拌匀,微火炒至变色或炒干。

（五）常用配伍

1.配黄柏

滋阴降火,舌红苔黄、咳血等症。

2.配麦冬

清肺泻火,用于治疗肺结核午后低热、手足心热、盗汗、口渴,用于治疗肺中燥热,气管炎导致的干咳、咽喉干燥等症。

3.配酸枣仁

清热养阴除烦,用于治疗虚烦失眠之症。

4.配郁李仁

清火通便,用于治疗血虚津少,大便秘结之症。

（六）临床应用

1.外感发热

白虎汤:生石膏(先煎)30～50 g,知母12 g,粳米10 g,甘草4 g。水煎服,日服1剂。

2.肺结核低热咳嗽

知母15 g,川贝母10 g,苦杏仁9 g,炒牛蒡子10 g,法半夏10 g,秦艽10 g,橘红10 g,甘草6 g。水煎服,日服1剂。

3.流行性乙型脑炎

白虎加人参汤:石膏(先煎)30 g,知母10 g,人参6 g,粳米10 g,炙甘草6 g。水煎至米熟汤成。

4.遗精

知母15 g,熟地黄24 g,山茱萸12 g,山药12 g,牡丹皮10 g,云苓10 g,泽泻8 g,黄柏12 g。水煎服,日服1剂。

5.妊娠反应

知母12 g,人参3 g,黄芩3 g。水煎服,日服1剂。

6.胃火牙痛

知母15 g,紫花地丁30 g,白芷10 g。水煎服,13服1剂。

（七）注意事项

脾胃虚寒、腹泻者慎服。

三、芦根

（一）别名

苇根、芦苇根、苇子根、甜梗子。

（二）处方名

芦根、鲜芦根。

（三）常用量

10～30 g。鲜品30～60 g。

（四）常用炮制

取鲜品洗净,切1.5～3.0 cm段,晒干即可。

(五)常用配伍

1.配白茅根

增强清热利水功效,用于治疗肾炎水肿及泌尿系统感染、尿频尿急之症。

2.配竹茹

清胃止呕,用于治疗胃肠炎呕吐、口渴心烦之症。

3.配麦冬

用于治疗热病伤津、干咳、干哕、口干、烦渴等症。

4.配淡竹叶

用于治疗小便赤痛不畅、口苦舌干、脉数等症。

5.配茜草

凉血消斑,用于治疗皮肤斑疹、红赤或瘙痒等症。

(六)临床应用

1.肺脓疡

芦根 30 g,薏苡仁 30 g,冬瓜子 10 g,桃仁 10 g。水煎服,日服 1 剂。

2.胃热呕吐

鲜芦根 100 g,煎浓汁频饮。

3.尿道炎

芦根 30 g,木通 6 g,车前子(包煎)30 g,滑石 15 g,白茅根 10 g。水煎服,日服 1 剂。

4.河豚中毒

鲜芦根 60 g,生姜 10 g,紫苏叶 10 g。水煎服,日服 1 剂。

5.牙龈出血

芦根 30 g。水煎服,日服 1 剂。

6.疝气

芦根 50 g。水煎服,早晚分服,每天 1 剂。

7.荨麻疹

芦根 30 g,黄芩 15 g,茜草 10 g,苍耳子 10 g。水煎服,日服 1 剂。

(七)注意事项

脾胃虚寒者慎用。

四、天花粉

(一)别名

瓜蒌根。

(二)处方名

天花粉、花粉。

(三)常用量

10～15 g。

(四)常用炮制

取原药材,加水浸泡,淋水润透,切 0.2～0.3 cm 厚的片,晒干。

(五)常用配伍

1.配知母

滋阴生津泻火,用于治疗糖尿病口渴、尿频及汗多,伤津口渴等症。

2.配芦根

清热生津,用于治疗热病伤津,心烦口渴、恶心、干呕等症。

3.配川贝母

清热化痰,用于治疗肺热咳嗽、痰黄等症。

4.配天冬

消痰散结,用于治疗乳腺增生,肿硬疼痛之症。

(六)临床应用

1.乳腺增生

天花粉 15 g,天冬 30 g,小茴香 10 g。水煎服,日服 1 剂。

2.糖尿病

天花粉 20 g,夏枯草 10 g,蒲公英 15 g,五味子 3 g,人参 3 g,黄芩 12 g,山楂 15 g。水煎服,日服 1 剂。

3.胃热呕吐

天花粉 15 g,清半夏 12 g,黄芩 15 g。水煎服,日服 1 剂。

4.肺结核咳嗽

天花粉 15 g,蜈蚣 2 条,桑叶 15 g,甘草 10 g。水煎服,日服 1 剂。

5.黄褐斑

天花粉 18 g,当归 10 g,黄芪 30 g,薏苡仁 30 g。水煎服,日服 1 剂。

6.过期流产及死胎

结晶天花粉蛋白针剂肌内注射,剂量以 0.45 mg 乘以月份计算;可加注射地塞米松 5 mL,以减少不良反应。一天 2 次,连用 3 天。

7.流行性腮腺炎

天花粉、绿豆各等份,共研细粉,冷水润涂患处,每天 3～4 次。

(七)不良反应

1.变态反应

荨麻疹、血管神经性水肿、胸闷、气急、过敏性休克等。

2.毒性反应

腹痛、呕吐、阴道出血、肝大、脾大等。

五、栀子

(一)别名

山栀子、红栀子、黄栀子。

(二)处方名

栀子、炒栀子、姜栀子、焦栀子、栀子炭、盐栀子。

(三)常用量

6～15 g。

(四)常用炮制

1.炒栀子

用微火炒至微黄色或者黄色,放冷即可。

2.焦栀子

取栀子放热锅中炒至焦黄色,炒后略洒水取出。

3.栀子炭

取栀子置180 ℃热锅内,炒至外黑内深褐色,喷水取出,筛去屑末,晒干。

4.姜栀子

栀子500 g,姜50 g。用姜汁拌匀栀子,用微火熔干,或微炒干即可。

5.盐栀子

栀子50 kg,食盐1.5 kg,水适量。取栀子用大火炒至内心半透、喷入盐水取出。

(五)常用配伍

1.配玄参

清热利咽,用于治疗慢性咽炎、咽干不适、咽部异物感及喉炎声音嘶哑、口苦舌黄之症。

2.配淡豆豉

清热除烦,用于治疗阴虚或热病伤津、心烦不安、失眠、头痛等症。

3.配侧柏叶

清热凉血,用于治疗肺结核咯血、胃火吐血、鼻炎出血、痔大便出血等症。

4.配牡丹皮

疏泄肝胆,用于治疗慢性肝炎及胆囊炎腹痛、腹胀;月经腹痛、头痛;神经衰弱的头晕、头痛、失眠等症。

5.配白茅根

泻火凉血,用于治疗尿血、尿灼热等症。

6.配大黄

清火通便,用于治疗痔导致的大便出血、疼痛等症。

(六)临床应用

1.咽炎

栀子15 g,玄参15 g,麦冬15 g。水煎服,日服1剂。

2.痰中带血

栀子15 g,侧柏叶15 g,荷叶15 g,黄芩12 g,白茅根20 g。水煎服,日服1剂。

3.痔

栀子18 g,大黄10 g,白芍15 g,甘草3 g。水煎服,日服1剂。

4.胆囊炎

栀子12 g,白芍15 g,牡丹皮12 g,柴胡12 g,生姜6 g,甘草3 g,山楂10 g。水煎服,日服1剂。

5.尿道感染

栀子15 g,白茅根30 g,黄柏10 g,蒲公英30 g。水煎服,日服1剂。

6.肝火头痛

栀子15 g,龙胆草8 g,薄荷6 g,白芷8 g,石膏30 g。水煎服,日服1剂。

7.慢性胃炎

炒栀子 10 g,淡豆豉 10 g,蒲公英 30 g。水煎服,日服 1 剂。

8.细菌性痢疾

栀子 15 g,黄连 15 g,黄柏 10 g,白芍 15 g,地榆 10 g,木香 6 g,马齿苋 30 g,山楂 30 g。水煎服,日服 1 剂。

9.血小板减少性紫癜

栀子(炒焦)15 g,生地黄 30 g,赤芍 12 g,白茅根 30 g,炙甘草 3 g。水煎服,日服 1 剂。

10.急性黄疸型肝炎

栀子 15 g,茵陈 20 g,鸡骨草 15 g,田基黄 15 g,甘草 3 g,大枣 5 枚。水煎服,日服 1 剂。

11.胎动不安

栀子 6 g,白芍 10 g,黄芩 9 g。水煎服,日服 1 剂。

(七)不良反应与注意事项

(1)胃部不适、恶心、灼烧感。

(2)外敷偶见皮肤红疹、起疱、瘙痒。

(3)中寒便溏者慎用。

六、夏枯草

(一)别名

东风、六月干、广谷草、灯笼头、白花草、大头花、羊肠菜、牛枯草。

(二)处方名

夏枯草、夏枯头。

(三)常用量

6～20 g。

(四)常用炮制

取原药材,摘去花柄,筛去泥土即可。

(五)常用配伍

1.配杜仲

用于治疗高血压所致头痛、眩晕、烦躁等症。

2.配黄芩

用于治疗内热炽盛、肝火上攻所致目赤、咽痛、牙痛、头痛等症。

3.配菊花

清肝明目,用于治疗目赤肿痛、迎风流泪及头目眩晕之症。

4.配玄参

用于治疗阴虚内热、淋巴结核之症。

5.配石决明

用于治疗高血压头痛、颈项不适、眩晕、失眠等症。

(六)临床应用

1.高血压

夏枯草 30 g,石决明 30 g,杜仲 12 g,菊花 12 g。水煎服,日服 1 剂。

2.淋巴结核

夏枯草 30 g,沙参 20 g,玄参 15 g,牡蛎 30 g。水煎服,日服 1 剂。

3.结膜炎

夏枯草 30 g,黄芩 15 g,赤芍 15 g,生地黄 30 g。水煎服,日服 1 剂。

4.内耳眩晕症

夏枯草 20 g,竹茹 6 g,清半夏 12 g,云苓 20 g,黄芩 12 g,桂枝 3 g,钩藤(后下)20 g。水煎服,日服 1 剂。

5.急性黄疸型肝炎

夏枯草 30 g,茵陈 15 g,大枣 10 枚。水煎服,日服 1 剂。

6.甲状腺良性结节

夏枯草 25 g,当归 10 g,丹参 15 g,昆布 10 g,珍珠母 20 g,生牡蛎(先煎)30 g。水煎服,日服 1 剂。

7.滑膜炎

夏枯草 30 g,防己 6 g,泽兰 6 g,豨莶草 10 g,薏苡仁 30 g,丹参 10 g,功劳叶 10 g,土茯苓 20 g,当归 10 g,黄芪 15 g,川牛膝 12 g,丝瓜络 6 g。水煎服,日服 1 剂。

8.糖尿病

夏枯草 30 g,木贼 6 g,生地黄 15 g,黄芪 20 g。水煎服,日服 1 剂。

(七)不良反应与注意事项

(1)变态反应恶心、呕吐、心悸、头晕、腹痛、腹泻、皮肤红斑、丘疹等。

(2)脾胃虚弱者慎用。

(李照明)

第二节 清热燥湿药

一、黄芩

(一)别名

黄文、元芩、印头、空肠、空心草、黄金茶。

(二)处方名

黄芩、淡芩、淡芩片、条芩、子芩、枯芩、片芩、酒芩、焦黄芩、黄芩炭、蜜黄芩。

(三)常用量

6~15 g。

(四)常用炮制

1.黄芩

取原药材,加水浸泡,闷润,晒至八成干,切成 0.2~0.3 cm 厚的片,晒干。

2.酒黄芩

黄芩 5 kg,黄酒 1 kg。取黄芩片,加酒拌匀,置热锅内,用微火炒至深黄色,取出晾干即可。

3.黄芩炭

取黄芩片,置 200 ℃热锅内,炒至外黑内深黄色,存性,喷水灭火星即可。

4.炒黄芩

取黄芩片,在 120 ℃热锅内炒黄为度。

5.焦黄芩

取黄芩片,用大火炒至全焦。

6.蜜黄芩

黄芩片 500 g,蜜 150 g。先将蜜熔化过滤,再加热至起泡,加入黄芩片,炒至微黄色至黄色,不粘手为度。

(五)常用配伍

1.配黄连

清热解毒。用于治疗热毒肿痛、湿热痢疾等症。

2.配白芍

清肠止痛。用于治疗肠炎及痢疾腹痛等症。

3.配栀子

用于治疗咽喉肿痛、鼻炎出血、胃火吐血等症。

4.配知母

清肺降火。用于治疗肺热咳嗽,痰黄胸痛等症。

5.配夏枯草

清肝降火。用于治疗高血压肝火上炎、头痛、眩晕等症。

6.配地榆

清热凉血。用于治疗痔出血、大便疼痛之症。

7.配桑白皮

清肺止咳。用于治疗外感风热、咳嗽、痰黄之症。

8.配苦参

清热解毒。用于治疗皮肤红斑痒疹、荨麻疹、湿疹等症。

(六)临床应用

1.上呼吸道感染

黄芩 15 g,穿心莲 10 g,金银花 10 g,薄荷 6 g,炙甘草 6 g。水煎服,日服 1 剂。

2.痢疾、肠炎

黄芩 15 g,诃子 10 g,黄柏 12 g,秦皮 12 g,黄连 12 g,马齿苋 30 g。水煎服,日服 1 剂。

3.病毒性肝炎

黄芩 12 g,焦栀子 10 g,茵陈 12 g,薄荷 6 g,山楂 20 g。水煎服,日服 1 剂。

4.高血压

黄芩 15 g,山楂 30 g,决明子 10 g,罗布麻叶 6 g。水煎服,日服 1 剂。

5.睑腺炎

黄芩 15 g,大黄 10 g,金银花 30 g,薄荷 6 g,菊花 15 g。水煎服,日服 1 剂。

6.牙龈炎

黄芩 12 g,黄连 10 g,牡丹皮 15 g,生地黄 30 g,升麻 6 g,生石膏(先煎)30 g。水煎服,日服 1 剂。

7.钩端螺旋体病

黄芩 15 g,金银花 20 g,连翘 15 g。水煎服,日服 1 剂。

8.猩红热

黄芩 15 g,紫参 10 g,板蓝根 20 g。水煎服,日服 1 剂。

9.月经过多

炒黄芩 10 g,焦黄柏 10 g,制香附 9 g,白芍 15 g,炙龟甲 10 g,艾叶炭 3 g。水煎服,日服 1 剂。

10.急性扁桃体炎

黄芩 15 g,蒲公英 30 g,金银花 30 g。水煎服,日服 1 剂。

11.安胎

黄芩 9 g,菟丝子 10 g。水煎服,日服 1 剂。

12.肾盂肾炎

黄芩 15 g,黄柏 12 g,白茅根 30 g,蒲公英 30 g,苦参 15 g,甘草 4 g。水煎服,日服 1 剂。

13.荨麻疹

酒黄芩 15 g,苍耳子 10 g,大枣 10 枚。水煎服,日服 1 剂。

(七)不良反应

(1)变态反应,可见大水疱样药疹、皮肤潮红、瘙痒、结膜充血。

(2)胃部不适、腹泻。

二、黄连

(一)别名

王连、支连、峨嵋野连、云南黄连、味连、雅连。

(二)处方名

黄连、川黄连、酒黄连、鸡爪黄连、姜黄连、黄连炭、云连。

(三)常用量

5～12 g。

(四)常用炮制

1.酒黄连

(1)酒洗黄连 500 g,黄酒 150 g。取黄连置竹篓中,洒入黄酒,边洒边翻,篓下置一木桶盛淋出之酒,取淋出之酒再洒之,反复数次,使酒全部渗入药料中。取出切 0.2～0.3 cm 厚的片,先晾至半干,再晒干。

(2)酒炒:黄连 5 kg,黄酒 1 kg。取黄连片加酒拌匀,稍闷,用微火炒至深黄色,放冷即可。

2.姜黄连

黄连 5 kg,姜汁 0.5 kg。用生姜汁将黄连拌匀,微炒至干。

3.黄连炭

取黄连用大火炒至外面呈黑色,喷水灭净火星,晒干。

4.醋黄连

黄连 500 g,醋 100 g。取黄连加水浸透后切片,或直接用整货加醋拌匀,至醋渗入后,晒干,再微炒。

5.盐黄连

黄连 500 g,盐 6 g,水适量。取黄连加盐水润透,用微火炒干,至色稍深,放冷即可。

(五)常用配伍

1.配苦参

清热止痢,用于治疗痢疾、肠火所致的腹泻、腹痛、里急后重、大便脓血等症。

2.配天花粉

清热生津,用于治疗糖尿病口渴、多尿之症。

3.配生地黄

凉血消斑,用于治疗热病皮肤斑疹、瘙痒等症。

4.配吴茱萸

清胃和胃止痛,用于治疗溃疡病、胃炎所致吞酸、胃脘疼痛等症。

5.配肉桂

用于治疗心火旺盛、肾阴不足所致失眠、心烦之症。

6.配细辛

清胃止痛,用于治疗胃火上攻所致口舌生疮、牙痛等症。

(六)临床应用

1.细菌性痢疾

黄连 12 g,黄柏 12 g,黄芩 15 g,栀子 10 g,白芍 13 g,云苓 15 g,地榆 10 g,马齿苋 15 g。水煎服,日服 1 剂。

2.心律失常

黄连 10 g,人参 6 g。水煎服,日服 1 剂。

3.流行性乙型脑炎

黄连 10 g,黄芩 10 g,黄柏 9 g,栀子 10 g,白茅根 20 g,云苓 15 g,侧柏叶 10 g,生地黄 15 g,牡丹皮 10 g。水煎服,日服 1 剂。

4.急性尿道炎

黄连 12 g,黄柏 12 g,车前子(包煎)30 g,木通 6 g,白茅根 30 g,泽泻 6 g,滑石 10 g,云苓 10 g。水煎服,日服 1 剂。

5.糖尿病

黄连 10 g,天花粉 10 g,泽泻 6 g,知母 10 g,山药 15 g,人参 6 g。水煎服,日服 1 剂。

6.咽喉肿痛

黄连 12 g,麦冬 30 g,玄参 15 g,薄荷 6 g。水煎服,日服 1 剂。

7.百日咳

100%黄连煎剂,1 岁以下每天 1.0～1.5 mL;1～2 岁每天 1.5～2.0 mL;2～5 岁每天 2.0～2.5 mL;5 岁以上每天 2.5～3.0 mL。每天 3 次,口服。

8.白喉

黄连粉口服,每次 0.6 g,每天 4～6 次。

9.伤寒

取黄连粉装入胶囊口服,每次 2 g,每 4 小时 1 次,直至体温恢复正常后 3～5 天为止。

10.肺结核

黄连素每次 300 mg,每天 3 次口服。3 个月为 1 个疗程。

11.猩红热

口服黄连干浸膏。儿童剂量为 0.15～0.30 g,成人 0.45 g,每天 3 次。连用 6～7 天。

12.布氏菌病

0.2％黄连素注射液,每天 2 mL,肌内注射,15 天为 1 个疗程。

13.高血压

黄连 10 g,杜仲 15 g,夏枯草 30 g,赤芍 15 g,泽泻 6 g。水煎服,日服 1 剂。

14.结肠炎

黄连 12 g,苦参 15 g,黄柏 10 g,黄芩 10 g,蒲公英 30 g,干姜 3 g,大枣 10 枚。水煎服,日服 1 剂。

15.沙眼

用 10％黄连液滴眼,每天 2 次,21 天为 1 个疗程。

16.扁桃体炎

黄连 15 g,金银花 30 g,蒲公英 30 g,玄参 12 g。水煎服,日服 1 剂。

17.咽峡炎

黄连 15 g,野菊花 12 g,甘草 6 g。水煎服,日服 1 剂。

18.湿疹

将黄连粉与蓖麻油按 1∶3 调成混悬液,涂搽患部。

(七)不良反应与注意事项

(1)过量服用,可导致血压下降、呼吸困难。

(2)可出现过敏性紫癜,皮肤过敏性药疹、荨麻疹,偶见头晕、心慌、血压下降、呼吸困难等过敏性休克反应。

(3)脾胃虚寒者慎用。

三、黄柏

(一)别名
黄波罗、黄伯粟、灰皮柏、檗皮、檗木、华黄柏、东黄柏、关黄柏。

(二)处方名
黄柏、川黄柏、盐黄柏、酒黄柏、黄柏炭。

(三)常用量
6～12 g。

(四)常用炮制

1.炒黄柏

取黄柏片放锅内,用微火炒至微焦。

2.黄柏炭

取黄柏片在锅内炒至焦黑色,存性放冷,喷淋清水,灭净火星,取出即可。

3.酒黄柏

黄柏 5 kg,黄酒 0.5 kg。取黄柏片用黄酒拌匀,用微火炒干。

4.盐黄柏

黄柏 500 g,食盐 10 g。取黄柏片用盐水拌匀,用微火炒至变色为度。

(五)常用配伍

1.配牡蛎

滋肾涩精,用于治疗肾阴虚所致手足心热、遗精、盗汗之症。

2.配车前子

清热利水,用于治疗泌尿道感染及肾盂肾炎所致尿痛、尿急之症。

3.配赤芍

清热止痢,用于治疗痢疾大便脓血、腹痛下重等症。

4.配木香

清热止泻,用于治疗胃肠炎腹痛、腹泻之症。

5.配泽泻

清火利水,用于治疗慢性肾炎下肢水肿之症。

6.配生地黄

滋阴清热,用于治疗糖尿病口渴舌干、多饮、多尿之症。

(六)临床应用

1.黄疸型肝炎

栀子 10 g,黄柏 12 g,炙甘草 6 g,茵陈 10 g。水煎服,日服 1 剂。

2.腰膝酸痛、脚气肿痛

炒黄柏 12 g,炒苍术 12 g。水煎服,日服 1 剂。

3.湿疹

黄柏、苍术、槟榔各等份,研细末,外搽患处。

4.肺结核潮热盗汗

炒黄柏 12 g,酒知母 10 g,熟地黄 15 g,炙龟甲 15 g。水煎服,日服 1 剂。

5.湿热痢疾

黄柏 15 g,苦参 15 g,蒲公英 30 g,白头翁 10 g。水煎服,日服 1 剂。

6.化脓性中耳炎

黄柏浓缩液(150 g/100 mL)滴耳,一天 2～3 次。

7.流行性脑脊髓膜炎

黄柏流浸膏(每毫升相当生药 1 g),3 岁以下每 6 小时服 3 mL;3 岁以上 4～6 mL;成人 6～10 mL。10 天为 1 个疗程。

8.肺炎

0.2%黄柏碱注射液,每次肌内注射 3 mL,8 小时 1 次,体温降至正常后减为每天注射 2 次。

9.急性结膜炎

10%黄柏煎液滴眼,每次 2～3 滴,每天 2～3 次。

(七)不良反应与注意事项

(1)偶见过敏性药疹。

(2)脾虚便溏者慎用。

四、龙胆草

(一)别名

胆草、草龙胆、地胆草、山龙胆、四叶胆、水龙胆、苦龙胆草。

(二)处方名

龙胆草、酒龙胆、龙胆炭。

(三)常用量

3～9 g。

(四)常用炮制

1.龙胆

取原药材,切去地上部分,洗净切片。

2.龙胆炭

取龙胆段放锅内,用大火炒至焦黑色。

3.酒龙胆

龙胆段 5 kg,黄酒 0.5 kg。取龙胆段用黄酒拌匀,微火炒干。

(五)常用配伍

1.配黄芩

增强清热泻火功效,用于治疗肝胆热盛、口苦舌赤、目赤肿痛,以及尿路感染、尿痛、尿急之症。

2.配茵陈

清肝退黄,用于治疗黄疸型肝炎胁痛口苦、小便皮肤黄赤等症。

3.配石决明

平肝泻火,用于治疗肝火旺盛或肝阳上亢、高血压所致头痛口苦、眩晕耳鸣等症。

(六)临床应用

1.急性黄疸型肝炎

龙胆泻肝汤加减:龙胆草 12 g,茵陈 15 g,郁金 10 g,黄柏 10 g,车前子(包煎)15 g,柴胡 12 g,炙甘草 6 g。水煎服,日服 1 剂。

2.急性胆囊炎

龙胆草 12 g,黄芩 10 g,栀子 12 g,车前子(包煎)15 g,泽泻 6 g,木通 6 g,生地黄 15 g,苦楝皮 5 g,大黄 6 g,柴胡 12 g,当归 10 g,生甘草 6 g。水煎服,日服 1 剂。

3.化脓性中耳炎

龙胆草 20 g,薏苡仁 20 g,栀子 15 g,生地黄 15 g,柴胡 10 g,黄芩 15 g,车前子(包煎)15 g,当归 10 g,淡竹叶 10 g,泽泻 6 g,木通 6 g,生甘草 8 g。水煎服,日服 1 剂。

4.带状疱疹

龙胆草 20 g,丹参 20 g,板蓝根 18 g,川芎 15 g,炙甘草 6 g。水煎服,日服 1 剂。

5.阴囊皮炎

龙胆草 20 g,刘寄奴 10 g,五倍子 6 g。水煎滤渣后,加冰片 1 g,浸洗患处,每天 1 次。

6.急性结膜炎

龙胆草 15 g,石决明 20 g。水煎去渣后加食盐 5 g,冷却后洗眼。一天 2～3 次。

7.鼻衄

龙胆草 30 g。水煎服,日服 1 剂。

8.高血压头痛

龙胆草 15 g,黄芩 15 g,石决明 30 g,槐花 6 g,丹参 10 g,决明子 10 g。水煎服,日服 1 剂。

9.肝火耳鸣

龙胆草 15 g,菊花 15 g,磁石 30 g。水煎服,日服 1 剂。

(七)不良反应与注意事项

(1)大剂量服用,可致头痛,颜面潮红,心率减慢,体温降低,倦怠等。

(2)脾胃虚寒者慎用。

五、苦参

(一)别名

苦骨、川参、牛参、白茎、岭茎、地槐、山槐子、虎麻。

(二)处方名

苦参、炒苦参、苦参炭。

(三)常用量

5～12 g。

(四)常用炮制

1.炒苦参

苦参片 500 g,麦麸 100 g。先炒麦麸,至冒烟时,加入苦参片炒至黄色,筛去麦麸即可。

2.苦参炭

将苦参炒至黑色,晾一夜即可。

(五)常用配伍

1.配蛇床子

杀虫止痒,用于治疗湿疮疥癣、阴痒带下、皮肤瘙痒等症。

2.配丹参

用于治疗冠心病胸闷气短、心悸等症。

3.配木香

清热止痢,用于治疗痢疾腹痛、腹泻之症。

4.配苍耳子

祛风止痒,用于治疗皮肤瘙痒、荨麻疹等症。

(六)临床应用

1.急性细菌性痢疾

苦参片口服,一次 3 片,一天 3 次。

2.慢性直肠炎

苦参 30 g,槐花 30 g。水煎 2 次,滤液浓缩至 150 mL,加锡类散 2 支,2% 盐酸普鲁卡因 10 mL(需作皮肤药敏试验),保留灌肠,每天 1 次。

3.蛲虫病

苦参 20 g,百部 15 g,明矾 5 g。水煎去渣,保留灌肠,每天 1 次。

4.白细胞减少症

10%苦参总碱注射液 200～400 mg/d,肌内注射。

5.滴虫性阴道炎、外阴瘙痒

20%苦参煎剂灌洗或清洗患部,每天 1 次。

6.烫伤

苦参 30 g,连翘 10 g,共研细粉,用麻油 100 g,调匀后涂患处,每天 2 次。用于一、二度小面积烫伤。

7.带状疱疹

苦参疱疹酊(苦参、蜂胶各 8 g,牡丹皮、灯盏细辛各 5 g,75%乙醇 100 mL),加药液保湿外敷,每天2～4 次。1～2 天换棉垫 1 次,6～8 天为 1 个疗程。

8.盆腔炎、阴道炎、慢性宫颈炎

抗妇炎胶囊(苦参、黄柏、益母草、当归、乌药、杠板归、连翘、艾叶、红豆),口服,一次 4 粒,一天 3 次。

9.急性传染性开炎

苦参粉(可装入胶囊),每次 1 g,每天 3～4 次。

10.急性扁桃体炎

苦参 15 g,蒲公英 30 g,金银花 20 g,麦冬 20 g,甘草 6 g。水煎服,日服 1 剂。

11.急性胃肠炎

苦参 10 g,黄柏 10 g,清半夏 10 g,陈皮 6 g,车前子(包煎)15 g,水煎服,日服 1 剂。

12.小儿肺炎

200%苦参注射液 2 mL,肌内注射,每天 2 次。

13.血吸虫病腹水

苦参 10 g。水煎服,日服 1 剂。

14.人肠滴虫

苦参片,成人每次按生药 1.2～4.0 g 的剂量,每天 3 次。小儿酌减。10 天为 1 个疗程。

15.神经性皮炎

苦参 200 g,加入 500 mL 陈醋内浸泡 5 天备用。搽患处,每天 2 次。

16.失眠

苦参 12 g,黄芩 10 g。水煎服,日服 1 次。

17.慢性气管炎

苦参 10 g,杏仁 10 g,地龙 10 g,陈皮 10 g,蒲公英 30 g,甘草 6 g。水煎服,日服 1 剂。

18.肝火头痛

苦参 15 g,黄芩 15 g,菊花 10 g,石决明 15 g,川芎 6 g,当归 6 g。水煎服,日服 1 剂。

(七)不良反应与注意事项

(1)过量服用可出现毒性反应,头晕、恶心、呕吐、四肢抽搐、语言不利、呼吸不规则,甚则呼吸衰竭。

(2)变态反应,如麻疹样药疹。

(3)与北豆根同用可加重心脏传导阻滞和其他不良反应。

(4)与藜芦配伍,可加重心律失常、血压下降等毒性反应。

(5)脾虚、食少、便溏者慎用。

六、秦皮

(一)别名
垮皮。

(二)处方名
秦皮、北秦皮。

(三)常用量
6～12 g。

(四)常用炮制
取原药材,洗净,切 2 cm 长方块。

(五)常用配伍
1.配黄柏

清热止痛,用于治疗湿热痢疾、大便脓血、里急后重等症。

2.配蛇床子

祛风止痒,用于治疗荨麻疹皮肤瘙痒及阴囊湿疹等病症。

3.配白头翁

清热解毒,用于治疗阿米巴痢疾、湿热痢疾等病症。

(六)临床应用
1.急性细菌性痢疾

秦皮 12 g,苦参 12 g,木香 6 g,山楂 10 g,黄柏 10 g。水煎服,日服 1 剂。

2.结膜炎

秦皮 30 g,黄连 15 g,淡竹叶 10 g,滑石 30 g。水煎,取药液 1 500 mL,趁热熏洗,一天 2 次。

3.慢性气管炎

100%秦皮喷雾液,使患者在气雾室内每次吸 30 分钟,每天 1 次,10 次为 1 个疗程。同时口服秦皮浸膏片,一次 2 片,一天 3 次。

4.筋骨扭伤

秦皮接骨胶囊(秦皮、龙骨、川贝母、川西小黄菊),口服,一次 3 粒,一天 3 次。

5.结肠炎

秦皮 12 g,黄芪 15 g,猪苓 15 g,蒲公英 30 g,薏苡仁 30 g,大枣 10 枚。水煎服,日服 1 剂。

(七)不良反应与注意事项
(1)过量可导致呼吸中枢毒性反应。

(2)脾胃虚寒者慎用。

(李照明)

第三节　清热解毒药

本类药物性质寒凉,清热之中更长于解毒,具有清解火热毒邪的作用。主要适用于痈肿疮毒、丹毒、瘟毒发斑、痄腮、咽喉肿痛、热毒下痢、虫蛇咬伤、痈肿、水火烫伤及其他急性热病等。在临床用药时,应根据各种证候的不同表现及兼证,结合具体药物的特点,有针对性地选择应用。并应根据病情的需要给以相应的配伍。如热毒在血分者,可配伍清热凉血药;火热炽盛者,可配伍清热泻火药;夹有湿邪者,可配伍利湿、燥湿、化湿药;疮痈肿毒、咽喉肿痛者,可配伍活血消肿药或软坚散结药;热毒血痢、里急后重者,可配伍活血行气药等。本类药物易伤脾胃,中病即止,不可过服。

一、金银花

(一)来源

金银花为忍冬科植物忍冬的干燥花蕾或带初开的花。我国南北各地均有分布,主产于河南、山东等省。夏初花开放前采摘,阴干。

(二)炮制

生用,炒用或制成露剂使用。

(三)性能

甘,寒。归肺、心、胃经。

(四)功效

清热解毒、疏散风热、凉血止痢。

(五)应用

1.内痈外痈

本品甘寒,清热解毒,散痈消肿,为治一切内痈外痈之要药。

(1)用于温热病的各个阶段。

(2)用于热毒疮痈、咽痛、痢疾。本品清热解毒之力较佳,且不易伤胃,为治疗热毒疮痈、咽喉肿痛的要药。①治疮痈红肿热痛,宜与连翘、紫花地丁、黄连等配伍。②治疗咽喉肿痛,不论热毒内盛或风热外袭者,均宜选用。前者,多与射干、马勃等解毒利咽药同用。后者,宜与薄荷、牛蒡子等疏风热、利咽喉之药同用。③治热毒痢疾,可配伍黄连、白头翁等药以增强作用。

2.外感风热,温病初起

本品甘寒,芳香疏散,善散肺经热邪,透热达表,常与连翘、薄荷、牛蒡子等同用,治疗外感风热或温病初起,身热头痛,咽痛口渴,如银翘散(《温病条辨》);本品善清心、胃热毒,有透营转气之功,配伍水牛角、生地、黄连等药,可治热入营血,舌绛神昏,心烦少寐,如清营汤(《温病条辨》);若与香薷、厚朴、连翘同用,又可治疗暑温,发热烦渴,头痛无汗,如新加香薷饮(《温病条辨》)。

3.热毒血痢

单用浓煎口服即可奏效;亦可与黄芩、黄连、白头翁等药同用,以增强止痢效果。

此外,尚可解暑热,用于暑热证。可与荷叶、西瓜翠衣、扁豆花等同用。

(六)用法用量

煎服,6～15 g。疏散风热、清泄里热以生品为佳;炒炭宜用于热毒血痢;露剂多用于暑热烦渴。

(七)使用注意

脾胃虚寒及气虚疮疡脓清者忌用。

(八)按语

本品甘寒气味清香,甘寒清热而不伤胃,芳香透达而不遏邪;既能宣散风热,又能清热解毒;既能清气分之热,又能解血分热毒;故表热、里热,气分、血分之热均可应用。为风热外感,温热病发热,疮痈肿毒,斑疹,咽痛及热毒血痢等证的常用要药。金银花之茎藤名忍冬藤,作用与金银花相似而力弱,但能清经络中风湿热邪止痛,故常用治风湿热痹,关节红肿热痛,屈伸不利之证。

(九)临床研究

(1)以仙方活命饮加减(白芷 15 g、浙贝母 30 g、白芍 30 g、生甘草 9 g、皂角刺 15 g、天花粉 30 g、乳香 10 g、没药 10 g、金银花 30 g、炒地榆 30 g、槐角 15 g、木香 10 g)45 例,治愈 6 例,显效 10 例,有效 22 例,无效 7 例,总有效率为 84.44%。

(2)以银翘散复方煮散(银花、连翘、薄荷、牛蒡子、桔梗、芦根、荆芥、淡豆豉、竹叶、甘草)随证加减治疗小儿感冒风热证患儿 30 例,显效 19 例,有效 8 例,无效 3 例,总有效率为 94.0%。

(3)新加香薷饮加减(香薷 15 g、桔梗 15 g、厚朴 15 g、连翘 15 g、金银花 15 g、苏叶 15 g、柴胡 15 g、荆芥 15 g、防风 15 g、扁豆叶 10 g)治疗夏季发热 180 例,24 小时内治愈 31 例,48 小时内治愈 52 例,72 小时内治愈 50 例,共治愈 133 例,好转 37 例,未愈 10 例,总有效率为 94.4%。

(十)试验研究

1.化学成分

本品含有挥发油、木犀草素、环己六醇、黄酮类、肌醇、皂苷、鞣质等。绿原酸和异绿原酸是抗菌的主要成分。

2.药理作用

本品具有广谱抗菌作用,对金黄色葡萄球菌、痢疾杆菌等致病菌有较强的抑制作用,对钩端螺旋体、流感病毒及致病霉菌等多种病原微生物亦有抑制作用;金银花煎剂能促进白细胞的吞噬作用;有明显的抗炎及解热作用。本品有一定降低胆固醇作用。其水及酒浸液对肉瘤 180 及艾氏腹水瘤有明显的细胞毒作用。此外大量口服对实验性胃溃疡有预防作用。对中枢神经有一定的兴奋作用。

二、连翘

(一)来源

连翘为木犀科植物连翘的干燥果实。产于我国东北、华北、长江流域至云南。秋季果实初熟尚带绿色时采收,除去杂质,蒸熟,晒干,习称"青翘";果实熟透时采收,晒干,除去杂质,习称"老翘"或"黄翘"。青翘采得后即蒸熟晒干,筛取籽实作"连翘心"用。

(二)炮制

生用。

(三)性能

苦,微寒,归肺、心、小肠经。

(四)功效

清热解毒,消肿散结,疏散风热。

(五)应用

1.痈肿疮毒或咽喉肿痛

其消肿散结之力,胜于金银花,故为治疗热毒疮痈及咽痛的要药,被前人誉为"疮家圣药"。

多与金银花相须为用。用治痈肿疮毒,常与金银花、蒲公英、野菊花等解毒消肿之品同用,若疮痈红肿未溃,常与皂角刺配伍,如加减消毒饮(《外科真铨》);若疮疡脓出、红肿溃烂,常与牡丹皮、天花粉同用,如连翘解毒汤(《疡医大全》);用治痰火郁结,瘰疬痰核,常与夏枯草、浙贝母、玄参、牡蛎等同用,共奏清肝散结、化痰消肿之效。

2.温热病的各个阶段

本品苦能清泄,寒能清热,入心、肺二经,长于清心火,散上焦风热,常与金银花、薄荷、牛蒡子等同用,治疗风热外感或温病初起、头痛发热、口渴咽痛,如银翘散(《温病条辨》)。若用连翘心与麦冬、莲子心等配伍,尚可用治温热病热入心包,高热神昏,如清宫汤(《温病条辨》);本品又有透热转气之功,与水牛角、生地、金银花等同用,还可治疗热入营血之舌绛神昏,烦热斑疹,如清营汤(《温病条辨》)。

3.热淋涩痛

本品苦寒通降,兼有清心利尿之功,多与车前子、白茅根、竹叶、木通等药配伍,治疗湿热壅滞所致之小便不利或淋沥涩痛,如如圣散(《杂病源流犀烛》)。

(六)用法用量

煎服,6~15 g。

(七)使用注意

脾胃虚寒及气虚脓清者不宜用。

(八)按语

连翘轻清而浮,能透达表里,长于清心泻火,散上焦风热,又能宣畅气血,以散血结气聚,故用于外感风热或急性热病烦热神昏及血热发斑,疮痈肿毒,瘰疬结核等多种病证。因本品常用于疮痈肿毒,故历代称之为"疮家圣药"。

(九)鉴别用药

连翘与金银花均有清热解毒作用,既能透热达表,又能清里热而解毒。对外感风热、温病初起、热毒疮疡等证常相须为用,并能透达营分热邪由气分而解,有透营转气之功。然区别点是:连翘清心解毒之力强,并善于消痈散结,为疮家圣药,亦治瘰疬痰核;而金银花气味芳香,疏散表热之效优,且炒炭后善于凉血止痢,用治热毒血痢。

(十)临床研究

(1)以自拟银花连翘解毒汤(银花、连翘各 10 g,黄芩、柴胡、板蓝根、山栀子各 9 g,竹叶、赤芍、升麻各 6 g,甘草 3 g),随证加减,治疗急性流行性腮腺炎 68 例,治愈 50 例,显效 16 例,无效 2 例,总有效率为97.06%。

(2)采用加味银翘散(金银花 15 g、连翘 15 g、牛蒡子 9 g、薄荷 9 g、淡豆豉 6 g、淡竹叶 6 g、荆芥 6 g、桔梗 9 g、芦根 6 g、杏仁 10 g、防风 10 g、桑叶 6 g、鱼腥草 10 g、生甘草 6 g)治疗小儿风热感冒 60 例,显效18 例,有效 36 例,无效 6 例,总有效率为 90.00%。

(3)以清营汤(水牛角 30 g、生地黄 15 g、元参 9 g、竹叶心 3 g、麦冬 9 g、丹参 6 g、黄连 5 g、银花 9 g、连翘 6 g)治疗全身炎性反应综合征患者 32 例,显效 27 例,有效 4 例,无效 1 例,总有效率为 96%。

(十一)试验研究

1.化学成分

本品含三萜皂苷,果皮含甾醇、连翘酚、生物碱、皂苷、齐墩果酸、香豆精类。

2.药理作用

连翘有广谱抗菌作用,抗菌主要成分为连翘酚及挥发油,对金黄色葡萄球菌、痢疾杆菌有很强的抑制作用,对其他致病菌、流感病毒及钩端螺旋体也均有一定的抑制作用;本品有抗炎、解热作用。所含齐墩果酸有强心、利尿及降血压作用;所含维生素可降低血管通透性及脆性,防止溶血。其煎剂有镇吐和抗肝损伤作用。

三、大青叶

(一)来源

大青叶为十字花科植物菘蓝的干燥叶片。主产于江苏、安徽、河北、河南、浙江等地。冬季栽培,夏、秋二季分 2～3 次采收。

(二)炮制

略洗,切碎。鲜用或晒干生用。

(三)性能

苦、寒。归心、胃经。

(四)功效

清热解毒、凉血消斑。

(五)应用

1.热入营血,温毒发斑

本品苦寒,善解心胃二经实火热毒;又入血分而能凉血消斑,气血两清,故可用治温热病心胃毒盛,热入营血,气血两燔,高热神昏,发斑发疹,常与水牛角、玄参、栀子等同用,如犀角大青汤(《医学心悟》)。本品功善清热解毒,若与葛根、连翘等药同用,便能表里同治,故可用于风热表证或温病初起,发热头痛,口渴咽痛等,如清温解毒丸(《中国药典》)。

2.喉痹口疮,疹腮丹毒

本品苦寒,既能清心胃实火,又善解瘟疫时毒,有解毒利咽,凉血消肿之效。用治心胃火盛,咽喉肿痛,口舌生疮者,常与生地、大黄、升麻同用,如大青汤(《圣济总录》);若瘟毒上攻,发热头痛,疹腮,喉痹者,可与金银花、大黄、拳参同用;用治血热毒盛,丹毒红肿者,可用鲜品捣烂外敷,或与蒲公英、紫花地丁、重楼等药配伍使用。

(六)用法用量

煎服,9～15 g,鲜品 30～60 g。外用适量。

(七)使用注意

脾胃虚寒者忌用。

(八)按语

本品清热凉血,兼行肌表,有较强的清热解毒的作用,为解疫毒的要药。对于温热疫毒所致的高热头痛、疹腮、黄疸、丹毒、咽喉肿痛及邪入营分,血热毒盛之发斑皆有良效。近年用治多种病毒及细菌性传染病疗效颇佳。

(九)临床研究

(1)采用凉血解毒汤加减(野菊花 15 g、蒲公英 15 g、大青叶 20 g、黄芩 15 g、栀子 10 g、牡丹皮 10 g、赤芍 10 g、生地 15 g、紫花地丁 10 g、竹叶 10 g、金银花 15 g、皂角刺 10 g、夏枯草 15 g)治疗寻常型面部痤疮 60 例,痊愈 46 例,显效 9 例,无效 5 例,治愈率达 77%,显效率为 15%,无效病例占 8%,总有效率为 92%。

(2)以清肺解毒汤(大青叶、鱼腥草、苇茎各 15 g,桃仁 10 g,金荞麦、金牛根各 12 g,甘草 6 g),随证加减,治疗儿童大叶性肺炎 217 例,痊愈 133 例,好转 81 例,未愈 3 例,总有效率 98.6%。其中患儿最短住院时间为 4 天,最长为 25 天,平均为 11.5 天。

(十)试验研究

1.化学成分

菘蓝叶含色氨酸、靛玉红 B、葡萄糖芸苔素、新葡萄糖芸苔素。

2.药理作用

菘蓝叶对金黄色葡萄球菌、溶血性链球菌均有一定抑制作用;大青叶对乙肝表面抗原及流感病毒亚甲型均有抑制作用。靛玉红有显著的抗白血病作用。

四、板蓝根

(一)来源

板蓝根为十字花科植物菘蓝的干燥根。主产于内蒙古、陕西、甘肃、河北、山东、江苏、浙江、安徽、贵州等地。秋季采挖,除去泥沙,晒干。

(二)炮制

切片,生用。

(三)性能

苦,寒。归心、胃经。

(四)功效

清热解毒、凉血利咽。

(五)应用

1.外感发热,温病初起,咽喉肿痛

本品苦寒,入心、胃经,善于清解实热火毒,有类似于大青叶的清热解毒之功,而更以解毒利咽散结见长。不论肺胃热毒内盛,或风热郁肺所致的咽喉红肿疼痛,均较常用。多与玄参、牛蒡子、薄荷、桔梗等药配伍。

2.温毒发斑、痄腮、丹毒、痈肿疮毒

本品苦寒,有清热解毒,凉血消肿之功,主治多种瘟疫热毒之证。用治时行温病,温毒发斑,舌绛紫暗者,常与生地、紫草、黄芩同用,如神犀丹(《温热经纬》);若用治丹毒、痄腮、大头瘟疫,头面红肿,咽喉不利者,常配伍玄参、连翘、牛蒡子等,如普济消毒饮(《东垣试效方》)。

(六)用法用量

煎服,9～15 g。

(七)使用注意

体虚而无实火热毒者忌服,脾胃虚寒者慎用。

(八)鉴别用药

大青叶与板蓝根来源于同一植物,仅入药部位有差异。二者性能及功效均十分相似,且常配伍使用。唯大青叶苦寒之性更甚,其凉血消斑之效胜于板蓝根。

(九)临床研究

(1)以十味板蓝根颗粒剂(板蓝根、大青叶、连翘、黄芩、柴胡、防风、山豆根、玄参、甘草等)治疗风热感冒 300 例,痊愈 174 例,显效 75 例,有效 36 例,无效 15 例,总有效率为 95.0%。

(2)以普济消毒饮加减(玄参 12 g、黄连 12 g、黄芩 9 g、板蓝根 30 g、桔梗 9 g、牛蒡子 9 g、升麻 5 g、僵蚕 6 g、柴胡 6 g、马勃 5 g、连翘 12 g、薄荷 3 g、甘草 6 g)治疗流行性腮腺炎 78 例,痊愈 64 例,显效 8 例,好转 4 例,无效 2 例,总有效率为 97.43%。

(十)试验研究

1.化学成分

菘蓝根含靛蓝、靛玉红、β-谷甾醇、棕榈酸、尿苷、次黄嘌呤、尿嘧啶等。

2.药理作用

本品对多种革兰阳性菌、革兰阴性菌及流感病毒、虫媒病毒、腮腺病毒均有抑制作用。可增强免疫功能;有明显的解热效果。本品所含靛玉红有显著的抗白血病作用;板蓝根多糖能降低实验动物血清胆固醇和三酰甘油的含量,并降低 MDA 含量,从而证明本品有抗氧化作用。

五、青黛

(一)来源

青黛为爵床科植物马蓝、蓼科植物蓼蓝或十字花科植物菘蓝的叶或茎叶经加工制得的干燥粉末或团块。主产于福建、云南、江苏、安徽、河北等地。福建所产品质最优,称"建青黛"。秋季采收以上植物的落叶,加水浸泡,至叶腐烂,叶落脱皮时,捞去落叶,加适量石灰乳,充分搅拌至浸液由乌绿色转为深红色时,捞取液面泡沫,晒干而成。

(二)炮制

研细用。

(三)性能

咸,寒。归肝、肺经。

(四)功效

清热解毒、凉血消斑、清肝泻火、定惊。

(五)应用

1.温毒发斑,血热吐衄

可与生地、升麻、黄芩等药配伍。本品主要为大青叶的加工品,具有与其相似的清热解毒和凉血功效。因本品解热之效相对较弱,故在温热病中的使用不如大青叶广泛。

2.咽痛口疮,火毒疮疡

本品有清热解毒,凉血消肿之效。用治热毒炽盛,咽喉肿痛,喉痹者,常与板蓝根、甘草同用;若口舌生疮,多与冰片同用,撒敷患处;用治火毒疮疡,疔腮肿痛,可与寒水石共研为末,外敷患处,如青金散(《普济方》)。

3.咳嗽胸痛,痰中带血

本品咸寒,主清肝火,又泻肺热,且能凉血止血。故主治肝火犯肺,咳嗽胸痛,痰中带血,常与海蛤粉同用,如黛蛤散(《卫生鸿宝》)。若肺热咳嗽,痰黄而稠者,可配海浮石、瓜蒌仁、川贝母等同用,如青黛海石丸(《证因脉治》)。

4.暑热惊痫,惊风抽搐

本品咸寒,善清肝火,祛暑热,有息风止痉之功。用治暑热惊痫,常与甘草、滑石同用,如碧玉散(《宣明论方》);用治小儿惊风抽搐,多与钩藤、牛黄等同用,如凉惊丸(《小儿药证直诀》)。

(六)用法用量

内服 1～3 g,本品难溶于水,一般作散剂冲服,或入丸剂服用。外用适量。

(七)使用注意

胃寒者慎用。

(八)鉴别用药

大青叶、板蓝根、青黛需鉴别用药。大青叶为菘蓝叶;板蓝根为菘蓝或马蓝的根;青黛为马蓝、蓼蓝或菘蓝的茎叶经加工制得的粉末。三者大体同出一源,功效亦相近,皆有清热解毒、凉血消斑之作用。相比较而言,大青叶凉血消斑力强,多用于治疗热毒发斑;板蓝根解毒利咽效著,多用于治疗咽喉肿痛、痄腮、大头瘟等;青黛清肝定惊功胜,对肝火犯肺咳嗽咯血,小儿惊风抽搐等尤宜。

(九)临床研究

(1)以青黛散(青黛∶冰片∶雄黄＝200∶20∶1)外用治疗带状疱疹 158 例,痊愈 132 例,占 83.5%;好转 19 例,占 12%;未愈 7 例,占 4.5%。

(2)采用青黛散(青黛、儿茶各 6 g,冰片 1.5 g,煅硼砂 9 g,泼尼松 0.1 g)治疗复发性口腔溃疡 30 例,愈合 11 例,有效 17 例,无效 2 例,愈合率 36.67,有效率为 93.33%。

(3)以黛蛤散(青黛、海蛤粉各 12 g,黄芩 10 g,桑白皮、白及各 15 g,紫菀、杏仁、款冬花、百部各 12 g)随证加减,治疗支气管扩张咯血 35 例中,治愈 32 例,占 92.7%,无效 1 例,总有效率为 97.20%。

(十)试验研究

1.化学成分

本品含靛蓝、靛玉红、靛棕、靛黄、鞣酸、β-谷甾醇、蛋白质和大量无机盐。

2.药理作用

本品具有抗癌作用,其有效成分靛玉红,对动物移植性肿瘤有中等强度的抑制作用。对金黄色葡萄球菌、炭疽杆菌、志贺氏痢疾杆菌、霍乱弧菌均有抗菌作用。靛蓝尚有一定的保肝作用。

六、穿心莲

(一)来源

穿心莲为爵床科植物穿心莲的干燥地上部分。主产于广东、广西。秋初茎叶茂盛时采收。

(二)炮制

除去杂质,洗净,切段,晒干生用,或鲜用。

(三)性能

苦,寒。归心、肺、大肠、膀胱经。

(四)功效

清热解毒、凉血、消肿、燥湿。

(五)应用

1.外感风热,温病初起

本品苦寒降泄,清热解毒,故凡温热之邪所引起的病证皆可应用。治外感风热或温病初起,发热头痛,可单用,如穿心莲片(《中国药典》);亦常与金银花、连翘、薄荷等同用。

2.肺热咳喘,肺痈吐脓,咽喉肿痛

本品善清肺火,凉血消肿,故常与黄芩、桑白皮、地骨皮合用,治疗肺热咳嗽气喘;与鱼腥草、桔梗、冬瓜仁等药同用,则治肺痈咳吐脓痰;若与玄参、牛蒡子、板蓝根等药同用,常用治咽喉肿痛。

3.湿热泻痢,热淋涩痛,湿疹瘙痒

本品苦燥性寒,有清热解毒、燥湿、止痢功效,故凡湿热诸证均可应用。主治胃肠湿热,腹痛泄泻,下痢脓血者,可单用,或与苦参、木香等同用;用治膀胱湿热,小便淋沥涩痛,多与车前子、白茅根、黄柏等药合用;治湿疹瘙痒,可以本品为末,甘油调涂患处。亦可用于湿热黄疸,湿热带下等证。

4.痈肿疮毒,蛇虫咬伤

本品既能清热解毒,又能凉血消痈,故可用治火热毒邪诸证。热毒壅聚、痈肿疮毒者,可单用或配金银花、野菊花、重楼等同用,并用鲜品捣烂外敷;若治蛇虫咬伤者,可与墨旱莲同用。

(六)用法用量

煎服,6～9 g。煎剂易致呕吐,故多作丸、散、片剂。外用适量。

(七)使用注意

不宜多服久服;脾胃虚寒者不宜用。

(八)临床研究

据报道,穿心莲及其制剂在临床上广泛用于多种感染性疾病,其中以肠道及呼吸道感染者疗效为佳,还可用于其他疾病,如用穿心莲总内酯片及穿心莲甲、乙、丙素片共先后治疗钩端螺旋体病 81 例,治愈71 例;用穿心莲注射治疗绒毛膜上皮癌及恶性葡萄胎60 例,治愈 47 例;用穿心莲水煎液加入食醋熏洗坐浴,治疗肛门肿痛,疗效满意。此外,穿心莲尚可用于血栓闭塞性脉管炎、急性肾盂肾炎、传染性结膜炎、急性黄疸型肝炎及神经性皮炎、湿疹等。

(九)试验研究

1.化学成分

本品叶含穿心莲内酯、去氧穿心莲内酯、新穿心莲内酯、穿心莲烷、穿心莲酮、穿心莲甾醇等,根还含多种黄酮类成分。

2.药理作用

穿心莲煎剂对金黄色葡萄球菌、铜绿假单胞菌、变形杆菌、肺炎双球菌、溶血性链球菌、痢疾杆菌、伤寒杆菌均有不同程度的抑制作用;有增强人体白细胞对细菌的吞噬能力;有解热、抗炎、抗肿瘤、利胆保肝、抗蛇毒及毒蕈碱样作用;并有终止妊娠等作用。

七、贯众

(一)来源

贯众为鳞毛蕨科植物粗茎鳞毛蕨的带叶柄基部的干燥根茎。主产于黑龙江、吉林、辽宁三省山区,习称"东北贯众"或"绵马贯众"。秋季采挖,洗净,除去叶柄及须根,晒干。

(二)炮制

切片生用或炒炭用。

(三)性能

苦,微寒。有小毒。归肝、脾经。

(四)功效

清热解毒、凉血止血、杀虫。

（五）应用

1.风热感冒,温热病及痄腮等

本品性味苦寒而清热解毒,既入气分,又入血分。可用于治疗感冒和流行性感冒,并有一定预防作用。因其为清泄里热之品,主治风热感冒,或温热病邪在卫分,须与发散风热药同用,以利于祛邪外出,如配桑叶、金银花等可防治风热感冒。治温热病热入营血,或温毒发斑,本品具有清热解毒、凉血和止血等多种针对性的功效,故较为多用,并常与玄参、大青叶、水牛角等凉血、解毒药配伍。治痄腮红肿疼痛,本品亦可与牛蒡子、连翘、青黛等清热解毒药同用,内服与外用均宜。

2.血热崩漏及吐血、便血、衄血等证

本品的清热凉血和止血功效,可用以治疗各种血热妄行的内科病证,尤善治崩漏下血。治吐血,可与黄连为伍,研末糯米饮调服,如贯众散（《圣济总录》）；治便血可配伍侧柏叶；治崩漏下血可与五灵脂同用。

3.绦虫、蛔虫、蛲虫等多种肠道寄生虫病

本品的杀虫作用,可收驱除或杀灭绦虫、蛔虫等多种肠虫之效。因其有毒,一般不宜单味重用。用以驱杀绦虫,宜与槟榔、雷丸等善驱绦虫的药物同用。治蛔虫病,宜与使君子、苦楝皮等同用。治蛲虫,可单用本品煎浓汁,临睡前浸洗和搽于肛门；亦宜入复方。

此外,本品还可用于治疗烧烫伤及妇人带下等病证。

（六）用法用量

煎服,5～10 g。杀虫及清热解毒宜生用,止血宜炒炭用。外用适量。

（七）使用注意

本品有小毒,用量不宜过大。服用本品时忌油腻。脾胃虚寒者及孕妇慎用。

（八）按语

贯众为清热解毒之良药,尤善解时邪疫毒,近年来常用于流感、麻疹、乙脑、痄腮等病毒性传染病的防治。本品炒炭,能凉血止血,适宜于血热妄行之证,尤常用于崩漏下血。亦能杀虫,治虫疾,但现较少应用。

（九）临床研究

（1）采用连花清瘟颗粒[金银花、连翘、麻黄（炙）、苦杏仁（炒）、石膏、板蓝根、绵马贯众、鱼腥草、广藿香、大黄、红景天、薄荷脑、甘草],治疗流行性感冒患者100例,痊愈63例,显效16例,有效12例,无效9例,总有效率91.00%。

（2）采用连花清瘟胶囊（连翘、金银花、炙麻黄、炒苦杏仁、石膏、板蓝根、绵马贯众、鱼腥草、大黄、红景天、薄荷脑、甘草）联合阿昔洛韦治疗带状疱疹患者40例,治愈36例,显效3例,无效1例,总有效率97.5%。

（十）试验研究

1.化学成分

本品主要含绵马素、三叉蕨酚、黄三叉蕨酸、绵马次酸、挥发油、绵马鞣质等。

2.药理作用

本品所含绵马酸、黄绵马酸有较强的驱虫作用,对绦虫有强烈毒性,可使绦虫麻痹而排出,也有驱除绦虫、蛔虫等寄生虫的作用。试验证明本品可强烈抑制流感病毒,对腺病毒、脊髓灰质炎病毒、乙脑病毒等亦有较强的抗病毒作用。外用有止血、镇痛、消炎作用。绵马素有毒,能麻痹随意肌、对胃肠道有刺激,引起视网膜血管痉挛及伤害视神经,中毒时引起中枢神经系统障碍,见震颤、惊厥乃至延脑麻痹。绵马素一般在肠道不吸收,但肠中有过多脂肪时,可促进吸收而致中毒。

八、蒲公英

(一)来源

蒲公英为菊科植物蒲公英、碱地蒲公英或同属数种植物的干燥全草。全国各地均有分布。夏至秋季花初开时采挖。

(二)炮制

除去杂质,洗净,切段,晒干。鲜用或生用。

(三)性能

苦、甘,寒。归肝、胃经。

(四)功效

清热解毒、消肿散结、利湿通淋。

(五)应用

1.痈肿疔毒,乳痈内痈

本品苦寒,既能清解火热毒邪,又能泄降滞气,故为清热解毒、消痈散结之佳品,用于痈肿疔毒,不论外痈或内痈,内服或外敷,单用或复方,俱可选用。兼能疏郁通乳,故为治疗乳痈之要药。用治乳痈肿痛,可单用本品浓煎内服;或以鲜品捣汁内服,渣敷患处;也可与红花、玄参等药同用(乳癖消片)。用治肠痈腹痛,常与大黄、牡丹皮、桃仁等同用;用治肺痈吐脓,常与鱼腥草、冬瓜仁、芦根等同用。本品解毒消肿散结,与板蓝根、玄参等配伍,还可用治咽喉肿痛;鲜品外敷还可用治毒蛇咬伤。

2.湿热黄疸、胁痛、淋证、泻痢等

本品苦、甘而寒,能清利湿热,利尿通淋,对湿热引起的淋证、黄疸等有较好的疗效。用治热淋涩痛,常与车前子、金钱草等同用,以加强利尿通淋的效果;治疗湿热黄疸,常与茵陈、柴胡等药同用。

此外,本品还有清肝胃肺热的作用,用于咽喉、牙龈肿痛及目赤肿痛等证。治疗肝热目赤,宜与菊花、决明子等配伍;胃火牙龈肿痛,宜配伍石膏、黄连等;肺热咽喉不利及咳嗽等。可配伍黄芩、板蓝根等药同用。

(六)用法用量

煎服,10~15 g。外用鲜品适量捣敷或煎汤熏洗患处。

(七)使用注意

用量过大可致缓泻。

(八)按语

本品苦寒泄热散结,甘寒清热解毒,为治热毒疮疡之佳品;因兼散滞气,通乳窍,故又为治疗乳痈之要药。本品苦寒清泄湿热,用治淋病涩痛,黄疸尿少也有良效。

(九)临床研究

(1)以青霉素静脉滴注联合蒲公英外敷,电动吸乳器负压吸乳,治疗早期急性乳腺炎 15 例,治愈14 例,显效 1 例,治愈率 93.3%。

(2)以蒲公英单味 20 g 用水煎服,观察对 40 例产褥康复的促进作用,结果试验组恶露的干净时间比对照组短($P<0.05$),干净时间为 5~18 天,平均干净时间为 14.5 天,说明口服蒲公英

煎剂对产妇产褥期的恶露情况及子宫复旧速度具有良好的效果。

(十)试验研究

1.化学成分

本品含蒲公英固醇、蒲公英素、蒲公英苦素、肌醇和莴苣醇等。

2.药理作用

本品煎剂或浸剂,对金黄色葡萄球菌、溶血性链球菌及卡他球菌有较强的抑制作用,对肺炎双球菌、脑膜炎双球菌、白喉杆菌、福氏痢疾杆菌、铜绿假单胞菌及钩端螺旋体等也有一定的抑制作用。尚有利胆、保肝、抗内毒素及利尿作用,其利胆效果较茵陈煎剂更为显著。蒲公英地上部分水提取物能活化巨噬细胞,有抗肿瘤作用。体外试验提示本品能激发机体的免疫功能。

九、紫花地丁

(一)来源

紫花地丁为堇菜科植物紫花地丁的干燥全草,产于我国长江下游至南部各省。春秋二季采收,除去杂质,洗净,切碎。

(二)炮制

鲜用或干燥生用。

(三)性能

苦、辛,寒。归心、肝经。

(四)功效

清热解毒、凉血消肿。

(五)应用

1.热毒疮痈疔疖

本品苦泄辛散,寒能清热,入心肝血分,故能清热解毒,凉血消肿,消痈散结,为治血热壅滞,痈肿疮毒,红肿热痛的常用药物,尤以治疔毒为其特长。用治痈肿、疔疮、丹毒等,可单用鲜品捣汁内服,以渣外敷;也可配金银花、蒲公英、野菊花等清热解毒之品,如五味消毒饮(《医宗金鉴》);用治乳痈,常与蒲公英同用,煎汤内服,并以渣外敷,或熬膏摊贴患处,均有良效;用治肠痈,常与大黄、红藤、白花蛇舌草等同。其清热解毒之功,还常用于咽喉肿痛、痢疾、黄疸、丹毒、虫蛇咬伤等热毒病证。

2.毒蛇咬伤

本品兼可解蛇毒,治疗毒蛇咬伤,可用鲜品捣汁内服,亦可配雄黄少许,捣烂外敷。此外,还可用于肝热目赤肿痛及外感热病。

(六)用法用量

煎服,15~30 g。外用鲜品适量,捣烂敷患处。

(七)使用注意

体质虚寒者忌服。

(八)按语

本品苦泄辛散,寒能清热,入心肝血分,故能凉血解毒,清热消肿,为治疗痈疮疔疖通用药物,尤善治疔毒。

（九）鉴别用药

紫花地丁与蒲公英均具有清热解毒,消痈散结之功,主治疔疮痈肿,目赤肿痛,为治痈疮疔毒常用药物,常相须配伍应用。但紫花地丁凉血解毒,善治疔毒(入心肝血分,苦泄辛散,又能散血中热滞),又治乳痈、肠痈、丹毒、毒蛇咬伤;蒲公英散结消肿,兼能通乳窍,善治乳痈(又能散滞气,通乳窍),又治肠痈、肺痈,兼能利湿治湿热黄疸,小便淋痛。

（十）临床研究

(1)运用紫花地丁汤(紫花地丁 30 g,半枝莲 20 g,鸡血藤 15 g,党参、红花、桃仁、红花、香附、黄连、延胡索各 10 g)治疗盆腔炎 42 例,治愈 20 例,显效 10 例,有效 9 例,无效 3 例,总有效率92.86％。

(2)以乳痈消(蒲公英 15 g、野菊花 15 g、金银花 12 g、紫花地丁 12 g、牡丹皮 12 g、赤芍 12 g、生地黄 15 g、柴胡 12 g、夏枯草 12 g、当归 15 g)联合芒硝外敷治疗急性乳腺炎 45 例,治愈 29 例,显效 9 例,有效4 例,无效 3 例,总有效率 93.33％。

（十一）试验研究

1.化学成分

本品含苷类、黄酮类。

2.药理作用

本品有明显的抗菌作用。对结核杆菌、痢疾杆菌、金黄色葡萄球菌、肺炎球菌、皮肤真菌及钩端螺旋体有抑制作用。有确切的抗病毒作用。实验证明,其提取液对内毒素有直接摧毁作用。本品尚有解热、消炎、消肿等作用。

十、野菊花

（一）来源

野菊花为菊科植物野菊的干燥头状花序。全国各地均有分布,主产于江苏、四川、安徽、广东、山东等地。秋、冬二季花初开时采摘,晒干。

（二）炮制

生用。

（三）性能

苦、辛,微寒。归肝、心经。

（四）功效

清热解毒。

（五）应用

1.疮痈疔疖,咽喉肿痛等热毒证

本品辛散苦降,其清热泻火,解毒利咽,消肿止痛力胜,为治外科疔痈之良药。用治治疮痈肿痛,可内服,也可外用。常与紫花地丁、金银花、蒲公英等药同用,如五味消毒饮(《医宗金鉴》);治热毒或风热咽喉肿痛。常与板蓝根、牛蒡子、山豆根等解毒利咽药同用。

2.目赤肿痛,头痛眩晕

(1)治肝火上炎,目赤肿痛。可与决明子、密蒙花等药合用。

(2)治风热目疾。宜与桑叶、蝉蜕等药同用。

(3)用于肝阳上亢之眩晕、头痛等。多与钩藤、罗布麻、槐花等药同用。

此外,本品还有与菊花相似的疏风热和清肺热作用,亦可用于风热表证及肺热咳嗽等。并常与薄荷、桑叶、桔梗等同用。

(六)用法用量

煎服,9～15 g。外用适量。

(七)鉴别用药

1.野菊花与菊花

二者为同科植物,均有清热解毒之功,但野菊花苦寒之性尤胜,长于解毒消痈,疮痈疔毒肿痛多用之;而菊花辛散之力较强,长于清热疏风,上焦头目风热多用之。

2.蒲公英、紫花地丁、野菊花

三者均可清热解毒,可治痈肿疔疮。但蒲公英为治乳痈佳品,配浙贝母、天门冬,兼利湿通淋,可治热淋、黄疸等;紫花地丁尤宜治疔毒、蛇毒,常配重楼、黄连;野菊花尤宜疔疖、丹毒,常配金银花、大青叶,还可清热利咽,治咽喉肿痛,常配射干。

(八)临床研究

(1)以五味消毒饮(金银花 15 g、蒲公英 12 g、野菊花 12 g、紫花地丁 10 g、天葵子 15 g、黄芩 10 g、栀子 10 g、车前子 12 g、泽泻 12 g、茯苓 12 g、当归 12 g)随证加减,治疗湿疹患者40 例,治愈 15 例,显效 12 例,有效 10 例,无效 3 例,有效率为 92.5%。

(2)运用五味消毒饮加味[金银花、野菊花、蒲公英、紫花地丁、天葵子各 8 g,射干 6 g,黄芩、牛蒡子、山豆根、生甘草各 5 g,生石膏(先煎)12 g,马勃 4 g]联合青霉素治疗小儿急性化脓性扁桃体炎 56 例,治愈 46 例,好转 8 例,未愈 2 例,有效率为 96.4%。

(3)以五味消毒饮加味(七叶一枝花、野菊花、生山栀、牡丹皮、泽泻各 10 g、紫花地丁、半枝莲各 20 g、天葵子 12 g、蒲公英、生白芍、生米仁各 30 g、板蓝根、大青叶、连翘、生地黄、醋元胡各 15 g、黄芩、生甘草 6 g),随证加减,治疗急性期蛇串疮 23 例,临床治愈 15 例,有效 6 例,无效 2 例,治愈率为 65.2%,总有效率为91.3%。

(九)试验研究

1.化学成分

本品含刺槐素-7-鼠李糖葡萄糖苷、野菊花内脂、苦味素、挥发油、维生素 A 及维生素 B_1 等。

2.药理作用

有抗病原微生物作用,对金黄色葡萄球菌、白喉杆菌、痢疾杆菌、流感病毒、疱疹病毒及钩端螺旋体均有抑制作用。研究表明野菊花有显著的抗炎作用,但其所含抗炎成分及机制不同,其挥发油对化学性致炎因子引起的炎症作用强,而其水提物则对异性蛋白致炎因子引起的炎症作用较好。此外尚有明显的降血压作用。

十一、土茯苓

(一)来源

土茯苓为百合科植物光叶菝葜的干燥块茎。长江流域及南部各省均有分布。夏、秋二季采收,除去残茎和须根,洗净,晒干;或趁鲜切成薄片,干燥。

(二)炮制

生用。

（三）性能

甘、淡，平。归肝、胃经。

（四）功效

解毒，除湿，通利关节。

（五）应用

1.梅毒及因梅毒服用汞剂中毒者

服用汞剂中毒者可见肢体拘挛急、牙龈肿痛、口颊溃烂。本品甘淡，解毒利湿，通利关节，又兼解汞毒，可收治疗梅毒和缓解汞毒的双重功效，为治梅毒的要药。可单用本品水煎服，如土草薢汤（《景岳全书》）；也可与金银花、白鲜皮、威灵仙、甘草同用；若因服汞剂中毒而致肢体拘挛者，常与薏苡仁、防风、木瓜等配伍治之，如搜风解毒汤（《本草纲目》）。

2.淋证、痹证、带下、湿疹等湿热病证

本品甘淡渗利，解毒利湿，治湿热淋证，多与车前子、木通等药同用；治湿热痹证，常与秦艽、防己等药同用；治湿热带下，可与苦参、黄柏等药同用；治湿疹、湿疮，宜与苦参、白鲜皮等同用。

3.痈肿疮毒

本品清热解毒，兼可消肿散结，如《滇南本草》以本品研为细末，好醋调敷，治疗痈疮红肿溃烂；《积德堂经验方》将本品切片或为末，水煎服或入粥内食之，治疗瘰疬溃烂；亦常与苍术、黄柏、苦参等药配伍同用。

（六）用法用量

煎服，15～60 g。外用适量。

（七）使用注意

肝肾阴虚者慎服。服药时忌茶。

（八）临床研究

（1）采用搜风解毒汤（土茯苓 30 g、薏苡仁 20 g、金银花 20 g、防风 10 g、木瓜 12 g、广木通 10 g、白鲜皮 20 g、皂角刺 10 g）联合秋水仙碱、尼美舒利治疗急性痛风性关节炎 60 例，临床痊愈 43 例，显效 12 例，有效 4 例，无效 1 例，总有效率 98.33％。

（2）以清宫解毒饮（土茯苓 30 g、鸡血藤 20 g、忍冬藤 20 g、薏苡仁 20 g、丹参 15 g、车前草 10 g、益母草 10 g、甘草 6 g），配合瑶药治疗湿热瘀结型慢性盆腔炎 60 例，痊愈 19 例，显效23 例，有效 15 例，无效3 例，总有效率 95.00％。

（九）试验研究

1.化学成分

本品含落新妇苷、异黄杞苷、胡萝卜苷、鞣质、黄酮、树脂类等。

2.药理作用

本品所含落新妇苷有明显的利尿、镇痛作用；对金黄色葡萄球菌、溶血性链球菌、大肠埃希菌、铜绿假单胞菌、伤寒杆菌、福氏痢疾杆菌、白喉杆菌和炭疽杆菌均有抑制作用；对大鼠肝癌及移植性肿瘤有一定抑制作用；经动物试验推断：本品可通过影响 T 淋巴细胞释放淋巴因子的炎症过程而选择性地抑制细胞免疫反应；此外尚能缓解汞中毒；明显拮抗棉酚毒性。

十二、鱼腥草

(一)来源

鱼腥草为三白草科植物蕺菜的干燥地上部分。分布于长江流域以南各省。夏季茎叶茂盛花穗多时采割,除去杂质,迅速洗净,切段,晒干。

(二)炮制

生用。

(三)性能

辛,微寒。归肺经。

(四)功效

清热解毒、消痈排脓、利尿通淋。

(五)应用

1.肺痈及肺热咳嗽

本品味辛,辛以散结,寒能泄降,无苦寒药伤胃之偏性,主要归于肺经,以清解肺热见长,又具消痈排脓之效,故为治肺痈之要药,并多与金银花、连翘、黄芩等主入肺经的清热解毒药同用。其初起发热恶寒、咳嗽胸痛者,可再与发散风热药配伍;其痈溃成脓,咳吐脓痰者,宜再与芦根、薏苡仁、桔梗等清肺排脓之药配伍。治肺热咳嗽,本品长于清肺止咳,单用有效,更宜与其他清肺、祛痰、止咳药同用,以增强效力。

2.热毒疮毒

本品长于解毒排脓消痈,性寒而不伤正,不仅为肺痈等内痈之要药,亦为外痈疮毒常用之品,不论初起红肿热痛,或毒盛成脓,均可单服或入复方使用;单用其鲜品捣烂外敷,对疮肿未溃者亦较有效。

3.用于湿热淋证、带下、黄疸、泻痢等证

本品清利湿热的功效,可以主治淋证及带下、黄疸、泻痢等多种湿热病证,宜分别配伍利尿通淋、利湿退黄或清热燥湿药等。

(六)用法用量

煎服,15~25 g。鲜品用量加倍,水煎或捣汁服。外用适量,捣敷或煎汤熏洗患处。

(七)使用注意

本品含挥发油,不宜久煎。虚寒证及阴性疮疡忌服。

(八)临床研究

(1)以鱼腥草滴眼液及人工泪液联合应用,治疗干眼症 40 例,结果效果明显优于单纯使用人工泪液治疗组($P<0.05$),表明鱼腥草滴眼液可以有效控制干眼症患者眼表炎症,是辅助治疗干眼症的有效药物。

(2)以鱼腥草注射液 2 mL 加生理盐水 5 mL 取其注射液 0.5 mL 分别行子宫、中极穴位注射联合中药离子透析法(丹参注射液 400 mg,稀释至 50 mL 直流电透入)治疗慢性盆腔炎患者30 例,治愈 7 例,显效 16 例,有效 7 例,总有效率为 100%。

(3)以复方鱼腥草颗粒(鱼腥草、黄芩、连翘、板蓝根、金银花等)治疗小儿急性支气管肺炎58 例,显效 25 例,有效 31 例,无效 2 例,临床有效率 96.55%。

(九)试验研究

1.化学成分

本品含鱼腥草素、挥发油、蕺菜碱、槲皮苷、氯化钾等。

2.药理作用

鱼腥草素对金黄色葡萄球菌、肺炎双球菌、甲型链球菌、流感杆菌、卡他球菌、伤寒杆菌及结核杆菌等多种革兰阳性及阴性细菌,均有不同程度的抑制作用;其用乙醚提取的非挥发物,还有抗病毒作用。本品能增强白细胞吞噬能力,提高机体免疫力,并有抗炎作用。所含槲皮素及钾盐能扩张肾动脉,增加肾动脉血流量,因而有较强的利尿作用。此外,还有镇痛、止血、促进组织再生和伤口愈合及镇咳等作用。

十三、大血藤

(一)来源

大血藤为木通科植物大血藤的干燥藤茎,又称红藤。主产江西、湖北、湖南、江苏、河南、浙江、安徽、广东、福建等地区。秋、冬二季采收,除去侧枝,截段,干燥。

(二)炮制

切厚片,生用。

(三)性能

苦,平。归大肠、肝经。

(四)功效

清热解毒,活血,祛风止痛。

(五)应用

1.肠痈腹痛及皮肤疮痈肿痛

本品治疗内痈或外痈,既可清热解毒,又可活血止痛。然其清热解毒之力不甚强,宜与相应的解毒消痈药同用。本品善入大肠,以解肠中热毒,行肠中瘀滞,为治疗肠痈的要药。但以瘀滞期(型)右下腹疼痛,胀满,恶心者多用,并宜与清热解毒及活血、行气药配伍,如常与桃仁、大黄等药同用。

2.跌打损伤,经闭痛经

本品能活血散瘀,消肿,止痛。用治跌打损伤,瘀血肿痛,常与骨碎补、续断、赤芍等药同用;用治经闭痛经,常与当归、香附、益母草等药同用。

3.风湿痹痛

本品有活血化瘀,祛风活络止痛之作用,广泛用于风湿痹痛,腰腿疼痛,关节不利,常与独活、牛膝、防风等药同用。

(六)用法用量

煎服,9～15 g。外用适量。

(七)使用注意

孕妇慎服。

(八)按语

本品善清肠胃之热毒,又能活血。毒去则肿消,血活则痛止,为治痈肿常用药。尤善治肠痈腹痛。

(九)临床研究

(1)以抗妇炎胶囊口服,大血藤汤(大血藤、败酱草、蒲公英、紫花地丁、莪术、桃仁、延胡索、香附各20 g)灌肠,配合多功能微波治疗仪,治疗慢性盆腔炎患者40例,治愈28例,有效11例,无效1例,总有效率97.5%。

(2)以中药内服(伸筋草30 g、秦皮30 g、车前子30 g、陈皮6 g、络石藤30 g、苍术10 g、牛膝15 g、黄柏10 g、薏苡仁30 g、当归10 g、忍冬藤30 g、甘草6 g)配合大血藤颗粒外敷,治疗急性痛风性关节炎32例,显效20例,有效12例,无效0例,总有效率100%。

(十)试验研究

1.化学成分

本品含大黄素、大黄素甲醚、β-谷甾醇、胡萝卜苷、硬脂酸、毛柳苷、大黄酚和红藤多糖、鞣质。

2.药理作用

本品煎剂对金黄色葡萄球菌及乙型链球菌均有较强的抑制作用,对大肠埃希菌、白色葡萄球菌、卡他球菌、甲型链球菌及铜绿假单胞菌,亦有一定的抑制作用。本品水溶提取物能抑制血小板聚集,增加冠脉流量,抑制血栓形成,提高血浆cAMP水平,提高试验动物耐缺氧能力,扩张冠状动脉,缩小心肌梗死范围。

十四、败酱草

(一)来源

败酱草为败酱科植物黄花败酱、白花败酱的干燥全草。全国大部分地区均有分布,主产于四川、河北、河南、东北三省等地。夏、秋季采收,全株拔起,除去泥沙,洗净,阴干或晒干。

(二)炮制

切段,生用。

(三)性能

辛、苦,微寒。归胃、大肠、肝经。

(四)功效

清热解毒,消痈排脓,祛瘀止痛。

(五)应用

1.肠痈、肺痈及皮肤疮痈肿痛

本品辛散苦泄寒凉,既可清热解毒,又可消痈排脓,且能活血止痛,故为治疗肠痈腹痛的首选药物。治疗肠痈,不论初起的瘀滞期(型),症见右下腹疼痛、胀满,恶心,还是脓肿期(型),右下腹疼痛拒按,且出现肿块、高热者,均常使用。用治肠痈初起,腹痛便秘、未化脓者,常与金银花、蒲公英、牡丹皮、桃仁等同用;若治肠痈脓已成者,常与薏苡仁、附子同用,如薏苡附子败酱散(《金匮要略》)。用于治疗肺痈及皮肤疮痈肿痛,同样可收清热解毒和活血止痛之功。用治肺痈咳吐脓血者,常与鱼腥草、芦根、桔梗等同用。若治痈肿疮毒,无论已溃未溃皆可用之,常与金银花、连翘等药配伍,并可以鲜品捣烂外敷,均效。

2.瘀滞腹痛

本品活血止痛的功效,除有助于消痈止痛以外,亦可用于瘀血阻滞引起的妇女月经失调、痛经及产后腹痛等证,并多与当归等活血止痛、养血调经药同用。

此外,本品还可用于湿热带下、痢疾、黄疸及目赤肿痛等证。

（六）用法用量

煎服，6～15 g。外用适量。

（七）使用注意

脾胃虚弱，食少泄泻者忌服。

（八）按语

本品苦寒清泄，味辛能行，清降中有行散之性，毒解瘀散则痈肿自消，故为治疮痈肿毒常用药。因其辛散入肠胃，可行肠胃之瘀滞，因此为治肠痈之要药。凡肠痈之证，无论有脓无脓均为必用之品。

（九）鉴别用药

鱼腥草、大血藤、败酱草均可清热治痈，治内痈证。其中鱼腥草为治肺痈、咳吐脓血要药，常配芦根使用，又可利尿通淋，治淋证；大血藤为治肠痈要药，常配大黄、金银花使用，兼活血止痛，治血滞证；败酱草常用于肠痈、肺痈，兼祛瘀止痛，治血滞证，此外，亦可治疗肝热目赤肿痛及赤白痢。

（十）临床研究

（1）以薏苡败酱汤（重楼 10 g、牡丹皮 10 g、党参 10 g、桑寄生 10 g、续断 10 g、薏苡仁 10 g、丹参 10 g、茯苓 10 g、败酱草 10 g、炒白术 10 g、白花蛇舌草 10 g、半枝莲 10 g、紫花地丁 10 g、细辛 3 g、金银花 10 g）观察对 151 例急性哺乳期乳腺炎发病初期炎症因子的影响，痊愈 68 例，显效 39 例，有效 44 例，无效 0 例，总有效率 100%。

（2）运用薏苡附子败酱散合千金苇茎汤加桔梗汤［薏苡仁 30 g、附子（先煎）6 g、败酱草 15 g、芦根 30 g、冬瓜 30 g、桃仁 10 g、桔梗 10 g］，治疗慢性鼻窦炎患者 54 例，显效 38 例，有效 13 例，无效 3 例，总有效率 94.44%。

（十一）试验研究

1.化学成分

黄花败酱根和根茎含齐墩果酸，常春藤皂苷元，黄花龙芽苷、胡萝卜苷及多种皂苷；含挥发油，其中以败酱烯和异败酱烯含量最高；亦含生物碱、鞣质等。白花败酱含有挥发油，干燥果枝含黑芥子苷等；根和根茎中含莫罗念冬苷、番木鳖苷、白花败酱苷等。

2.药理作用

黄花败酱草对金黄色葡萄球菌、痢疾杆菌、伤寒杆菌、铜绿假单胞菌、大肠埃希菌有抑制作用；并有抗肝炎病毒作用，能促进肝细胞再生，防止肝细胞变性，改善肝功能。尚有抗肿瘤作用。

十五、射干

（一）来源

射干为鸢尾科植物射干的干燥根茎。主产于湖北、河南、江苏、安徽等地。春初刚发芽或秋末茎叶枯萎时采挖，以秋季采收为佳。

（二）炮制

除去苗茎、须根及泥沙，洗净，晒干。切片，生用。

（三）性能

苦，寒。归肺经。

(四)功效

清热解毒、消痰、利咽。

(五)应用

1.咽喉肿痛等证

本品苦寒清降之力虽不及山豆根,但亦为较常用的解毒利咽药。又因其具有祛痰作用,对热毒或肺热咽喉肿痛而痰浊阻滞者,尤为适宜。治热毒塞盛者,可与升麻、马勃、芒硝同用,如射干汤(《幼幼新书》);治风热犯肺者,可与牛蒡子、荆芥、连翘等发散风热药配伍,如射干消毒饮(《张氏医通》),共收疏散风热、清肺解毒、利咽止痛之效。

本品的清热解毒功效,亦可用于疮痈肿毒、痄腮等热毒病证。可内服,或捣敷局部。

2.痰盛咳喘

本品能祛痰降逆,以止咳平喘,可用以治疗咳喘而痰涎壅滞,喉中痰鸣。又因其能消肺热,较宜于痰热所致的咳喘,多与清化热痰药和止咳平喘药配伍,与桑白皮、贝母、马兜铃等药同用,如射干兜铃汤(《痧胀玉衡》)。亦可用于寒痰冷饮所致的咳喘,多与温肺化痰、止咳平喘的药配伍,与半夏、麻黄、细辛、紫菀等同用,如射干麻黄汤(《金匮要略》)。

此外,本品还略有活血、消痰之效,尚可用于妇女经闭、癥瘕积聚、疟母及瘰疬痰核等证。

(六)用法用量

煎服,3～10 g。

(七)使用注意

因本品用量过大能通利大肠,故脾虚便溏者慎用。孕妇忌用或慎用。

(八)按语

本品入肺,善能清肺,故为咽喉肿痛及痰盛咳喘常用之品,尤宜于痰火较甚之咽喉肿痛,咽痛常与升麻、桔梗、马勃等配伍,咳喘需与马兜铃、麻黄等合用。

(九)临床研究

(1)以麻芩射干汤(石膏 30 g,麻黄 15 g,黄芩 25 g,苏子、葶苈子、杏仁、甘草各 15 g,射干、地龙、丹参各 12 g,金银花、知母各 10 g)治疗哮喘 60 例,临床控制 30 例,显效 5 例,有效 21 例,无效 4 例,总有效率为 93.3%。

(2)以射干麻黄汤(射干 9 g、麻黄 9 g、生姜 9 g、细辛 3 g、半夏 9 g、款冬花 6 g、紫菀 6 g、五味子 3 g、大枣3 枚),随证加减,治疗小儿毛细支气管炎 30 例,显效 18 例,有效 10 例,无效 2 例,总有效率为 93.3%。

(十)试验研究

1.化学成分

本品含射干定、鸢尾苷、鸢尾黄酮苷、鸢尾黄酮、射干酮、紫檀素多种二环三萜及其衍生物和苯酚类化合物等。

2.药理作用

射干对常见致病性真菌有较强的抑制作用;对外感及咽喉疾病中的某些病毒(腺病毒、ECHO11)也有抑制作用;有抗炎、解热及止痛作用;尚有明显的利尿作用。

十六、山豆根

(一)来源

山豆根为豆科植物越南槐的干燥根及根茎。本品又名广豆根。主产于广西、广东、江西、贵州等地。全年可采,以秋季采挖者为佳。

(二)炮制

除去杂质,洗净,干燥。切片生用。

(三)性能

苦,寒。有毒。归肺、胃经。

(四)功效

清热解毒,消肿利咽。

(五)应用

1.咽喉肿痛

本品苦寒之性较甚,长于清热解毒以利咽消肿,为治疗热毒壅盛,咽喉红肿疼痛的要药。凡火毒上攻的喉痹、乳蛾、喉痛等病证,均常选用。轻者可单用,如《永类钤方》单用本品磨醋噙服;重者常与桔梗、栀子、连翘等药同用,如清凉散(《增补万病回春》);若治乳蛾喉痹,可配伍射干、花粉、麦冬等药,如山豆根汤(《慈幼新书》)。

2.牙龈肿痛、痔疮肿痛、疮痈肿痛及毒虫蛰伤等

可单用本品煎汤,浸洗局部;或磨汁外涂。亦宜与相宜的清热药配伍内服。

此外,本品还可用于湿热黄疸,肺热咳嗽,痈肿疮毒等证。

(六)用法用量

煎服,3～6 g。外用适量。

(七)使用注意

虚寒证忌用。本品味大苦而性甚寒,服用过量易引起恶心、呕吐、头晕、头痛、腹泻、腹痛、四肢乏力、心悸胸闷,甚至四肢逆冷、抽搐等,故用量不可过大。

(八)按语

本品苦寒之性较大,泻火解毒力强,为治咽喉肿痛的要药,尤宜于热毒较甚、红肿疼痛较重。喉癌及疮痈溃烂,用之亦有疗效。

(九)临床研究

(1)运用银翘玄麦汤(金银花 15 g、连翘 15 g、玄参 15 g、麦冬 15 g、桔梗 15 g、甘草 10 g、射干 15 g、山豆根 10 g、牛蒡子 15 g、蝉蜕 12 g、杏仁 10 g)治疗喉源性咳嗽 97 例,痊愈 81 例,占 88.35%;好转 16 例,占 11.65%;无效 0 例。服 5 剂治愈 46 例,10 剂治愈 24 例,15 剂治愈 11 例。

(2)采用五味消毒饮加减(金银花 10 g、连翘 10 g、牛蒡子 10 g、淡竹叶 6 g、蝉蜕 6 g、山豆根 10 g、僵蚕 10 g、血竭 6 g、蒲公英 10 g、紫花地丁 10 g、苦参 10 g、黄芪 30 g、甘草 6 g、茯苓 20 g、蜈蚣 1 条)联合西医常规治疗带状疱疹 39 例,治愈 28 例,好转 10 例,无效 1 例,总有效率 97.44%。

(十)试验研究

1.化学成分

本品主要生物碱及黄酮化合物。生物碱有苦参碱、氧化苦参碱、臭豆碱和甲基金雀花碱等;

黄酮类化合物包括柔枝槐酮、柔枝槐素、柔枝槐酮色烯、柔枝槐素色烯。

2.药理作用

本品有抗癌作用,所含苦参碱、氧化苦参碱对实验性肿瘤均呈抑制作用。有抗溃疡作用,能抑制胃酸分泌,对实验性溃疡有明显的修复作用;对金黄色葡萄球菌、痢疾杆菌、大肠埃希菌、结核杆菌、霍乱弧菌、麻风杆菌、絮状表皮癣菌、白色念珠菌及钩端螺旋体均有抑制作用;此外,本品还有升高白细胞计数、抗心律失常作用、抗炎作用及保肝作用。

十七、马勃

(一)来源

马勃为灰包科真菌脱皮马勃大马勃或紫色马勃的干燥子实体。脱皮马勃主产于辽宁、甘肃、湖北、江苏、湖南、广西、安徽;大马勃主产于内蒙古、河北、青海、吉林、湖北;紫色马勃主产于广东、广西、湖北、江苏、安徽。夏、秋二季子实体成熟时及时采收。

(二)炮制

除去泥沙,干燥。除去外层硬皮,切成方块,或研成粉,生用。

(三)性能

辛,平。归肺经。

(四)功效

清肺利咽,止血。

(五)应用

1.咽喉肿痛等证

本品味辛质轻,入肺经。既能宣散肺经风热,又能清泻肺经实火,长于解毒利咽,为治咽喉肿痛的常用药。本品又能止血敛疮,故对喉证有出血和溃烂者尤为适宜。用治风热及肺火所致咽喉肿痛、咳嗽、失音,常与牛蒡子、玄参、板蓝根等同用,如普济消毒饮(《东垣试效方》)。

2.肺热咳嗽或失音

本品能清肺热而缓和咳嗽,并能利咽开音,故可用于肺热咳嗽或兼声音嘶哑者。治轻证,可单用为丸服。肺热重者,宜与其他清泻肺热的药合用。如配伍薄荷、蝉蜕等药,亦可用于风热咳嗽、音哑者。

3.出血证

本品内服与外用,均可止血。因其药性、微偏寒凉,较宜于血热妄行的吐血、咯血、衄血等出血证,多与其他凉血止血药同用。治外伤出血,可用马勃粉撒敷伤口。现代以消毒的马勃粉、马勃菌丝海绵(除去包被后切成块状的马勃),或用马勃粉混悬液浸泡过的绷带或纱布等敷压伤口,对刀伤、刺伤等外伤出血,手术伤口出血,拔牙后牙槽窝出血及鼻腔出血等,均有较好的止血效果。

(六)用法用量

煎服,2~6 g,用布包煎;或入丸、散。外用适量,研末撒,或调敷患处,或作吹药。

(七)使用注意

风寒伏肺咳嗽失音者禁服。

(八)按语

马勃味辛质轻,既能宣散肺经风热,又能清泻肺经实火,长于解毒利咽,为治咽喉肿痛的常用药。本品又能止血敛疮,故对喉症有出血或溃烂者尤为适宜。

(九)鉴别用药

射干、山豆根、马勃均可清热利咽,治咽喉肿痛。射干又能祛痰平喘,治痰热咳喘,配桑白皮,治寒痰气喘,配半夏;山豆根又能抗肿瘤,用于肺、喉、膀胱癌等,用于胃火上炎引起的牙龈肿痛;马勃又能止血,用于治疗吐衄,外伤出血。

(十)临床研究

(1)以自拟银翘散加减(金银花、荆芥各 12 g,芦根 30 g,连翘、牛蒡子、射干、马勃、辛夷各 9 g,凤凰衣、竹叶、蝉蜕各 6 g),随证加减,治疗急性咽喉炎患者 40 例,临床痊愈 6 例,显效 14 例,有效 17 例,无效 3 例,总有效率 92.50%。

(2)内服普济消毒饮(黄芩 15 g、黄连 15 g、陈皮 6 g、甘草 6 g、玄参 6 g、连翘 3 g、柴胡 6 g、桔梗 6 g、板蓝根 6 g、马勃 3 g、牛蒡子 3 g、薄荷 3 g、僵蚕 2 g、升麻 2 g)联合外敷青黛散治疗流行性腮腺炎患者 30 例,治愈 18 例,好转 12 例,未愈 0 例,总有效率 100%。

(十一)试验研究

1.化学成分

本品含紫颓马勃酸、马勃素、马勃素葡萄糖苷。

2.药理作用

脱皮马勃有止血作用,对口腔及鼻出血有明显的止血效果。其煎剂对金黄色葡萄球菌、铜绿假单胞菌、变形杆菌及肺炎双球菌均有抑制作用,对少数致病真菌也有抑制作用。

十八、白头翁

(一)来源

白头翁为毛茛科植物白头翁的干燥根。主产于吉林、黑龙江、辽宁、河北、山东、陕西、山西、江西、河南、安徽、江苏等地。春、秋二季采挖,除去叶及残留的花茎和须根,保留根头白绒毛,晒干。

(二)炮制

切薄片,生用。

(三)性能

苦,寒。归胃、大肠经。

(四)功效

清热解毒、凉血止痢。

(五)应用

1.痢疾

本品苦寒降泄,清热解毒,凉血止痢,尤善于清胃肠湿热及血分热毒,故为治热毒血痢之良药。对热毒、湿热痢疾(多为细菌性痢疾)或血痢(多为阿米巴痢疾)均有较好疗效,故被称为治痢疾的良药。治湿热、热毒痢疾,常与黄连、黄柏、秦皮等清热燥湿药同用,如白头翁汤(《伤寒论》);治血痢时作时止,腹痛腹泻,大便带血,色暗红或紫红,或白色黏液中有鲜红色血液者,可单用本品煎服,或以煎液保留灌肠,亦可与阿胶、干姜、赤石脂等药同用,如白头翁汤(《千金方》)。

2.疮痈肿毒

本品苦寒,主入阳明,有解毒凉血消肿的功效,可与蒲公英、连翘等清热解毒,消痈散结药同用,以治疗痄腮、瘰疬、疮痈肿痛等证。

此外,本品略有凉血和杀虫的功效,还能治疗便血、衄血等出血证,以及妇女阴痒、带下(如滴虫性阴道炎)和疟疾。治阴痒带下,如《圣济总录》白头翁丸,其与艾叶同用;尤宜于煎汤灌洗阴道,可单用,亦可配伍苦参、百部等药。治痢疾,《本草汇言》以本品与黄芩、柴胡等同用。

(六)用法用量

煎服,9～15 g。治阿米巴痢疾可用 15～30 g,7 天为 1 个疗程;保留灌肠,30～50 g,每天 1 次。外用适量。

(七)使用注意

虚寒泻痢慎用。本品有较强的刺激性,灌肠及灌洗阴道宜慎。

(八)按语

白头翁苦寒降泄,能入血分清肠热,善除肠胃热毒蕴结,为治热毒下痢要药。现用于细菌性及阿米巴痢疾均有显著疗效。

(九)临床研究

(1)以白头翁汤加减(白头翁 30 g、黄芩 30 g、黄连 20 g、秦皮 30 g、黄柏 30 g、栀子 20 g、红藤 30 g、败酱草 30 g、紫花地丁 30 g、防风 15 g、槟榔 15 g、苍术 15 g、水煎)取汁,保留灌肠,治疗溃疡性结肠炎 33 例,显效 23 例,有效 8 例,无效 2 例,总有效率为 94%。

(2)采用白头翁汤[白头翁 15 g、黄连 6 g、黄柏 6 g、秦皮 10 g、木香(后下)10 g、苍术 10 g、槐花 10 g、地榆 15 g、赤芍 15 g、蒲公英 10 g、冰片 3 g、延胡索 15 g]加减灌肠治疗腹泻型肠易激综合征 60 例,临床治愈30例,显效 15 例,有效 10 例,无效 5 例,总有效率为 91.7%。

(十)试验研究

1.化学成分

本品主要含皂苷,水解产生三萜皂苷、葡萄糖、鼠李糖等,并含白头翁素、23-羟基白桦酸、胡萝卜素等。

2.药理作用

白头翁鲜汁、煎剂、乙醇提取物在体外对金黄色葡萄球菌、铜绿假单胞菌、痢疾杆菌、枯草杆菌、伤寒杆菌、沙门杆菌及一些皮肤真菌等,均具有明显的抑制作用。本品煎剂及所含皂苷有明显的抗阿米巴原虫作用。本品对阴道滴虫有明显的杀灭作用;对流感病毒也有轻度抑制作用。另外,尚具有一定的镇静、镇痛及抗惊厥作用,其地上部分具有强心作用。

(李照明)

第四节　清热凉血药

一、生地黄

(一)别名

鲜生地黄。

(二)处方名

生地黄、干地黄、干生地黄、大生地黄、细生地黄、小生地黄、焦生地黄、生地黄炭。

(三)常用量

10～30 g。

(四)常用炮制

1.生地黄

取原药材,洗净,切成小段,晒干。

2.焦生地黄

取生地黄片放热锅内,炒至微焦。

3.生地黄炭

取生地黄片,放入热锅内,炒至炭黑色,至外皮发起小泡,喷以清水,放冷即可。

(五)常用配伍

1.配阿胶

滋阴补血,用于治疗血虚有热、面黄乏力、口渴舌黄或出血性疾病、血液耗伤、口干唇焦,烦躁不宁、失眠等症。

2.配玄参

凉血消斑,用于治疗热病皮肤斑疹痒点、烦热口渴等症。

3.配白茅根

清热凉血,用于治疗血热所致鼻血、尿血、妇女崩漏等症。

4.配地榆

凉血止血,用于治疗痔大便出血、便秘疼痛等症。

5.配生石膏

用于治疗热证牙龈肿痛、口渴、舌黄、头痛、目赤等症。

6.配白芍

柔肝止痛,用于治疗慢性肝炎、慢性胆囊炎的胁腹疼痛、上脘不适、纳差、恶心、腹胀等症。

(六)临床应用

1.退行性脊椎炎

生地黄 20 g,肉苁蓉 15 g,淫羊藿 6 g,鸡血藤 10 g,莱菔子 6 g。水煎服,日服 1 剂。

2.痛风性关节炎

生地黄 20 g,山茱萸 12 g,山药 12 g,泽泻 10 g,云苓 12 g,牡丹皮 10 g,金钱草 10 g,黄芪 10 g,川牛膝 10 g,赤芍 10 g,车前子(包煎)15 g,盐黄柏 6 g,盐知母 6 g。水煎服,日服 1 剂。

3.高血压

知柏地黄丸(盐知母、盐黄柏、熟地黄、山茱萸、山药、泽泻、牡丹皮、云苓),口服,一次 2 丸,一天 2 次。

4.化脓性中耳炎

鲜地黄酊(60％地黄乙醇液),清洁耳道后滴耳,一次 2～3 滴,一天 3 次。

5.肿瘤化疗毒副反应

生地黄 15 g,山茱萸 10 g,炒山药 15 g,半枝莲 15 g,白花蛇舌草 15 g,大枣 10 枚。水煎服,日服 1 剂。

6.更年期综合征

生地黄 30 g,牡丹皮 12 g,五味子 10 g,炒枣仁 15 g,蒲公英 30 g,枸杞子 12 g,山楂 12 g。水煎服,日服 1 剂。

7.心悸、失眠

生地黄 30 g,当归 12 g,丹参 20 g,何首乌 6 g,远志 6 g,五味子 10 g,合欢花 6 g。水煎服,日服 1 剂。

8.颈椎病

生地黄 30 g,杜仲 15 g,白芍 15 g,菟丝子 15 g,黄芩 15 g,三七粉(冲服)3 g。水煎服,每天 1 剂。

9.糖尿病

生地黄 30 g,天花粉 12 g,夏枯草 10 g,山药 15 g。水煎服,日服 1 剂。

10.痛经

生地黄 30 g,赤芍 15 g,白芍 15 g,川芎 15 g。水煎服,日服 1 剂。

(七)不良反应与注意事项

(1)过量服用,可致头痛、头晕、乏力、颜面苍白、口唇发绀、血压下降、心律不齐等。

(2)变态反应,如荨麻疹样皮疹。

(3)脾虚、便溏、食少者慎用。

二、玄参

(一)别名

黑参。

(二)处方名

玄参、元参、大玄参、乌远参。

(三)常用量

10～15 g。

(四)常用炮制

1.玄参

取原药材,加水浸泡,闷润,切 0.1～0.3 cm 厚的片,晒干。

2.盐玄参

玄参片 500 g,盐水 100 g。取玄参片,洒匀盐水,微炒即可。

3.制玄参

玄参 5 kg,黑豆 0.5 kg,盐 50 g,水适量。取玄参,加黑豆盐水煮后,晒干,去芦切片。

(五)常用配伍

1.配麦冬

清咽利喉,用于治疗慢性咽炎、咽喉疼痛、干燥不适、声音嘶哑及慢性扁桃体炎、咽肿干咳等症。

2.配生地黄

凉血消斑,用于治疗热病伤血的皮肤斑疹、口渴舌黄、低热倦怠等症。

3.配牡蛎

软坚散结,用于治疗淋巴结核、甲状腺肿大等病症。

4.配菊花

凉血明目,用于治疗肝火上攻,目赤流泪之症。

(六)临床应用

1.慢性咽炎

玄参 20 g,沙参 15 g,牛蒡子 12 g,甘草 3 g。水煎服,日服 1 剂。

2.荨麻疹

玄参 30 g,麻黄 5 g,蛇床子 6 g,槐花 6 g,地肤子 6 g,炙甘草 3 g。水煎服,日服 1 剂。

3.目赤肿痛

玄参 20 g,大黄 10 g,黄芩 15 g,菊花 15 g,牡丹皮 10 g,木贼 6 g。水煎服,日服 1 剂。

4.淋巴结核

玄参 30 g,牡蛎 30 g,干姜 2 g,肉桂 1 g,黄芩 15 g,夏枯草 30 g,黑豆 15 g。水煎服,日服 1 剂。

5.血栓闭塞性脉管炎

玄参 30 g,黄芪 30 g,当归 12 g,金银花 30 g,赤芍 15 g,穿山甲 15 g,乳香 6 g,没药 6 g,炙甘草 3 g。水煎服,日服 1 剂。

6.高脂血症

玄参 20 g,生地黄 20 g,决明子 15 g,生山楂 30 g,女贞子 10 g,丹参 10 g,甘草 3 g。水煎服,日服 1 剂。

7.带状疱疹

玄参 30 g,野菊花 15 g,大青叶 15 g,马齿苋 30 g,生地黄 30 g。水煎服,日服 1 剂。

8.便秘

玄参、黄连、大黄各等份,共研细粉,每服 10 g,每天 2 次。

(七)注意事项

脾虚泄泻者慎用。

三、牡丹皮

(一)别名

连牡丹皮、山牡丹皮、川丹皮、连丹、骨丹皮、丹根、花王、洛阳花、木芍药。

(二)处方名

牡丹皮、粉丹皮、刮丹皮、刮丹、风丹皮、风丹、炒丹皮、丹皮炭。

(三)常用量

6～12 g。

(四)常用炮制

1.牡丹皮

取原药材,拣净杂质,去净木心,洗净,切 0.1～0.2 cm 厚的片,晒干,筛去灰屑即可。

2.酒丹皮

丹皮 500 g、白酒 70 g。取丹皮用白酒喷匀,润 1 小时,至酒被吸尽时,晾干。

3.炒丹皮

取牡丹皮片,用微火炒至黄色即可。

4.丹皮炭

取牡丹皮放锅内,炒至焦黑或炭黑为度。

(五)常用配伍

1.配青蒿

清热除烦,用于治疗肺结核午后低热、夜间盗汗、手足心热等症。

2.配赤芍

增强活血化瘀作用,用于治疗荨麻疹、过敏性紫癜、丹毒等皮肤热性斑疹、丘疹等症。

3.配芦根

行血利水,用于治疗慢性肾炎导致的眼睑及下肢水肿之症。

4.配桃仁

泄热化瘀,用于治疗瘀血头痛、失眠、烦躁及跌打损伤疼痛、痛经等症。

5.配桂枝

温经活血,用于治疗脉管炎肢体发凉疼痛及冻疮痒痛之症。

6.配菊花

清肝泻火,用于治疗高血压头痛头晕、口苦失眠等症。

7.配皂角刺

消肿化瘀,用于治疗痈肿初起、疼痛灼热或脓成不溃、胀痛不消等症。

(六)临床应用

1.高血压

牡丹皮 15 g,杜仲 15 g,菊花 20 g,黄芩 15 g,赤芍 15 g,山楂 30 g。水煎服,日服 1 剂。

2.过敏性鼻炎

牡丹皮 18 g,酒大黄 5 g,苍耳子 10 g,薏苡仁 30 g,辛夷 3 g,生甘草 6 g。水煎服,日服 1 剂。

3.扁桃体炎

牡丹皮 12 g,蒲公英 30 g,地丁 30 g,皂角刺 5 g,青果 3 g。水煎服,日服 1 剂。

4.慢性胃炎

牡丹皮 12 g,山药 12 g,黄芪 30 g,白茅根 30 g,大枣 6 枚。水煎服,日服 1 剂。

5.胃溃疡

牡丹皮 10 g,白芍 15 g,牡蛎 30 g,清半夏 15 g,黄芩 12 g。水煎服,日服 1 剂。

6.冠心病

牡丹皮 15 g,丹参 20 g,葛根 20 g,川芎 10 g,赤芍 10 g,桂枝 3 g。水煎服,日服 1 剂。

7.痛经

牡丹皮 18 g,醋延胡索 15 g,赤芍 15 g,小茴香 6 g,槐花 6 g,红糖 20 g。水煎服,日服 1 剂。

8.荨麻疹

牡丹皮 15 g,赤芍 15 g,生地黄 30 g,麻黄 3 g,紫草 15 g,甘草 10 g。水煎服,日服 1 剂。

9.更年期综合征

牡丹皮 15 g,黄芩 12 g,菟丝子 15 g,杜仲 10 g,黄芪 15 g,太子参 15 g,天麻 15 g,百合 30 g,石斛 6 g。水煎服,日服 1 剂。

10.慢性腰痛

牡丹皮 10 g,泽泻 6 g,山药 12 g,云苓 12 g,山茱萸 6 g,杜仲 12 g,菟丝子 15 g。水煎服,日服 1 剂。

(七)注意事项

(1)孕妇禁用。

(2)虚寒,血虚者慎用。

四、赤芍

(一)别名

北赤芍、川赤芍、京赤芍、西赤芍。

(二)处方名

赤芍、赤芍药、炒赤芍、酒赤芍、醋赤芍。

(三)常用量

6~15 g。

(四)常用炮制

1.赤芍

取原药材洗净,切片,晒干。

2.炒赤芍

赤芍片 100 kg,麦麸 6 kg,在 180 ℃热锅中,撒入麦麸,至冒烟时,倒入赤芍片,炒至微黄色,筛去麦麸即可。

3.酒赤芍

赤芍 5 kg,酒 0.5 kg。取赤芍片,加酒拌匀,用微火烘干,或炒至微黄色。

(五)常用配伍

1.配川芎

增强活血化瘀功效,用于治疗瘀血所致冠心病、痛经、偏头痛、失眠等病症。

2.配桃仁

行血祛瘀,用于治疗妇女附件炎、痛经、经血量少等病症。

3.配香附

行气化瘀,用于治疗气滞血瘀之胃脘痛、肋痛、痛经等症。

4.配蒲黄

化瘀止痛,用于治疗瘀血胃脘疼痛、慢性胃炎、溃疡病等病症。

5.配小茴香

行气止痛,用于治疗疝气、小腹疼痛之症。

(六)临床应用

1.慢性胃炎

赤芍 15 g,蒲黄(冲服)3 g,五灵脂 15 g,甘草 6 g。水煎服,日服 1 剂。

2.疝气

赤芍 15 g,小茴香(包煎)15 g,橘核 6 g,干姜 3 g,桂枝 4 g,陈皮 10 g。水煎服,日服 1 剂。

3.慢性胆囊炎

赤芍 15 g,白芍 10 g,柴胡 12 g,香附 10 g,蒲公英 30 g,大黄 5 g。水煎服,日服 1 剂。

4.偏头痛

赤芍 15 g,醋延胡索 15 g,川芎 15 g,山楂 30 g,天冬 15 g,沙参 15 g,黄柏 10 g,木贼 3 g,白芷 6 g,菊花 10 g。水煎服,日服 1 剂。

5.癫痫

赤芍 12 g,大黄 6 g,全蝎 6 g,蜈蚣 1 条,红花 6 g,当归 10 g,莪术 6 g,大青叶 10 g,琥珀(研末冲服)3 g。水煎服,日服 1 剂。

6.冠心病

赤芍 20 g,三七 10 g,红花 10 g,佛手 6 g,当归 10 g,桃仁 10 g,泽泻 6 g,葛根 15 g,生甘草 3 g。水煎服,日服 1 剂。

7.乳腺炎

赤芍 30 g,酒大黄 10 g,金银花 30 g,蒲公英 30 g,丹参 15 g,黄芪 10 g,川芎 10 g,生甘草 6 g。水煎服,日服 1 剂。

8.慢性附件炎

赤芍 15 g,桃仁 10 g,土茯苓 30 g,三棱 10 g,川楝子 10 g,莪术 8 g,醋延胡索 12 g,黄芩 10 g,苦参 15 g,黄柏 12 g,丹参 10 g,香附 10 g,山药 15 g,薏苡仁 15 g。水煎服,日服 1 剂。

9.盆腔炎

赤芍 15 g,乌药 10 g,香附 12 g,刘寄奴 12 g,萆薢 6 g,萹蓄 6 g,猪苓 15 g,女贞子 12 g,苦参 12 g,蒲公英 30 g,马齿苋 30 g,益母草 10 g,甘草 3 g。水煎服,日服 1 剂。

10.淋巴结核

赤芍 18 g,蜈蚣 2 条,苦参 15 g,山药 30 g,百合 15 g,夏枯草 15 g,黄芪 10 g,党参 10 g,沙参 15 g,石斛 6 g。水煎服,日服 1 剂。

11.痈疽肿痛

赤芍 20 g,蒲公英 30 g,皂角刺 6 g,金银花 30 g,连翘 20 g,黄芩 15 g,紫花地丁 30 g,甘草 10 g。水煎服,日服 1 剂。

12.失眠

赤芍 20 g,红花 6 g,当归 10 g,黄柏 15 g,钩藤(后下)30 g,琥珀(冲服)3 g,龙骨 30 g,牡蛎 30 g。水煎服,日服 1 剂。

13.慢性肾盂肾炎

赤芍 15 g,白茅根 30 g,马齿苋 30 g,蒲公英 30 g,黄柏 15 g,益智仁 6 g,生蒲黄(包煎)6 g,生甘草 6 g。水煎服,日服 1 剂。

(七)注意事项

痈疽已溃者慎用。

五、紫草

(一)别名

地血、鸦衔草、山紫草、红石根、紫根。

(二)处方名

紫草、软紫草、紫草茸、紫草根、老紫草、硬紫草。

(三)常用量

6～20 g。

(四)常用炮制

取原药材,拣净杂质,去苗,剪成1.5～2.0 cm段即可。

(五)常用配伍

1.配连翘

清凉解毒,用于治疗热证的湿疹、荨麻疹、斑疹等病症。

2.配大青叶

清热解毒,用于治疗流行性乙型脑炎、传染性肝炎等所致的高热口渴、小便赤黄、皮肤斑点等症。

3.配黄柏

清血燥湿,用于治疗疥肿、湿疹、水火烫伤等症。

4.配茵陈

清热退黄,用于治疗黄疸型肝炎,皮肤、小便发黄、口渴,腹胀等症。

5.配生地黄

清热凉血,用于治疗外感热病,高热神昏、口舌绛紫及血热所致鼻血、尿血等症。

(六)临床应用

1.扁桃体炎

紫草30 g,黄芩15 g,蒲公英30 g。水煎服,日服1剂。

2.黄疸型肝炎

紫草15 g,茵陈15 g,柴胡12 g,黄芩12 g,白茅根30 g,五味子6 g,生姜6 g,大枣6枚。水煎服,日服1剂。

3.预防麻疹

33%紫草根糖浆口服,6个月至1岁每次10 mL;2～3岁每次20 mL;4～6岁每次30 mL。每隔天服2次,共服3天,计6次。

4.玫瑰糠疹

紫草15～30 g(小儿用6～15 g),煎服,每天1次,10天为1个疗程。

5.银屑病

0.1%紫草注射液2 mL,每天肌内注射1次,连用30～40次。

6.扁平疣

0.1%紫草注射液,肌内注射,每次2 mL,每天1次,10次为1个疗程。

7.面颈部烧伤

紫草10 g,菜油100 mL,加热煮沸20分钟后,过滤,凉后备用。用时,先用75%乙醇清洁创面,抽出水疱积液,然后用纱布块蘸紫草油均匀地涂在创面上,每天3～4次,保持创面湿润,连用7～9天。小面积轻度烧伤2～4天。

8.新生儿臀红

先用20～25℃生理盐水洗净患处,消毒纱布蒸干后,涂当归紫草油,每天3～4次。

9.子宫颈糜烂

紫草油外涂,每天1～2次,10次为1个疗程。

10.消化道灼伤

紫草油口服,每次 10～20 mL,每天 3～4 次。儿童酌减。

11.肌内注射后硬结

将紫草油涂于硬结皮肤上,加塑料膜覆盖,用无菌纱布包扎,胶布固定。每天涂敷 2～6 次。

12.过敏性紫癜

紫草 15 g,黄柏 12 g,当归 10 g,知母 12 g,牛蒡子 12 g,苦参 12 g,淡竹叶 6 g,西河柳 10 g,蝉蜕 6 g。水煎服,日服 1 剂。

13.便秘

紫草 30 g,杏仁 10 g,防风 12 g,白术 15 g,生姜 3 g,山楂 10 g。水煎服,日服 1 剂。

14.荨麻疹

紫草 30 g,黄芩 15 g,地肤子 15 g,苍耳子 12 g,土茯苓 15 g,天冬 30 g。水煎服,日服 1 剂。

(七)注意事项

脾虚便溏者慎服。

(李照明)

第七章 泻 下 药

第一节 攻 下 药

攻下药性味多为苦寒,具有较强的攻下导滞作用,适用于各种便秘及湿积、食积、虫积等多种胃肠积滞证,还有较强的清热泻火作用,尤其适用于热结便秘、湿热积滞之证。又能通过泻下,釜底抽薪,导热下行,达到清泄的目的。适用于温热病,高热神昏,谵语发狂;火热上炎所致的头痛、目赤、咽喉肿痛、牙龈肿痛及吐血、衄血、咯血等上部血热妄行之出血证。上述里热证,无论有无便秘,均可应用本类药物。使用攻下导滞药,常与行气药同用,以消除胀满,有助于排便。孕妇及体虚而无积滞者忌用。

一、大黄

(一)历史

本品"色黄,个大",故名大黄(《中华药海》);因其"推陈致新,去陈垢而安五脏,谓如戡定祸乱以致太平无异,所以有将军之名"(《汤液本草》);蒙医称大黄为 jumuza 或 jun,其实都可转为"军"音,大黄称"将军"可能是"军"的衍称,保留着古代吐蕃语音的遗迹(《大黄》)。其质佳切面之纹如锦者,又名"锦纹"。

本品首载于《神农本草经》,被列为下品。谓"下瘀血,血闭,寒热,破癥瘕积聚,留饮宿食,荡涤肠胃,推陈致新,通利水谷,调中化食,安和五脏。"深刻揭示了大黄活血祛瘀,荡涤肠胃,推陈致新的性能特点。《药性论》谓能"利水肿",《日华子本草》谓能"利大小便",说明大黄既能通大便,又能利小便。《药类法象》谓其"性走而不守,泻诸实热,大肠不通",对大黄泻热、通便的功效予以充分肯定。《本草衍义补遗》通过对仲景泻心汤治吐衄病机的分析,认为"本经(手少阴心经)之阳亢甚无辅,以致血妄行飞越,故用大黄泄去亢甚之火,使之平和,则血归经而自安",阐明了大黄泻火凉血的作用机制。《本草纲目》将大黄的主治概括为"下痢赤白,里急腹痛,小便淋沥,实热燥结,潮热谵语,黄疸,诸火疮",比较符合现代临床运用的实际。《本草经疏》则从不同角度论证了大黄的运用,认为"大黄气味大苦大寒,性禀直遂,长于下通……然亦不免于未尽善之仪矣。"指出凡血闭不由于热积,寒热不由于瘀血,癥瘕不由于积滞停留,便闭不由于热结不通,心腹胀满不由于饮食停积,女子少腹痛不由于经阻老血瘀结,滞下初起即属胃虚,疟病不由于山岚湿热,吐衄血不由于血分实热,乳痈肿毒不由于膏粱之变等,"法咸忌之"。强调大黄之用,应把握"实热、积滞、瘀血"要领,具有重要的临床指导意义。

（二）性能

苦,寒。主归脾、胃、大肠、肝、心经。

（三）功效

泻下攻积、清热泻火、凉血解毒、逐瘀通经、利湿退黄。

（四）应用

1.胃肠积滞证

大黄苦寒,"专入阳明胃府大肠"(《本草求真》),善能荡涤肠胃,推陈致新,"乃除实热燥结,下有形积滞之要品。随经随证以为佐使,则奏功殊疾"(《本草经疏》)。大"凡蕴热之症,藏府坚涩,直肠火燥而大便秘;痈肿初发,毒热炽盛而大便结;肥甘过度,胃火盛而大便结;纵饮太盛,脾火盛而大便结,必用苦寒,以大黄可也"(《本草切要》)。故为治胃肠积滞,大便秘结之要药,尤宜于热结便秘。

（1）实热积滞证:如《伤寒论》大承气汤、小承气汤和调胃承气汤,三方均以大黄为君,泻热通便,荡涤肠胃,主治里热积滞,大便不通。其中,大承气汤以之与芒硝、枳实、厚朴为伍,攻下之力峻猛,主治痞、满、燥、实具备之阳明腑实重证;小承气汤以之与枳实、厚朴为伍,攻下之力缓,主治痞、满、实而燥证不甚明显的阳明腑实轻证;调胃承气汤以之与芒硝、甘草为伍,攻下之力更缓,主治阳明燥实内结而无痞、满者。《2005年版临床用药须知》清泻丸,本品与黄芩、枳实、朱砂等同用,清热,通便,消滞。用于实热积滞,大便秘结。临床报道,用大黄胶囊(每粒药含生大黄粉0.3 g)口服,每天3次,每次1~2粒,3天为1个疗程。治疗实热便秘110例,结果:显效42例,好转62例,无效6例,总有效率为94.5%。

（2）寒实积滞证:大黄苦寒,泻下攻积,每与附子和/或干姜等温里散寒药同用,共为温里攻下之剂,用于寒实积滞,大便秘结之证。如《金匮要略》大黄附子汤,本品与附子、细辛同用,温通寒积,主治寒积便秘而正气不虚者;《千金要方》温脾汤,本品与附子、干姜等同用,温脾攻下,主治寒积便秘而脾阳不足者;《金匮要略》三物备急丸,本品与干姜、巴豆为伍,攻逐寒积,主治寒实冷积,急危重证。

（3）邪实正虚,大便秘结:大黄泻下,每与补虚药同用,共为攻补兼施之剂,适用于里实积滞而正气不足者。如《伤寒六书》黄龙汤,本品与人参、当归等同用,共奏泻热通便,补益气血之功,适用于热结便秘兼气血亏虚者;《温病条辨》增液承气汤,本品与生地、玄参、麦冬等同用,共奏滋阴增液,泻热通便之功,适用于热结阴亏,燥屎不行者。《伤寒论》麻子仁丸,本品与麻子仁、杏仁、芍药等同用,润肠泻热,行气通便,主治胃肠燥热,津液不足之便秘。

（4）积滞泻痢:大黄苦寒攻下,荡涤积滞,不仅可用于胃肠积滞便秘,亦主"下痢赤白,里急后重"(《本草纲目》)。对于实热积滞,大便泻而不爽,里急后重者,借其泻下之力,使肠腑湿热积滞有下泄之路,则不治痢而痢自止,此乃"通因通用"之法。如《保命集》大黄汤,即单用大黄酒煎服,治疗泻痢湿热证。《苍生司命》用大黄与厚朴、广木香为伍,治泻痢初起及腹痛诸证。《千金要方》大黄汤,大黄与甘草、麦冬同用,治少小下痢,苦热不食,伤饱不乳。临床报道,用单味大黄醇提片治疗急性肠炎54例,平均1.5天治愈;急性菌痢110例,大便恢复正常平均时间3.4天,细菌转阴时间8.4天,总有效率为95%。

(5)其他积滞证:对于药、食、虫积者,运用大黄亦有较好的导泻效果。临床报道,将急性口服中毒46例患者随机分为治疗组24例与对照组22例。在常规进行抢救的基础上,治疗组用生大黄导泻,对照组用甘露醇导泻。结果:治疗组平均排便时间早,平均排便量及排便例数多。这显示大黄导泻效果明显优于甘露醇($P<0.05$),对于急性口服中毒患者的抢救效果较好。将生大黄5 g用30 mL开水浸泡,1 mL/kg,每天3次口服。治疗新生儿呕吐20例,使六腑通,胎热除,呕吐自止,收效迅速,总有效率为90%。用生大黄6 g加温水100 mL注入胃管驱蛔,治疗儿童蛔虫性肠梗阻27例。用药后最快20分钟,最慢1小时,患儿就有便意,一般排稀便2~3次,带有蛔虫一道排出,最多达80多条,无1例中转手术,住院最短1天,最长3天,全部治愈出院。

2.热毒证

本品苦寒沉降,既能直折上炎之火,又能导热下行,有釜底抽薪之妙。尤"善清在上之热,故目疼齿疼,用之皆为要药。又善解疮疡热毒,以疗疔毒,尤为特效之药"(《医学衷中参西录》)。大凡热毒病证,无论有无便秘皆宜,内服外用均可。

(1)头面部火热病证:如《圣济总录》大黄汤,本品与枳壳、芍药、山栀等同用,治眼暴热痛,眦头肿起。《医垒元戎》五痹散,用大黄、白僵蚕为末,生姜汁、蜜调服,治五种喉痹。《圣济总录》大黄蜜煎方,取大黄用蜜煎,候冷取出,口含咽津,治口糜生疮。《2005年版临床用药须知》新清宁片(胶囊),单用大黄清热解毒,泻火通便。用于内结实热所致的喉肿、牙痛、目赤等。临床报道,用生大黄9~12 g,以白开水150~200 mL泡药,待药汤温度降至暖热时缓缓饮服,4~6小时若体温未降至正常,可泡服第2汁。治疗急性化脓性扁桃体炎31例,治愈29例,好转、无效各1例。治愈率为93.55%,总有效率为96.77%。

(2)疮痈肿毒:本品能"贴热毒肿"(《药性论》),"敷一切疮疖痈毒"(《日华子本草》),主治"诸火疮"(《本草纲目》)。大凡热毒疮痈,无论外痈、内痈皆宜。如《金匮要略》大黄牡丹汤,本品与牡丹、桃仁等同用,治肠痈腹痛。《景岳全书》大黄捣毒散,本品与芒硝为末,水调搽局部,治热痈肿毒。《普济方》本品与黄连、牛蒡子共为散服,治妇人乳汁不下,内结成肿。临床报道,取大黄研末,加植物油或白酒调敷患处,每天换药1次。治疗无名中毒38例,痊愈35例,显效3例。用大黄、冰片各10 g,浸泡于75%乙醇中2小时后外擦患部,治疗暑疖,一般外擦1~3次即可痊愈。将大黄粉研成细粉末,加适量35%乙醇调敷患处,治局部炎症水肿54例,总有效率为85%。取生大黄10~30 g,泡服;另取生大黄粉及芒硝粉各等份,醋调敷患处。治流行性腮腺炎186例,痊愈181例(97.3%),平均治愈天数为4天。

(3)水火烫伤:如《夷坚志》用生大黄研末,蜜调涂之,治汤火灼伤,不唯止痛,且灭瘢。《普济方》用大黄、寒水石为末,清油调,扫伤破处。临床报道,用大黄200 g,冰片20 g,研为细末,以香油300 mL调涂于创面,5~8天换药1次。62例烧伤患者全部治愈。其中用药1次获愈者58例,两次获愈者4例。取大黄1 000 g,碾成细粉末,装瓶备用。每次取大黄粉末100 g左右,用香油调敷在创面上。重者可1~2小时敷一次。结果:外敷后2小时止痛,3天结痂,一般10~15天愈合。本组20例全部治愈,均未留后遗症。

3.出血证

本品"大泻血分实热"(《要药分剂》),有凉血止血之功;兼能活血,"止血而不留瘀,尤为妙药"(《血证论》),可用于血热有瘀之出血证,尤善治吐血、衄血等上部出血证。如《金匮要略》泻心汤,本品与黄连、黄芩同用,治心气不足,吐血衄血。《千金要方》以温生地汁,纳大黄末搅服之,治虚劳吐血。《古今医鉴》止血立应散,本品与青黛、槐花、血余炭等同用,治吐衄不止。《医学衷中参西录》秘红丹,本品与肉桂共为末和匀,用赭石末煎汤送下,治肝郁多怒,胃郁气逆致吐血、衄血及吐衄之证屡服他药不效者,无论因凉因热,服之皆有捷效。临床报道,用大黄粉每次 3 g,每天 3 次,口服。直至大便隐血试验转阴或弱阳性。共治上消化道出血 890 例,止血率为 97%,平均止血时间 2 天。用大黄粉装胶囊,3 g/d,每天 3 次温水送服。治球结膜下出血 43 例,服药 2 天内出血全部吸收 24 例,服药 3~4 天出血全部吸收 18 例,总有效率为 97.7%。用大黄粉内服并外用塞鼻,内服量每次 3 g,每天 4 次;外用消毒棉签蘸大黄塞鼻,6 小时换 1 次,治鼻出血 50 例,总有效率为 96%。

4.瘀血证

本品入血分,能"破一切瘀血"(《医学衷中参西录》),凡血滞诸疾,无论新瘀、宿瘀均可运用。如治干血内结,产妇腹痛,血瘀经闭之下瘀血汤(《金匮要略》),治瘀血久积成劳之大黄䗪虫丸(《金匮要略》),下焦蓄血所致之发狂及妇女经闭,少腹硬满拒按之抵当汤(《伤寒论》),治下焦蓄血及血瘀经闭、痛经之桃核承气汤(《伤寒论》)等,方中均用大黄,并与桃仁为伍,以逐血中之瘀滞。《医碥》云"凡血妄行瘀蓄,必用桃仁、大黄行血破瘀之剂。盖瘀败之血,势无复返于经之理,不去则留蓄为患",深得仲景用药之要旨。又如《宣明论方》大红花丸,本品与红花、虻虫为伍,治妇人血积聚,癥瘕。《圣济总录》大黄散,本品与当归、川芎为散,治因打扑内伤,瘀血在腹。《三因方》鸡鸣散,本品与杏仁同用,治从高处坠下,及木石所压,凡是伤损,瘀血凝积,气绝欲死,并久积瘀血,烦躁疼痛,叫呼不停及折伤等。《医学发明》复元活血汤,本品与桃仁、红花、柴胡等为伍,治跌打损伤,胁肋瘀肿,痛不可忍。

5.湿热证

本品苦寒,沉而不浮,"性善走窜,直达下焦……可从小便以导湿热"(《本草正》),有清热利湿之功,可治湿热黄疸、淋证及水肿脚气等。

(1)湿热黄疸:如《伤寒论》茵陈蒿汤,大黄与茵陈蒿、栀子为伍,治伤寒七八日,身黄如橘子色,小便不利,腹微满。仲景在其方后明确指出:"小便当利,尿如皂荚汁状,色正赤,一宿腹减,黄从小便去也。"《本草思辨录》亦云:"茵陈栀子皆走小便,大黄自亦不走大便矣。"可见,大黄之用,在于通利小便,导湿热从小便而出,湿热去则黄自愈。《金匮要略》大黄硝石汤,用大黄与黄柏、硝石、栀子同用,治黄疸腹满,小便不利而赤,自汗出。临床报道,用单味生大黄 50 g,儿童 25~30 g,煎成汤剂 200 mL 左右,每天一次顿服,平均用药 16 天。结果:80 例急性黄疸型肝炎患者,退黄显效率为 96.43%,退黄总有效率为 98.81%。

(2)淋证:如《太平惠民和剂局方》八正散,本品与车前子、萹蓄、栀子等同用,治湿热淋证。《普济方》大黄散,用大黄、乱发等分为散,温水调下,治血淋热痛不可忍。《本草纲目》引《简便方》,用大黄为末,每服六钱,以鸡子一个,破顶入药,搅匀蒸熟,空心食之,治赤白浊淋。《疡科心得集》分清泻浊丸,用大黄与西珀为伍,治肝经湿火,淋浊管痛,小溲不利。

(3)水肿脚气:如《普济方》大黄丸,用大黄、白术、防己各等分,为末蜜丸,米饮服下,治水肿,利小便。《医学正传》导水丸,用大黄与黄芩、黑丑、滑石共研末为丸,温水送下,治脚气跗肿疼痛,或发热恶寒,湿热大盛者。

(五)用法用量

3~15 g,用于泻下不宜久煎;外用适量,研末敷于患处。生大黄泻下力强,熟大黄泻下力缓,长于泻火解毒;酒大黄功善活血,且善清上焦血分热毒;大黄炭长于凉血化瘀止血。

(六)使用注意

本品为峻烈攻下之品,易伤正气,如非实证,不宜妄用;本品苦寒,易伤胃气,脾胃虚弱者慎用;其性沉降,且善活血祛瘀,故孕妇、月经期慎用。因其色素易从乳汁排泄,导致婴幼儿不明原因的腹泻,故哺乳期妇女不宜使用大黄。

(七)现代研究

1.化学成分

大黄主含蒽醌类成分(如芦荟大黄素、大黄素、大黄酸、大黄素甲醚、大黄酚),结合蒽醌类成分(如掌叶大黄素、大黄素甲醚-8-葡萄糖苷、芦荟大黄素-8-葡萄糖苷),双蒽醌类成分(如番泻苷A、B、C、D),尚含鞣质、有机酸和雌激素样物质等。

2.药理作用

大黄具有调节胃肠运动作用,能增加肠推动性运动,使肠蠕动亢进;并能抑制大肠水分吸收,刺激肠黏膜分泌,促进排便;所含鞣质对胃肠运动有抑制作用,可抑制肠道蠕动,阻碍胃内容物向肠道移行,引起继发性便秘。大黄在体内外对多种细菌(葡萄球菌、痢疾杆菌、大肠埃希菌、伤寒杆菌、铜绿假单胞菌等)、病毒(柯萨奇病毒、带状疱疹病毒、流感病毒等)均有一定的抑制作用。对肝、肾、胰具有保护作用,能抗肝损伤,促进胆汁分泌;保护肾功能,抑制肾炎发展,缓解肾损害;抗急性胰腺炎,能有效缓解胰腺损伤程度,加速胰腺组织的再生和修复。对血液循环系统具有双向调节作用,大黄炭能使循环血流速度变慢,红细胞聚集,局部血液黏滞性升高而止血;生大黄、酒大黄能改善实验性瘀血,具有活血作用。大黄及其成分单体能使尿量增多,尿钠与钾含量明显增加;此外,尚有抗炎、抗溃疡、抗纤维化、降血糖、降血脂、抗动脉粥样硬化、抗肿瘤、抗衰老等多种药理作用。

3.临床新用

(1)治中枢性高热:取生大黄30 g,放入400 mL冷水中,浸泡20分钟后,温水煮沸10分钟,取汁300 mL,待药凉后灌汤,并保留10分钟,每天两次,共用两次。36例患者经此治疗后体温均有下降,最低体温37.2 ℃,最高体温38.0 ℃。

(2)治小儿高热:取大黄浸汁液(大黄洗净,加沸水中浸泡30分钟)50～80 mL,选择细小肛管,先清水清洁灌肠1次,再行药物灌肠。31例患儿灌肠后0.5～1.0小时均达到退热目的,降温幅度为0.5～3.0 ℃。

(3)治小儿肺炎:在常规治疗的基础上,将大黄研成细末,用水调成糊状涂在纱布上,敷贴于肺炎的体表投影部位或水泡音明显处,即前胸、后背,以患侧为主,每次贴敷0.5～1小时,每天1次,连敷3～5天。共观察100例,并与常规治疗组(对照组)比较。结果:两组患者经治疗后,均痊愈出院。但观察组患者在肺部水泡音消失时间、肺部病灶吸收时间及治愈天数方面优于对照组($P<0.01$)。

(4)治腱鞘炎:取大黄10 g,研成粉末状,用白醋调和成泥糊状,敷于患处。每天1次,3天为1个疗程。共观察30例,痊愈19例,有效9例,无效2例。

(5)预防切口感染:取大黄30 g,芒硝120 g。研粉,装入10 cm×20 cm大小的布袋内,置于切口敷料外面。2～3天更换1剂,至拆线后2～3天止。2 600例经腹手术患者未发生1例切口感染,各类切口全部甲级愈合。

(6)治胆系感染:用大黄15 g,加水150 mL,煎10～15分钟,待药凉后空腹服下,每天分4～6次服用,5～7天为1个疗程。60例中治愈16例,显效28例,有效12例,无效4例,总有效率为 93.3%。

(7)治慢性肾衰竭：在常规治疗基础上，将温度为 36~37 ℃的大黄液(大黄 20 g，煎至每袋 200 mL)行保留灌肠 45~60 分钟，每天 1 次，治疗 21 天为 1 个疗程。结果：68 例中显效 14 例，有效 48 例，无效 6 例，总有效率 91.2%，疗效优于常规治疗组($P<0.05$)。

(8)治疗肠伤寒：用大黄 3 份，白及 2 份，共研末。每次 1~3 g，日 3 次口服。治疗肠伤寒出血 78 例，显效 61 例，有效 13 例，无效 4 例，总有效率为 94.9%。

(9)治外科手术后的腹胀：取生大黄粉 30 g，用 300 mL 温开水调和后保留灌肠。一般病例 1 次即可，重症患者可酌情每天增加 1 次或两次，至临床体征好转为止。治疗 90 例，结果：显效 79 例，好转 7 例，无效 4 例。

(10)治输液渗出水肿：取生大黄粉适量，用冷水调成糊状敷于患处，每天敷药 1 次，症状严重者可换药两次。32 例全部治愈。敷药 1 次治愈 26 例，敷药两次以上治愈者 6 例。

(11)治肥胖症：用大黄片每次 4~10 片，每天 1~3 次，饭前 30 分钟服，使大便每天保持 3 次。同时控制主食。治疗 3 个月后，有效率为 96%，腹围减少率 61.5%~89%。

(12)治排卵功能失调：将大黄烘干研末，装入胶囊，每次服 1 g，每天两次，于月经后开始服药，连服 3~6 个月，共观察 70 例。结果：排卵 51 例，有效 10 例，无效 9 例。

(13)治银屑病：生大黄 3~15 g，熟大黄 6~20 g，制成煎剂(生大黄后下)，日 1 剂，分早晚两次服。外用：生大黄、熟大黄各 30 g，用 30% 乙醇 100 mL 浸泡 1 周，取汁外搽患部，每天 1~2 次。搽药后用手在患部摩擦 5~10 分钟，使局部有微微发热感。治疗银屑病 45 例，痊愈 28 例，好转 12 例，无效 5 例。

(14)治宫颈糜烂：在窥阴器下将适量大黄粉均匀撒布于糜烂的宫颈及阴道后穹隆处，并以带线的消毒棉球塞阻阴道，24 小时后取出棉球，每隔 2 天换药 1 次。86 例中，Ⅰ度糜烂患者 29 例，经 2~4 次治疗后，全部治愈；Ⅱ度糜烂患者 41 例，经 5~6 次治疗后，治愈率为 87.8%；Ⅲ度糜烂 16 例，经 7~15 次治疗后，治愈率为 87.5%。总治愈率为 91.8%。

(15)治脂溢性皮炎：取生大黄 100 g，冰片 20 g，食醋 250 g，于密封瓶中浸泡 7 天备用。外涂患处，每天 3~4 次。45 例患者，治愈 20 例，显效 15 例，有效 5 例，无效 5 例。

(16)治高脂血症：用祛脂胶囊(每粒含大黄生药 0.25 g)，每次 0.25 g，每天 3~4 次，一个月为 1 个疗程。共观察 42 例，治疗 1 个疗程后复查，30 例胆固醇平均下降 42.8%，有效率为 81.3%；三酰甘油平均下降 54.98%，有效率为 87.5%。

(17)治慢性前列腺炎：将生大黄 90 g 放入砂锅内加水 400 mL 左右，煎水倒入瓷盆中熏洗会阴部，待药液不烫手时，再用毛巾浸液擦洗会阴处，同时用手指在局部作顺时针按摩，早晚各 1 次，每次 30 分钟，每剂大黄熏洗两次。每次熏洗完毕后，取中极、会阴两穴，用生姜汁调制的大黄末外敷。体质强壮或有热象者，每天可用 3~6 g 生大黄泡茶饮。年高体弱无明显热象者，每天可用 3~6 g 制大黄煎水 20 分钟后饮服。以上 3 种方法同时治疗 15 天。共观察 60 例，治愈者 56 例，显效 3 例，有效 1 例。

二、芒硝

(一)历史

芒硝，原作芒消。《雷公炮炙论》云："芒消是朴消中炼出，形似麦芒者，号曰芒消。"《本草纲目》云："此物见水即消，又能消化诸物，故谓之消。"因其结晶形似麦芒，且易在水中溶解(消失)而得名芒消。又因其为矿石类药物,故易"消"为"硝",名芒硝,今多用此名。

芒硝首载于《名医别录》,云:"味辛,苦,大寒。主五脏积聚,久热,胃闭,除邪气,破留血,利大小便及月水,破五淋,推陈致新。"揭示了芒硝清邪热,破瘀血,通大便,利小便的基本功效,颇为后世所推崇。《药性论》谓"能通女子月闭,癥瘕,下瘰疬,黄疸病,主堕胎。患漆疮,汁傅之。主时疾壅热,能散恶血。"对芒硝活血散瘀的功用予以充分肯定。《医学启源》将芒硝的功用归纳为三方面,即"治热淫于内一也,去肠内宿垢二也,破坚积热块三也。"突出了芒硝清热、泻下的功用特点。《本草经疏》认为,芒硝"无坚不磨,无结不散,无热不荡,无积不推,可谓直往无前,物无留碍之性。"这是对其"推陈致新"的最好诠释。《本草纲目》谓其"通治积热诸病有神效",这是对芒硝清热作用的高度认同。《药品化义》认为"芒消味咸软坚,故能通燥结,性寒降下,故能去火烁,主治时行热狂,六腑邪热或上焦膈热或下部便坚。"为芒硝泻下、软坚、清热功效的确立和临床应用提供了理论支持。

(二)性能

咸、苦,寒。归胃、大肠经。

(三)功效

泻下通便、润燥软坚、清热消肿。

(四)应用

1.胃肠积滞证

本品苦寒能泻热通便,味咸能润燥软坚,能使坚硬燥结之大便软化,有利排出。故为"咸能软能下"的代表性药物,亦为治里热燥结之要药。大凡胃肠实热积滞,大便燥结者,有推陈致新之妙,每与大黄相须为伍,以增强其泻下泄热之功,如仲景大承气汤、调胃承气汤(《伤寒论》)等,皆用芒硝以软坚泻下去实热。诚如《本草求真》所云:"热邪深固,闭结不解,用以苦咸以为削伐,则药与病符,自不见碍。"现代临床报道,将芒硝 30 g 置于灌肠筒内,加入温度 39～41 ℃的温水 500 mL,然后搅匀使芒硝全部溶化,常规灌肠。如法灌肠 1 次后,71 例老年便秘患者中,15～20 分钟开始排便者 64 例,21～26 分钟排便者 7 例;自行排便维持 5～7 天者 30 例,7～14 天者 26 例。用芒硝腹壁外敷(芒硝 100～500 g,装入棉布袋内,封闭后平铺于腹部,每天 1～3 次)辅助治疗肠梗阻取得较好疗效,52 例肠梗阻患者中,49 例腹痛、腹胀消失,肛门排气排便恢复,复查腹部平片或腹部透视未见梗阻征象,有效率为 91％。

2.热毒证

芒硝外用有清热消肿之功,可广泛用于热毒病证。

(1)外科病症:如《千金要方》以之与生地、(豆)豉同捣外敷,治一切痈肿。《梅师集验方》用芒硝水调外涂,治火丹毒。临床报道,取冰片、芒硝,按 1∶10 的比例混匀研末备用。按病变范围大小,取适当纱布一块展平,将所备冰片芒硝散适量均匀地撒在纱布中央,约 0.5 cm 厚,包好,贴敷患处,每 2～3 天更换 1 次。共治疗外科感染 230 例患者,均治愈,平均换药 3 次。取冰片、芒硝,按 1∶10 的比例混匀研末备用。视创面大小将冰片芒硝散均匀置于辅料上,贴敷患处,隔天换 1 次。共治疗蜂窝织炎 60 例,治愈 38 例,显效 10 例,好转8 例,无效 4 例,总有效率为 93％。取芒硝、大蒜各 30～60 g 混合碾成糊状备用。用凡士林纱布垫于患者麦氏区,将该药均匀涂抹于纱布上,固定。每天或隔天更换 1 次。治疗阑尾脓肿 86 例,其中治愈 81 例,无效 5 例。

(2)五官病症:《本草求原》云"马牙消治齿痛,食蟹龈肿,喉痹肿痛,重舌口疮,鹅口"。《药性论》云:"末筛点眼及眼药中用,甚去赤肿、障翳、涩泪痛。"临床可用于咽痛、口疮、目赤等五官科疾病。如《医学广笔记》以之与胆矾、雄黄、明矾共研,吹入喉中,治乳蛾。《简要众济方》用马牙硝细研,于舌上掺之,治小儿鹅口。《普济方》用风化硝或芒硝研末,随左右鼻内吹之,治牙疼。《圣济总录》用马牙消研极细末点眼,治暴赤眼;《孙真人食忌》用芒消研细末点眼,治眼有翳。《圣济总录》以之与龙脑、蕤仁为散,入黄蜡熔和,绵裹塞耳中,治耳聋。

此外,本品尚有回乳之功,局部外敷,可使乳汁减少,乳房胀痛减轻。临床报道,取芒硝150 g用纱布包裹,分敷于两乳房上并固定,24 小时后取下,如两乳房胀感同前,应重新更换 1 次。40 例中,于用药后2 天内回乳34 例,3 天内回乳 4 例,无效 2 例。

（五）用法用量

6～12 g,一般不入汤剂,多冲入药汁内或开水溶化后服。外用适量。

（六）使用注意

孕妇慎用,不宜与硫黄、三棱同用。

（七）现代研究

1.化学成分

本品主含含水硫酸钠($Na_2SO_4 \cdot 10H_2O$)。尚含少量氯化钠、硫酸镁、硫酸钙等无机盐。

2.药理作用

芒硝溶化或煎汁内服后,其硫酸钠的硫酸根离子不易被肠黏膜吸收,在肠道内形成高渗盐溶液,吸附大量水分,使肠道扩张,引起机械刺激,促进肠蠕动,从而发生排便效应。其对肠黏膜也有化学性刺激作用,但并不伤害肠黏膜。空腹服用,同时饮用大量温开水,一般服后 4～6 小时排出流体粪便。芒硝对常见致病菌无抑制作用,对二甲苯所致小鼠耳郭肿胀有一定抑制作用。芒硝外用可以消肿,改善血液循环,但量效关系不明显;能明显促进动物模型大鼠腹部手术后的胃肠推进功能($P<0.05$),使胃液分泌增加($P<0.05$),并使总酸度增高,有利于术后胃肠功能的康复。

3.临床新用

（1）治恶性腹水:取芒硝 500 g 腹壁贴敷,隔天 1 次,1 周为 1 个疗程。治疗晚期恶性腹水患者 32 例,其中显效 5 例,有效 22 例,无效 5 例,总有效率为 84.4%。

（2）治肠麻痹:取芒硝 100 g,用纱布包好置脐上,必要时 24 小时可重复使用。治疗肠麻痹150 例,多数患者在用药后 4～10 小时出现肛门排气,腹胀消失,少数患者缓解不明显,继续使用,一般于 48～72 小时症状基本缓解。在抗感染,改善循环,纠正电解质紊乱等抢救措施的同时,用芒硝 100～200 g,装入布袋内,外敷于中下腹部;再置热水袋于布袋上热敷 0.5～1 小时。285 例中毒性肠麻痹患儿中,4 小时内痊愈 118 例,好转 158 例,无效 9 例,总有效率达 96.8%。

（3）治急性前庭大腺炎:取芒硝 60 g,冰片 3 g。用纱布制成的药袋敷于患处,10 天为 1 个疗程。共治疗 58 例,其中 37 例痊愈,占 64%;21 例显效,占 36%。

（4）治单纯性胰腺炎:取大黄、芒硝等量,共研细末,过 120 目筛备用。使用时先将肚脐洗净,将药末用 0.9%氯化钠溶液搅拌成糊状,敷脐,24 小时换药 1 次,3 次为 1 个疗程。本组 30 例,治愈 24 例,显效6例。其中 1 个疗程治愈 13 例,2 个疗程治愈 11 例。

（5）治胆囊炎:取芒硝 50 g,冰片 5 g 研粉混匀,敷于腹部胆囊投影区,固定,3 天换药 1 次。治疗50 例,其中敷药两次症状体征消失 38 例,敷药 3 次症状体征减轻 10 例,无改善 2 例。

（6）治静脉炎:取芒硝 200 g,加冰片 5 g,溶于 1 000 mL 蒸馏水中,使之完全溶解,经高压灭菌后备用。放入无菌纱布,待浸透后取出,敷于患部。每天两次,每次 30 分钟,直至痊愈。治疗输液所致静脉炎 59 例,治愈 57 例,有效 2 例。用血竭芒硝散(芒硝 300 g,血竭、威灵仙各 12 g,冰片 10 g,三七 60 g)适量加醋、甘油调成糊状,涂于纱布上,敷于红肿处,每天 2～3 次,每次 1 小时。治疗血栓性浅静脉炎 34 例,临床治愈 12 例,显效 13 例,有效 6 例,无效 3 例,总有效率为 91.2%。

(7)治湿疹:取芒硝 50 g,溶于沸水 1 000～1 500 mL,先趁热气上蒸之时熏其患部,待药液热度下降后再以其洗之。每天早晚 1 次,每次约 30 分钟,5 天为 1 个疗程。600 例中痊愈 360 例,显效 120 例,有效 96 例,无效 24 例,总有效率为 96%。

(8)用于纤维结肠镜检查前清洁结肠:患者于检查当日早晨禁食,空腹服芒硝胶囊(每粒含芒硝粉 1 g)24 粒(年老、体弱或腹泻次数较多者可适当减量 3～5 粒,便秘者可增服 3～5 粒),嘱患者多饮水,中午可少进普通饮食。下午排空大便即可做结肠镜检查(服药至结肠镜检查时间不少于 6 小时为宜)。共观察 622 例,结果结肠清洁 445 例,较清洁 156 例,不清洁 21 例,总有效清洁率为 96.6%。于检查术前 5 小时服药,取芒硝 25 g,以开水 300 mL 冲化顿服。共观察 72 例,全部排便,服药后排便时间 1～4 小时,平均 1.8 小时,排便次数 2～5 次,平均 2.8 次。肠道清洁较彻底,基本无残留粪便与气体。

三、番泻叶

(一)历史

番泻叶原产于国外,功主泻下,药用叶片。因产地、功效和药用部位而得名。又名㵎那叶、泻叶(《现代药物志》)、泡竹叶(《上海市中药饮片炮制规范》)。《美国药典》收载了番泻叶,并谓尖叶番泻的商品名称为 Alexandria Senna,狭叶番泻的商品名称为 Tinnevelly Senna。

本品在清代引入我国药用,番泻叶之名首见于王一仁的《饮片新参》,谓能"泄热,利肠腑,通大便"。迄今,番泻叶泻热通便之功用仍为临床应用的主体,且随着临床实践不断深入而运用范围日渐扩大。

(二)性能

甘、苦,寒。归大肠经。

(三)功效

泻热通便。

(四)应用

本品有苦寒降泄,泻热行滞,通便之功,作用较大黄缓和,为安全、有效、使用方便的泻下药,可用于多种原因所致的便秘,"不论慢性或临时性便秘均有效"(《中国药用植物图鉴》),尤以治热结便秘最宜。如 2010 年版《临床用药须知·中药成方制剂》通便宁胶囊,本品与当归、肉苁蓉为伍,治热结便秘,长期卧床便秘,一时性腹胀便秘,老年习惯性便秘;通便宁片,本品与牵牛子、砂仁、白豆蔻同用,治胃肠实热积滞之便秘。

临床报道,用番泻叶治疗多种便秘均有较好的防治作用。如用番泻叶 5 g,用 100 mL 沸水浸泡 30 分钟后顿服,治疗长期卧床的便秘患者 54 例。结果:6～12 小时排便 31 例,13～18 小时排便 18 例,无效 5 例,总有效率为 90.74%。用番泻叶 1.5～3 g,开水泡代茶饮,治疗便秘 86 例。结果:6～12 小时排便 79 例,24 小时排便 4 例,无效 3 例。用泻叶制剂(番泻叶 100 g,蜂蜜 300 g),番泻叶先包煎,沸后加入蜂蜜,再沸 1 次,静置冷却,装瓶备用,每次临睡前温服 50 mL,如晨起无便意,再加服 1 次,治疗便秘 100 例(习惯性便秘 72 例,术后继发便秘 28 例)。结果:治愈 53 例,好转 44 例,无效 3 例,总有效率为 97.0%。用番泻叶 1.0～1.5 g,用 200 mL 开水冲服或煮沸服,一次服下。治疗老年人排便困难者 25 例。结果:用药 3 天以内排便者 24 例,超过 3 天排便者 1 例,疗效明显优于果导片(P<0.05)。用番泻叶(8 个月至 6 岁用 1～3 g,6～12 岁用 3～6 g)开水冲泡,每晚睡前服用。治疗小儿功能性便秘 26 例,总有效率为 88.45%。用本品每天 3～6 g,重症可加至 10 g,开水浸泡后服,治疗老年性、高血压、产后、术后诸不同类型的便秘 137 例,总有效率为 95.1%。用番泻叶 70 mg/kg,加开水 150 mL 浸泡 15 分钟后服用,如有大便,则当天不必再服;如无大便,则可于 6～8 小时后再加开水 150 mL 顿服;给药天数与化疗方案及止吐药使用天数一致。结果:预防化疗后便秘,有 35 例恶性肿瘤患者因化疗及止吐药引起便秘的有效率为 91.4%,提示本品预防化疗后便秘有效。

(五)用法用量

2～6 g,后下,或开水泡服。

(六)使用注意

妇女哺乳期、月经期及孕妇慎用。剂量过大,有恶心、呕吐、腹痛等不良反应。

(七)现代研究

1.化学成分

尖叶番泻叶含番泻苷 A、B、C 及芦荟大黄素-8-葡萄糖苷、大黄酸-1-葡萄糖苷、大黄酸-8-葡萄糖苷、芦荟大黄素、大黄酸、异鼠李素、山柰素;狭叶番泻叶含番泻苷 A、B、C、D、芦荟大黄素双蒽醌苷、大黄酸葡萄糖苷、芦荟大黄素-8-葡萄糖苷、大黄酸、芦荟大黄素、山柰素、番泻叶山柰苷。

2.药理作用

番泻叶是一种缓泻剂。可直接作用于大肠,增强其蠕动,并且可抑制大肠对水分的吸收,使肠内渗透压增高,保留大量水分,促进肠蠕动而排便。对大肠埃希菌、变形杆菌、痢疾杆菌、甲型链球菌和白念珠菌均有明显的抑制作用。番泻叶粉口服后可增加血小板和纤维蛋白原,缩短凝血时间、复钙时间、凝血活酶时间与血块收缩时间,而有助于止血。此外,尚有肌肉松弛、解痉及抗胃黏膜损伤等作用。

3.临床新用

(1)用于清洁肠道:用番泻叶泡服作 X 线检查前肠道准备,共观察 1 100 例,取得满意效果。①腹部平片及尿路造影:于检查日前晚用 500 mL 沸开水浸泡 9 g 番泻叶,5 分钟后服下,然后再用 500 mL 沸开水浸泡后服下,10～12 小时检查。结果:甲级片(结肠内无粪便和气体)704 张,乙级片(结肠内有少量粪便和气体)192 张,丙级片(结肠内有大量粪便和气体)49 张。②大肠气钡造影:于检查前 1 天下午 2 时用 500 mL 沸开水浸泡 9 g 番泻叶饮服,晚上 6、8 时再各用 500 mL 沸开水浸泡后服下。结果:甲级片 114 张,乙级片 30 张,丙级片 11 张。取番泻叶 15～30 g,开水浸泡 1 小时左右,或煎煮 2～5 分钟,于检查前晚顿服,用于清洁肠道 120 例。其中,结肠镜检查 23 例,效果良好者(检查时视野清晰或 X 线片下无粪便肠气)22 例,有效(视野较清晰,X 线片有少量肠气者)1 例;腹部平片 97 例,效果良好者 73 例,有效 14 例,无效 10 例。总有效率为 91.7%。

(2)促进腹部手术后胃肠功能恢复:用番泻叶 4 g,开水泡服,观察 276 例,效果良好,一般服用 1 剂后 24 小时内排气排便者达 95.6%。用番泻叶 15 g 开水冲泡服用,治疗腹部术后肠麻痹 174 例,均在用药 2 剂之后排气。

(3)治疗胆囊炎、胆石症:口服番泻叶胶囊(1 g),每天 3 次,24 小时不解大便者再加服 1 次,不用抗生素,治疗胆囊炎、胆石症急性发作病例 30 例,均获得临床症状的控制。

(4)治疗急性胰腺炎:用番泻叶每次 5～10 g,开水浸泡,顿服,首次大便后改为每次 5 g,日服 3 次,保持每天大便 3～5 次,治疗急性水肿型胰腺炎 110 例,全部治愈。用番泻叶胶囊(1 g)口服,治疗急性胰腺炎 30 例,病情较重者可配合番泻叶保留灌肠,亦达到全部治愈的临床疗效。

(5)治疗蛔虫性肠梗阻:用番泻叶 2 g,泡开水 250 mL,两次服下。约 4 小时后大便有蛔虫排出,肠梗阻症状解除。

(6)治疗流行性出血热:用番泻叶每天 30～60 g,煎水代茶饮,连服 3～5 天,治疗流行性出血热发热期 50 例,服药后以排出稀便为度。治疗效果良好。其中服药后 2 天内退热者 42 例,服药 3～4 天退热者 8 例;用药前有明显腹痛者 29 例,在 3 天以内缓解者 17 例;用药前有明显低血压休克者 9 例,用药后 2 天内血压复升者 7 例。

(7)治疗急性口服中毒:用番泻叶 25 g,加开水 500 mL 浸泡 30 分钟,取浸出液 400 mL,于洗胃后 20 分钟由胃管注入,治疗急性口服中毒患者 38 例。结果:注入番泻叶冲剂至排便时间在 6 小时以内者 31 例,7～12 小时以内者 6 例,1 例未出现排便反应。总有效率为 97.4%。在清水洗胃后由胃管灌入番泻叶浸泡液(番泻叶 30 g,用 400 mL 沸水浸泡冷凉)导泻,治疗口服农药中毒 32 例。结果:0.5～2 小时排便者 16 例,3～12 小时排便者 11 例,>12 小时排便者 5 例;排便次数 4～6 次者 2 例,1 次者 30 例,未见不良反应。导泻作用优于硫酸镁($P<0.01$)。

(8)治疗输尿管结石:用番泻叶 10～15 g,用 400 mL 开水浸泡半小时后倒出浸汁,如此反复浸泡 3～4 次。于晚上 7 时将 3 次的浸汁(约 1 200 mL)在 10 分钟内喝完,喝浸汁后 12 小时内禁食,全部病例仅服药 1 次,治疗输尿管结石 76 例。结果:服药后 11～17 小时腹部平片见排石 59 例,1～3 天腹部平片复查见排石 17 例。排石高峰在 12～24 小时。

(9)治疗胃肠胀气:取番泻叶 10～15 g,儿童、年老体弱者量酌减,放入 80 ℃左右的热茶 200～300 mL 中,加盖浸泡 15～20 分钟,将药液 1 次服下,治疗胃肠胀气 96 例。结果:治愈(服药后胀气消除,胃肠功能正常,伴有症状随着消失)91 例,显效(胀气减轻,伴有症状明显改善) 5 例。全部有效。

(10)用于回乳:用番泻叶 4 g,加开水 150～300 mL 浸泡 10 分钟,分 2～3 次口服,治疗 56 例哺乳期妇女,均在 3～7 天断乳。

(11)用于过期妊娠引产:取番泻叶 20 g,开水冲泡当茶饮,用于过期妊娠引产 50 例。结果: 38 例饮用番泻叶 1 小时后出现规律性宫缩而进入第 2 产程至分娩;6 例饮后出现不规律宫缩,同时行剥膜术,催产素引产分娩;4 例出现规律宫缩,胎儿宫内窘迫而行剖宫产术;2 例饮后因无宫缩出现腹痛,不能接受而停饮番泻叶。

四、芦荟

(一)历史

《药性论》名“卢会”。“卢”为黑色之意(《释名》);“会,合也”(《说文解字》),即为汇聚、集合之意。因本品汇聚其汁液,干燥凝固后呈黑色而得名。又名讷会、象胆(《本草拾遗》)、奴会(《开宝本草》)、芦荟(《本草蒙筌》)等。

芦荟的本草记载始见于唐代甄权所著的《药性论》。书云:“杀小儿疳蚘,主吹鼻,杀脑疳,除鼻痒。”《开宝本草》云:“主热风烦闷,胸膈间热气,明目镇心,小儿癫痫惊风,疗五疳,杀三虫及痔病疮瘘,解巴豆毒。”《本草经疏》称之“为除热杀虫之要药”,所治诸证皆未出其右。《本草汇言》称之为"凉肝杀虫之药也。凡属肝脏为病，有热者，用之必无疑也。"由斯可见，芦荟清热凉肝，杀虫疗疳之功用为诸家本草所认同。《要药分剂》指出："近世以芦荟为更衣药"。说明芦荟泻下通便功效的认定始于清代。

(二)性能

苦,寒。归肝、胃、大肠经。

(三)功效

泻下通便,清肝泻火,杀虫疗疳。

(四)应用

1.热结便秘

本品苦寒降泄,有较强的泻下通便,清热泻火之功。适用于热结便秘。因其长于清泻心肝之火,尤宜于热结便秘,兼心肝火盛,烦躁失眠者。常与朱砂同用,如更衣丸(《本草疏经》)。治疗肝胃火盛,胁腹胀痛,大便闭结者,常与当归、大黄、龙胆草等配伍,如当归龙荟丸(《医略六书》)。

2.肝经热盛,惊风抽搐

本品性味至大苦大寒,清热泻火力强,尤善清泻肝经实火,适用于肝经火盛而便秘溲赤、头晕头痛、烦躁易怒,甚则惊痫抽搐、谵语发狂等证。常以本品配当归、龙胆草、大黄等药物,以增强清泻肝火、攻下导滞之功,如当归龙荟丸(《丹溪心法》)。用于小儿心肝有热,内风挟痰之急慢惊风,常配伍胆南星、天竺黄、僵蚕等清热化痰药物,如黑龙丸(《丹溪心法》)。

3.虫证,小儿疳积

本品苦寒,能驱杀肠道内多种寄生虫,又兼泻下之功,故常用于各种虫证。如治蛲虫,常与槟榔、使君子等药同用。临床报道,治小儿胆道蛔虫,与槟榔、柴胡、川楝子等同用,治疗21例,用药2剂,全部治愈,且均在1小时内不再出现阵发性腹痛。

因其杀虫及泻肠胃积滞之功,又多用于因虫积日久所致脾胃不健,腹大青筋暴露、面色萎黄、形瘦体弱的小儿疳积之证。常与驱虫药同用,如《儒门事亲》治小儿脾疳方,配伍使君子,等份为末,米饮调服;或与人参、白术等益气健脾药配伍,如肥儿丸(《医宗金鉴》)。又如《医统》大芦荟丸,本品与黄连、胡黄连、槟榔等同用,治诸疳。《卫生总微》芦荟丸,本品与木香、胡黄连、槟榔等同用,治五疳羸瘦,虫咬腹痛,肚大青筋,一切疳疾。

(五)用法用量

入丸、散服,2~5 g。外用适量。

(六)使用注意

本品苦寒,脾胃虚弱,食少便溏及孕妇慎用。

(七)现代研究

1.化学成分

芦荟主要含羟基蒽醌苷类衍生物芦荟苷、异芦荟苷、β-芦荟苷、芦荟-大黄素及多糖类物质如芦荟糖苷 A、B、后莫那特芦荟苷等。

2.药理作用

芦荟中所含的蒽醌衍生物具有刺激性泻下作用,主要作用于大肠。芦荟对金黄色葡萄球菌、表皮葡萄球菌、大肠埃希菌及多种皮肤真菌均有不同程度的抑制作用。此外,芦荟还具有抗胃溃疡、保肝、提高免疫力、抗炎作用及美容、抗衰老、促进伤口愈合、抗紫外线、镇痛、抗癌、降糖、降血脂等作用。

3.临床新用

(1)治疗外伤和小动脉血管破裂出血:芦荟外用治疗各种出血患者201例,其中治鼻衄、齿衄103例,外伤36例,痔疮13例,其他出血49例,用消毒棉或油纱布蘸芦荟粉填堵或压迫出血处;出血较缓者,用芦荟粉5～10 g撒敷出血处;鼻衄间断出血、量少者,将药粉3～6 g加温开水10～20 mL搅化,滴入鼻腔内1～2滴,1天3～5次。用撒敷法和填堵法治疗156例,均1次止血;滴鼻法治疗45例,1天止血者37例,2天止血者8例。

(2)预防和治疗放射性皮炎:用新鲜芦荟汁每天早晚于放疗后涂于放射野皮肤上,防治放射性皮炎50例,90%以上患者出现无症状性大片干性脱皮,5天左右全部脱去,新生皮肤光滑,色素沉着明显减轻,其新生皮肤光滑度及色素沉着程度明显优于对照组。或用新鲜芦荟汁涂于放射性皮炎处,每天3～4次,治愈率为94.4%。其缓解疼痛、减少渗出和痂皮脱落时间等指标明显优于对照组。

(3)治疗静脉炎:用鲜芦荟直接外敷治疗小儿机械性静脉炎48例,结果:痊愈39例,显效6例,有效3例,总有效率100%。治疗化疗性静脉炎,将新鲜芦荟洗净切开,局部皮肤消毒后直接涂敷于患处,每天2～5次,连用3天。同时在患者输液前及输液后30分钟辅以紫外线照射。结果观察组60例患者,治愈48例,显效11例,有效1例,治愈率80%。

(4)治疗臁疮:用臁疮膏(磺胺嘧啶银、芦荟胶、黄芪、当归)治疗因深静脉回流障碍而引起的臁疮48例,结果痊愈46例,有效1例,总有效率97.9%。用黄芦膏(生大黄20 g、丹参10 g、黄柏20 g、生黄芪20 g、当归10 g、金银花20 g、鲜芦荟适量)外涂治疗糖尿病足溃疡31例,每天1次外用。结果痊愈28例,好转2例,无效1例,治愈率90.3%。

(5)治疗急性乳腺炎:用鲜芦荟去刺、捣烂,用鸡蛋清调成膏状,敷于患处,每8小时换药1次,并配合有效抗生素,治疗急性乳腺炎初期100例,结果:1天治愈者24例,2天治愈者27例,3天治愈者39例,总治愈率100%。

(6)治疗脱发:用芦荟洗液外擦治疗脂溢性皮炎、脂溢性脱发100例,1个疗程为3个月,总有效率为93%。

(7)治疗慢性肝炎:用芦荟注射液,每天肌内注射4 mL(1 mL注射液含芦荟生药0.1 g),连续使用2个月,治疗慢性肝炎43例,结果在有完整资料的38例中,显效17例,有效16例,无效5例,总有效率为86.8%。用芦荟胶囊(0.3 g)口服,每天2次,若药后腹泻则服1次,配合辨证用药,治疗慢性肝炎锌浊度异常者,有良效,一般用芦荟至10 g,即可见锌浊度下降。

(8)治疗胼胝:取适量芦荟叶置鲜童尿或自尿中浸泡1～2小时,取出用清水洗净备用。首次用药,将患部用温水浸洗,使皮肤软化,用锋利刀片刮去表面角质层,然后将芦荟切去表皮,把肉质黏性一面贴患处,外用胶布固定,再以纱布包扎,每晚睡前换药1次,轻度者连续3～4次,重者6～7次。结果全部治愈。

(9)治疗系统性红斑狼疮:取新鲜芦荟叶,剪去叶尖和刺,捣碎榨取药汁,制成芦荟注射液肌内注射(1 mL含生药2 g)。每30天为1个疗程,每两疗程之间间歇1周,第1个疗程每天肌内注射1次,每次2 mL,从第2疗程开始每天肌内注射1次,每次4 mL。对病变严重者配合服用少量泼尼松。治疗系统性红斑狼疮15例,显效7例,好转6例,无效2例。单用芦荟注射液的3例中,2例显效,1例好转。一般在用药1个月后,皮疹开始消退,2个月后乏力明显好转,3～4个月乏力消失。

(李照明)

第二节 润 下 药

润下多为植物种子或果仁,药性多为甘平,质地滋润,能润滑大肠,促进排便而不致腹泻。适用于年老津枯、产后血虚、热病伤津及失血等所致的肠燥便秘。使用时应根据不同病情,配伍其他药物。若热盛津伤而便秘者,配清热养阴药;因血虚引起便秘者,可配伍补血药;兼气滞者,配伍行气药。

一、火麻仁

(一)历史

火麻仁,因药用大麻之种仁而得名。原名麻子(《神农本草经》)。又名麻子仁(《伤寒论》)、麻仁(《肘后备急方》)、大麻子(《本草经集注》)、大麻仁(《药性论》)、火麻(《日用本草》)、冬麻子(《食医心镜》)、大麻、黄麻(《本草纲目》)、火麻子(《本草新编》)等。

本品入药始载于《神农本草经》,列于上品。云:"补中益气"。《名医别录》云:"逐水,利小便,破积血,复血脉,乳妇产后余疾,长发,可为沐药"。早期火麻仁的功效可概括为补气、利水、活血等,历代本草在传承的基础上又不断发挥,使之更加充实和完善。如《药品化义》云:"麻仁,能润肠,体润能去燥,专利大肠气结便闭。凡老年血液枯燥,产后气血不顺,病后元气未复,或禀弱不能运行皆治。"至此,火麻仁"润燥滑肠"(《本草备要》)功效深得后世认同,成为现代临床应用的重要内容。

(二)性能

甘,平。归脾、大肠经。

(三)功效

润肠通便,利水,活血祛瘀。

(四)应用

1.肠燥便秘

本品甘平,质润多脂,功能润肠通便,"凡燥结者,可借之润肠"(《本草新编》)。适用于多种便秘证,尤以老人、产妇及体弱津液不足所致之便秘最为适宜。如《伤寒论》麻子仁丸,以之与大黄、厚朴、枳实等同用,治肠胃燥热,脾约便秘之证。《卫生易简方》以之与芝麻、桃仁、荆芥穗共为末,入盐少许,煎代茶饮,以利为度,治大便秘涩不通。《济阴纲目》麻仁丸以之与枳壳、人参、大黄共为末,炼蜜为丸服,治产后去血过多,津液枯竭,不能转送,大便闭涩。卫生部《药品标准·中药成方制剂》润肠丸,以之与桃仁、羌活、当归、大黄为伍,治风热肠燥及血虚有热之便秘。

临床报道,用麻仁软胶囊(火麻仁、苦杏仁、炒枳实、姜制厚朴、炒白芍。每粒 0.6 g)治疗多种便秘均具有较好疗效。如用每次 4 粒,每天两次,饭前温服,15 天为 1 个疗程,治疗慢性便秘60 例。结果:显效41 例,有效 17 例,无效 2 例,总有效率为 96.67%。用每次 2 粒,每天1 次,治疗脑出血术后便秘50 例。结果:痊愈 14 例,显效15 例,有效 17 例,无效 4 例,总有效率为 92%。疗效明显优于对照组(口服液体石蜡),差异显著($P<0.01$)。用每次2粒,每天两次,4 周为 1 个疗程。治疗老年人功能性便秘 23 例,结果:患者的腹痛症状、腹胀频率、大便性状、排便异常均获

得明显改善,疗效明显优于果导片对照组(P 均<0.01)。

2.水肿、淋证

本品甘平性滑,能"利小便"(《名医别录》),"通小便湿热"(《本草正》)。诚如《本草经疏》云,麻子"逐水利小便者,滑利下行,引水气从小便而出也",适用于水湿内停诸证。如《食医心镜》以麻子汁煮作稀粥,空心食之。治风水腹大,脐腰重痛,不可转动;或脚气水肿,心腹胀满,大小便不通。《安老怀幼书》取麻子汁,和鱼、米煮作粥,空心食,日二服。治老人水气肿满,身体疼痛,不能食。《肘后备急方》单用本品煮取汁饮,治大渴,日饮数斗,小便赤涩。《普济方》以本品与冬葵子、米、葱白煮粥食,治小便淋涩疼痛。

3.瘀血证

本品能"破积血,复血脉"(《名医别录》),"去瘀血,生新血"(《分类草药性》),可用于多种瘀血证。如《普济方》以之与桃仁为伍,治月经不通。《太平圣惠方》单用本品煎服,治产后瘀血不尽。《本经逢原》用陈黄麻烧灰,酒服方寸匕,散内伤瘀血。临床以本品煅炭兑黄酒服,治一切跌打损伤有良效。

此外,本品外用可治多种疾病。如《卫生易简方》以本品熬黑,压油敷头,可促使头发生长,治发落不生。《太平圣惠方》以本品与花胭脂共研末,满耳塞药,治聤耳脓水不止。《四川中药志》以本品与黄柏、栀子共研末,调猪脂涂,治烫火伤。

(五)用法用量

10~15 g,打碎入煎。外用适量。

(六)现代研究

1.化学成分

本品主含脂肪油 27.04%~37.67%。其中,亚油酸31%~37%、α-亚麻酸 8%~10%。另含木脂素酰胺类、甾体类、大麻酚类、黄酮和苷类、生物碱、挥发油、蛋白质和氨基酸、维生素和微量元素等。

2.药理作用

火麻仁中的脂肪油能刺激肠黏膜,使分泌增多,蠕动加快,减少大肠吸收水分,具有泻下作用。火麻仁醇提物有镇痛、抗炎、抗血栓形成、降压作用,火麻仁蛋白能增强小鼠的抗疲劳能力和免疫调节作用,火麻仁油能抗氧化、延缓衰老、降脂及抗动脉粥样硬化。

3.临床新用

(1)治疗麻痹性肠梗阻:用皂角刺 50 g,火麻仁 15 g,蜂蜜 200 g,先将皂角刺、火麻仁水煎约 200 mL,然后与蜂蜜冲服,1 次服完。治疗麻痹性肠梗阻15 例,全部治愈,一般服药后2~3 小时可听到肠鸣音响,4~6 小时即可排气排便。

(2)治疗慢性咽炎:用火麻仁 50 g,加水 300 mL,浸泡 60 分钟,文火煎取 150 mL,复煎加水 150 mL,煮沸后 20 分钟取汁,两次煎液相兑,早晚分服,每天 1 剂。以每天软便 2~3 次为度,不必尽剂。治疗慢性咽炎30 余例,疗效确切。

(3)治疗神经性皮炎:用火麻仁馏油,每天早晚两次外涂皮损处,7 天为 1 个疗程。治疗神经性皮炎116 例。结果:治愈58 例,显效33 例,进步15 例,无效10 例,总显效率为78.5%。与氟轻松霜对照组比较无显著性差异($P>0.05$)。

(4)治疗慢性湿疹:用火麻仁馏油外涂治疗慢性湿疹116 例,治愈58 例,占50%;显效26 例,占 22.4%;有效 28 例,占 24.1%;无效 4 例,占 3.5%;总显效 84 例,总显效率为 72.4%。

（5）用于催产引产：山西医学院第一附属医院妇产科将大麻子剥去皮，捣碎成泥状，敷白布上，贴于产妇脚心处，则可引起宫缩，产后将大麻子立即取下。用量为每只脚各用三钱至一两。一般在敷贴后 10～30 分钟均可引起规律的宫缩。共观察 8 例，其中因继发性子宫乏力催产者共 5 例，高血压、子痫前期、子痫催产、引产者 2 例，胎盘前置、产后大除血催产者 1 例。均收到满意的效果。

二、郁李仁

（一）历史

本品以种仁入药，因其气味郁香而得名。又名郁子（《医心方》）、郁里仁（《珍珠囊》）、李仁肉（《药材学》）等。

本品始载于《神农本草经》，列为下品。云："主大腹水肿，面目、四肢浮肿，利小便水道"。《药性论》谓能"治肠中结气，关格不通。"《用药法象》谓其"专治大肠气滞，燥涩不通。"《本草经疏》在此基础上将其性能概括为"郁李仁性专降下，善导大肠燥结，利周身水气。"其性降，能通利二便，实为郁李仁临床经验的总结。

（二）性能

辛、苦、甘，平。归脾、大肠、小肠经。

（三）功效

润肠通便、下气利水。

（四）应用

1.肠燥便秘

本品体润多脂，性降下行，长于润肠燥，通大便，功似火麻仁而较强，且润肠之中兼可行大肠之气滞，故善治肠燥便秘兼大肠气滞之证。如《世医得效方》五仁丸，以之与桃仁、杏仁、柏子仁等同用，治津枯肠燥，大便艰难，以及年老和产后血虚便秘，舌燥少津者。《圣济总录》郁李仁饮，以之与朴硝、当归、生地同用，治产后肠胃燥热，大便秘涩。《圣济总录》郁李仁散，以之与陈皮、三棱同用，治风热气秘。《兰室秘藏》当归郁李仁汤，以之与当归、火麻仁、大黄等同用，治痔漏大便硬，努出大肠头下血，苦痛不能忍，结热肠燥不便。

2.水肿，脚气，小便不利

本品性降，能"下气利水"（《本草纲目》），可用于水湿内停诸证。如《卫生易简方》以之与杏仁、薏苡仁同用，治水气，四肢浮肿，上气喘急，大小便不通。《圣济总录》郁李仁汤，以其配桑白皮、赤小豆、橘皮等，治水肿胸闷气急。《世医得效方》郁李仁散，以之与陈皮、槟榔、茯苓等同用，治肿满，小便不利。《太平圣惠方》郁李仁粥，以之与桑白皮、粟米为伍，治小儿水气，腹肚虚胀，头面水肿，小便不利。

（五）用法用量

6～10 g。

（六）使用注意

孕妇慎用。

（七）现代研究

1.化学成分

本品含苦杏仁苷、郁李仁苷、脂肪油、有机酸类、皂苷、纤维素等。

2.药理作用

郁李仁对试验动物有缓泻作用,其水提取物及脂肪油能增加小肠蠕动,促进排便。尚有抗炎、镇痛、抗惊厥、扩张血管、降血压、镇咳、祛痰等作用。

三、松子仁

(一)历史

本品药用松树的果仁,故名松子(《海药本草》)、松子仁(《本草衍义》)。因早期由新罗(朝鲜半岛东南部)引进,故名海松子(《开宝本草》)、新罗松子(《本草纲目》)。

松子仁入药,始载于《开宝本草》。云:"主骨节风,头眩,去死肌,变白,散水气,润五脏,不饥。"其中"润五脏"深刻揭示了本品质地滋润,具有润燥的性能特点。《本草纲目》强调本品"润肺,治燥结咳嗽"。《本草通玄》强调本品"润肠"。《玉楸药解》将其概括为"润肺止咳,滑肠通秘",颇为后世所推崇。

(二)性能

甘,温。归肺、肝、大肠经。

(三)功效

润燥滑肠、润肺止咳。

(四)应用

1.肠燥便秘

本品味甘性温,质地滋润,能入肠润燥,滑肠通便,适用于肠燥津枯的便秘,每与柏子仁、大麻子仁、松子仁为伍。临床报道,取鲜松子仁 100 g,打碎后与蜂蜜 50 g 混合,每天清晨空腹 1 次服完,连服 2 个月为 1 个疗程,对老年人习惯性肠燥便秘有效。

2.肺燥咳嗽

本品质润,入肺而有润肺止咳之功,宜用于肺燥咳嗽少痰或干咳无痰。如以本品与胡桃仁共捣成膏状,加熟蜜,饭后米汤送服,治肺燥咳嗽(《玄感传尸方》)。取鲜松子仁 100 g,用蜂蜜 50 g 微炒,每天 3 次,每次 50 g,连服 1 个月为 1 个疗程,对肺虚久咳有效。

(五)用法用量

5～10 g。或入膏剂、丸剂服。

(六)使用注意

脾虚便溏、湿痰者禁用。

(七)现代研究

1.化学成分

本品含脂肪油 74%,大多为亚油酸、亚麻酸、花生四烯酸等不饱和脂肪酸。另含蛋白质、胡萝卜素、核黄素、烟酸、维生素 E 及钙、磷、铁、钾、钠、镁、锰、锌、铜、硒等。

2.药理作用

松子油能提高模型小鼠的胃肠蠕动功能及模型小鼠的通便功能。并有抗衰老,抗缺氧,抗辐射,增强体力,提高耐力,消除疲劳,增强人体免疫功能等多种作用。

（李照明）

第三节　峻下逐水药

峻下药物多味苦,性寒,有的辛,温。泻下作用峻猛,能引起剧烈腹泻,以排除体内水湿,部分药物还兼能利尿,能使体内留滞的水湿从大便或从二便排出。适用于水肿、臌胀、饮证等正气未衰,邪盛证急,且用一般利水消肿药难以见效者。本类药物有毒,攻伐力强,易伤正气,临床应用当"中病即止",不可久服,同时要注意顾护正气,尤其要注意照顾脾胃。体虚者慎用,孕妇忌用。还要注意本类药物的炮制、剂量、用法及禁忌等,以确保用药安全、有效。

一、甘遂

(一)历史

甘遂,味微甘而主攻逐,故名甘遂,遂者坠也。《植物名释札记》曰:"甘遂之根如贯珠,甘遂之根如贯玉,故名为玕璒,字讹,而别作'甘遂'耳。"

本品始载于《神农本草经》,列为下品,谓"主大腹疝瘕,腹满,面目浮肿,留饮宿食,破癥坚积聚,利水谷道。"对其泻水逐饮的功效已有一定认识。《名医别录》曰:"下五水,散膀胱留热,皮中痞,热气肿满"。《药性论》云:"能泻十二种水疾,能治心腹坚满,下水,去痰水,主皮肌浮肿。"进一步明确其功专行水的功效特点。正如《本草求真》所言:"(甘遂)其性纯阴,故书皆载能于肾经及或隧道水气所结之处奔涌直决,使之尽从谷道而出,为下水湿第一要药。"《本草品汇精要》补充其能"解蛇毒"。《本草纲目》补充其能治"痰迷癫痫"。至此,甘遂泻水逐饮,消肿散结的功用已极为全面。《本经逢原》谓其"乃泻水之峻药"。《本草经疏》云:"甘遂性阴毒,虽善下水除湿,然能耗损真气,亏竭津液。"《冯氏锦囊·药性》曰:"(甘遂)大实大水可暂用之,但用斟酌,切勿妄投。攻逐极效,则损真元亦极速也。"可见其毒大性猛的药性特点亦为历代医家所共识。

(二)性能

苦,寒;有毒。主归肺、肾、大肠经。

(三)功效

泻水逐饮,消肿散结。

(四)应用

1.水肿、臌胀、胸胁停饮

本品苦寒降泄,"取其苦寒迅利,疏通十二经,攻坚破经,直达水气所结之处"(《本经逢原》),"乃泄水之圣药"(《本草汇言》)。其药力峻猛,"凡因实邪,元气壮实而致隧道阻塞,见为水肿蛊胀,疝瘕腹痛,无不仗此迅利以为开决水道之首"(《本草求真》)。如《伤寒论》十枣汤,与大戟、芫花相伍为末,枣汤送下,治悬饮咳唾,胸胁引胁下痞鞕,或胸背掣痛不得息;《太平圣惠方》舟车丸,与大戟、芫花、牵牛、大黄等同用,治水湿停聚,胸腹胀满;《伤寒论》大陷胸汤,配伍大黄、芒硝等以逐水散结,治水饮与热邪互结而致的结胸证;《金匮要略》大黄甘遂汤,与大黄、阿胶配伍,治疗妇人少腹满如敦状,小便微难而不渴。临床报道,以甘遂、水蛭、苦参、黄芪、熟地等研末口服,配合西医常规治疗肝硬化腹水 100 例,治愈 89 例,好转 8 例,未愈 3 例,总有效率 97%。以甘遂、牵牛子、沉香、厚朴、薄荷、莱菔子等分研末,用醋调糊敷脐,治疗肝硬化腹水 54 例,显效 5 例,有效

45 例,无效 4 例,总有效率为 92.6%。在超声引导下行胸腔穿刺抽液后,口服甘遂、牵牛子、沉香、琥珀所制胶囊,治疗胸腔积液 34 例,治愈 15 例,好转 17 例,无效 2 例。

2.风痰癫痫

本品攻逐峻下,苦寒除热,"行痰之力倍于他药"(《医学衷中参西录》),故能治"痰迷癫痫"(《本草纲目》)。如《济生方》遂心丹,用甘遂末入猪心内煨过,与朱砂为丸服,治风痰癫痫。临床报道以甘遂末、辰砂末、代赭石末、连血猪心制成丸剂,清晨空腹服 1 丸,重症者每天早晚各服 1 丸,4 天为 1 个疗程。治疗癫狂症 68 例,1 个疗程治愈 14 例,显著好转 9 例;2 个疗程治愈 21 例,显著好转 7 例;3 个疗程治愈 12 例,显著好转 4 例,无效 3 例,总有效率达 93.56%。

3.疮痈肿毒

本品既能泻火解毒,又能以毒攻毒,故外用能消肿散结,治疮痈肿毒。《本草从新》曰:"有治水肿及肿毒者,以甘遂末敷肿处,浓煎甘草汤服之,其肿立消。"

(五)用法用量

0.5～1.5 g,炮制后多入丸、散用。外用适量,生用。

(六)使用注意

孕妇禁用。不宜与甘草同用。

(七)现代研究

1.化学成分

本品主要含萜类成分:大戟二烯醇,α-二烯醇,甘遂醇,巨大戟萜醇,甘遂萜酯 A 和 B;还含棕榈酸、枸橼酸、草酸等。

2.药理作用

甘遂生品、醋制及甘草制品醇提物对小鼠致泻的半数有效量分别为 0.59 g/kg、3.26 g/kg、4.79 g/kg。甘遂醇提物能提高家兔离体回肠平滑肌的平均舒张谷张力、平均收缩峰张力及平均张力的变化率,并对阿托品所致家兔离体回肠平滑肌张力的降低有一定拮抗作用。生甘遂能明显增强离体大鼠膀胱逼尿肌收缩,快速有效解除前列腺增生急性尿潴留。甘遂醇提取物对水负荷小鼠具有促进利尿作用,并可能伴随一定的病理反应,主要与血清肌酐升高和 TNF-α 表达变化相关。甘遂可减轻重症急性胰腺炎(severe acute pancreatitis,SAP)大鼠胰腺核因子-κB 活化,降低 COX-2 的表达,纠正 TXA2/PGI2 之间的平衡,这可能是其治疗 SAP 的作用机制。甘遂对小鼠移植瘤细胞 Hep、S180 及体外培养人上皮样肝癌 BEL-7402 细胞生长均具有抑制作用。甘遂的毒性则主要表现为对黏膜、皮肤和胃肠道的强烈刺激,刺激性成分也可能是有效成分,适当的刺激引起泻下等作用产生药效,作用过度则表现为腹泻、腹痛等不良反应。

3.临床新用

(1)治疗急腹症:以中药生甘遂、生大黄、芒硝研末,沸水冲化,待温自胃管注入或口服。治疗急性腹膜炎 106 例中,治愈 103 例,中转手术 3 例,术后死亡 3 例,无效 3 例;治疗肠梗阻 248 例,治愈 226 例,中转手术 18 例,中转手术治愈 17 例,死亡 3 例(术后 1 例,药后 2 例),无效 5 例(死亡 3 例,改其他药治愈 2 例)。中药治愈率 94%,中转手术治愈率 3.5%,中转手术率 5.2%,病死率 2.1%,无效率 2.5%。中西医结合治愈率 97.5%。

(2)治疗尿潴留:口服甘遂肠溶胶囊,急性尿潴留解除后继服通关汤加味 3 个月,治疗前列腺增生症致急性尿潴留 52 例,有效 48 例,无效 4 例。以甘遂外敷神阙,甘草煎汤内服,治疗术后尿潴留 27 例,痊愈 24 例,好转 3 例。

（3）治疗鞘膜积液：以甘遂、大黄、牡蛎、磁石、五倍子等研末，鸡蛋清调成糊状，涂于患处，治疗睾丸鞘膜积液 17 例，均获临床治愈，疗程最短 5 天，最长 9 天，平均为 7.58 天。

（4）治疗重症急性胰腺炎：以甘遂胃管注入，结合基础治疗重症急性胰腺炎（SAP）121 例，与单纯基础治疗相比，甘遂可降低 SAP 患者病死率，并缩短血、尿淀粉酶转阴时间，腹痛症状改善时间，平均住院时间，以及中转手术率和并发症的发生率等。

（5）治疗溃疡性结肠炎：以甘遂半夏汤（甘草、半夏、白芍煎汤，加蜂蜜，甘遂研末兑入）空腹顿服，辅以穴位埋线外治，治疗溃疡性结肠炎 40 例，缓解 26 例，有效 13 例，无效 1 例，总有效率为 97.5%。

（6）治疗小儿有机磷中毒：以甘遂承气汤（甘遂、大黄、枳实等）自胃管注入，配合洗胃后静脉滴注解毒药物治疗有机磷中毒 24 例，治愈 20 例，好转 3 例，无效 1 例，总有效率 95.83%。

（7）治疗哮喘：以甘遂、白芥子、延胡索、细辛、肉桂研末，加生姜汁、甘油调匀制成圆饼，外敷肺俞、心俞、膈俞等穴位。治疗小儿哮喘 80 例，23 例治愈，34 例显效，21 例好转，2 例无效，总有效率 97.5%。以甘遂、白芥子、延胡索、细辛、麻黄、冰片研末，生姜汁调成药膏，外敷定喘、肺俞、膏肓等穴位。治疗支气管哮喘 56 例，治愈 30 例，有效 20 例，无效 6 例，总有效率 89.3%。

（8）治疗腰椎压缩性骨折腹胀：采用甘遂、大黄、木香研末，生姜汁调糊成贴，外敷脐周，治疗腰椎压缩性骨折腹胀 26 例，显效 21 例（腹胀消失时间平均为 3 天），无效 5 例，总有效率 87%。

（9）治疗肝癌痛：以神效止痛膏（甘遂、丹参、鳖甲等研末，加松节油调糊，用时加麝香、冰片、三七）敷贴期门穴及肝肿块上，或者敷于剧痛点。治疗肝癌痛 68 例，显效 41 例，好转 19 例，无效 8 例。

（10）用于引产：以 25% 甘遂灭菌乙醇液用于引产 500 例，成功率达 99.9%，引产后清宫率为 0.7%。

二、京大戟

（一）历史

京大戟入药，原载名大戟，因"其根辛苦，戟入咽喉，故名"（《本草纲目》）。别名下马仙，"言利人甚速也"（《本草纲目》）。另有茜草科红大戟，又名"红牙大戟"，系新发展的一种药物品种，由于其"红牙大戟"之命名与大戟科的大戟异名"红芽大戟"发音相同，因而过去两者常混用。实际上两者功用有所不同。现《中国药典》（2010 年版）已明确将两者作为两种药物分别收载。

本品始载于《神农本草经》，谓："主蛊毒，十二水，腹满急痛，积聚，中风皮肤疼痛，吐逆。"《名医别录》谓："主颈腋痈肿，头痛，发汗，利大小肠。"此后本草略增其主治，如载"下恶血癖块、腹内雷鸣，通月水，善治痰血，能堕胎孕"（《药性论》），"治癮疹风及风毒脚肿"（《本草图经》）。纵观历代本草，其主要功用不外泻水、解毒两方面。《本草正》曰："性峻利，善逐水邪痰涎，泻湿热胀满。"《本经逢原》亦指出："大戟，性禀阴毒，峻利首推"，故"脾胃肝肾虚寒，阴水泛滥，犯之立毙，不可不审"，可见其毒大性猛的特点。

（二）性能

苦，寒；有毒。主归肺、脾、肾经。

（三）功效

泻水逐饮、消肿散结。

（四）应用

1.水肿、臌胀、胸胁停饮

本品泻水逐饮，专治"十二水，腹满急痛"（《本经》），作用类似甘遂而稍逊，用于水湿痰饮内停,以致身面水肿,臌胀及胸胁停饮等证。《活法机要》治水肿,"枣一斗,锅内入水,上有四指,用大戟并根苗盖之遍,盆合之,煮熟为度。去大戟不用,旋旋吃,无时。"《圣济总录》大戟散治通身肿满喘息,小便涩,"大戟(去皮,细切,微炒)二两,干姜(炮)半两。上二味捣罗为散。每服三钱匕,用生姜汤调下,良久,糯米饮投之,以大小便利为度。"对水肿腹胀、悬饮属实证、重症者,亦可配甘遂、芫花等峻下逐水药同用,其逐水之力更峻,如《伤寒论》十枣汤、《丹溪心法》舟车丸。亦可用治痰饮内伏,颈项、胸背、腰胯隐痛,筋骨牵引疼痛,如《三因方》控涎丹,"甘遂(去心)、紫大戟(去皮)、白芥子(真者)各等分。上为末,煮糊丸如梧子大。食后临卧,淡姜汤或熟水下五、七丸至十丸,如疾猛气实,加丸数不妨。"《本草纲目》释曰:"控涎丹,乃治痰之本。痰之本,水也,湿也,得气与火,则凝滞而为痰,为饮,为涎,为涕,为癖。大戟能泄脏腑之水湿,甘遂能行经隧之水湿,白芥子能散皮里膜外之痰气,以惟善用者能收奇功也。"目前临床有用治疗肝硬化腹水、胸腔积液等。以大戟、甘遂、槟榔、木香研末喷鼻,治疗肝硬化腹水 77 例,显效 37 例,好转 25 例,无效 15 例,总有效率 80.5%。大戟、甘遂、芫花等药研末装胶囊,以大枣煎汤送服,结合西药常规抗结核治疗结核性胸膜炎胸腔积液 38 例,显效 18 例,有效 17 例,无效 3 例。以大戟、甘遂、黄芪、葶苈子、山慈菇等制成油膏外敷,结合西医常规治疗恶性胸腔积液 38 例,显效 10 例,有效 22 例,无效 6 例,总有效率 84%。

2.痈肿疮毒,瘰疬痰核

本品"主蛊毒"(《本经》),能消肿散结,化痰解毒,内服外用均可。如《外科正宗》太乙紫金丹,以本品配山慈菇、五倍子等,治疗各种疮痈肿毒;《医学纲目》百祥丸,单用本品内服,治疱疹黑陷,寒战咬牙戞齿,身黄肿紫及吐痢。《大同药物学》曰:"本经言主蛊毒者,多叙在条文中,或条文末。惟大戟开宗明义,即曰主治蛊毒,煞是特笔,不啻以主治蛊毒四字,为全条提纲也。人第知大戟为逐水峻药,抑知其为解毒要药乎。钱氏痘证百祥膏,张氏枣变百祥丸,解毒者也……验方玉枢丹内用大戟,古方紫金锭内用大戟,皆侧重解毒……如百祥膏丸解痘毒,痘毒系蕴郁血分,血液煎烁败坏,则紫黑顶枯,而无起浆之余地,此际泻大便既不合,惟以大戟之寒泄者,开通水道,俾血热得由马尔氏囊下输膀胱,热解毒去,毒去血清,而陷者举矣。"

(五)用法用量

1.5~3.0 g。入丸、散服,每次 1 g;内服醋制用。外用适量,生用。

(六)使用注意

孕妇禁用。不宜与甘草同用。

(七)现代研究

1.化学成分

本品主要含萜类成分——京大戟素,大戟醇等;黄酮类成分——大戟苷,大戟酸等;还含生物碱、有机酸、鞣质、树脂胶、多糖等。大戟苷为本品的有效成分,也是主要有毒成分。

2.药理作用

京大戟煎剂给小鼠灌胃,对电刺激显示一定镇痛作用,且随剂量增大而呈效果增加。京大戟的水难溶物、浓煎剂和醇提物对小鼠自发活动均显出镇静作用。大戟注射液能明显延长 L615 白血病小鼠的生存期,阻断 S 期癌细胞;体外药物试验中,大戟注射液对 KY821 细胞株 S 期细胞也具有明显阻断作用,且其对于正常人骨髓粒单细胞集落的抑制作用明显低于高三尖杉酯碱。大戟对小鼠表皮细胞的鸟氨酸羧酶具有早期诱导作用,并呈一定的量效关系,可能是促癌物。

3.临床新用

(1)治疗骨折伤/术后并发症:以大戟、甘遂、芫花、大枣水煎服,多发性肋骨骨折合并胸腔积液、积血及下肢骨折或骨折术后合并重度肿胀患者127例,服药3～5剂基本恢复正常,疗效满意。

(2)治疗慢性阻塞性肺部疾病:以大戟、甘遂、芫花、白芥子、半夏等药所制消喘膏,贴敷于天突、定喘、肺俞等穴位,每年夏季头伏、中伏、末伏各贴敷1次,共贴敷3次。轻者贴敷1年,重者可连贴3年。结合中医辨证论治选用痰饮丸、金水宝胶囊、桂附地黄丸等中成药,并应用免疫疗法,治疗喘证、哮证、易感冒者共760例,临床控制117例,显效435例,有效172例,无效36例,总有效率95.3%。

(3)治疗百日咳:以大戟、芫花、甘遂各等份,醋制焙干后,加粳米粉炒黄,混匀后炼蜜为丸,治百日咳36例,治愈23例,好转13例,总有效率100%。

(4)治疗高脂血症:以大戟、甘遂、芫花等份,炼蜜为丸,治疗高脂血症30例,能降低TC、TG,升高HDL-C,其有效率与西药吉非贝齐胶囊相比,具有显著性差异($P<0.05$)。

(5)治疗多发性跖疣:以大戟、三棱、莪术、山慈菇、鸦胆子等煎水外洗,治疗多发性跖疣35例,痊愈21例,好转8例,无效6例,总有效率83.0%。

(6)治疗顽固性便秘:以大戟研末,与大枣捣烂成膏,敷于脐部,点燃艾条在其上施灸,治疗顽固性便秘68例,治愈56例,有效6例,无效6例。

(7)治疗局部静脉输液渗出:以中药大戟、甘遂、巴豆、元胡、商陆研末制成药袋,使用时用生姜皮煎煮,取出布袋,温度降至40℃左右敷在渗出部位,中药组的消肿时间、改善血管充盈度及局部静脉一次穿刺成功率均明显优于硫酸镁组、温热水组(均为$P<0.01$)。

(8)治疗肛肠病术后尿潴留:以大戟、甘遂研末外敷神阙、中极,兼八正散加减内服,治疗肛肠病术后尿潴留110例,显效75例,有效33例,无效2例,有效率98.2%。

三、芫花

(一)历史

芫花,《尔雅》曰:"元,首也。"《说文》曰:"元,始也。"《医学入门》云:"元气始动而花开,处处有之,生坡涧傍,二月开紫花作穗。"《本草经考注》认为:"古唯作元,或从'艹'或从'木'……元音之字自有赤义,此物根茎皮淡黄赤色,故名。"别名去水、毒鱼、头痛花、闷头花、闹鱼花等。《本草纲目》云:"去水,言其功;毒鱼,言其性……俗人因其气恶,呼为头痛花。"闷头花、闹鱼花同此。

本品始载于《神农本草经》,谓"主咳逆上气,喉鸣喘,咽肿短气,蛊毒,鬼疟,疝瘕,痈肿,杀虫鱼。"《名医别录》谓:"消胸中痰水,喜唾,水肿,五水在五脏、皮肤及腰痛,下寒毒、肉毒。"《药性论》谓:"治心腹胀满,去水气,利五脏寒痰,涕唾如胶者。主通利血脉,治恶疮风痹湿,一切毒风,四肢挛急,不能行步,能泻水肿胀满。"历代本草皆以泻水祛痰逐饮为其专长,兼具杀虫之功,与现代临床应用相符。《名医别录》曰:"久服令人虚。"《本草纲目》曰:"但可徐徐用之,取效甚捷,不可过剂。泄人真元也。"《本草汇言》曰:"病人稍涉虚者宜禁用之。"可见芫花毒大性猛的特点亦为历代医家所共识。

(二)性能

苦、辛,温;有毒。主归肺、脾、肾经。

（三）功效

泻水逐饮，祛痰止咳，外用杀虫疗疮。

（四）应用

1.胸胁停饮、水肿、臌胀

芫花泻水逐饮，其"逐水泻湿，能直达水饮窠囊隐僻处，取效甚捷"（《本经逢原》），虽功似甘遂、京大戟而力稍逊。其以泻胸胁水饮，并能祛痰止咳见长，故适用于胸胁停饮所致的喘咳、胸胁引痛、心下痞癖及水肿、臌胀等证。常与大戟、甘遂同用，如《伤寒论》十枣汤治悬饮咳唾，胸胁引胁下痞鞕，或胸背掣痛不得息，将芫花、甘遂、大戟捣为散，十枚大枣煎汤送服。正如《本草纲目》所言："十枣汤驱逐里邪，使水气自大小便而泄，乃《内经》所谓洁净府，去陈莝法也。"若湿热蕴结之水臌实胀，气促口渴，又常与清热攻下行气之大黄、牵牛子等相伍，如《丹溪心法》舟车丸。以芫花、制商陆为主药，治疗重症肝硬化腹水49例，治愈40例，无效9例，取得满意疗效。

2.咳嗽痰喘

芫花能祛痰止咳，"行肺之气下降"（《药义明辨》），"主咳逆上气，喉鸣喘"（《本经》）。如《肘后备急方》治卒得咳嗽，"芫花一升。水三升，煮取一升，去滓，以枣十四枚，煎令汁尽。一天一食之，三日讫。"《华佗神医秘传》治咳嗽有痰，"芫花二两。煮汁去滓，和饴糖熬膏。每服枣许。本品擅泻肺涤痰化饮，善治肺气壅实，痰饮内停之咳嗽，有痰，气喘息粗。如《百一选方》治实喘，"芫花（不以多少，米醋浸一宿，去醋，炒令焦黑，为细末）、大麦曲二味等分。和令极匀，以浓煎柳枝酒调下立定。"以芫花、大戟、甘遂各等份，醋制焙干后，加粳米粉炒黄，混匀后炼蜜为丸，治百日咳36例，治愈23例，好转13例，总有效率100%。

3.头疮、白秃、顽癣及痈肿

芫花能杀虫疗癣，除湿解毒，"一切恶疮痈肿，风痹蜷挛，皆能通利血脉而愈"（《医学入门》），为治痈肿及头疮、白秃、顽癣等皮肤病的常用药。如《千金要方》治痈，"芫花为末，胶和如粥敷之。"治小儿秃头疮，"芫花、腊月猪脂和如泥，洗去痂敷之，日一度。"以芫花、甘草水煎液外洗，治疗冻疮87例，结果治愈61例，显效14例，好转11例，无效1例，总有效率98.9%。以芫花、红花、制川乌、制草乌、细辛等药，加乙醇浸泡，外搽患处，治疗斑秃33例，结果痊愈22例，显效7例，好转2例，无效2例，总有效率（痊愈＋显效）87.87%，治愈率66.67%。用芫花、苦参乙醇浸液加入水杨酸、苯甲酸，涂抹患处，治疗手足癣50例，治愈38例，显效8例，好转4例，有效率100%。

（五）用法用量

1.5～3.0 g。醋芫花研末吞服，一次0.6～0.9 g，一天1次。外用适量。

（六）使用注意

孕妇禁用。不宜与甘草同用。

（七）现代研究

1.化学成分

芫花主要含黄酮类成分——芫花素，3′-羟基芫花素，芹菜素，木犀草素，芫根苷；二萜类成分——芫花酯甲、乙、丙、丁、戊，芫花瑞香宁；还含挥发油、脂肪酸等。

2.药理作用

芫花水煎液对麻醉犬静脉注射，随剂量增加而利尿作用增强，对膀胱逼尿肌的收缩活动具有兴奋作用，可能是部分通过细胞膜上的 L 型 Ca^{2+} 通道而起作用；还可增大离体胆囊肌条的张力，

可能与肾上腺素 α 受体、组胺 H_1 受体、前列腺素合成酶有关；对未孕大鼠离体子宫平滑肌条也具有兴奋作用，可能是通过作用于平滑肌细胞膜的 Ca^{2+} 通道和部分刺激前列腺素合成、释放的途径实现的。芫花素灌胃，对二氧化硫引咳小鼠模型有一定镇咳作用，应用呼吸道酚红排泌法观察，其还具有祛痰作用。芫花根总黄酮可使佐剂性关节炎大鼠痛阈增加和疼痛级别降低，显著减少炎症组织中 PCE_2 含量，提升炎症组织中 SOD 活力，具有良好的镇痛作用。芫花根总黄酮对小鼠 S180 肿瘤的生长表现出明显的抑制作用，对荷瘤小鼠的淋巴细胞增殖、自然杀伤细胞的杀伤活性都有明显的提升作用，对体外培养的肿瘤细胞的细胞毒活性明显大于对正常细胞 K293-T 的细胞毒活性，具有明显的抗肿瘤活性，是通过对肿瘤细胞的选择性毒性和提升机体免疫力实现的。

3.临床新用

（1）治疗关节腔积液：用加味熨风散（芫花、羌活、白芷、当归、细辛等）研末，每次取适量，与少量连须赤皮葱捣烂混合，用醋调和成糊状炒热，布包外敷患病关节处，每天两次，每次 1 小时，10 天为 1 个疗程，共用 2 个疗程。治疗关节腔积液 47 例，治愈 17 例，显效 24 例，无效 6 例，总有效率 87%。

（2）治疗膝关节滑膜炎：用芫花与艾叶捣绒备用，取膝眼、足三里、血海等穴，毫针刺入，针根处置薄姜片后再置芫花艾炷点燃，每穴 3～5 柱。芫花灸后，以芫花、甘遂、大戟等所调药膏外敷膝关节。每周 2～3 次，一般 3～5 周为 1 个疗程。治疗膝关节滑膜炎 135 例，治愈 65 例，显效 45 例，有效 21 例，无效 4 例，总有效率 97.04%。

（3）治疗结核性胸腔积液：用芫花、甘遂、大戟各等份研末，以胶囊装药末，每服 1.5～3 g，大枣 10 枚煎汤，清晨空腹 1 次服下，连服 7～10 天，配合西医常规治疗。治疗结核性胸腔积液 82 例，治愈 48 例，基本治愈 24 例，好转 6 例，无变化 4 例，有效率 95.1%。

（4）治疗牙痛：取新鲜芫花根二层皮 500 g，洗净砸碎，置入容器，倒入滚开水 600 mL，冷却后装瓶，3～5 天后即可使用。用时以棉球或棉签蘸药液放于患牙上 3～5 分钟。治疗牙痛 31 例中，痊愈 19 例，有效 10 例，无效 2 例，总有效率 93.55%。

（5）用于引产：采用 0.11 mg 的芫花萜膜置入宫腔，用于终止早中孕 412 例。结果表明，对孕 12～16 周的流产成功率为 90.8%，给药至排胎平均时间为（23.46±10.32）小时，产时、产后失血平均分别为（71.87±33.56）mL 和（45.17±20.58）mL。采用 0.11 mg 的芫花萜膜置入宫腔，用于终止 10～26 周妊娠 333 例。一次用药成功者 318 例，二次用药成功者 5 例，无效 10 例，总有效率 97%。

四、牵牛子

（一）历史

牵牛子为种子类药物，因"此药始出田野人牵牛易药，故此名之"（《本草经集注》）。别名有丑牵牛、黑丑、白丑、二丑等。《本草纲目》曰："近人隐其名为黑丑，白者为白丑，盖以丑属牛也。"

本品首载于《名医别录》，谓"主下气，疗脚满水肿，除风毒，利小便。"揭示了牵牛子具有逐水饮，利小便的功效。《药性论》补充其作用为"治痃癖气块，利大小便，除水气，虚肿，落胎。"说明牵牛子能利大小便，除水。《本草纲目》引李杲言其能"除气分湿热，三焦壅结"，引王好古言其能"利大肠，下水积。"对牵牛子除水湿的功效予以肯定。《本草纲目》将牵牛子的功效概括为"逐痰消饮，通大肠气秘风秘，杀虫"。在牵牛子"泻下""逐饮"的传统功效认识之外补充了"杀虫"之功，并指明"牵牛治水气在肺、喘满肿胀、下焦郁遏,腰背肿胀、及大肠风秘气秘,卓有殊效",与现代临床运用相符。《本草正义》指出:"此物甚滑,通泄是其专长"。《本草衍义补遗》谓"若非病形与证俱实者勿用。"说明了牵牛子以通泄见长,且药力峻猛,非形证俱实者不宜的药用特点。

(二)性能

苦,寒;有毒。主归肺、肾、大肠经。

(三)功效

泻水通便,消痰涤饮,杀虫攻积。

(四)应用

1.水肿、腹水

本品苦寒降泄,以攻逐为用。既能通大便,又能利小便,可使水湿之邪从二便排除,适用于水肿、腹水等。其逐水之力虽不及甘遂、大戟和芫花等,但仍属峻下逐水之品,凡"真正水邪(为患),用牵牛利之始效验如响"(《本草新编》)。如《千金方》单用本品研末服之,以小便利为度,治疗水肿。《儒门事亲》禹功散,以本品与茴香或木香同用,治停饮肿满。《食疗本草》以之"和山茱萸服之,去水病。"《普济方》用"牵牛子五两炒取末,姜汁制炒厚朴半两,取末,煎姜、枣汤调下,治疗四肢肿满。"《太平圣惠方》"治水气遍身浮肿,气促坐卧不得。用牵牛子二两,微炒捣细末,乌牛尿浸一宿,平旦入葱白一握,煎十余沸去滓。空心分为二服,水从小便中下。"水湿内停日久,多成本虚标实、虚实夹杂之证,茯苓、猪苓、泽泻等药性平和之品难以取效者,亦可用牵牛子与补虚药同用,收到扶正祛邪之功。如《医学发明》天真丹,牵牛子与杜仲、肉桂、补骨脂等同用,有温阳利水之效,可用治肾虚水肿。此方温肾化气,通阳泄浊,标本兼顾,开通癃闭的疗效也很好。李时珍对这种用药亦推崇备至,如云:"牵牛能达右肾命门,走精道,人所不知,惟李东垣明之知之。故之治下焦阳虚,可用天真丹,牵牛以盐水炒黑,入佐杜仲、沉香、破故纸、官桂诸药,深得补泻相兼之妙。"临床报道用牵牛子、刘寄奴、丹参等药,每天1剂,水煎分3～5次服。治疗肝硬化腹水37例,显效20例,好转12例,无效4例,死亡1例,总有效率87%。

2.痰饮咳喘

本品苦降泄下,长于通泄而能祛痰逐饮,痰饮去则气机调畅,肺气得以宣降,咳喘可平。如《田氏保婴集》牛黄夺命散,治小儿肺胀喘满,胸高气急,两肋煽动,陷下作坑,两鼻窍张,闷乱嗽渴,声嘎不鸣,痰涎壅塞者,与大黄、槟榔研末服;《太平圣惠方》葶苈丸,治肺脏气实,心胸壅闷,咳嗽喘促,大肠气滞,配葶苈子、杏仁、陈橘皮等同用;《御药院方》半夏利膈丸,治风上攻,痰实喘满咳嗽,风痰、酒痰、茶痰、食痰、气痰诸痰为苦,致令手臂、肩背、胸膈俱痛,吐出痰如结核,黑色腥臭者,与皂角、半夏、槟榔等同用;《博济方》治三焦气逆,胸膈壅塞,头眩目昏,涕唾痰涎,精神不爽,牵牛子(半生半熟)120 g、皂角(酥炙)60 g。上为末,生姜汁煮米糊为丸,梧桐子大,每服20丸,荆芥、生姜煎汤送下。《婴童类萃》治惊疳,啼哭烦躁,面赤痰喘,"黑丑头末一两,雄黄一两,天竺黄二两。为末,饭丸粟米大。每岁五丸,入粥内与食。"

3.积滞便秘

本品苦寒降泄,能"通大肠气秘风秘"(《本草纲目》),达通大便,消积滞之功。如《本草衍义》将牵牛子、桃仁以熟蜜和丸,温水送服,治大肠风秘,壅热结涩。临床报道,用牵牛子粉(将牵牛子洗净置锅内,文火炒约5分钟,研末,每晚睡前半小时服2～3 g,疗程1个月)治疗顽固性便秘23例。结果:痊愈6例,显效8例,好转8例,无效1例,总有效率96%。用牵牛子贴穴(取生牵牛子4粒,分别粘在4块1 cm×1 cm胶布中心,嘱患者仰卧位,然后将上药分别贴在患者的上脘、中脘、下脘、水分四穴上,嘱患者常用手指按压上述穴位,隔天换 1 次,连用 7 次为 1 个疗程),治疗习惯性便秘 56 例。结果:痊愈 43 例,有效 9 例,无效 4 例,总有效率 92.86%。用二丑、冬瓜仁、火麻仁、槟榔、木香等药,每天 1 剂,水煎至 300 mL,早晚各服 150 mL。治疗老年功能性便秘 68 例,痊愈 18 例,显效 24 例,有效 21 例,总有效率 92.65%。

4.虫积腹痛

本品能驱杀肠内虫积,并可借其泻下作用排出虫体。治虫积腹痛,可与槟榔、使君子等同用,去积杀虫,通便排虫。《大同方剂学》黑牵牛(取头米)、槟榔各 240 g,雷丸(醋炙)、木香(为末)、茵陈各 60 g,皂角刺、川楝皮各 30 g,上后 3 味,煎浓汁、和煎 4 味,水丸绿豆大、大人每服 10 g,小儿 6 g 或 4.5 g,量人虚实,用砂糖水吞下,待追去恶毒虫积 2~3 次,方以粥补之。治一切虫积。

(五)用法用量

3~6 g。入丸、散服,每次 1.5~3 g。本品炒用药性减缓。

(六)使用注意

孕妇忌用。不宜与巴豆、巴豆霜同用。

(七)现代研究

1.化学成分

本品主要含牵牛子苷,用碱水解可得牵牛子酸,巴豆酸,裂叶牵牛子酸,α-甲基丁酸及戊酸等。牵牛子酸为混合物,分离得到牵牛子酸 A、B、C、D;另含裸麦角碱,野麦碱,田麦角碱等生物碱类成分;还含咖啡酸,咖啡酸乙酯,肉桂酸,阿魏酸,绿原酸,绿原酸甲酯等有机酸类成分;以及脂肪和糖类等。

2.药理作用

牵牛子苷有强烈的泻下作用。其在肠内遇胆汁及肠液分解出牵牛子素,刺激肠道,增进肠蠕动,导致泻下。牵牛子能加速菊糖在肾脏中的排出,提示可能有利尿作用。此外,本品对大鼠子宫有兴奋作用,尚能驱虫。牵牛子苷能直接刺激胃肠引起呕吐、腹痛、腹泻及黏液血便,尚可能刺激肾脏,引起血尿,重者可损及神经系统,发生语言障碍、昏迷等。

3.临床新用

(1)治疗慢性肾衰竭:用二丑 70 g,当归 80 g,大黄 40 g,杜仲 50 g,粉碎成细面,再把生姜 320 g 绞碎取汁,红枣 320 g 煮熟去皮核,然后兑红糖 160 g 搅拌均匀,放入蒸笼内高温蒸 10 分钟许即可取出,做成约 9 g 重的药丸备用。常用量每次 2 丸,每天两次或 3 次,温开水送服。治疗 26 例,显效 8 例,有效 12 例,无效 6 例,总有效率 76.9%。

(2)治疗单纯性肥胖症:用白牵牛子、炒决明子、泽泻等研末,每次 9 g,每天 3 次,1 个月为 1 个疗程,服两个疗程,治疗 64 例,体重减轻总有效率为 92.2%,并能明显降低血清胆固醇、三酰甘油,提高高密度脂蛋白胆固醇和改变血液流变性。

(3)治疗偏头痛:用炒牵牛子研粉装胶囊,头痛发作期 1.2 g,每天 3 次;缓解期 0.6 g,每天 3 次。治疗 110 例,有效 71 例,显效 31 例,无效 8 例,总有效率达 92.7%。

(4)治疗中风:用牵牛、小茴香、牛膝、当归、麝香等药,治疗中风闭证 32 例,基本治愈 8 例,显效 14 例,有效 6 例,无效 2 例,死亡 2 例。

(5)治疗慢性前列腺炎:用牵牛子、土茯苓、金钱草、丹参、刘寄奴等药,内服兼坐浴,治疗 80 例,痊愈 36 例,好转 42 例,无效 2 例,总有效率 97.5%。

(6)治疗结核性胸膜炎:用牵牛子、白芥子、葶苈子、苏子、莪术等药,与西医一般治疗相结合,治疗25例,有效 20 例,无效 5 例,有效率80%。与单用西医治疗组相比,具有显著差异($P<0.05$)。

(7)治疗黏液腺囊肿:用牵牛子 300 g,加白糖 40 g,炒熟。每次取 1 汤匙(4~8 g,儿童适当减量),充分嚼碎后温水送服。治疗 17 例,治愈 9 例,有效 6 例,无效 2 例。治愈率52.94%,总有效率88.23%。

(8)治疗癫痫:用牵牛子散(牵牛子、石菖蒲各 250 g,枯矾 120 g,龙骨、地龙适量。以上药物研末装入空心胶囊备用)口服,1 次 3 g,1 天 3 次,开水吞服,10 天为 1 个疗程,治疗癫痫 586 例。结果:治愈354 例,有效 211 例,无效 21 例,总有效率96.4%。

(9)治疗蛲虫病:将牵牛子 10 g(儿童减半)碾成细粉,加入面粉100 g,烙成薄饼,空腹 1 次食尽。15 天后重复治疗 1 次为 1 个疗程。结果:50 例蛲虫病经 1 个疗程治疗后症状全部消失而治愈。随访 3~6 个月,4 例复发(为再感染),经再次治疗而愈。

(10)治疗面部黑斑:将黑牵牛子磨粉配成霜剂外搽,治疗 84 例,痊愈 16 例,显效 28 例,有效 38 例,无效 2 例。

五、巴豆

(一)历史

巴豆,别名巴菽,《本草纲目》释名曰:"此物出巴蜀,而形如菽豆,故以名之。宋本草一名巴椒,乃菽字传讹也。"《雷公炮炙论》云:"小而两头坚者为刚子。"盖其小者种皮尤坚脆,又称刚子,音转为江子。

本品始载于《神农本草经》,谓"主伤寒温疟寒热,破癥瘕积聚坚积,留饮痰癖,大腹水胀。荡练五脏六腑,开通闭塞,利水谷道,去恶肉。"对其破积攻结,泻水逐饮,去腐蚀疮的功用已很明确。《名医别录》言"疗女子月闭,烂胎,金疮脓血不利,丈夫阴癩,杀斑蝥毒。"《药性论》云"杀斑猫、蛇虺毒,能主破心腹积聚结气,治十种水肿,痿痹大腹。"进一步明确了其主要应用。《汤液本草》谓其不仅"可以通肠",而且"可以止泄"。《本草纲目》总结为"治泻痢,惊痫,心腹痛,疝气,风㖞,耳聋,喉痹,牙痛,通利关窍。"扩大了其应用范围。至此,巴豆攻除积滞,逐水退饮,祛痰利咽,外用蚀疮的功效已极其全面。《本草经疏》指出:"其主破癥瘕积聚结坚……女人月闭者,皆肠胃所治之位中有实邪留滞,致生诸病,故肠胃有病则五脏六腑闭塞不通。此药禀火性之急速,兼辛温之走散,入肠胃而能荡涤一切有形积滞之物,则闭塞开,水谷道利,月事通而鬼毒蛊疰邪物悉为之驱逐矣。"《本经逢原》亦曰:"其性峻利,有破血排脓、攻痰逐水之力,宜随证轻重而施。"对其辛热峻利,荡涤积滞,推陈致新的药性特点进行了深入阐述。历代医家对其毒性也有一定了解,并指出解毒之法。如《本草纲目》引徐之才言:"中其毒者,用冷水黄连汁、大豆汁解之。"《宝庆本草折衷》云:"以通泄为效。或既通而泻不止,转加痛刺者,则以家菖蒲煎汤解之。"《证治准绳》曰:"敷治巴豆之药,患处作痛肌肉溃烂,以生黄连为末,水调敷之。若毒入内,吐泻等证,更以水调服一二钱。"

(二)性能

辛,热;有大毒。主归胃、大肠经。

(三)功效

峻下冷积,逐水退肿,祛痰利咽,外用蚀疮。

（四）应用

1.寒积便秘

本品味辛散结聚之邪，性热化寒凝之积，能急攻通利，峻下肠胃寒积，具有"斩关夺门"之功。对寒滞食积，阻结肠道，大便不通，腹满胀痛，病起急骤，气血未衰者，可单味巴豆霜内服，或配大黄、干姜制成丸服，如《金匮要略》三物急备丸，"治心腹诸卒暴百病，或中恶客忤，心腹胀满，卒痛如锥刺，气急口噤，停尸卒死者。"又如《千金要方》"治寒癖宿食，久饮不消，大便秘"，用巴豆仁，清酒久煎制丸服。若小儿乳食积滞或脾虚挟积，也可峻药轻投，以图缓攻。如以健儿药片（巴豆霜、雄黄、使君子仁等组成）服用，治疗小儿积滞48例，痊愈21例，显效15例，好转10例，无效2例，有效率为95.8%。临床也可将巴豆皮碾碎屑制成卷烟，预防腹腔术后肠粘连100例，肠鸣音恢复时间平均为20.5小时，首次肛门排气时间平均为38.6小时。

2.腹水臌胀

本品峻泻，能攻逐积水，用于腹水臌胀。《本经》已载其"破癥瘕积聚坚结"，主"大腹水胀"。《肘后备急方》治水蛊腹大动摇有水声者，用巴豆配杏仁为丸服。临床报道以巴豆霜、醋鳖甲等制成片剂内服，治疗肝硬化腹水30例，显效19例，有效11例。

3.痰阻喉痹

本品有较强的祛痰作用，用于喉痹，痰涎壅盛，甚至窒息欲死者，以巴豆霜灌服或鼻饲，可吐泻痰涎，开通喉咽以利呼吸。《百一选方》治喉痹，以白矾、巴豆同炒，去巴豆不用，研矾为末，水冲服或吹入咽喉。若痰涎壅塞、胸膈窒闷、寒实结胸者，用《伤寒论》三物白散，巴豆、桔梗、贝母为散，以白饮和服，"病在膈上必吐，在膈下必利。"

4.寒性久泻

本品荡涤肠道浊垢，若寒凝久利，或腹痛、滞下不爽者，可以本品通因通用。《汤液本草》曰："可以通肠，可以止泄，世所不知也。"《本草纲目》云："巴豆，峻用则有劫病之功，微用亦有调中之妙。王海藏言其可以通肠，可以止泻，此发千古之秘也。"并用巴豆炭蜂蜡为丸，治疗冷积凝滞所致的泻痢。《卫生易简方》治痢，巴豆、绿豆同捣丸，红痢用甘草，白痢用干姜，红白痢用姜、草同煎汤送服。

5.外用于恶疮、疥癣、痈肿

巴豆外用能蚀疮、杀虫，用于恶疮、疥癣、痈肿等。治痈疽脓成未溃，可与乳香、没药、木鳖子等熬膏外贴，促使溃破。痈疽溃后，腐肉不落者，可用巴豆炒令烟尽研敷。如《痈疽神秘验方》乌金膏，治一切疮毒及腐化瘀肉，"巴豆去壳，炒焦，研膏，点肿处则解毒，涂瘀肉则自腐化。"以巴豆、西瓜子敷印堂穴治疗小儿鹅口疮1 136例，痊愈1 045例，好转76例，无效15例，总有效率98.7%。以巴豆仁、当归、蜂蜡等制膏涂搽，治疗体癣31例，痊愈26例，显效4例，好转1例。

（五）用法用量

入丸、散服，每次0.1～0.3 g。大多数制成巴豆霜用，以降低毒性。外用适量，研末涂患处，或捣烂以纱布包擦患处。

（六）使用注意

孕妇忌用。不宜与牵牛子同用。

（七）现代研究

1.化学成分

本品主要含脂肪酸类成分——巴豆油酸，巴豆酸，棕榈酸，月桂酸，巴豆醇；毒蛋白成分——

巴豆毒素,巴豆毒素Ⅰ、Ⅱ;还含巴豆苷、巴豆异鸟嘌呤、巴豆生物碱等。

2.药理作用

本品具有泻下作用,巴豆油灌胃可诱导小鼠小肠组织中蛋白质的差异表达,使小鼠胃肠运动增强。巴豆炭则具有一定的止泻作用,对小鼠胃肠平滑肌既具兴奋作用,又具抑制作用,且其作用的发挥随机体状态及剂量不同而异。巴豆生物碱(CA)有诱导人胃癌细胞SGC7901分化的倾向,能逆转SGC7901细胞中胃蛋白酶活性,抑制肿瘤标志酶β-葡萄糖醛酸酶的表达,降低碱性磷酸酶和乳酸脱氢酶的活性,降低p53基因的表达,诱导Fas基因的表达;CA还能通过时间依赖性和剂量依赖性方式,促使细胞G_2/M期阻滞和抑制细胞有丝分裂,从而诱导人卵巢癌细胞HO-8910细胞凋亡;CA对人宫颈癌HeLa细胞也有增殖抑制和诱导凋亡作用,其诱导HeLa细胞凋亡的分子机制可能与上调caspase-8基因表达有关。巴豆制剂对小鼠耳郭肿胀、腹腔毛细血管通透性及大鼠白细胞游走、热疼痛反应均有显著抑制作用,具有一定抗炎作用。巴豆具有较大毒性,主要含有毒性球蛋白,能溶解红细胞,使局部组织坏死。内服以食管及胃部烧灼感、腹泻为主要症状,其次为恶心、呕吐、腹痛、里急后重、口麻、头晕等,并损坏肾脏;外用过量能引起急性皮炎。巴豆水煎液灌胃,诱发的胚胎小鼠肝细胞微核率明显高于成年小鼠骨髓细胞微核率。巴豆具有胚胎致畸作用,能通过胎盘屏障,其致遗传物质损伤作用对胚胎小鼠更明显。巴豆油还有弱致癌性,并能增强某些致癌物质的致癌作用。

3.临床新用

(1)治疗癫痫:以去油巴豆小量久服联合中药汤剂治疗儿童癫痫45例,43例完成2年治疗,有效者34例,总有效率75.56%;23例显效,显效率为51.11%;临床症状完全控制者10例,控制率22.22%,无效者11例。

(2)治疗精神疾病:以巴豆霜、白信石、西牛黄等加米粉制成丸剂,治疗精神疾病160例,痊愈106例,症状改善11例,无效43例,总有效率73.13%。

(3)治疗小儿高热:以肥儿丸(巴豆霜、明雄黄、甘草等组成)治疗小儿高热94例,其中实热型84例,服药后6小时体温下降者17例,12小时下降34例,24小时下降33例;非实热型10例,服药前后体温几乎无变化。取巴豆、麝香、冰片等研末混匀,兑入生理盐水,采用灌服、肛点、鼻饲、保留灌肠等综合给药方法,治疗小儿高热惊厥43例,治愈25例,显效11例,有效5例,无效2例,总有效率为96%。

(4)治疗缺血性中风:以巴豆霜、土鳖虫、水蛭等研末,西洋参煎汤送服;有意识障碍或吞咽障碍者,予以鼻饲注入。大便通后减去巴豆霜,继服余药,配合西医基本治疗方法,治疗缺血性中风39例,基本痊愈13例,显效14例,好转6例,无效6例。

(5)治疗不孕:以巴豆炒川楝子,将巴豆炒黑为度去之,再将川楝子与茯苓、皂角刺、丹参等药同煎服,配合输卵管通液术治疗不孕51例,妊娠43例,妊娠率达84.3%。

(6)治疗疝癣:以巴豆炒川楝子,将巴豆炒黄为度去之,再将川楝子与青木香、香附、吴茱萸等药同煎服,治疗疝癣87例,服2剂痊愈15例,服4剂痊愈27例,服6剂痊愈38例,服6剂以上痊愈7例,最长者服药30剂。

(7)治疗耐药肺结核:采用蜂蜡巴豆联合抗结核药物治疗耐药肺结核47例,疗程18个月。治疗3个月末痰菌阴转率为60.87%,疗程结束时为84.8%,病灶有效变化率为91.30%。

(8)治疗肿瘤:以巴豆合剂口服液为主治疗各类恶性肿瘤100例,治疗后肿瘤完全消失无新的病灶出现1例,肿瘤缩小50%以上7例,肿瘤缩小在25%~50%4例,肿瘤缩小不到25%、增大不超过 25％者59 例。

(9)治疗骨髓炎：采用中药巴豆丸内服和毛白杨液冲洗治疗 72 例慢性骨髓炎,治愈 35 例,好转 25 例,疗效差 12 例,总有效率 83％。采用巴豆汤加减内服外敷治疗急性骨髓炎 54 例,痊愈 34 例,显效 10 例,有效 8 例,无效 2 例,总有效率 96.3％。

(10)治疗面瘫：以巴豆、斑蝥、生姜捣泥制膏,治疗周围性面瘫 120 例,痊愈 104 例,显效 8 例,好转4 例,无效 4 例。疗程最长 45 天,最短 10 天。

(11)治疗风虫牙痛：以巴豆、川椒研末,和饭为丸外用,治疗风虫牙痛 92 例,有效率100％。

(12)治疗陈旧性踝关节扭伤：取生巴豆去壳,除去果仁外膜,捣碎如泥,用凡士林搅拌均匀外敷,治疗陈旧性踝关节扭伤 35 例,痊愈 28 例,显效 3 例,有效 2 例,无效 2 例,总有效率 94.29％。

(13)治疗小儿脾疳：以去壳生巴豆籽一粒,3/4 嵌于大枣内,1/4 露出大枣外,露出大枣外的巴豆面外贴于足三里,治疗小儿脾疳 32 例,全部痊愈。

（韩　峰）

第八章　利水渗湿药

第一节　利水消肿药

一、茯苓

(一)别名
茯菟、松苓。

(二)处方名
茯苓、云茯苓、云苓、白茯苓、朱茯苓。

(三)常用量
6～15 g。

(四)常用炮制

1.茯苓

取原药材,加水浸泡30～60分钟或更长,闷润,去皮,切片,晒干。

2.朱茯苓

茯苓块0.5 kg,朱砂15 g,取茯苓块加水喷湿,再加朱砂拌匀,晒干。

3.蒸茯苓

取茯苓去皮,加米汤浸一夜,蒸热,趁热切片,晒干。

(五)常用配伍

1.配泽泻

利水消肿,用于治疗肾炎及心脏病导致的下肢水肿、胃脘腹胀、身重倦怠、小便不利等症。

2.配甘草

益气宁心,用于治疗阳虚所致的心悸、气短、面目浮肿、食少乏力等症。

3.配半夏

利湿除痰,用于治疗脾胃虚寒所致的恶心呕吐、腹痛腹胀、胃脘胀满,以及肺寒咳嗽吐痰、痰白清稀等症。

4.配车前子

利水通淋,用于治疗肾炎所致的水肿、小便不利,以及尿道炎、小便短赤、尿频尿急之症。

5.配赤芍

通阳活血,用于治疗冠心病胸闷疼痛、气短、心悸等症。

(六)临床应月

1.结肠炎

云苓 30 g,泽泻 6 g,木香 6 g,白芍 15 g,山楂 30 g,神曲 10 g,鸡内金(冲服)3 g,淡竹叶 6 g,甘草 5 g。水煎服,日服 1 剂。

2.失眠

朱茯苓 15 g,柏子仁 10 g,红花 6 g,当归 10 g,桃仁 10 g,赤芍 10 g,大黄 5 g,远志 3 g,石菖蒲 6 g,茜草 5 g,牡蛎 30 g,龙骨 30 g,姜半夏 6 g。水煎服,日服 1 剂。

3.偏头痛

云苓 30 g,白芍 20 g,川芎 20 g,白芷 10 g,水蛭 5 g,全蝎 6 g,石决明 30 g,菊花 30 g,黄芩 15 g,天麻 15 g,地龙 12 g,沙参 15 g,甘草 3 g。水煎服,日服 1 剂。

4.慢性肝炎

云苓 15 g,山药 15 g,牡丹皮 9 g,当归 6 g,五味子 10 g,蒲公英 30 g,柴胡 6 g,菟丝子 15 g,桑寄生15 g,蝉蜕 3 g,连翘 10 g,炒杜仲 6 g,甘草 3 g。水煎服,日服 1 剂。

5.胃十二指肠溃疡

云苓 30 g,香附 15 g,山药 30 g,莲子 15 g,醋延胡索 15 g,白芷 9 g,车前子(包煎)30 g,葛根 15 g,清半夏 12 g,生姜 6 g,炙甘草 10 g。水煎服,日服 1 剂。

6.慢性胃炎水肿

云苓 20 g,冬瓜皮 30 g,防己 6 g,泽泻 6 g,山药 12 g,茜草 6 g,玉米须 30 g,芡实 20 g,薏苡仁 30 g,大枣 6 枚,生姜 6 g,淡竹叶 6 g。水煎服,日服 1 剂。

7.内耳眩晕症

云苓 30 g,桂枝 6 g,炒白术 15 g,姜半夏 12 g,竹茹 6 g,陈皮 10 g,泽泻 15 g,菊花 15 g,天麻 10 g,远志 6 g,槐花 3 g,黄芩 6 g,生姜 10 g。水煎服,日服 1 剂。

8.妊娠水肿

云苓 30 g,红鲤鱼 1 条,水煎服汤吃鱼肉,日服 1 剂。

9.肾病综合征

云苓 30 g,大腹皮 15 g,木瓜 30 g,厚朴 10 g,焦白术 15 g,草豆蔻 6 g,木香 6 g,干姜 6 g,炮附子(先煎 40 分钟)6 g,芡实 20 g,白扁豆 15 g,薏苡仁 15 g,黄芩 12 g,生姜 10 g,大枣 12 枚。水煎服,日服 1 剂。

10.醛固酮增多症

真武汤:云苓 12 g,白芍 12 g,白术 8 g,生姜 15 g,炮附子(先煎 30 分钟)10 g。水煎服,日服 1 剂。

(七)不良反应与注意事项

(1)偶见胃肠道反应,表现为恶心、呕吐、腹痛、腹泻等。

(2)皮肤变态反应,可见红色丘疹、瘙痒。

(3)变应性哮喘,可见流清涕、胸闷、气短、呼吸有哮鸣音、冷汗、口唇发绀等。

(4)忌与米醋同服。

二、金钱草

(一)别名

对座草、大金钱草。

(二)处方名

金钱草、小金钱草。

(三)常用量

15～30 g。

(四)常用炮制

取原药材,拣净杂质,切段,晒干。

(五)常用配伍

1.配茵陈

清热除黄,用于治疗急、慢性肝炎所致的面目皮肤发黄、腹胀、乏力、脘腹疼痛等症。

2.配海金沙

清热通淋,用于治疗泌尿系统结石、尿时涩痛、小便不畅等症。

3.配小茴香

温肾消肿,用于治疗肾虚水肿、肝痛腹水肿胀等症。

(六)临床应用

1.黄疸型肝炎

金钱草 15 g,茵陈 15 g,栀子 10 g,虎杖 6 g,郁金 10 g,金银花 20 g,小蓟 20 g,五味子 8 g,柴胡 10 g,甘草 3 g。水煎服,日服 1 剂。

2.慢性肾炎

金钱草 30 g,海金沙 9 g,郁金 9 g,白茅根 20 g,野菊花 15 g,白术 10 g,琥珀(冲服)3 g,大枣 6 枚。水煎服,日服 1 剂。

3.胆结石

(1)金钱草 30 g,柴胡 12 g,枳壳 10 g,白芍 15 g,海螵蛸 10 g,浙贝母 10 g,郁金 6 g,甘草 3 g。水煎服,日服 1 剂。

(2)老年胆石症:金钱草 30 g,海金沙(包煎)15 g,郁金 12 g,川楝子 10 g,柴胡 10 g,鸡内金 10 g,威灵仙 10 g,生大黄(后下)6 g,芒硝(冲服)10 g。水煎服,日服 1 剂。

4.慢性胆囊炎

(1)金钱草 30 g,炒枳实 15 g,鸡内金 12 g,香附 10 g,炒山楂 15 g,白芍 15 g,郁金 10 g,川芎 12 g,大黄(后下)6 g,柴胡 6 g。水煎服,日服 1 剂。

(2)胆石利胶囊(金钱草、郁金、茵陈、陈皮、黄芩、乳香、硝石、白矾、大黄、栀子、三棱、没药、甘草),口服,一次 5 粒,一天 3 次。

5.胆管蛔虫症

金钱草 30 g,乌梅 10 g,槟榔 10 g,花椒 6 g。水煎服,日服 1 剂。

6.泌尿系统结石

(1)金钱草 50 g,海金沙(包煎)50 g,鸡内金 10 g。水煎服,日服 1 剂。

(2)金钱草 30～60 g,海金沙(包煎)10 g,鸡内金 10 g,青皮 12 g,陈皮 6 g,乌药 10 g,王不留

行 15 g,石韦 10 g,川牛膝 15 g,赤芍 15 g,车前子(包煎)20 g。水煎服,日服 1 剂。

7.冠心病

金钱草 30 g,丹参 20 g,葛根 30 g,赤芍 6 g,云苓 10 g,瓜蒌 15 g,桂枝 3 g,当归 8 g,决明子 8 g。水煎服,日服 1 剂。

8.痢疾

金钱草 40 g,山楂 40 g,白芍 15 g,车前子(包煎)15 g,黄连 6 g,干姜 6 g。水煎服,日服 1 剂。

(七)不良反应与注意事项

(1)大剂量服用可产生头晕、心悸等症。

(2)变态反应,表现为皮疹、全身潮红、瘙痒、腹痛、面部肿胀等。接触或煎水外洗时,有时可引起接触性皮炎,局部红肿热痛、起疱、皮肤糜烂等。

(3)不宜与保钾利尿药螺内酯、氨苯蝶啶同服,以防引起高血钾症。

三、泽泻

(一)别名

鹄泻、及泻。

(二)处方名

泽泻、川泽泻、建泽泻、盐泽泻、炒泽泻。

(三)常用量

6~12 g。

(四)常用炮制

1.泽泻

取原药材洗净,加水浸泡,闷润,切片、晒干。

2.炒泽泻

泽泻 5 kg,麦麸 0.7 kg。先炒麦麸冒烟时,加入泽泻炒至焦黄色。

3.酒泽泻

泽泻 50 kg,酒 2.5 kg。在 100 ℃热锅中加入泽泻片,翻炒数次,用酒喷匀,炒干,放冷即可。

4.盐泽泻

泽泻片 5 kg,盐 100 g。取泽泻片放锅中,用微火炒热,慢慢喷入盐水,使匀,焙干水汽,晒干。

(五)常用配伍

1.配防己

通利小便,用于治疗水肿小便不利、脘腹胀满等症。

2.配半夏

利湿化痰,用于治疗胃肠炎所致的恶心呕吐、腹痛腹泻、肠鸣畏寒等症。

3.配白术

健脾除湿,用于治疗脾虚水肿、纳差食少、倦怠无力、头目眩晕等症。

4.配车前子

利水止泻,用于治疗肠鸣水泻、腹痛畏寒及脾虚久泻、大便溏薄等症。

5.配决明子

清肝止眩,用于治疗高脂血症所致之头目眩晕、四肢麻木、大便不畅等症。

(六)临床应用

1.高脂血症

泽泻20 g,决明子15 g,制何首乌15 g,生大黄6 g,炒白术15 g,荷叶15 g。水煎服,日服1剂。

2.脂肪肝

泽泻20 g,何首乌15 g,决明子15 g,丹参15 g,虎杖10 g,荷叶15 g,黄精15 g,山楂30 g,薏苡仁30 g。水煎服,日服1剂。

3.肥胖症

泽泻30 g,决明子15 g,生山楂20 g,炒白术10 g,菊花15 g。水煎服,日服1剂。

4.高血压

泽泻30 g,夏枯草15 g,决明子15 g,益母草10 g,牡丹皮12 g,钩藤(后下)10 g,石决明20 g,黄芩12 g。水煎服,日服1剂。

5.水肿

白术泽泻汤:泽泻30 g,炒白术30 g,猪苓15 g,大腹皮10 g,白茅根10 g。水煎服,日服1剂。

6.内耳眩晕症

泽泻30 g,炒白术30 g,桂枝4 g,钩藤(后下)30 g,菊花15 g,石决明30 g,地龙15 g,白僵蚕10 g,甘草3 g。水煎服,日服1剂。

(七)不良反应与注意事项

(1)消化系统:恶心、呕吐、肠鸣、腹痛、腹泻等。大剂量对肝细胞有一定损害,可导致中毒性肝炎、黄疸、肝大、脾大。

(2)泌尿系统:大剂量或长期服用,可导致水电解质失调及血尿。

(3)外敷可导致发疱性皮炎。

四、猪苓

(一)别名

豕苓、黑猪苓。

(二)处方名

猪苓、粉猪苓。

(三)常用量

6～12 g。

(四)常用炮制

取原药材,加水浸泡,闷透,切片,晒干。

(五)常用配伍

1.配茯苓

增强利水渗湿功效,用于治疗肾炎、心脏病、贫血、脾虚等导致的水肿、尿少、食少倦怠等症。

2.配大腹皮

行气消胀,用于治疗肝硬化所致的腹水、脘腹胀、小便不利等症。

3.配玉米须

清热止渴,用于治疗糖尿病,口渴尿赤、烦躁不宁、下肢乏力等症。

(六)临床应月

1.肾炎水肿

猪苓 15 g,云苓 15 g,泽泻 12 g,炒白术 15 g,金银花 15 g,连翘 15 g,白茅根 15 g,地黄 15 g,枸杞子 10 g,川续断 10 g,藕节 10 g,桑白皮 12 g,车前子(包煎)15 g,陈皮 6 g,大腹皮 6 g。水煎服,日服 1 剂。

2.肝硬化腹水

猪苓 20 g,大腹皮 12 g,泽泻 15 g,阿胶(烊化)15 g,滑石 10 g,白芍 10 g,茵陈 10 g,白茅根 18 g,冬瓜皮 30 g。水煎服,日服 1 剂。

3.尿潴留

猪苓 20 g,云苓 30 g,防己 6 g,金钱草 20 g,桃仁 10 g,红花 6 g,赤芍 15 g,白芍 10 g,滑石 10 g,车前子(包煎)30 g,阿胶(烊化)10 g,生姜 6 g。水煎服,日服 1 剂。

4.泌尿系统感染

猪苓 20 g,黄柏 15 g,海金沙(包煎)30 g,苦参 12 g,萹蓄 6 g,连翘 15 g,白芍 12 g,生姜 6 g。水煎服,日服 1 剂。

5.银屑病

猪苓注射液(每毫升相当于生药 0.5 g),肌内注射,一次 2 mL,一天 2 次。

6.慢性肝炎

猪苓 15 g,当归 10 g,白芍 12 g,菟丝子 12 g,薏苡仁 15 g,淡竹叶 6 g,藕节 6 g,黄精 10 g,五味子 6 g。水煎服,日服 1 剂。

7.更年期综合征

猪苓 15 g,黄芩 15 g,远志 5 g,柴胡 10 g,清半夏 10 g,泽泻 6 g,决明子 10 g,菊花 10 g,炒杜仲 10 g,荷叶 6 g,玉竹 6 g,天花粉 10 g,山楂 20 g。水煎服,日服 1 剂。

8.慢性咽炎

猪苓 20 g,金银花 20 g,麦冬 10 g,玄参 10 g,沙参 10 g,神曲 15 g,淡豆豉 20 g,清半夏 10 g,黄芩 12 g,甘草 3 g。水煎服,日服 1 剂。

(七)注意事项

脾胃虚弱,无水湿者慎用。

五、薏苡仁

(一)别名

起实、回回米、草珠子、六各米、药玉米。

(二)处方名

薏苡仁、苡仁、苡米,炒苡米。

(三)常用量

10~30 g。

(四)常用炮制

1.薏苡仁

取原药材,拣净杂质,筛去破壳及灰渣,洗净,晒干。

2.炒薏苡仁

取薏苡仁置热锅中,用微火炒至黄色。

(五)常用配伍

1.配枸杞子

健脾养肝,用于治疗慢性肝炎、食少腹胀、大便不利、乏力、胁痛等症。

2.配桃仁

化瘀止痛,用于治疗妇女附件炎小腹隐痛、倦怠乏力、午后低热等症。

3.配败酱草

清热消肿,用于治疗慢性阑尾炎下腹疼痛、口苦尿黄、小便不利等症。

4.配白术

健脾止泻,用于治疗脾胃虚弱、腹痛便溏、口淡不渴等症。

5.配天花粉

健脾利湿,用于治疗糖尿病口渴尿赤、手足心热、烦躁失眠等症。

(六)临床应用

1.慢性肾炎

薏苡仁 30 g,白术 15 g,蒲公英 30 g,赤芍 15 g,桃仁 10 g,大黄 3 g,石斛 6 g,金钱草 10 g,芦根 12 g,藕节 6 g,桂枝 3 g,琥珀(冲服)3 g。水煎服,日服 1 剂。

2.慢性肝炎

薏苡仁 20 g,柴胡 10 g,鸡内金 10 g,猪苓 15 g,白芍 15 g,桑寄生 10 g,茵陈 6 g,神曲 15 g,生姜 6 g,甘草 3 g,太子参 15 g,葛根 10 g。水煎服,日服 1 剂。

3.下肢无力

黄柏 10 g,薏苡仁 30 g,苍术 10 g,川牛膝 12 g,炒杜仲 10 g,菟丝子 15 g,黄芪 10 g,红花 6 g,天花粉 12 g。水煎服,日服 1 剂。

4.结肠炎

炒薏苡仁 20 g,大黄 6 g,芡实 15 g,炒鸡内金 10 g,炒山药 20 g,焦粳米 10 g,焦糯米 10 g,土白术 15 g,炒枳壳 6 g,佩兰 6 g。水煎服,日服 1 剂。

5.真菌性肠炎

薏苡仁 30 g,制附子(先煎)6 g,败酱草 15 g。水煎服,日服 1 剂。

6.痛风

薏苡仁 30 g,忍冬藤 30 g,土茯苓 20 g,黄柏 12 g,怀牛膝 12 g,山慈菇 10 g,苍术 12 g,桑枝 15 g,鸡血藤 15 g,生甘草 6 g。水煎服,日服 1 剂。

7.坐骨神经痛

薏苡仁 60 g,制附子(先煎)10 g,赤芍 18 g,炙甘草 10 g,党参 18 g,当归 10 g,鸡血藤 15 g,秦艽 12 g,海风藤 10 g,川牛膝 12 g,白芍 10 g。水煎服,日服 1 剂。

8.扁平疣

薏苡仁 30 g,水煎连渣服,日服 1 剂。

9.传染性软疣

薏苡仁 50 g,大青叶 30 g,板蓝根 30 g,升麻 10 g,菟丝子 15 g。水煎服,日服 1 剂。

10.坐骨结节滑囊炎

生薏苡仁 60 g,加水 30 mL,煎至 200 mL,分 2 次口服,连用 30 天。

(七)注意事项

孕妇忌用。

(高光宇)

第二节　利湿退黄药

一、茵陈

(一)别名

蒿子苗。

(二)处方名

茵陈、茵陈蒿、绵茵陈、嫩茵陈。

(三)常用量

6～15 g。

(四)常用炮制

取原药材,拣净杂质,筛去泥沙,阴干或晒干。

(五)常用配伍

1.配栀子

消热退黄,用于治疗黄疸型肝炎,目、皮肤发黄,小便黄赤,口苦不渴,舌苔黄腻等症。

2.配干姜

温中退黄,用于治疗慢性肝炎、脾胃虚寒、倦怠乏力、手足不温、皮肤发黄、脉沉细等症。

3.配滑石

利湿退黄,用于治疗暑湿小便不利,头重乏力、脘闷及黄疸型肝炎,内热较盛、身黄、口苦、尿赤等症。

(六)临床应用

1.高脂血症

(1)茵陈 30 g,生山楂 30 g,生麦芽 15 g。制成糖浆,口服,一次 30 mL,一天 3 次。

(2)茵陈 15 g,葛根 15 g,荷叶 15 g,泽泻 12 g。水煎服,日服 1 次。

2.胆管感染

茵陈 30 g,虎杖 60 g,生大黄 15 g,制成片剂,每片含生药 0.3 g,一次服 5～12 片,一天 3 次。

3.黄疸

茵陈五苓散加减:茵陈 15 g,党参 9 g,黄芪 10 g,白术 10 g,茯苓 12 g,制附子(先煎)3 g,干姜 3 g,肉桂 1 g。水煎服,日服 1 剂。

4.胆结石

茵陈 30 g,大黄(后下)10 g,栀子 12 g,槟榔 9 g,鸡内金 10 g,木香 6 g,黄芩 12 g,牡丹皮 12 g,金钱草 15 g,海金沙(包煎)15 g,连翘 12 g,柴胡 10 g,醋延胡索 9 g,蒲公英 20 g,板蓝根 20 g,大青叶 20 g。水煎服,日服 1 剂。

5.急性乙型病毒性肝炎

(1)茵陈 20 g,茜草 15 g,山药 20 g,甘草 15 g。水煎服,日服 1 剂。

(2)茵陈 30 g,制大黄 10 g,秦皮 10 g,土茯苓 15 g,蒲公英 15 g,甘草 3 g。水煎服,日服 1 剂。

(3)肝净注射液(茵陈、栀子、板蓝根、胆汁膏、大黄、黄芩),肌内注射,一次 2～4 mL,一天 2 次。

6.麻疹

茵陈 30 g,地肤子 30 g,黄柏 15 g,甘草 12 g。水煎服,温洗全身,一天 1 剂,洗 1～2 次。

(七)不良反应

1.消化系统

恶心、上腹饱胀、灼热、轻度腹泻、呕吐等。

2.心血管系统

心悸、心律失常、发绀、脉细弱等。

3.变态反应

变应性皮炎、瘙痒、面红发热等。

二、连钱草

(一)处方用名

活血丹、透骨消、马蹄草。

(二)性味与归经

味辛、微苦,性微寒。归肝、肾、膀胱经。

(三)药性特点

连钱草辛苦渗利,寒能清热,有良好的利尿通淋、除湿退黄及解毒消肿等作用,为治各种淋证及肝胆、膀胱结石的要药。

(四)功效

除湿退黄,利尿通淋,解毒消肿。

(五)传统应用

(1)湿热黄疸,配茵陈、郁金、大黄等。

(2)石淋,单用本品煎汤代茶饮。

(3)热淋,单用;或与海金沙、鸡内金、石韦等同用。

(4)石淋兼有肾虚者,配桑寄生、胡桃仁等。

(5)恶疮肿毒,蛇毒咬伤,单用鲜草捣汁饮,或捣敷患处;亦可与野菊花、蒲公英、万年青等同用。

(六)现代应用

(1)非细菌性胆道感染,伴有低烧者,每天服 30 g,无低烧者,每天服 20 g。

（2）泌尿系统结石，连钱草、海金沙各 20～30 g，石韦 15～20 g。水煎服，每天 1 次。

（3）痔疮，鲜连钱草 100 g，干品减半，煎服。

（4）丹毒、带状疱疹，连钱草 250 g。用 1 000 mL 乙醇浸泡 1 周，滤液加雄黄 6 g，涂于患处。

（5）婴儿肝炎综合征，单味连钱草 30～60 g。水煎至 100 mL，每天 2 次，口服葡萄糖内酯 0.1 g 及维生素 C 0.19g，维生素 B_1 0.01 g，每天 3 次。

（6）跌打损伤，鲜连钱草洗净，捣汁 50 mL，分 2 次服。

（7）痢疾，鲜连钱草 60 g，鲜马齿苋 30 g，枳壳 9 g。水煎服。

（七）用法与用量

煎服，30～60 g。鲜品加倍。外用适量。

三、地耳草

（一）处方用名

地耳草、田基黄。

（二）性味与归经

苦，甘、凉。归肝、胆经。

（三）药性特点

地耳草味苦而性凉，苦味燥湿，凉性清热。能利湿退黄，治湿热黄疸；并能清热解毒，活血消肿，治热毒疮痈、瘀血肿痛等。

（四）功效

利湿退黄，清热解毒，活血消肿。

（五）现代应用

1.肝炎

地耳草鲜品 30～60 g。水煎服，每天 1 剂，分 2 次服。

2.伤寒及副伤寒

地耳草 30～150 g。切碎，水煎 2 次，合并煎液，分 3 次口服，10 天为 1 个疗程。

3.预防感冒

地耳草 15 g。水煎，分 2 次服，连服 6 天。

4.急性眼结膜炎

地耳草适量。水煎熏洗。

5.扁桃体炎

地耳草鲜品捣汁饮。

（六）用法与用量

煎服，15～30 g。鲜品加倍。外用适量。

四、垂盆草

（一）处方用名

垂盆草、狗压半支莲、白蜈蚣。

（二）性味与归经

甘、淡、微酸，凉。归心、肝、胆、小肠经。

(三)药性特点

垂盆草为甘寒清利之品,清热解毒兼利湿热,常用于治痈肿、蛇伤、烫伤及湿热黄疸、热淋涩痛。

(四)功效

利湿退黄,清热解毒。

(五)传统应用

(1)湿热黄疸:配郁金、茵陈蒿、金钱草。

(2)湿热淋证:配车前草、萹蓄。

(3)湿热泻痢:配马齿苋、地锦草等。

(4)痈疮肿毒,毒蛇咬伤,烫火伤等:单用鲜品,洗净捣烂取汁服,并以汁外涂或以渣局部外敷。

(5)咽喉肿痛,口疮:垂盆草取汁含漱。

(六)现代应用

1.肝炎

用垂盆草片(每片含垂盆草浸膏 0.32 g)口服,每次 6 片,每天 3 次。

2.结膜溃疡

用垂盆草注射液 1 mL 行结膜下注射。

3.蜂窝织炎、乳腺炎

垂盆草 60～120 g。洗净捣烂加面粉少许调成糊状外敷患处,每天或隔天 1 次。

4.静脉炎、肌肉局部热痛

将垂盆草洗净捣烂,加乙醇调敷患处,绷带固定,干后更换。

5.阑尾炎

鲜垂盆草 30～60 g。配红藤、蒲公英、紫花地丁适量。水煎服。

6.毒蛇咬伤、水火烫伤

鲜品适量,洗净捣汁服,并以汁外涂。

(七)用法与用量

煎服,15～30 g;鲜品加倍。外用适量。

(八)注意事项

脾胃虚寒者慎用。

(仝淑才)

第九章 活血化瘀药

第一节 活血止痛药

一、川芎

（一）别名

香果、山鞠穷、雀脑芎。

（二）处方名

川芎、炒川芎、酒川芎。

（三）常用量

6～15 g。

（四）常用炮制

1.川芎

取原药材，加水浸泡，闷润，稍晾，晒干。

2.炒川芎

取川芎片炒至深黄色。

3.酒川芎

川芎 5 kg，酒 600 mL，取川芎加酒炒至带火色。

（五）常用配伍

1.配白芷

祛风止痛。用于治疗风寒头痛、偏正头痛等症。

2.配当归

活血止痛。用于治疗风寒关节疼痛，腰腿疼痛及妇女痛经、产后腹痛等症。

3.配丹参

活血化瘀。用于治疗冠心病胸痛、高血压头痛眩晕、瘀血所致之肢体疼痛等症。

4.配红花

调经活血。用于治疗月经不调,经来腹痛及慢性附件炎腹痛等病症。

(六)临床应用

1.冠心病

川芎 15 g,丹参 30 g,太子参 30 g。麦冬 15 g,五味子 10 g,黄芪 10 g。水煎服,日服 1 剂。

2.椎-基底动脉供血不足

川芎 20 g,葛根 30 g,丹参 30 g,土鳖虫 15 g,天麻 15 g,全蝎 2 条,决明子 15 g,甘草 3 g。水煎服,日服 1 剂。

3.糖尿病

川芎 20 g,当归尾 15 g,川牛膝 15 g,连翘 15 g,黄芪 20 g,蒲公英 30 g,金银花 30 g,甘草 10 g,大黄 10 g,红花 10 g。水煎服,日服 1 剂。

4.痛经

川芎 10 g,当归 10 g,熟地黄 12 g,延胡索 10 g,白芍 10 g,益母草 15 g。水煎服,日服 1 剂。

5.膝关节痛

川芎 30 g,红花 30 g,透骨草 30 g。水煎,用药汁熏洗关节处,每次 30 分钟,每天 1～2 次。

6.偏头痛

川芎 15 g,白芷 6 g,柏子仁 15 g,天麻 15 g,地龙 12 g,土鳖虫 10 g,黄连 6 g。水煎服,日服 1 剂。

(七)不良反应与注意事项

(1)变态反应:头昏、呼吸困难、皮肤红斑、丘疹、瘙痒等。

(2)阴虚火旺者及孕妇慎用。

二、乳香

(一)别名

明乳香、滴乳香。

(二)处方名

乳香、制乳香、炒乳香。

(三)常用量

3～9 g。

(四)常用炮制

1.炒乳香

取乳香用微火炒黄。

2.制乳香

乳香块 50 kg,茯苓末 25 kg。先将茯苓末炒热,再加入乳香炒至成珠,现紫黄色、浓烟不断上升为度,筛去茯苓末即可。

(五)常用配伍

1.配没药

化瘀消肿。用于治疗疮痈肿毒及跌仆伤痛等症。

2.配地龙

活血通络。用于治疗筋骨疼痛、关节肌肉疼痛等症。

3.配皂角刺

破脓消肿。用于治疗痈毒红肿、脓成不溃、赤灼疼痛等症。

(六)临床应用

1.流行性腮腺炎

乳香、没药、红花、黄柏各等份,研细末,凡士林调膏,敷肿胀处,每天换药1次。

2.脑震荡后遗症

乳香9 g,没药6 g,黄芪30 g,枸杞子15 g,葛根20 g,当归10 g,石菖蒲12 g,地龙12 g,川芎15 g,三七(冲服)3 g,全蝎6 g,制马钱子1 g。水煎服,日服1剂。

3.慢性萎缩性胃炎

制乳香9 g,制没药9 g,丹参15 g,砂仁12 g,醋延胡索15 g,枳实12 g,三棱9 g,莪术9 g,檀香5 g,三七粉(冲服)3 g,白及粉(冲服)5 g,甘草6 g。水煎服,日服1剂。

4.皮肤溃疡

乳香、血竭、没药、儿茶各等份,研极细粉,敷于创面,每天1次。

5.十二指肠溃疡

制乳香10 g,制没药10 g,黄芪30 g,党参20 g,白术15 g,云苓15 g,炙甘草10 g。水煎服,日服1剂。

6.跌打损伤

七厘散(乳香、没药、血竭、红花、麝香、冰片、朱砂、儿茶),口服,一次0.2～1.5 g,黄酒服,一天2次。

7.增生性关节炎

骨筋丸胶囊(乳香、没药、白芍、醋延胡索、三七、木香、红花、郁金、独活、牛膝、秦艽、桂枝、血竭、制马钱子),口服,一次3～4粒,一天3次。

(七)不良反应与注意事项

(1)胃肠道反应:恶心呕吐、腹痛、腹泻等。

(2)变态性反应:皮肤潮红、皮疹、瘙痒、发热等。

(3)孕妇禁用。

三、没药

(一)别名

明没药、末药。

(二)处方名

炒没药、制没药。

(三)常用量

3～9 g。

(四)常用炮制

1.炒没药

取没药用大火炒黄。

2.制没药

没药块50 kg,香附末30 kg。先将香附末炒热,再加入没药块炒至黑灰色发泡为度。

(五)常用配伍

1.配延胡索

化瘀止痛。用于治疗瘀血所致之胃痛、小腹疼痛、胁痛等症。

2.配红花

活血化瘀。用于治疗经闭、痛经等病症。

3.配儿茶

敛疮止血。用于治疗疮疡溃烂、久不收口等症。

(六)临床应用

1.急性腰扭伤

乳香末、没药末等份,用30％乙醇调成糊状,外敷患处,每天1～2次。

2.痛经

制没药10 g,桃仁12 g,郁金12 g,莪术10 g,川芎10 g,柴胡6 g,香附9 g,当归9 g,蒲黄(包煎)6 g。经前3天开始服药,至经行第二天停止。水煎服,每天1剂。

3.萎缩性胃炎

制没药6 g,制乳香6 g,肉桂3 g,吴茱萸10 g,黄芪20 g,丹参15 g,川芎10 g,三棱6 g,莪术6 g,甘草6 g,生蒲黄(包煎)10 g,乌药10 g,百合15 g。水煎服,日服1剂。

(七)不良反应与注意事项

(1)胃肠道反应:恶心、腹痛、腹泻、肠鸣等。

(2)变态反应:面部潮红、全身皮疹、皮肤瘙痒、眼睑浮肿等。

(3)孕妇忌用。

四、延胡索

(一)别名

玄胡索、玄胡。

(二)处方名

延胡索、延胡、元胡、醋延胡索、醋元胡。

(三)常用量

6～12 g。

(四)常用炮制

醋延胡索:延胡索5 kg,醋0.5 kg。取延胡索加醋闷透,用微火炒至微黄色。

(五)常用配伍

1.配五灵脂

行瘀止痛。用于治疗气滞血瘀所致之胃脘疼痛、胁肋疼痛、小腹疼痛等症。

2.配香附

行气止痛。用于治疗气滞之头痛、胁痛、痛经等症。

3.配小茴香

散寒止痛。用于治疗疝气腹痛及肠鸣腹痛之症。

（六）临床应用

1.产后腹痛

醋延胡索 10 g,赤芍 10 g,川楝子 6 g,莪术 6 g,三棱 6 g,厚朴 5 g,当归 6 g,黄芩 6 g,川芎 10 g,桔梗 3 g,槟榔 3 g,木香 3 g,肉桂 1 g,甘草 2 g,大黄 5 g。水煎服,日服 1 剂。

2.痛经

醋延胡索 15 g,香附 12 g,桃仁 10 g,红花 6 g,当归 10 g,川芎 12 g,赤芍 15 g,益母草 18 g,蒲黄(包煎)6 g,五灵脂 10 g,川牛膝 9 g,三七粉(冲服)3 g,甘草 6 g。水煎服,日服 1 剂。

3.慢性盆腔炎

延胡索 12 g,败酱草 20 g,酒大黄 9 g,当归 10 g,桃仁 10 g,赤芍 12 g,香附 10 g。水煎服,日服 1 剂。

4.跌打损伤

延胡索 10 g,川续断 12 g,乳香 6 g,没药 6 g,三七粉(冲服)3 g。水煎服,日服 1 剂。

5.类风湿关节炎

醋延胡索 12 g,苍术 12 g,黄柏 10 g,川牛膝 10 g,当归 9 g,薏苡仁 30 g,木瓜 15 g,独活 6 g,细辛 3 g,甘草 6 g。水煎服,日服 1 剂。

6.疝气

延胡索 10 g,小茴香 10 g,木香 6 g,陈皮 10 g,川楝子 9 g,制附子(先煎)6 g,肉桂 3 g,桂枝 12 g,熟地黄 15 g,甘草 3 g。水煎服,日服 1 剂。

7.胃溃疡

延胡索 15 g,香附 15 g,枳实 12 g,蒲公英 30 g,海螵蛸 15 g,黄芩 30 g,白及 10 g,白芍 15 g,柴胡 6 g,黄连 6 g,白术 12 g,佛手 12 g,白芷 6 g,陈皮 10 g,甘草 10 g。水煎服,日服 1 剂。

（七）注意事项

血虚者慎用。

五、郁金

（一）别名

温郁金、黑郁金、黄丝郁金、血丝郁金。

（二）处方名

郁金、广郁金、川郁金。

（三）常用量

6～12 g。

（四）常用炮制

1.醋郁金

郁金 50 kg,醋 4 kg。取原药材,加醋与水浸润 2 天,至醋被吸干,蒸透心后,切片,晒干。

2.制郁金

郁金 500 g,明矾 30 g,水适量。取郁金,加明矾水,用微火炒干。

（五）常用配伍

1.配柴胡

活血舒肝。用于治疗肝气郁滞、慢性肝炎所致之胁肋胀痛、嗳气腹胀以及妇女月经不调、痛经等症。

2.配香附

行气化瘀。用于治疗气滞血瘀之头痛、胁痛、痛经等症。

3.配丹参

清心活血。用于治疗冠心病所致之胸痛、胀闷、气促等症。

4.配茵陈

活血退黄。用于治疗黄疸型肝炎脘腹胀满、口中黏腻、小便黄赤等症。

(六)临床应用

1.慢性胆囊炎

郁金 10 g,香附 9 g,柴胡 9 g,白芍 12 g,甘草 6 g。水煎服,日服 1 剂。

2.慢性浅表性胃炎

郁金 15 g,佛手 15 g,海螵蛸 10 g,黄连 6 g,白芷 8 g,半夏 10 g,木香 12 g,陈皮 10 g,白术 15 g,蒲公英30 g,炒白芍 15 g。水煎服,日服 1 剂。

3.顽固性呃逆

郁金 15 g,旋覆花(包煎)6 g,丁香 6 g,代赭石 15 g,半夏 12 g,陈皮 10 g,云苓 15 g,吴茱萸 3 g,黄连6 g,柴胡 6 g,白芍 18 g,枳实 10 g,甘草 10 g。水煎服,日服 1 剂。

4.乙型黄疸型肝炎

郁金 15 g,柴胡 15 g,黄芩 6 g,枳壳 10 g,虎杖 12 g,赤芍 12 g,茵陈 12 g。水煎服,日服 1 剂。

5.癫痫

白金丸(明矾、郁金),口服,每次 2～3 g,每天 2 次。

(七)注意事项

孕妇慎服。

六、姜黄

(一)别名

川姜黄。

(二)处方名

姜黄。

(三)常用量

16～12 g。

(四)常用炮制

取原药材,洗净,迅速捞出,切成小块,低温烘脆。

(五)常用配伍

1.配郁金

行气活血。用于治疗气滞血瘀、胃脘痛、胁肋痛、痛经等症。

2.配乌药

温中行血。用于治疗胃寒疼痛、肠鸣腹痛等症。

3.配海桐皮

通经止痛。用于治疗风湿关节、肌肉疼痛。

(六)临床应用

1.风湿性关节炎

姜黄 10 g,羌活 9 g,白术 15 g,甘草 6 g。水煎服,日服 1 剂。

2.冠心病、心绞痛

姜黄 12 g,当归 10 g,木香 6 g,乌药 6 g,吴茱萸 3 g,薤白 9 g,丹参 15 g。水煎服,日服 1 剂。

3.胆囊炎

姜黄 10 g,金钱草 15 g,黄连 6 g,柴胡 6 g,枳实 10 g,郁金 10 g,大黄 6 g,炙甘草 6 g。水煎服,日服 1 剂。

4.慢性胰腺炎

胰胆舒颗粒(姜黄、赤芍、蒲公英、牡蛎、延胡索、大黄、柴胡),口服,一次 10 g,一天 2～3 次。

5.慢性肝炎

姜黄 9 g,郁金 10 g,丹参 10 g,柴胡 9 g,茵陈 6 g,五味子 6 g,虎杖 6 g,板蓝根 9 g,柴胡 9 g,云苓 12 g,白茅根 30 g,甘草 6 g。水煎服,日服 1 剂。

(七)注意事项

孕妇慎用。

七、五灵脂

(一)别名

寒号虫粪、灵脂块、糖灵脂。

(二)处方名

五灵脂、灵脂米、炒五灵脂、醋五灵脂、酒五灵脂。

(三)常用量

3～10 g。

(四)常用炮制

1.炒五灵脂

取五灵脂用微火炒至有焦斑为度。

2.酒五灵脂

五灵脂 500 g,黄酒 100 mL。取五灵脂用酒拌匀,待吸干后用微火炒至微焦为度。

3.醋五灵脂

五灵脂 500 g,醋 50 mL。取五灵脂加醋拌匀,用微火炒至醋干或微焦为度。

(五)常用配伍

1.配蒲黄

活血止痛。用于治疗瘀血胃痛以及妇女痛经、闭经等症。

2.配香附

行气止痛。用于治疗慢性肝炎、慢性胆囊炎所致之胁肋疼痛、脘腹疼痛以及痛经、月经不调等病症。

3.配阿胶

补血止血。用于治疗血虚月经量多、功能性子宫出血以及大便下血等症。

(六)临床应用

1.脂肪肝

五灵脂 15 g,丹参 15 g,柴胡 6 g,茵陈 6 g,桃仁 9 g,川楝子 6 g,延胡索 6 g,川芎 9 g,山楂 30 g。水煎服,日服 1 剂。

2.慢性盆腔炎

五灵脂 15 g,当归 10 g,白术 15 g,白芍 13 g,云苓 15 g,陈皮 6 g,川芎 12 g,人参 6 g,砂仁 6 g,蒲公英 30 g,白花蛇舌草 20 g,炙甘草 5 g。水煎服,日服 1 剂。

3.痛风

五灵脂 10 g,秦艽 6 g,川芎 10 g,桃仁 9 g,红花 6 g,羌活 6 g,制没药 6 g,当归 10 g,香附 9 g,川牛膝 10 g,地龙 10 g,甘草 3 g。水煎服,日服 1 剂。

4.心绞痛

五灵脂 12 g,蒲黄(包煎)6 g,葛根 20 g,丹参 15 g,降香 3 g。水煎服,日服 1 剂。

5.卵巢囊肿

蒲黄(包煎)10 g,五灵脂 15 g,丹参 30 g,郁金 12 g。水煎服,日服 1 剂。

6.痛经

五灵脂 15 g,益母草 15 g,桃仁 10 g,红花 6 g,当归 10 g,川芎 12 g,赤芍 15 g,香附 10 g,延胡索 12 g,蒲黄(包煎)6 g,牛膝 9 g,三七粉(冲服)3 g,甘草 6 g。水煎服,日服 1 剂。

(七)注意事项

血虚者慎用。

(韩　峰)

第二节　活血调经药

一、丹参

(一)别名

赤参、红根、活血根、靠山红、木羊乳。

(二)处方名

丹参、紫丹参、炒丹参、丹参炭。

(三)常用量

6~15 g。

(四)常用炮制

1.丹参

取原药材,洗净,闷润,去苗,切片,晒干。

2.炒丹参

丹参片 50 kg,米 5 kg。先用水将锅湿润,加入米使贴于锅底,加热至冒烟时,倒入丹参片,炒至深紫色,筛去米即可。

3.丹参炭

取丹参片,炒至外黑、炭存性为度。

(五)常用配伍

1.配当归

调经活血。用于治疗月经不调、痛经、产后恶露不尽等症。

2.配乳香

活血消肿。用于治疗瘀血肿痛、胃脘疼痛、胸胁疼痛等症。

3.配牡丹皮

清热凉血。用于治疗热证皮肤紫斑、吐衄、出血等症。

4.配檀香

行气活血。用于治疗冠心病胸闷、心悸、心绞痛等症。

(六)临床应用

1.冠心病

丹参 30 g,檀香 6 g,砂仁 6 g。水煎服,日服 1 剂。

2.病毒性心肌炎

丹参 15 g,太子参 20 g,沙参 10 g,苦参 10 g,郁金 8 g,炒酸枣仁 12 g,炙甘草 6 g,莲子 12 g。水煎服,日服 1 剂。

3.高脂血症

丹参 15 g,川芎 10 g,赤芍 15 g,红花 6 g,益母草 10 g,桃仁 10 g,郁金 12 g,当归 10 g,降香 3 g,三七粉(冲服)3 g。水煎服,日服 1 剂。

4.肾小球肾炎

丹参 12 g,郁金 10 g,川芎 12 g,赤芍 12 g,红花 6 g,小蓟 20 g,黄芪 20 g,车前子(包煎)20 g。水煎服,日服 1 剂。

5.慢性肺源性心脏病

肺心片(丹参、红花、虎杖、制附片、淫羊藿、补骨脂、玉竹、北沙参、黄芪、姜黄、南沙参、甘草),口服,一次 5 片,一天 3 次。

6.慢性肝炎

丹参 12 g,黄芪 15 g,太子参 15 g,赤芍 6 g,神曲 15 g,鸡内金 10 g,柴胡 6 g,茵陈 5 g,炙甘草 3 g。水煎服,日服 1 剂。

7.阻塞性输卵管炎

复方丹参片,每次 3 片,每天 3 次。

8.乳腺炎

丹参 20 g,蒲公英 30 g,车前草 30 g,甘草 3 g。水煎服,日服 1 剂。

(七)不良反应与注意事项

(1)口干、咽干、恶心、呕吐、乏力、食欲减退等。

(2)变态反应,有荨麻疹、皮疹、瘙痒、变应性休克,可见呼吸困难,血压下降。

(3)孕妇慎用。

二、益母草

(一)别名

益母蒿、红花艾、月母草、苦纸草。

(二)处方名

益母草、坤草。

(三)常用量

6～15 g。

(四)常用炮制

1.益母草

取原药材,洗净,去根,切段,晒干。

2.制益母草

益母草 0.5 kg,酒、醋、盐各 50 g,老生姜 100 g。取益母草加辅料润透后,蒸 1 小时为度。

(五)常用配伍

1.配当归

调经活血。用于治疗月经失调、经闭、不孕、痛经等病症。

2.配桂枝

温经活血。用于治疗气血虚寒之月经延迟、经来腹痛等症。

3.配白茅根

化瘀利水。用于治疗泌尿系统感染、小便涩痛及慢性肾炎、下肢水肿等症。

(六)临床应用

1.慢性肾炎

益母草 30 g,板蓝根 15 g,金银花 15 g,白茅根 30 g,紫花地丁 30 g,桃仁 10 g,当归 10 g,赤芍 12 g,川芎 12 g,红花 6 g。水煎服,日服 1 剂。

2.真性红细胞增多症

益母草 15 g,郁金 10 g,川芎 15 g,当归 10 g,红花 9 g。水煎服,日服 1 剂。

3.月经不调

益母草注射液,每次 20～40 mg,肌内注射,一天 2 次。

4.急性血栓性深静脉炎

益母草 30 g,紫草 30 g,赤芍 15 g,牡丹皮 15 g,紫花地丁 30 g,生甘草 15 g。水煎服,日服 1 剂。

5.慢性宫颈炎

益母草 30 g,桂枝 6 g,赤芍 15 g,桃仁 10 g,当归 10 g,黄芪 15 g,蒲公英 30 g,枳壳 10 g,甘草 6 g。水煎服,日服 1 剂。

6.不孕症

益母草 30 g,当归 10 g,菟丝子 15 g,红花 6 g,桑寄生 15 g,丹参 6 g,生地黄 15 g,桂枝 3 g。水煎服,日服 1 剂。

(七)不良反应与注意事项

(1)大剂量可引起中毒反应,抑制、麻痹中枢神经系统,溶血等。

(2)孕妇慎用。

三、鸡血藤

(一)别名

血藤、血风藤、大活血、血筋藤。

(二)处方名

鸡血藤、大血藤。

(三)常用量

10～30 g。

(四)常用炮制

取原药材洗净,闷润至软硬适度时,切片,晾干。

(五)常用配伍

1.配木瓜

舒筋活血。用于治疗筋骨疼痛,关节疼痛、肢体麻木等症。

2.配当归

补血活血。用于治疗血虚头晕、四肢麻木、腰膝酸痛等症。

3.配青风藤

舒筋通络。用于治疗四肢疼痛、关节疼痛等症。

(六)临床应用

1.闭经

鸡血藤 30 g,当归 10 g,桃仁 10 g,赤芍 15 g,泽兰 10 g。水煎服,日服 1 剂。

2.足跟痛

鸡血藤 30 g,当归 15 g,熟地黄 30 g,龙眼肉 15 g,丹参 15 g,白芍 12 g,陈皮 6 g,桂枝 4 g,甘草 3 g。水煎服,日服 1 剂。

3.风湿性关节炎

鸡血藤 30 g,地龙 15 g,熟地黄 20 g,当归 10 g,天麻 12 g,威灵仙 12 g,防风 10 g,桂枝 6 g,桑枝 10 g,制川乌(先煎)6 g,络石藤 15 g,忍冬藤 15 g,白芍 15 g,甘草 6 g。水煎服,日服 1 剂。

4.白细胞减少症

鸡血藤 30 g,熟地黄 30 g,人参 10 g,川芎 12 g,当归 12 g,茯苓 15 g,白芍 12 g,骨碎补 10 g,制何首乌 15 g,山药 30 g,黄精 20 g,甘草 10 g。水煎服,日服 1 剂。

5.类风湿关节炎

鸡血藤 20 g,当归 10 g,丹参 15 g,红花 6 g,川牛膝 15 g,桑寄生 15 g,地龙 12 g。水煎服,日服 1 剂。

6.失眠

补血宁神片(鸡血藤、熟地黄、金樱子、何首乌藤),口服,一次 5 片,一天 3 次。

7.高脂血症

鸡血藤 30 g,虎杖 10 g,泽泻 6 g,山楂 30 g,菊花 6 g。水煎服,日服 1 剂。

8.贫血

鸡血藤 30 g,阿胶(烊化)15 g,熟地黄 15 g,白芍 15 g,桂枝 3 g,天冬 10 g。水煎服,日服 1 剂。

(七)注意事项

孕妇慎用。

四、桃仁

(一)别名

毛桃仁。

(二)处方名

桃仁、桃仁泥、炒桃仁。

(三)常用量

6～10 g。

(四)常用炮制

1.桃仁

取原药材,用开水浸泡 5～10 分钟,剥去外皮,晒干。

2.炒桃仁

取桃仁用微火炒至微黄色为度。

(五)常用配伍

1.配红花

活血化瘀。用于治疗月经不调、闭经、痛经等病症。

2.配大黄

破瘀通经。用于治疗闭经、小腹硬满、大便燥结等症。

3.配杏仁

润肠通便。用于治疗津血亏少之大便秘结、腹胀腹痛等症。

(六)临床应用

1.慢性肝炎

桃仁 10 g,当归 10 g,牡丹皮 6 g,郁金 10 g,泽兰 6 g,山楂 15 g,红花 6 g,栀子 6 g,赤芍 10 g,神曲15 g。水煎服,日服 1 剂。

2.体虚便秘

炒桃仁、松子仁、火麻仁、柏子仁各等份,捣料如泥,炼蜜为丸,每丸 6 g 重。一次 1 丸,一天 2 次。

3.风湿性关节炎

桃仁 10 g,红花 6 g,川芎 12 g,当归 12 g,威灵仙 10 g。水煎服,日服 1 剂。

4.失眠

桃仁 12 g,当归 10 g,赤芍 15 g,枳壳 6 g,葛根 15 g,生地黄 15 g,柴胡 6 g,黄芩 10 g,大枣 6 枚,甘草 6 g。水煎服,日服 1 剂。

5.月经不调

桃仁 12 g,生地黄 15 g,赤芍 12 g,白芍 10 g,当归 10 g,红花 6 g,川芎 10 g。水煎服,日服 1 剂。

(七)不良反应与注意事项

(1)过量导致中毒反应,头晕、头痛、呕吐、心悸、神志不清、抽搐、昏迷、惊厥、呼吸麻痹等。

(2)皮肤接触变态反应,皮肤红色疹块、刺痒等。

(3)孕妇慎用。

(4)不可直接吃生品,以防中毒。

五、红花

(一)别名

红蓝花、红花菜、刺红花、草红花、红花草。

(二)处方名

红花、川红花、炒红花、红花炭、醋红花。

(三)常用量

3~10 g。

(四)常用炮制

1.红花

取原药材,拣去杂质,筛去土,晾干。

2.炒红花

取红花用微火炒至略有焦斑为度。

3.红花炭

取红花炒至红褐色存性。

4.醋红花

红花 5 kg,醋 1 kg。取红花加醋喷匀后,以微火炒至焦红色为度。

(五)常用配伍

1.配桃仁

活血通经。用于治疗瘀血腹痛、月经失调、痛经、经闭等症。

2.配益母草

活血化瘀。用于治疗产后恶露不尽、痛经、不孕等病症。

3.配赤芍

活血行滞。用于治疗瘀血头痛、腹痛、肢体疼痛等症。

4.配黄芩

清热活血。用于治疗血热皮肤斑疹、荨麻疹、皮肤瘙痒等症。

(六)临床应用

1.冠心病

红花 10 g,郁金 12 g,丹参 15 g,瓜蒌 20 g,薤白 10 g,陈皮 6 g,甘草 6 g。水煎服,日服 1 剂。

2.黄褐斑

红花 8 g,桃仁 10 g,当归 10 g,柴胡 12 g,白芍 15 g,茯苓 15 g,川楝子 12 g,香附 15 g。水煎服,日服 1 剂。

3.扁平疣

红花 12 g,薏苡仁 30 g,桃仁 12 g,板蓝根 30 g,大青叶 10 g,王不留行 15 g,黄芪 15 g,赭石 15 g,生甘草 6 g。水煎服,日服 1 剂。

4.慢性咽炎

红花 9 g,当归 10 g,赤芍 12 g,川芎 12 g,桃仁 9 g,柴胡 9 g,射干 10 g,桔梗 6 g,薄荷 6 g,甘草 6 g。水煎服,日服 1 剂。

5.带状疱疹

红花 12 g,瓜蒌 30 g,甘草 10 g。水煎服,日服 1 剂。

6.寒冷性多形红斑

红花 9 g,制附子(先煎)6 g,陈皮 6 g,桂枝 9 g,党参 15 g,黄芪 20 g,丹参 15 g,桃仁 8 g,当归 10 g。水煎服,日服 1 剂。

7.肌内注射后硬结

红花、甘草等份,研粉,用 70％乙醇调成糊状,外敷,每天 1 次。

8.视网膜中央静脉阻塞

红花 10 g,桃仁 10 g,赤芍 15 g,三棱 6 g,三七粉(冲服)3 g,当归 10 g,生地黄 20 g,地龙 10 g,黄芩 15 g,法半夏 10 g,昆布 10 g,黄芪 20 g,白术 15 g,云苓 15 g,玄参 15 g,大黄 6 g,车前草 10 g,石决明20 g,甘草 3 g。水煎服,日服 1 剂。

9.慢性腰肌劳损

红花 9 g,杜仲 15 g,赤芍 15 g,当归 12 g,桃仁 10 g,鸡血藤 30 g,苍术 15 g,薏苡仁 30 g,醋延胡索12 g,木瓜 15 g,海风藤 10 g,独活 10 g,甘草 6 g。水煎服,日服 1 剂。

10.溃疡病

红花 6 g,白及 15 g,黄芪 30 g,醋延胡索 10 g,白芷 9 g,牡蛎 30 g,车前子(包煎)30 g,陈皮 6 g,大枣6 枚,甘草 9 g。水煎服,日服 1 剂。

(七)不良反应与注意事项

(1)消化系统:腹痛、腹泻。大剂量可致呕血、血便。

(2)心血管系统:心律失常。

(3)生殖系统:对子宫有明显收缩作用,大剂量可出现子宫痉挛。

(4)神经系统:大剂量时可出现震颤、惊厥。呼吸抑制。

(5)偶有变态反应,皮肤丘疹、水疱、寒战、头痛、吞咽困难、眼睑水肿等。

(6)孕妇忌用。

(7)出血性疾病慎用。

六、王不留行

(一)别名

麦蓝菜子、大麦牛、怠儿草、金剪刀草。

(二)处方名

王不留行、王不留、炒王不留行。

(三)常用量

6～15 g。

(四)常用炮制

1.王不留行

取原药材,筛去杂质,洗净,晒干。

2.炒王不留行

取王不留行用微火炒至爆开白花为度。

（五）常用配伍

1.配益母草

调经利水。用于治疗月经不调、痛经及下肢水肿等症。

2.配蒲公英

活血消肿。用于治疗乳腺炎红肿疼痛、乳汁不通之症。

（六）临床应用

1.乳少

炒王不留行 30 g。水煎服，日服 1 剂。

2.子宫肌瘤

炒王不留行 30 g，赤芍 15 g，郁金 15 g，丹参 20 g，皂角刺 6 g，柴胡 9 g，三棱 10 g，莪术 10 g，川牛膝 15 g，昆布 6 g，海藻 6 g，鸡内金 15 g，肉桂 3 g，乌药 10 g，炙土鳖虫 30 g，山慈姑 15 g，党参 15 g，黄芪 20 g，夏枯草10 g，人参 6 g，桃仁 10 g，陈皮 6 g，云苓 15 g，泽泻 6 g。水煎服，日服 1 剂。

3.疮痈肿毒

王不留行 30 g，葛根 20 g，当归 10 g，金银花 30 g，白花蛇舌草 30 g，甘草 6 g。水煎服，日服 1 剂。

4.急性乳腺炎

王不留行 30 g，蒲公英 30 g，前胡 15 g，金银花 30 g，皂角刺 6 g，重楼 15 g，丹参 20 g，赤芍 10 g，陈皮 6 g，枳壳 6 g，甘草 6 g。水煎服，日服 1 剂。

5.前列腺增生

炒王不留行 30 g，黄柏 12 g，知母 12 g，川牛膝 15 g，车前子（包煎）30 g，肉桂 3 g，皂角刺 6 g，乌药10 g，赤芍 15 g，甘草 3 g。水煎服，日服 1 剂。

（七）注意事项

孕妇忌用。

（韩　峰）

第三节　活血疗伤药

一、土鳖虫

（一）别名

金边土元、汉土元、大土元。

（二）处方名

土鳖虫、土元、地鳖虫、䗪虫。

（三）常用量

3～10 g。

（四）常用炮制

1.土鳖虫

取原药材，用淋水泡洗，晒干，再用微火隔纸焙至黄色为度。

2.炒土鳖虫

取土鳖虫炒至微焦。

（五）常用配伍

1.配大黄

活血破瘀。用于治疗瘀血积聚、皮肤甲错、眼眶发暗、胁腹疼痛等症。

2.配自然铜

行瘀消肿。用于治疗跌打损伤、筋骨受伤、赤肿疼痛等症。

3.配地龙

平肝解痉。用于治疗肝风头目眩晕、四肢抽搐之症。

（六）临床应用

1.脑梗死

土鳖虫 10 g，黄芪 30 g，当归 12 g，川芎 15 g，地龙 15 g，红花 9 g，石菖蒲 10 g，水蛭 6 g，丹参 30 g。水煎服，日服 1 剂。

2.血管性头痛

土鳖虫 12 g，当归 10 g，葛根 30 g，生地黄 30 g，川芎 12 g，三七（冲服）3 g，地龙 20 g，黄芩 15 g，细辛 4 g，白芍 12 g，赤芍 10 g。水煎服，日服 1 剂。

3.类风湿关节炎

土鳖虫 10 g，当归 15 g，黄芪 15 g，桑寄生 18 g，乌蛇 20 g，熟地黄 15 g，全蝎 6 g，蜈蚣 2 条，白芍 15 g，两面针 10 g，三七 10 g，炙甘草 6 g。水煎服，日服 1 剂。

4.银屑病

土鳖虫 15 g，紫草 30 g，青黛（包煎）6 g，蝉蜕 6 g，丹参 10 g，半夏 12 g，陈皮 6 g，黄连 9 g，厚朴 10 g，地龙 15 g，地肤子 15 g，白鲜皮 18 g，当归 15 g。水煎服，日服 1 剂。

5.子宫内膜异位症

土鳖虫 10 g，赤芍 15 g，三棱 10 g，莪术 10 g，桃仁 9 g，郁金 12 g，鸡内金 12 g，红藤 15 g，败酱草 15 g。水煎，高位灌肠，每天 1 次。

6.跌打损伤

土鳖虫 10 g，自然铜 12 g，川芎 6 g，当归 10 g，栀子 12 g，红花 6 g，葛根 20 g，赤芍 10 g，甘草 6 g。水煎服，日服 1 剂。

（七）注意事项

孕妇忌用。

二、苏木

（一）处方用名

苏木、苏方木、苏方、赤木。

（二）性味与归经

甘、咸、微辛，平。归心、肝、脾经。

（三）药性特点

苏木味辛行散，味咸入血，功善活血通经，祛瘀止痛，为妇、伤科瘀血病证常用药。本品少用和血，多用破血。

(四)功效

活血疗伤,祛瘀通经,止痛。

(五)传统应用

(1)血瘀经闭,产后腹痛:配当归、桃仁、红花等。

(2)跌打损伤:配乳香、没药、自然铜等。

(3)产后血晕:配川芎、当归。

(4)产后气虚,恶露不行,败血上攻于肺,气急喘促者,常配人参同用。

(5)跌打损伤、瘀滞肿痛、骨折:配乳香、没药、血竭,内服。

(6)外伤出血:用苏木细末掺于伤口。

(六)现代应用

(1)冠心病心绞痛:苏木配川芎、丹参。

(2)破伤风:苏木为末,以酒送服。

(3)风湿性关节炎:苏木树干 30 g。水煎服。

(七)用法与用量

煎服,3~10 g。外用适量,研末撒。

(八)注意事项

苏木能引起动物呕吐、腹泻,大剂量甚至致死。血虚无瘀滞者不宜使用,月经过多者及孕妇禁服。

三、刘寄奴

(一)处方用名

刘寄奴、南刘寄奴、化食丹。

(二)性味与归经

苦,温。归心、脾经。

(三)药性特点

刘寄奴苦降温通,功效为破血通经,散瘀止痛,为伤科常用药,亦治妇科血滞之证。此外,本品还醒脾开胃兼消食化积。

(四)功效

破血疗伤,止痛,止血。

(五)传统应用

(1)经闭、产后瘀阻:配当归、红花等。

(2)折伤瘀肿疼痛:配骨碎补、延胡索等。

(3)外伤出血:刘寄奴研末外敷。

(4)食积不化、脘腹胀痛:单味服用;亦可配消食导滞之品。

(六)现代应用

1.急性细菌性痢疾

将刘寄奴水煎 2 次,混合浓缩加适量淀粉制成片剂,每片含生药 1 g。成人每次口服 6 片,每天 4 次。

2.中暑

用刘寄奴 50～100 g(鲜品加倍),水煎服。

(七)用法与用量

煎服,3～10 g。外用适量。

(八)注意事项

孕妇禁服,气血虚弱、脾虚泄泻者慎服。

(韩　峰)

第四节　破血消癥药

一、莪术

(一)处方名

莪术、炒莪术、醋莪术。

(二)常用量

3～9 g。

(三)常用炮制

1.莪术

取原药材,加水浸泡 1～4 小时,闷润 3～5 天至透,切片,晒干。

2.醋莪术

莪术 50 kg,醋 12 kg。取莪术,淋醋拌透,约 1 天至醋被吸尽,切片,晒干。

3.炒莪术

取莪术用微火炒至有小黑斑点为度。

(四)常用配伍

1.配青皮

破气消积。用于治疗气滞胸胁疼痛、胃脘疼痛等症。

2.配木香

消积止痛。用于治疗食积胀满、肠鸣腹痛等症。

3.配红花

活血化瘀。用于治疗瘀血胃痛、胁痛、痛经等症。

(五)临床应用

1.药流后不全流产

莪术 15 g,三棱 15 g,赤芍 18 g,红花 10 g,川芎 12 g,土鳖虫 10 g,青皮 10 g,牡丹皮 15 g,王不留行 20 g,益母草 20 g,桃仁 13 g,血竭(冲服)3 g。水煎服,日服 1 剂。

2.急性腰扭伤

莪术 15 g,三棱 15 g,重楼 12 g,虎杖 12 g,川牛膝 15 g,白芍 15 g,土鳖虫 10 g,桃仁 10 g,枳壳 10 g,忍冬藤 30 克,生甘草 5 g。水煎服,日服 1 剂。

3.肌内注射后硬结

三棱 10 g,莪术 15 g,芒硝 15 g。共研细末,用食醋加蜂蜜调成糊状,局部外敷,1～2 天换药 1 次。

4.萎缩性胃炎

莪术 10 g,丹参 15 g,徐长卿 10 g,白花蛇舌草 15 g,砂仁 6 g。水煎服,日服 1 剂。

5.胃痛

莪术 15 g,青皮 15 g,白芍 15 g,黄芪 15 g,五灵脂 12 g,陈皮 6 g,枳壳 6 g,醋延胡索 10 g,甘草 6 g。水煎服,日服 1 剂。

(六)不良反应与注意事项

(1)头晕、恶心、胸闷、乏力、心悸等。

(2)偶见变应性休克。

(3)孕妇忌用。

二、三棱

(一)别名

黑三棱、白三棱。

(二)处方名

三棱、京三棱、炒三棱、醋三棱。

(三)常用量

6～12 g。

(四)常用炮制

1.三棱

取原药材,加水浸泡,闷透,切片,晒干。

2.醋三棱

三棱片 5 kg,醋 1 kg。取三棱片,用微火炒热,加醋炒干。

3.炒三棱

三棱片 5 kg,麦麸 500 g。将麦麸炒至冒烟时,加入三棱片,炒至黄色,筛去麦麸。

(五)常用配伍

1.配莪术

活血化瘀。用于治疗癥瘕积聚、肝硬化、癌肿等。

2.配牛膝

通经活血。用于治疗经闭腹痛、痛经等症。

(六)临床应用

1.子宫肌瘤

三棱 15 g,莪术 15 g,牡丹皮 10 g,桃仁 10 g,云苓 15 g,赤芍 12 g,当归 6 g。水煎服,日服 1 剂。

2.泌尿系统结石

金甲排石胶囊(制三棱、炒没药、赤芍、制桃仁、皂角刺、白芷、炒枳壳、莪术、青皮、炒乳香、薏苡仁、川牛膝、厚朴、车前子、广金钱草),口服,一次 5 粒,一天 3 次。

3.痛经

三棱 12 g,莪术 10 g,小茴香 10 g,桂枝 6 g,红花 6 g,泽泻 6 g,桃仁 9 g,黄芩 6 g,生甘草

6 g。水煎服,日服 1 剂。

(七)注意事项

孕妇慎用。

三、水蛭

(一)别名

马蛭、马蟥、马鳖。

(二)处方名

水蛭、炙水蛭。

(三)常用量

3~6 g。

(四)常用炮制

1.水蛭

取原药材洗净,切段,晒干。

2.炒水蛭

取水蛭用微火炒至焦黄色为度。

3.炙水蛭

水蛭 0.5 kg,蜜 100 g。取水蛭段加蜜拌匀,炒至蜜干不粘手为度。

(五)常用配伍

1.配土鳖虫

破血化瘀。用于治疗瘀血所致之肝硬化、闭经、血淋等症。

2.配海金沙

利水消石。用于治疗泌尿系统感染及泌尿系统结石、小便涩痛不畅之症。

3.配酸枣仁

活血安神。用于治疗血瘀气阻,头痛失眠、烦躁不宁等症。

(六)临床应用

1.高脂血症

水蛭 10 g,丹参 30 g,泽泻 10 g,山楂 30 g,桃仁 10 g,川芎 12 g,大黄 6 g,清半夏 10 g,决明子 20 g,何首乌 15 g。水煎服,日服 1 剂。

2.闭经

水蛭 10 g,当归 15 g,黄芪 20 g,三棱 6 g,莪术 6 g,知母 6 g。水煎服,日服 1 剂。

3.跌打损伤

水蛭 10 g,土鳖虫 10 g,大黄 9 g,桃仁 10 g,自然铜 10 g,赤芍 12 g,皂角刺 3 g,泽兰 6 g,甘草 3 g。水煎服,日服 1 剂。

4.盆腔炎症性包块

水蛭 10 g,党参 15 g,鸡内金 10 g,白术 15 g,黄芪 20 g,山药 15 g,天花粉 15 g,知母 12 g,三棱 15 g,莪术 15 g。水煎服,日服 1 剂。

5.慢性肾功能不全

水蛭粉(冲服)3 g,黄芪 30 g,枸杞子 15 g,桑葚子 15 g,金银花 15 g,白花蛇舌草 20 g,山茱萸

10 g,淡附片(先煎)6 g,大黄 8 g,车前子(包煎)30 g,益母草 30 g,丹参 15 g。水煎服,日服 1 剂。

6.不孕症

水蛭粉(冲服)3 g,桂枝 6 g,土茯苓 20 g,桃仁 12 g,牡丹皮 12 g,赤芍 12 g,三棱 10 g,莪术 10 g,延胡索 12 g,浙贝母 15 g,牡蛎 30 g,白花蛇舌草 30 g,甘草 6 g。水煎服,日服 1 剂。

7.肝硬化

水蛭 8 g,黄芪 30 g,桂枝 6 g,大黄 6 g,土鳖虫 10 g,桃仁 10 g,川牛膝 12 g,当归 10 g,吴茱萸 6 g,柴胡 9 g,薏苡仁 30 g,甘草 3 g。水煎服,日服 1 剂。

8.血栓性静脉炎

水蛭粉(冲服)3 g,黄芪 30 g,生地黄 30 g,大黄 10 g,蒲黄(包煎)10 g,黄连 10 g,黄柏 10 g。水煎服,日服 1 剂。

(七)不良反应与注意事项

(1)过量可导致中毒反应,恶心、呕吐、剧烈腹痛、胃肠出血、血尿、昏迷等。

(2)孕妇忌用。

(3)体虚、血虚者慎用。

(韩　峰)

第十章 补 虚 药

第一节 补 气 药

一、人参

(一)别名

大力参、土精、人衔。

(二)处方名

人参、高丽参、丽参、山参、红参。

(三)常用量

3～10 g。

(四)常用炮制

1.人参

将人参去芦头,晒干。

2.红参

将鲜人参去须根,蒸至内外棕红色,晒干。

(五)常用配伍

1.配黄芪

补气固表。用于治疗气虚多汗,动则气喘,以及气虚久咳不止,痰白清稀,不思饮食等症。

2.配白术

补气健脾。用于治疗脾虚所致之大便溏泻、食少倦怠、脘腹胀闷等症。

3.配三七

益气活血。用于治疗气血虚弱,瘀血阻滞所致的心绞痛、冠心病心悸气短等病症。

(六)临床应用

1.脾虚泄泻

人参 6 g,黄芪 15 g,党参 15 g,白术 10 g,干姜 6 g,莲子 6 g,炙甘草 6 g。水煎服,日服 1 剂。

2.肺虚久咳

人参 6 g,黄芪 20 g,紫菀 10 g,桔梗 6 g,陈皮 10 g,半夏 10 g,五味子 6 g,炙甘草 6 g。水煎服,日服1剂。

3.结肠炎

人参 6 g,黄芪 15 g,炮姜 6 g,肉桂 3 g,云苓 20 g,川芎 10 g,当归 6 g,白芍 10 g,苍术 6 g,白术 10 g,薏苡仁 30 g,炙甘草 6 g。水煎服,日服 1 剂。

4.低血压

人参 6 g,肉桂 3 g,川芎 10 g,熟地黄 12 g,云苓 15 g,白术 10 g,当归 10 g,生姜 3 片,大枣 3 枚。水煎服,日服 1 剂。

5.冠心病

人参 8 g,三七粉(冲服)3 g,水蛭 4 g,丹参 15 g,石菖蒲 10 g,香附 9 g,没药 6 g,血竭 3 g,鸡血藤20 g,云苓 15 g,远志 6 g,琥珀粉(冲服)2 g,葛根 15 g,山楂 15 g,生姜 6 g。水煎服,日服 1 剂。

6.慢性肝炎

人参 5 g,白术 10 g,五味子 10 g,茵陈 10 g,柴胡 6 g,白芍 10 g,青蒿 6 g,陈皮 6 g,神曲 10 g,薏苡仁 15 g,鸡内金 6 g,甘草 3 g,大枣 5 枚。水煎服,日服 1 剂。

(七)不良反应与注意事项

(1)神经系统:头痛、头晕、发热、烦躁、失眠、多汗、意识混乱、神志不清等。

(2)心血管系统:心律失常、心悸、高血压,甚至心力衰竭。

(3)血液系统:鼻衄、消化道出血、子宫出血、脑出血等。

(4)呼吸系统:呼吸急促、哮喘。

(5)消化系统:呃逆、恶心、呕吐、腹痛等。

(6)变态反应:皮肤瘙痒、丘疹、水疱、目赤肿、浮肿、发绀等。

(7)与利多卡因、维拉帕米、普萘洛尔、氯贝丁酯、呋塞米等合用,可导致心律失常;与肾上腺皮质激素合用可使水肿加重;与地高辛合用,易出现心脏毒性。

(8)实热证者慎用。

二、党参

(一)别名

白皮党、西党、文党、晶党。

(二)处方名

党参、潞党参、台党参、炒党参。

(三)常用量

6～15 g。

(四)常用炮制

1.党参

取原药材,洗净,去芦头,切段,晒干。

2.炒党参

取党参,用微火炒至微黄或老黄色。

(五)常用配伍

1.配黄芪

补气健脾。用于治疗脾胃气虚所致之大便溏泻、不思饮食、倦怠无力、手足不温等症。

2.配当归

益气补血。用于治疗血虚所致之面色萎黄、心悸气短、四肢困倦、食少乏力等症。

3.配白术

健脾止泻。用于治疗脾虚久泻、腹中鸣响、小腹不温等症。

(六)临床应用

1.气虚失眠

党参 10 g,黄芪 15 g,当归 10 g,生地黄 15 g,玳瑁(先煎)10 g,琥珀粉(冲服)2 g。水煎服,日服 1 剂。

2.慢性腹泻

党参 15 g,云苓 15 g,白术 10 g,木香 6 g,砂仁 6 g,升麻 3 g,葛根 10 g,陈皮 6 g,柴胡 6 g,法半夏 10 g,干姜 3 g,炙甘草 6 g,五味子 6 g。水煎服,日服 1 剂。

3.白细胞减少症

党参 20 g,黄芪 20 g,麦冬 15 g,枸杞子 15 g,丹参 15 g,五味子 10 g,川芎 12 g,红花 9 g,白术 10 g,陈皮 6 g,山楂 15 g,炙甘草 6 g。水煎服,日服 1 剂。

4.低血压症

党参 15 g,枳壳 12 g,白术 12 g,黄芪 30 g,当归 6 g,黄精 18 g,炙甘草 10 g。水煎服,日服 1 剂。

5.溃疡病

党参 15 g,黄连 3 g,白芍 12 g,海螵蛸 10 g,白及 10 g,延胡索 10 g,三七粉(冲服)2 g,车前子(包煎)30 g,白芷 6 g,炙甘草 10 g,大枣 4 枚。水煎服,日服 1 剂。

6.贫血

党参 15 g,阿胶(烊化)15 g,熟地黄 18 g,白芍 12 g,当归 10 g,川芎 9 g,鸡血藤 30 g,制何首乌 6 g,炙甘草 6 g。水煎服,日服 1 剂。

7.更年期综合征

益气补肾胶囊(党参、淫羊藿、山楂、黄芪、白附片、玉竹、牡丹皮、肉苁蓉、冰片),口服,一次 2 粒,一天 3 次。

8.慢性气管炎

党参 15 g,黄芪 15 g,桂枝 3 g,炮姜 6 g,地龙 6 g,白花蛇舌草 10 g,白术 10 g,桔梗 6 g,荆芥穗 6 g,款冬花 6 g,瓜蒌 15 g,炙甘草 6 g。水煎服,日服 1 剂。

(七)不良反应与注意事项

(1)剂量过大,可致心前区不适、心律失常、咽痛、眩晕、视物模糊、肌肉抽搐、步态不稳、失声失语等。

(2)实热证者慎用。

三、太子参

(一)别名

童参、孩儿参。

(二)处方名

太子参、炒太子参。

(三)常用量

10～30 g。

(四)常用炮制

1.太子参

取原药材,拣净杂质,去须根,晒干。

2.炒太子参

取太子参,加土炒至黄色,筛去土即可。

(五)常用配伍

1.配天花粉

益气生津。用于治疗热病伤津,口咽干燥、干咳少痰、大便燥结等症,以及糖尿病口渴、小便黄赤等症。

2.配生石膏

清热止汗。用于治疗热病大汗不止,口渴舌燥、大便秘燥、小便黄赤等症。

3.配白芍

益气养肝。用于治疗慢性肝炎所致之胁肋隐痛、脘腹胀满、口渴、尿赤等症。

(六)临床应用

1.糖尿病

太子参 30 g,天花粉 15 g,地骨皮 15 g,葛根 15 g,知母 12 g,玄参 10 g,苍术 10 g,威灵仙 10 g,生石膏 15 g,菟丝子 10 g,玉竹 15 g,山药 15 g。水煎服,日服 1 剂。

2.膈肌痉挛

太子参 20 g,姜半夏 12 g,陈皮 10 g,竹茹 6 g,炙枇杷叶 6 g,干姜 6 g,藿香 10 g,炙甘草 6 g,大枣6枚。水煎服,日服 1 剂。

3.慢性乙型肝炎

太子参 30 g,蚕沙 15 g,虎杖 6 g,黄芪 15 g,金银花 10 g,泽兰 10 g,板蓝根 15 g,女贞子 10 g,白花蛇舌草 15 g,薏苡仁 30 g,苍术 10 g,牡丹皮 12 g,云苓 12 g,郁金 10 g,白芍 12 g。水煎服,日服 1 剂。

4.冠心病

太子参 20 g,云苓 15 g,石菖蒲 10 g,远志 6 g,丹参 15 g,麦冬 15 g,川芎 12 g,桂枝 3 g,炙甘草 6 g。水煎服,日服 1 剂。

5.白细胞减少症

太子参 30 g,炒白术 15 g,炙黄芪 30 g,灵芝 15 g,制何首乌 12 g,补骨脂 12 g,紫河车 12 g,山茱萸12 g,熟地黄 15 g。水煎服,日服 1 剂。

6.自汗

太子参 30 g,浮小麦 30 g。水煎服,日服 1 剂。

四、黄芪

(一)别名
黑皮芪、白皮芪、卜奎芪、关卜芪。

(二)处方名
黄芪、炙黄芪、口芪、绵芪、生芪。

(三)常用量
10～30 g。

(四)常用配伍

1.配人参

补气固表。用于治疗气虚、食少、倦怠、多汗等症。

2.配当归

益气补血。用于治疗气血虚弱、虚热内生、烦躁、口渴、食少、倦怠等症。

3.配防风

益气固表。用于治疗表虚自汗不止、畏寒怕风、四肢无力等症。

4.配防己

益气消水。用于治疗脾肾气虚,下肢水肿、小便不利等症。

(五)临床应用

1.肺结核

黄芪 15 g,浮小麦 30 g,黄芩 15 g,黄柏 10 g,黄连 6 g,知母 10 g,生地黄 15 g,生蛤壳 30 g,茵陈 6 g,北沙参 15 g,佩兰 6 g,牡蛎 30 g,当归 10 g。水煎服,日服 1 剂。

2.胃溃疡

黄芪 30 g,桂枝 6 g,白芍 15 g,五灵脂 12 g,九香虫 6 g,姜半夏 12 g,云苓 15 g,蒲公英 30 g,炙甘草 9 g。水煎服,日服 1 剂。

3.泄泻

黄芪 30 g,姜半夏 12 g,人参 10 g,独活 6 g,防风 6 g,白芍 10 g,柴胡 4 g,泽泻 10 g,白术 15 g,云苓 15 g,黄连 6 g,羌活 6 g,炙甘草 10 g,生姜 3 片。水煎服,日服 1 剂。

4.冠心病

黄芪 15 g,前胡 10 g,当归 10 g,川芎 12 g,升麻 6 g。水煎服,日服 1 剂。

5.低血压症

黄芪 30 g,党参 15 g,麦冬 12 g,五味子 6 g,炙甘草 9 g,肉桂 3 g,桂枝 6 g,升麻 3 g,生姜 3 g。水煎服,日服 1 剂。

6.病态窦房结综合征

黄芪 30 g,党参 30 g,桂枝 6 g,五味子 12 g,当归 10 g,淫羊藿 10 g,制附子(先煎)6 g。水煎服,日服 1 剂。

7.慢性萎缩性胃炎

黄芪 30 g,党参 10 g,香附 10 g,丹参 15 g,莪术 12 g,炒王不留行 10 g,赤芍 12 g,蒲公英 30 g,蒲黄(包煎)6 g,炙甘草 6 g。水煎服,日服 1 剂。

8.慢性肾功能不全

黄芪 30 g,冬虫夏草(冲服)2 g,龙骨 30 g,牡蛎 30 g,山药 15 g,川芎 15 g,黑大豆 30 g,虎杖 6 g,丹参 15 g,猪苓 15 g,云苓 15 g,金银花 10 g,当归 10 g,赤芍 12 g,土茯苓 15 g,生大黄(后下)6 g,车前子(包煎)15 g。水煎服,日服 1 剂。

9.白细胞减少症

黄芪 18 g,白术 15 g,当归 12 g,赤芍 12 g,熟地黄 15 g,巴戟天 9 g,鸡血藤 30 g。水煎服,日服 1 剂。

10.糖尿病

黄芪 30 g,山药 30 g,黄精 15 g,当归 12 g,赤芍 12 g,川芎 12 g,知母 12 g。水煎服,日服 1 剂。

11.视网膜动脉阻塞

黄芪 30 g,葛根 30 g,丹参 12 g,桃仁 10 g,红花 8 g,川芎 15 g,当归 10 g,赤芍 12 g,石菖蒲 10 g,郁金 12 g,丝瓜络 6 g,虎杖 6 g。水煎服,日服 1 剂。

12.痈肿不溃

黄芪 15 g,皂角刺 6 g,当归 10 g,川芎 12 g。水煎服,日服 1 剂。

(六)不良反应

(1)偶有变态反应,表现为皮疹、瘙痒、哮喘等。

(2)超大剂量可有头晕面赤、口干、胸胀、失眠、便秘、浮肿、血压升高、四肢震颤等反应。

五、白术

(一)别名
山蓟、山姜、杨枹蓟。

(二)处方名
白术、炒白术、於术。

(三)常用量
6～12 g。

(四)常用炮制
1.白术

取原药材,加水洗净,稍浸闷透,切片,晒干。

2.炒白术

白术 50 kg,灶心土细粉 6 kg。将灶心土炒热,加白术片炒至焦黄色,筛去灶心土即可。

(五)常用配伍
1.配干姜

温中健脾。用于治疗脾胃虚寒、肠鸣腹泻、脘闷食少,胁腹胀痛等症。

2.配茯苓

补气健脾。用于治疗脾虚水肿、胃脘闷满、恶心呕吐、肠鸣腹泻等症。

3.配黄芩

益气安胎。用于治疗湿热内滞、胎动不安、下腹隐痛、腰酸坠胀等症。

(六)临床应用

1.内耳眩晕症

白术 15 g,天麻 15 g,云苓 20 g,黄芩 10 g,钩藤(后下)30 g,珍珠母(先煎)30 g,泽泻 10 g,猪苓 10 g,竹茹 6 g,半夏 10 g,陈皮 9 g,炙甘草 6 g。水煎服,日服 1 剂。

2.冠心病

白术 15 g,人参(另煎)6 g,干姜 6 g,瓜蒌 15 g,炒枳壳 10 g,薤白 10 g,半夏 10 g,地龙 10 g,香附 6 g,砂仁 6 g,谷芽 12 g,桂枝 6 g,炙甘草 6 g。水煎服,日服 1 剂。

3.高血压

炒白术 15 g,云苓 20 g,炒杜仲 15 g,黄芩 15 g,红花 10 g,赤芍 15 g,决明子 12 g,天麻 10 g,石菖蒲 10 g,泽泻 10 g,夏枯草 30 g,钩藤(后下)15 g。水煎服,日服 1 剂。

4.妊娠呕吐

炒白术 10 g,橘红 6 g,当归 6 g,醋香附 8 g,厚朴 3 g,竹茹 6 g,人参 3 g,北沙参 9 g,石斛 6 g,砂仁 3 g,甘草 2 g,生姜 4 g,大枣 3 枚。水煎服,日服 1 剂。

5.胎动不安

白术 10 g,黄芩 9 g,陈皮 5 g,云苓 10 g,生姜 5 g。水煎服,日服 1 剂。

(七)不良反应与注意事项

(1)过量可有吐血、鼻衄、便血、皮肤发斑、烦躁等症。

(2)与抗菌药物合用,可加重变应性皮炎及药疹。

(3)阴虚火旺者慎用。

六、山药

(一)别名

薯蓣、毛山药。

(二)处方名

山药、怀山药、炒山药。

(三)常用量

10～30 g。

(四)常用炮制

1.山药

取原药材,削去皮,切片,晒干。

2.炒山药

取山药片用微火炒至黄色或微具焦斑。

(五)常用配伍

1.配白术

健脾止泻。用于治疗脾虚泄泻、胃脘痞闷、食少倦怠等症。

2.配天花粉

益脾生津。用于治疗热病津液伤耗、口渴烦躁、小便赤短及糖尿病口渴尿赤等症。

3.配白扁豆

健脾除胀。用于治疗脾虚胃脘胀满、嗳气、痞闷、食少等症。

(六)临床应用

1.慢性肾盂肾炎

山药 30 g,熟地黄 15 g,菟丝子 15 g,巴戟天 10 g,杜仲 12 g,泽泻 10 g,云苓 15 g,牡丹皮 10 g。水煎服,日服 1 剂。

2.腹泻

山药 30 g,党参 15 g,白术 10 g,云苓 12 g,白扁豆 10 g,陈皮 10 g,焦山楂 15 g,焦神曲 15 g,炒麦芽 10 g。水煎服,日服 1 剂。

3.慢性痢疾

炒山药 30 g,干姜 6 g,乌梅 6 g,黄柏 10 g,肉桂 3 g,黄连 6 g,白花蛇舌草 15 g,蒲公英 30 g,鸡内金 10 g,山楂 30 g,麦芽 10 g,甘草 6 g。水煎服,日服 1 剂。

4.流行性出血热

山药 30 g,熟地黄 30 g,益智仁 10 g,桑螵蛸 12 g,乌药 6 g。水煎服,日服 1 剂。

5.肺气肿

山药 60 g,玄参 25 g,白术 15 g,炒牛蒡子 15 g。水煎服,日服 1 剂。

6.心理性勃起功能障碍

山药 15 g,人参 10 g,阿胶(烊化)9 g,生地黄 15 g,龟甲 12 g,淫羊藿 12 g,黄芪 15 g,仙茅 12 g,云苓 15 g,牡丹皮 12 g,女贞子 12 g,丹参 15 g,覆盆子 10 g,五味子 6 g,枸杞子 6 g。水煎服,日服 1 剂。

7.糖尿病

糖尿胶囊(山药、黄芪、生地黄、山茱萸、枸杞子、五味子、人参、知母、葛根、鸡内金,共研细粉,装胶囊,一粒 0.3 g),口服,一次 6 粒,一天 3 次。

8.遗尿

山药 12 g,熟地黄 10 g,山茱萸 6 g,菟丝子 6 g,韭菜子 6 g,益智仁 3 g,石菖蒲 3 g,五味子 3 g,川芎 3 g。水煎服,日服 1 剂。

9.肺结核

山药 30 g,牡蛎 30 g,黄精 15 g,制何首乌 6 g,黄芪 12 g,党参 12 g,山茱萸 10 g,丹参 15 g,川贝母 10 g,白及 10 g,阿胶(烊化)15 g,鸡内金 12 g,甘草 3 g。水煎服,日服 1 剂。

(七)不良反应

变态反应:皮肤瘙痒、荨麻疹、咽痒、目赤、胸闷、烦躁等。

七、甘草

(一)别名

甜草、国老、蜜草、甜根子。

(二)处方名

甘草、炙甘草、粉甘草。

(三)常用量

3～9 g。

（四）常用炮制

1.甘草

取原药材,用热水浸洗 10 分钟,切片,晒干。

2.粉甘草

取原药材,洗净,刮去外层粗皮,切片,晒干。

3.炙甘草

甘草 0.5 kg,蜜 100 g。先将蜜熔化,至起泡时,加入甘草片拌匀,炒至深黄色不粘手为度。

（五）常用配伍

1.配人参

益心健脾。用于治疗心脾气虚、食少脘闷、大便溏、心悸、脉见结代、乏力等症。

2.配白芍

缓急止痛。用于治疗胁肋胃脘疼痛、腹痛、筋脉挛痛等症。

3.配蒲公英

清热解毒。用于治疗疮疡肿毒、乳痈、跌打红肿等病症。

（六）临床应用

1.心悸

炙甘草 10 g,阿胶（烊化）15 g,党参 15 g,桂枝 6 g,生地黄 20 g,火麻仁 9 g,大枣 3 枚。水煎服,日服 1 剂。

2.心肌梗死

炙甘草 15 g,生地黄 30 g,党参 25 g,桂枝 10 g,阿胶（烊化）20 g,火麻仁 12 g,麦冬 15 g,赤芍 15 g,红花 12 g,黄芪 30 g,黄精 15 g,生姜 3 片,大枣 5 枚。水煎服,日服 1 剂。

3.室性期前收缩

甘草 15 g,泽泻 15 g,麦冬 30 g,瓜蒌 30 g,五味子 12 g,苦参 12 g,山楂 10 g,沙参 12 g,陈皮 6 g。水煎服,日服 1 剂。

4.低血压

炙甘草 12 g,五味子 10 g,云苓 20 g,桂枝 6 g,香附 10 g,远志 6 g,石菖蒲 12 g,黄芪 10 g,党参 12 g。水煎服,日服 1 剂。

5.多发性神经根炎

甘草 15 g,板蓝根 30 g,蒲公英 30 g,连翘 15 g,黄连 10 g,白花蛇舌草 30 g,薏苡仁 30 g。水煎服,日服 1 剂。

6.妇人脏躁

甘草 15 g,浮小麦 30 g,大枣 10 枚。水煎服,日服 1 剂。

（七）不良反应与注意事项

长期给药或大量给药,可出现水肿、血压升高、头痛、头晕、四肢无力、低血钾等。

八、大枣

（一）别名

红枣、枣子。

（二）处方名

大枣。

（三）常用量

3～6 枚。

（四）常用配伍

1.配甘草

益气养心。用于治疗心脾气虚、烦躁、失眠、精神恍惚等症。

2.配阿胶

健脾补血。用于治疗贫血、血小板减少性紫癜等病。

（五）临床应用

1.胸膜炎

大枣 10 枚，甘遂、芫花、大戟各等份，除大枣外，其余研细粉，装入胶囊，口服，一次 0.6 g，清晨空腹送下大枣汤。

2.变应性紫癜

大枣 15 枚。水煎服，日服 1 剂。

3.腹泻

大枣肉 150 g，鸡内金 100 g，干姜 100 g，白术 200 g，除枣肉外，共研细粉，与枣肉共捣烂，制成小饼，烘干。口服，一次 10 g，一天 2 次。

4.肝硬化腹水

膃症丸（皂矾、炒大枣），口服，一次 3 g，一天 2 次。

5.白细胞减少症

大枣 10 枚，阿胶（烊化）20 g，人参 6 g，淫羊藿 10 g，苦参 10 g，黄芪 18 g，当归 10 g。水煎服，日服 1 剂。

（刘　晨）

第二节　补　阳　药

一、巴戟天

（一）别名

建巴戟、巴吉。

（二）处方名

巴戟天、巴戟、巴戟肉、炙巴戟、盐巴戟。

（三）常用量

5～12 g。

（四）常用炮制

1.巴戟天

取原药材，加水浸泡，闷润、去心，切片，晒干。

2.盐巴戟

巴戟肉 0.5 kg，盐 12 g，水适量。取巴戟肉，加盐水拌匀，至盐水渗入后，晾干，炒至微呈火色即可。

3.炙巴戟

巴戟肉 50 kg,甘草 3 kg。先煮甘草半小时,加入巴戟天煮 1 小时,去心,晒干。

(五)常用配伍

1.配菟丝子

补肾壮阳。用于治疗肾阳虚所致之腰膝酸软、下肢寒凉、遗精、早泄,女子小腹冷痛等症。

2.配山茱萸

固肾涩精。用于治疗肾阳虚所致之阳痿、遗精、女子带下等症。

3.配桂枝

温经止痛。用于治疗阳虚经脉虚寒、肢体疼痛、关节疼痛、手足不温等症。

(六)临床应用

1.中风

巴戟天 15 g,熟地黄 15 g,山茱萸 10 g,石斛 12 g,肉苁蓉 12 g,炮附子(先煎)6 g,云苓 15 g,麦冬 15 g,石菖蒲 10 g,远志 6 g,五味子 6 g,肉桂 3 g。水煎服,日服 1 剂。

2.老年性痴呆

巴戟天 15 g,山茱萸 20 g,云苓 20 g,杜仲 15 g,山药 30 g,枸杞子 15 g,石菖蒲 15 g,熟地黄 15 g,川牛膝 12 g,肉苁蓉 10 g,五味子 6 g,小茴香 6 g,远志 6 g,干姜 5 g,大枣 10 枚。水煎服,日服 1 剂。

3.更年期综合征

巴戟天 15 g,肉苁蓉 12 g,淫羊藿 6 g,仙茅 10 g,杜仲 12 g,生地黄 15 g,熟地黄 15 g。水煎服,日服 1 剂。

4.阳痿

巴戟天 300 g,川牛膝 300 g,白酒 1 000 mL 浸 1 周,口服,每次 50 mL,一天 2 次。

5.遗精、带下

巴戟天 15 g,羌活 6 g,桂心 5 g,刺五加 10 g,干姜 6 g,川牛膝 15 g,炒杜仲 15 g。水煎服,日服 1 剂。

6.慢性肾炎

巴戟天 15 g,生地黄 20 g,制附子(先煎)6 g,炒白术 15 g,桂枝 6 g,山茱萸 15 g,炒山药 20 g,泽泻 10 g,云苓 15 g,车前子(包煎)20 g,黄芪 20 g。水煎服,日服 1 剂。

(七)注意事项

阴虚火旺、大便燥结者慎用。

二、淫羊藿

(一)别名

刚前、三叉骨、放杖草。

(二)处方名

淫羊藿、仙灵脾、羊藿叶、炙淫羊藿。

(三)常用量

3～10 g。

（四）常用炮制

1.淫羊藿

取原药材,拣净杂质,去根、梗,切碎即可。

2.炒淫羊藿

取淫羊藿用微火炒至微焦。

3.炙淫羊藿

淫羊藿 5 kg,羊脂油 300 g。先将羊脂油熔化去渣,加入淫羊藿用微火炒至油尽,微显黄色为度。

（五）常用配伍

1.配巴戟天

补肾壮阳。用于治疗肾阳虚所致之阳痿、早泄、腰膝冷痛以及妇女虚寒带下、宫冷不孕等症。

2.配威灵仙

壮阳散寒。用于治疗风寒腰痛、关节疼痛、肢体麻木等症。

（六）临床应用

1.绝经期高血压

淫羊藿 12 g,仙茅 12 g,巴戟天 10 g,当归 9 g,黄柏 12 g,知母 10 g。水煎服,日服 1 剂。

2.闭经、不孕症

淫羊藿 15 g,紫石英 15 g,仙茅 10 g,肉苁蓉 10 g,巴戟天 12 g,肉桂 2 g。水煎服,日服 1 剂。

3.风寒腰痛

淫羊藿、威灵仙、川芎、桂心、苍耳子各 30 g,共研细粉。口服,一次 3 g,一天 3 次,温酒送服。

4.类风湿关节炎

淫羊藿 30 g,茄子根 30 g,黑豆 30 g。水煎服,日服 1 剂。

5.阳痿

巴戟振阳胶囊(淫羊藿、人参、红花、刺五加、巴戟天等),口服,一次 1～2 粒,一天 1 次。

6.骨质疏松

仙灵骨葆胶囊(淫羊藿、川续断、丹参、知母、补骨脂、生地黄),口服,一次 3 粒,一天 2 次。

（七）不良反应与注意事项

(1)口干、恶心、腹胀、头晕等。

(2)阴虚火旺者慎用。

三、杜仲

（一）别名

杜仲皮、厚杜仲、绵杜仲。

（二）处方名

杜仲、炒杜仲、炙杜仲。

（三）常用量

6～15 g。

(四)常用炮制

1.杜仲

取原药材,洗净,刮去粗皮,切块,晒干。

2.炒杜仲

取杜仲用淡盐水炒至表面发黑即可。

3.杜仲炭

先将杜仲在沙子中炒断丝,筛去沙,再炒黑。

(五)常用配伍

1.配桂枝

散寒止痛。用于治疗风寒腰腿疼痛、关节疼痛、四肢不温等症。

2.配枸杞子

滋肝补肾。用于治疗肝肾虚所致之视物昏花、腰膝酸软、阳痿、遗精、自汗等病症。

3.配益智仁

固肾涩精。用于治疗肾阳虚小便清长、腰膝酸软、遗尿、遗精等症。

(六)临床应用

1.风寒关节痛

炒杜仲 12 g,山药 20 g,山茱萸 10 g,桂枝 10 g,制附子(先煎)6 g,熟地黄 12 g,木瓜 30 g,川续断 10 g,独活 6 g,川牛膝 10 g,陈皮 6 g,炙甘草 6 g。水煎服,日服 1 剂。

2.腰肌劳损

青娥丸(杜仲、肉苁蓉、补骨脂、大蒜、胡桃仁),口服,一次 3 g,一天 3 次。

3.重症肌无力

金刚丸(杜仲、肉苁蓉、萆薢、菟丝子、猪肾),口服,一次 6 g,一天 2 次。

4.高血压

炒杜仲 15 g,黄芩 15 g,夏枯草 30 g,川牛膝 10 g,赤芍 12 g,泽泻 6 g,车前子(包煎)20 g,巴戟天 6 g,淫羊藿 3 g,地龙 6 g,菊花 9 g,黄柏 6 g。水煎服,日服 1 剂。

5.习惯性流产

杜仲 6 g,川续断 6 g,香附 9 g,桑寄生 9 g,菟丝子 5 g,赤芍 6 g。水煎服,日服 1 剂。

6.中风

杜仲 15 g,川芎 15 g,制附子(先煎)6 g,淫羊藿 6 g,川续断 10 g,川牛膝 12 g,黄柏 10 g,苍术 12 g,当归 10 g,红花 6 g,泽泻 6 g,牡丹皮 9 g。水煎服,日服 1 剂。

7.骨质疏松症

骨松康合剂(杜仲、鸡子壳、大叶骨碎补、山药、蜂王浆、蜂蜜),口服,一次 30 mL,一天 3 次。

8.遗精

杜仲 15 g,益智仁 10 g,牡蛎 30 g,覆盆子 10 g,金樱子 6 g,五味子 10 g,桃仁 10 g,赤芍 15 g,黄柏 6 g,黄芩 12 g,金银花 15 g,知母 12 g,甘草 3 g。水煎服,日服 1 剂。

(七)不良反应与注意事项

(1)可有接触性皮炎,皮肤出现红色斑丘疹、瘙痒。

(2)阴虚火旺者慎用。

四、续断

(一)处方名
续断、川续断、川断、炒续断、川断肉。

(二)常用量
10～15 g。

(三)常用炮制

1.续断
取原药材,用水浸泡、闷润,切片,晒干。

2.炒续断
取续断炒至黄色具焦斑。

3.酒续断
续断 50 kg,白酒 6 kg。取续断加酒闷透,炒干。

4.盐续断
续断 50 kg,食盐 600 g,水适量。取续断加盐水拌匀,晒干或微火焙干。

(四)常用配伍

1.配杜仲
补肾强筋。用于治疗肾虚腰膝酸软、肢体疼痛、怕冷、乏力等症。

2.配川牛膝
舒筋活血。用于治疗关节疼痛、腰腿疼痛、肢体麻木等症。

(五)临床应用

1.腰椎间盘突出症
川续断 12 g,当归 10 g,千年健 10 g,炒白芍 15 g,木通 6 g,独活 10 g,制附子(先煎)8 g,黄芪 30 g,胆南星 4 g,蜈蚣 2 条,炙马钱子 1 g,甘草 10 g。水煎服,日服 1 剂。

2.习惯性流产
川续断 12 g,桑寄生 12 g,菟丝子 15 g,阿胶(烊化)15 g。水煎服,日服 1 剂。

3.不孕
川续断 15 g,桑寄生 15 g,阿胶(烊化)20 g,炒菟丝子 15 g。水煎服,日服 1 剂。

4.类风湿关节炎
川续断 15 g,鹿角胶 12 g,当归 10 g,秦艽 12 g,威灵仙 10 g,蚕沙 19 g,羌活 6 g,独活 6 g,乌药 9 g,桑枝 15 g,防风 10 g,延胡索 9 g。水煎服,日服 1 剂。

5.扭伤肿痛
川续断 18 g,红花 10 g,当归 12 g,栀子 12 g,地榆 10 g,生地黄 15 g,赤芍 12 g,大黄 6 g,白花蛇舌草 20 g,茜草 6 g,瓜蒌 30 g,皂角刺 6 g,甘草 9 g。水煎服,日服 1 剂。

(六)不良反应与注意事项
(1)变态反应:丘疹、瘙痒、灼热等。
(2)阴虚火旺者禁用。

五、蛤蚧

(一)别名

蛤蟹、仙蟾。

(二)处方名

蛤蚧、制蛤蚧、蛤蚧粉、对蛤蚧。

(三)常用量

1～3 g。冲服。

(四)常用炮制

1.蛤蚧

取原药材洗净,切段,晒干。

2.蜜蛤蚧

取蛤蚧蜜炙后研细。

3.油蛤蚧

取蛤蚧酥炙后研细或加香油后炙至稍黄。

(五)常用配伍

1.配地龙

降气平喘。用于治疗哮喘病胸闷气喘、夜不能卧、喉中痰鸣等症。

2.配紫菀

止咳平喘。用于治疗体虚久咳不止、动则气喘、胸闷痰多等症。

3.配冬虫夏草

固肾止喘。用于治疗肺气肿、肺心病、慢性支气管炎所致之久咳痰多、胸闷气喘、倦怠乏力、腰膝酸软等症。

(六)临床应用

1.失眠、健忘

蛤蚧精口服液,每支 10 mL,口服,一次 2 支,一天 2 次。

2.久咳

蛤蚧养肺丸(蛤蚧、紫菀、甘草,为大蜜丸,每丸 9 g 重),口服,一次 1 丸,一天 2 次。

3.肺气肿

蛤蚧 1 对,冬虫夏草 20 g,五味子 50 g,枸杞子 50 g,共研为细粉,每次服 5 g,一天 3 次。

4.支气管哮喘

蛤蚧 200 g,紫河车 500 g,桔梗 150 g,陈皮 150 g,共研为细粉,装胶囊,每粒 0.25 g。口服,发作期一次 3～4 粒,缓解期一次 1～2 粒,一天 2 次。

5.肺结核

蛤蚧 1 对,冬虫夏草 30 g,人参 30 g,熟地黄 30 g,阿胶 30 g,川贝母 30 g,牡蛎 40 g,麦冬 20 g,三七 15 g,天冬 20 g,百部 20 g,北沙参 20 g,神曲 60 g,龟甲 60 g。共研为细粉,炼蜜为丸,每丸 9 g 重。口服,一次 1 丸,一天 2 次。

6.阳痿

蛤蚧 100 g,五味子 30 g,蜈蚣 30 条,甘草 30 g。共研为细粉,口服,每次 2 g,每天 2 次。

六、菟丝子

(一)别名
龙须子、黄网子、豆须子、菟丝实。

(二)处方名
菟丝子、菟丝、炒菟丝子。

(三)常用量
10~15 g。

(四)常用炮制

1.菟丝子

取原药材,筛去泥屑,洗净,晒干。

2.炒菟丝子

取菟丝子,炒至微黄。

(五)常用配伍

1.配覆盆子

益肾固精。用于治疗肾虚遗精、腰膝酸软、头晕、乏力、食欲不振等症。

2.配桑寄生

养肝安胎。用于治疗胎动不安、腰酸下坠等症。

3.配枸杞子

调补肝肾。用于治疗肾虚血虚、视物昏花、腰酸腿软、尿频、遗尿等症。

(六)临床应用

1.腰膝酸痛

菟丝子100 g,制附子20 g,桂枝15 g。共研细粉,炼蜜为丸,每丸重6 g。每服1丸,每天2次。

2.足膝痿软

菟丝子20 g,龟甲15 g,黄柏10 g,当归10 g,知母12 g,川牛膝12 g,白芍15 g,锁阳10 g,白术15 g,云苓20 g,熟地黄15 g,枸杞子10 g,陈皮6 g,炙甘草6 g,紫河车15 g,五味子10 g。水煎服,日服1剂。

3.阳痿

菟丝子18 g,鹿角胶10 g,肉苁蓉12 g,杜仲12 g,山药20 g,山茱萸10 g,远志6 g,川牛膝15 g,益智仁12 g,巴戟天12 g,全蝎6 g,沉香3 g,五味子6 g,韭菜子15 g。水煎服,日服1剂。

4.乳糜尿

菟丝子20 g,黄柏6 g,车前草30 g,白花蛇舌草20 g,冬瓜皮30 g,杜仲12 g,鸡内金10 g,茵陈6 g,石菖蒲10 g,天冬10 g,泽泻6 g,猪苓15 g。水煎服,日服1剂。

(七)不良反应与注意事项

(1)毒性反应:恶心、呕吐、头昏、胃出血、抽搐、昏迷等。

(2)变态反应:外用可致皮肤灼热、出水疱、瘙痒等。

(3)孕妇、阴虚火旺者慎用。

(刘　晨)

第三节 补 血 药

一、当归

(一)别名

山蕲、文蕲、文无、云归。

(二)处方名

当归、酒当归、全当归、当归炭。

(三)常用量

5～15 g。

(四)常用炮制

1.当归

取原药材,洗净勿浸,闷润 24 小时,切片,晾干。

2.酒当归

当归 0.5 kg,黄酒 100 mL。取当归用酒拌匀,烘干。

3.炒当归

取当归片,炒至黄色为度。

4.当归炭

将当归片炒至外黑内焦黄为度。

(五)常用配伍

1.配红花

活血化瘀。用于治疗瘀血所致之头痛、胸胁疼痛、痛经等病症。

2.配桂枝

温经活血。用于治疗气滞血瘀所致之腰腿关节疼痛、肢体麻木、手足不温等症。

3.配熟地黄

养肝补血。用于治疗血虚所致之面色萎黄、心悸气短、食少乏力等症。

4.配川芎

行气活血。用于治疗冠心病胸痛以及偏正头痛、肌肉疼痛等症。

(六)临床应用

1.血卟啉病

当归 12 g,黄芪 30 g,桂枝 10 g,白芍 15 g,大枣 10 枚,饴糖(冲化)30 g。水煎服,日服 1 剂。

2.急性肠梗阻

当归 30 g,木香 15 g,赤小豆 15 g。水煎服,日服 1 剂。

3.颅内血肿

当归 18 g,川芎 15 g,红花 10 g,桃仁 10 g,延胡索 12 g,赤芍 12 g,茜草 10 g,远志 9 g,炒酸枣仁 15 g,郁金 12 g,三七粉(冲服)3 g。水煎服,日服 1 剂。

4.功能失调性子宫出血

酒当归 20 g,黄芪 30 g,桑叶 15 g,生地黄 30 g,三七粉(冲服)3 g。水煎服,日服 1 剂。

5.贫血

当归 15 g,黄芪 30 g,大枣 6 枚。水煎服,日服 1 剂。

6.月经不调

酒当归 12 g,川芎 12 g,白芍 10 g,熟地黄 15 g,香附 10 g,桑寄生 12 g,黄芩 10 g,桂枝 6 g,白术 12 g。水煎服,日服 1 剂。

7.胆囊炎

当归 12 g,桂枝 10 g,白芍 15 g,细辛 3 g,吴茱萸 3 g,花椒 5 g,木通 6 g,炙甘草 6 g,生姜 3 片,大枣3 枚。水煎服,日服 1 剂。

8.痛经

当归 15 g,川芎 15 g,白芍 12 g,云苓 15 g,白术 15 g,泽泻 6 g,益母草 12 g,炒王不留行 12 g,炒杜仲 12 g,黄芩 12 g,陈皮 6 g,青皮 6 g,甘草 6 g。水煎服,日服 1 剂。

9.风湿性关节炎

当归 15 g,桑寄生 15 g,桂枝 10 g,制附子(先煎)6 g,苍术 12 g,白术 15 g,猪苓 15 g,木瓜 15 g,白芍 12 g,防己 6 g,细辛 3 g,炙甘草 6 g。水煎服,日服 1 剂。

10.脱发

六君生发胶囊(当归、熟地黄、侧柏叶、何首乌、蜂王浆粉、胱氨酸),口服,一次 4 粒,一天 3 次。

11.慢性肝炎

强肝丸(当归、白芍、丹参、郁金、黄芪、党参、山药、泽泻、黄精、地黄、茵陈、板蓝根、山楂、神曲、秦艽、甘草、蜂蜜),口服,一次 2.5 g,一天 2 次。

(七)不良反应与注意事项

(1)偶见腹痛、腹泻。

(2)注射剂可引起变应性休克。

(3)月经过多、出血性疾病慎用。

(4)便溏者慎用。

二、何首乌

(一)别名

赤首乌。

(二)处方名

何首乌、首乌、制何首乌、生何首乌。

(三)常用量

6～15 g。

(四)常用炮制

1.何首乌

取原药材,洗净,切片,晒干。

2.蒸何首乌

取何首乌先闷后蒸,再蒸至黑色,切块,晒干。

3.制何首乌

何首乌 5 kg,黑豆 1 kg。先将黑豆煎汤去渣,加入何首乌润透,蒸 2～4 小时,闷 24 小时,晒至八成干,与蒸出液拌匀至被吸干后,晒干。

(五)常用配伍

1.配当归

补血养肝。用于治疗血虚头晕、乏力、便秘等症。

2.配桑葚子

补益肝肾。用于治疗肝肾血虚、遗精、健忘、失眠等症。

(六)临床应用

1.头发早白

制何首乌 10 g,桑葚子 9 g,夏枯草 9 g。水煎服,日服 1 剂。

2.高脂血症

首乌片(制何首乌、地黄、牛膝、桑葚、酒女贞子、旱莲草、制桑叶、黑芝麻、酒菟丝子、盐补骨脂、制豨莶草、金银花),口服,一次 5 片,一天 3 次。

3.高蛋白血症

何首乌 20 g,枸杞子 15 g,桑寄生 15 g,黄精 12 g,决明子 10 g,泽泻 6 g,丹参 10 g。水煎服,日服 1 剂。

4.精神分裂症

何首乌 30 g,夜交藤 30 g,红枣 6 枚。水煎服,日服 1 剂。

5.遗精

制何首乌 15 g,枸杞子 12 g,菟丝子 15 g,云苓 15 g,怀牛膝 12 g,当归 10 g,补骨脂 6 g,牡蛎 30 g。水煎服,日服 1 剂。

6.健忘

制何首乌 10 g,桑葚子 15 g,黑芝麻 20 g,墨旱莲 12 g,金樱子 10 g,杜仲 10 g,川牛膝 10 g,女贞子 12 g,生地黄 15 g,桑叶 6 g,菟丝子 12 g,金银花 10 g。水煎服,日服 1 剂。

7.高血压

首乌降压丸:制何首乌、川牛膝、决明子、葛根各等份,炼蜜为丸,每丸重 9 g,口服,一次 1 丸,一天 2 次。

8.神经官能症

安眠补脑口服液(制何首乌、制远志、柏子仁、枸杞子、麦冬、醋五味子、桑葚子、红参、大枣、炙甘草),口服,一次 10 mL,一天 3 次。

(七)不良反应与注意事项

(1)变态反应可见皮疹、瘙痒、胸闷、呼吸急促、高热等。

(2)大便溏泄者慎用。

三、白芍

(一)别名

芍药、东白芍、亳白芍。

(二)处方名

白芍、炒白芍、杭白芍、醋白芍。

(三)常用量

6～15 g。

(四)常用炮制

1.白芍

取原药材洗净,加水浸后,淋水闷润,切片,晒干。

2.醋白芍

白芍 5 kg,醋 1 kg。取白芍片炒热,加入醋拌匀,焙干水气,晒干。

3.炒白芍

取白芍片,炒至微黄色,放冷即可。

(五)常用配伍

1.配熟地黄

滋阴补血。用于治疗血虚头目眩晕、面色萎黄、心悸气短、食少乏力、女子月经涩少等症。

2.配龟甲

清热滋阴。用于治疗热病伤津、口干舌燥、心烦失眠以及肝阳上冲头痛眩晕等症。

3.配木香

行气止痛。用于治疗胃脘疼痛、腹痛腹泻等症。

(六)临床应用

1.痢疾

白芍 15 g,黄芩 10 g,黄连 5 g,大黄 6 g,木香 9 g,槟榔 6 g,当归 6 g,肉桂 3 g,甘草 3 g。水煎服,日服 1 剂。

2.慢性萎缩性胃炎

白芍 15 g,百合 15 g,丹参 12 g,香附 12 g,蒲公英 30 g,乌药 10 g,陈皮 10 g,香橼 6 g,佛手 10 g,延胡索 10 g,砂仁 6 g,炒麦芽 15 g,炙甘草 3 g。水煎服,日服 1 剂。

3.胃溃疡

白芍 15 g,海螵蛸 10 g,酒川芎 10 g,鸡内金粉(冲服)2 g,白及 12 g,牡蛎 20 g,陈皮 6 g,炙甘草 9 g。水煎服,日服 1 剂。

4.老年性急性肠梗阻

白芍 30 g,厚朴 10 g,枳实 9 g,槟榔 9 g,莱菔子 9 g,炙甘草 10 g。水煎服,日服 1 剂。

5.高泌乳素血症型男性不育症

白芍 20 g,当归 10 g,黄芪 15 g,枸杞子 12 g,淫羊藿 6 g,麦芽 30 g,鸡内金 10 g。水煎服,日服 1 剂。

6.痛经

白芍 30 g,桂枝 6 g,乌药 6 g,醋延胡索 12 g,白芷 6 g,小茴香(包煎)10 g,黄芩 12 g,炙甘草 10 g。水煎服,日服 1 剂。

7.腓肠肌痉挛

白芍 20 g,龙骨 30 g,牡蛎 30 g,赤芍 12 g,当归 10 g,红花 6 g,桃仁 10 g,青皮 6 g,炙甘草 6 g。水煎服,日服 1 剂。

8.肌强直综合征

白芍 30 g,白僵蚕 12 g,木瓜 20 g,川牛膝 15 g,甘草 10 g。水煎服,日服 1 剂。

(七)不良反应与注意事项

(1)大剂量应用可致呼吸急迫,出现间歇性痉挛。

(2)偶见变态反应,胸闷、咳嗽、瘙痒、呼吸困难、皮疹等。

(3)虚寒腹痛腹泻者慎用。

四、阿胶

(一)别名

驴皮胶、驴胶。

(二)处方名

阿胶、阿胶珠、胶珠。

(三)常用量

3～15 g。烊化。

(四)常用配伍

1.配当归

养肝补血。用于治疗血虚面黄、倦怠乏力、食少浮肿、心悸头晕等症。

2.配仙鹤草

养血止血。用于治疗血虚出血之证,如子宫出血、变应性紫癜、便血等病症。

3.配白芍

养血缓痛。用于治疗血虚腹中疼痛、胸胁疼痛、头痛等症。

(五)临床应用

1.贫血

阿胶(烊化)20 g,当归 12 g,枸杞子 10 g,何首乌 10 g,生地黄 15 g,熟地黄 15 g,炮姜 6 g,桂枝 3 g,鸡血藤 30 g,桑葚子 15 g,赤芍 6 g,炙甘草 6 g。水煎服,日服 1 剂。

2.血小板减少性紫癜

阿胶(烊化)30 g,槐花 9 g,茜草 10 g,黄芩 15 g,制何首乌 12 g,白花蛇舌草 20 g,天冬 30 g,莪术 6 g,薏苡仁 30 g,枳壳 6 g,小蓟 30 g,白芍 12 g,炙甘草 9 g,黑豆 15 g,大枣 10 枚。水煎服,日服 1 剂。

3.肺结核咯血

阿胶(烊化)20 g,苦杏仁 10 g,紫菀 12 g,牛蒡子 10 g,沙参 15 g,藕节 10 g,小蓟 30 g,牡蛎 30 g,百合 30 g,玄参 6 g,白茅根 30 g,炙甘草 6 g。水煎服,日服 1 剂。

4.功能失调性子宫出血

阿胶(烊化)30 g,红花 6 g,赤芍 6 g,黄芩 12 g,干姜 5 g,栀子 10 g,槐花 9 g,生地黄 30 g,金樱子 10 g,山茱萸 6 g,藕节 15 g,冬瓜子 6 g。水煎服,日服 1 剂。

5.不孕症、月经不调

阿胶(烊化)15 g,当归 12 g,白芍 12 g,人参 6 g,桂枝 6 g,牡丹皮 10 g,法半夏 10 g,吴茱萸 6 g,麦冬 15 g,生姜 10 g,炙甘草 6 g。水煎服,日服 1 剂。

(六)不良反应与注意事项

(1)个别人可诱发出血,表现为牙龈出血、鼻衄、便血、皮肤出血点,可能是变态反应所致。

(2)脾胃虚寒者慎用。

(刘 晨)

第四节 补 阴 药

一、北沙参

(一)别名

银条参、海沙参、羊乳。

(二)处方名

沙参、北沙参、炒北沙参。

(三)常用量

6～15 g。

(四)常用炮制

1.北沙参

取鲜货洗净,去支,切段,晒干。

2.炒北沙参

取北沙参段,炒至黄色为度。

3.蜜北沙参

北沙参 0.5 kg,蜜 120 g。将蜜炼至起泡后,加入北沙参段,炒至蜜尽不粘手为度。

(五)常用配伍

1.配川贝母

润肺止咳。用于治疗干咳少痰、胸痛胸闷、口舌干燥、小便黄赤等症。

2.配麦冬

清咽利喉。用于治疗热病伤津,口咽干燥及胃火上攻,口苦咽痛,咽喉红肿等症。

3.配川楝子

清胃止痛。用于治疗肝胃有火,胃脘疼痛、食欲不振、胸胁疼痛等症。

4.配生石膏

清热止渴。用于治疗热病口干舌燥、高热烦躁以及糖尿病口渴咽干、小便黄赤等症。

(六)临床应用

1.食管癌

北沙参 15 g,苏木 6 g,三七(冲服)3 g,郁金 12 g,旋覆花(包煎)9 g,丹参 15 g,荷梗 12 g,川楝子10 g,牡丹皮 12 g,鸡内金 15 g,神曲 15 g。水煎服,日服 1 剂。

2.肺脓肿

北沙参 30 g,薏苡仁 30 g,桔梗 12 g,川贝母 12 g,黄芪 15 g,赤芍 15 g,地骨皮 15 g,麦冬

30 g,桑白皮 15 g,牡丹皮 12 g,金银花 15 g,当归 10 g,白扁豆 30 g,冬瓜皮 30 g,川芎 12 g,白芍 12 g。水煎服,日服 1 剂。

3.胃脘痛

北沙参 20 g,川楝子 12 g,香附 15 g,麦冬 20 g,醋五灵脂 15 g,蒲黄(包煎)6 g,白芍 10 g,黄连 6 g,吴茱萸 6 g,玉竹 12 g,枸杞子 10 g,甘草 6 g。水煎服,日服 1 剂。

4.咳嗽

北沙参 12 g,玉竹 10 g,白扁豆 15 g,桑叶 12 g,天花粉 10 g,麦冬 15 g,甘草 5 g。水煎服,日服 1 剂。

5.支气管扩张

蒲公英 30 g,栀子 12 g,白茅根 20 g,黄芩 15 g,干姜 3 g,淡豆豉 15 g。水煎服,日服 1 剂。

6.心悸

北沙参 15 g,丹参 15 g,玄参 10 g,酸枣仁 15 g,白芍 12 g,麦冬 20 g,五味子 10 g,竹茹 6 g,生地黄 15 g。水煎服,日服 1 剂。

二、麦冬

(一)别名

麦门冬、朱麦冬。

(二)处方名

麦冬、寸冬、炒麦冬。

(三)常用量

10～30 g。

(四)常用炮制

1.麦冬

取原药材,拣去杂质,筛去灰渣,晒干。

2.炒麦冬

取麦冬炒至胀胖发松,呈老黄色。

(五)常用配伍

1.配天冬

滋肺润喉。用于治疗燥热咳嗽、干咳少痰、胸痛以及咽炎咽喉疼痛、干燥发痒、干咳等症。

2.配天花粉

生津止渴。用于治疗热病伤津、口干舌燥以及糖尿病口舌干燥等症。

3.配玄参

清热利咽。用于治疗咽喉肿痛、慢性咽喉炎声音嘶哑、干咳口干等症。

(六)临床应用

1.糖尿病

麦冬 30 g,天花粉 15 g,五味子 10 g,地骨皮 12 g,太子参 30 g,沙参 10 g,鸡内金 10 g,香附 6 g。水煎服,日服 1 剂。

2.慢性咽炎

麦冬 3 g,山楂 3 g,炙甘草 2 g。泡水当茶饮,日服 1 剂。

3.肺结核

咯血麦冬 30 g.玄参 15 g,牡蛎 30 g,生地黄 30 g,小蓟 30 g,白茅根 30 g,川贝母 10 g,阿胶(烊化)20 g,百部 12 g,白及 10 g,三七粉(冲服)3 g。水煎服,日服 1 剂。

4.膈肌痉挛

麦冬 30 g,姜半夏 12 g,党参 15 g,乌梅 10 g,枇杷叶 10 g,石菖蒲 10 g,知母 10 g,北沙参 12 g,枳壳 10 g。水煎服,日服 1 剂。

5.病毒性心肌炎

麦冬 20 g,生地黄 30 g,桂枝 6 g,丹参 15 g,黄芪 30 g,大青叶 15 g,苦参 12 g,云苓 15 g,炙甘草 8 g,大枣 5 枚。水煎服,日服 1 剂。

三、石斛

(一)别名

小石斛、枫斗。

(二)处方名

石斛、金钗石斛、霍石斛。

(三)常用量

6～12 g。

(四)常用炮制

1.石斛

取原药材,拣净杂质,切段,晒干。

2.炒石斛

取石斛段,用微火炒至发胖或微焦。

(五)常用配伍

1.配麦冬

清胃生津。用于治疗胃热呕吐、口干咽燥、脘腹痞闷等症。

2.配金银花

清热利咽。用于治疗慢性咽炎咽喉干燥、干咳少痰、咽部异物感等症。

(六)临床应用

1.糖尿病

石斛 20 g,麦冬 30 g,生地黄 30 g,远志 6 g,云苓 10 g,玄参 30 g,炙甘草 6 g,生姜 3 片。水煎服,日服 1 剂。

2.慢性萎缩性胃炎

石斛 15 g,麦冬 15 g,生地黄 20 g,鸡内金 12 g,天花粉 15 g,山楂 20 g,焦神曲 15 g,陈皮 6 g,甘草 6 g。水煎服,日服 1 剂。

3.胃酸缺乏症

石斛 20 g,山楂 30 g,天冬 15 g,白芍 15 g,远志 6 g,柴胡 6 g,皂角刺 3 g,当归 10 g,红花 6 g,栀子 10 g,干姜 3 g,乌药 3 g,甘草 3 g。水煎服,日服 1 剂。

4.慢性咽炎

石斛 15 g,金银花 15 g,玄参 15 g,沙参 10 g,五味子 10 g,蒲公英 30 g,连翘 30 g,黄芩 10 g,

红花 6 g,赤芍 10 g,生地黄 30 g,青皮 6 g。水煎服,日服 1 剂。

5.白内障

石斛夜光丸(石斛、天冬、菟丝子、人参、茯苓、菊花、山药、麦冬、熟地黄、肉苁蓉、青葙子、生地黄、枸杞子、决明子、苦杏仁、五味子、白蒺藜、川芎、黄连、防风、枳壳、水牛角、牛膝、炙甘草)。口服,一次1丸,一天 2 次。

6.风热感冒

石斛 20 g,连翘 30 g,黄芩 15 g,贯众 15 g,大青叶 15 g,柴胡 12 g,紫苏叶 6 g,薄荷 6 g,甘草 3 g。水煎服,日服 1 剂。

(七)注意事项

脾胃虚寒者慎用。

四、玉竹

(一)别名

萎、丽草、地节、竹节黄、竹七根。

(二)处方名

玉竹、制玉竹、蜜玉竹、蒸玉竹。

(三)常用量

6～15 g。

(四)常用炮制

1.玉竹

取原药材,闷润,切片,晒干。

2.蜜玉竹

玉竹 5 kg,蜜 400 g。将蜜熔化,拌匀玉竹,用微火炒至不粘手为度。

3.蒸玉竹

取原药材洗净,蒸 6～8 小时,闷 1 昼夜,再复蒸 2～3 次,至黑色为度,晒半干,切段,晒干。

(五)常用配伍

1.配天花粉

生津止渴。用于治疗热病伤津、口干舌燥、大便秘结以及糖尿病口渴尿赤等症。

2.配瓜蒌

清肺止咳。用于治疗肺热咳嗽、痰黄稠黏、口渴胸痛等症。

3.配玄参

清咽利喉。用于治疗慢性咽炎口舌干燥、喉中发痒、干咳少痰等症。

(六)临床应用

1.咳嗽

玉竹 15 g,生石膏 15 g,葛根 12 g,白薇 10 g,麻黄 6 g,苦杏仁 10 g,青木香 6 g,炙甘草 9 g,生姜 3 片。水煎服,日服 1 剂。

2.充血性心力衰竭

玉竹 25 g。水煎服,日服 1 剂。

3.高脂血症

玉竹 10 g,党参 10 g,泽泻 6 g。水煎服,日服 1 剂。

4.慢性咽炎

玉竹 12 g,玄参 12 g,麦冬 15 g,天花粉 12 g。水煎服,日服 1 剂。

(七)不良反应与注意事项

(1)变态反应可见瘙痒、皮肤红色丘疹及风团等。

(2)脾虚者慎用。

五、黄精

(一)别名

大黄精、鸡头黄精。

(二)处方名

黄精、酒黄精、蒸黄精、蜜黄精。

(三)常用量

6～15 g。

(四)常用炮制

1.黄精

取原药材洗净,切片,晒干。

2.蒸黄精

取原药材洗净,蒸 2 次,每次 6 小时,至内心呈黑色,加蒸出液汁拌匀,焙干。

3.酒黄精

黄精 5 kg,酒 0.8 kg。取黄精加酒拌匀,稍闷,蒸至黑透,晒干。

4.蜜黄精

取黄精煮后晒半干,加蜜适量润一夜,蒸 2 小时,晒干。

(五)常用配伍

1.配人参

补益气血。用于治疗久病体质虚弱、食少乏力、气短胸闷、形体瘦弱等症。

2.配熟地黄

补血养肝。用于治疗贫血面色萎黄、乏力气短、不思饮食等症。

3.配天麻

养血祛风。用于治疗血虚头痛、头晕、心悸、失眠等症。

(六)临床应用

1.病毒性心肌炎

黄精 15 g,玉竹 15 g,生地黄 20 g,桂枝 9 g,炙甘草 9 g,炒白芍 12 g,黄芪 30 g,当归 12 g,丹参 15 g,菟丝子 10 g,桑寄生 12 g,香附 10 g。水煎服,日服 1 剂。

2.体虚乏力

黄精 15 g,生地黄 15 g,枸杞子 10 g,黄芪 12 g,党参 15 g。水煎服,日服 1 剂。

3.流行性出血热

黄精 30 g,黄芪 30 g,白茅根 40 g,白术 15 g。水煎服,日服 1 剂。

4.低血压症

黄精 30 g,党参 18 g,当归 6 g,桂枝 6 g,乌药 9 g,炒白术 12 g,炒山药 15 g,黄芪 15 g,炙甘草 6 g。水煎服,日服 1 剂。

5.病态窦房结综合征

黄精 30 g,黄芪 30 g,淫羊藿 15 g,麦冬 20 g,五味子 15 g,人参 9 g,麻黄 3 g,制附子(先煎) 6 g,升麻 3 g,鹿角胶 10 g,细辛 3 g,炙甘草 6 g。水煎服,日服 1 剂。

6.糖尿病

黄精 30 g,红参 6 g,云苓 15 g,白术 15 g,黄芪 30 g,葛根 15 g,大黄 3 g,黄连 6 g,五味子 10 g,甘草3 g。水煎服,日服 1 剂。

(七)注意事项

脾虚泄泻者慎用。

六、百合

(一)别名

野百合、大百合、药百合。

(二)处方名

百合、蜜百合。

(三)常用量

10～30 g。

(四)常用炮制

1.百合

取原药材洗净,晒干。

2.蜜百合

百合 50 kg,蜜 5 kg。先将蜜熔化,放入百合拌匀,用微火炒至蜜被吸尽为度。

(五)常用配伍

1.配沙参

润肺止咳。用于治疗肺热肺燥、干咳少痰、胸痛、咽喉干燥等症。

2.配生地黄

清热养心。用于治疗阴虚内热、烦躁、失眠等症。

3.配柴胡

清热解表。用于治疗外感风热、发热恶寒、头痛、口渴、肌肉疼痛等症。

(六)临床应用

1.肺结核

百合 30 g,白芍 15 g,鳖甲 15 g,北沙参 15 g,麦冬 20 g,地骨皮 12 g,川贝母 9 g,知母 10 g,天冬 10 g,炙甘草 6 g,夏枯草 15 g,牡蛎 30 g。水煎服,日服 1 剂。

2.慢性胃炎

百合 30 g,丹参 15 g,香附 12 g,白芍 15 g,蒲公英 30 g,蒲黄(包煎)6 g,五灵脂 12 g,乌药 9 g,陈皮9 g,佛手 10 g,炒麦芽 15 g,神曲 15 g,甘草 3 g。水煎服,日服 1 剂。

3.失眠

百合 30 g,生地黄 30 g,夜交藤 30 g,丹参 30 g,五味子 15 g,钩藤(后下)30 g,龙骨 30 g,牡蛎 30 g,北沙参 10 g,女贞子 10 g,玉竹 10 g,甘草 3 g。水煎服,日服 1 剂。

4.更年期综合征

百合 30 g,浮小麦 30 g,生地黄 30 g,鸡血藤 30 g,远志 6 g,黄芩 12 g,知母 6 g,炙甘草 6 g。水煎服,日服 1 剂。

5.慢性肝炎

百合 15 g,枇杷叶 6 g,香附 10 g,郁金 12 g,柴胡 9 g,枸杞子 12 g,鸡内金 10 g,枳壳 9 g,赤芍 12 g,川芎 10 g,薏苡仁 30 g,车前草 30 g,甘草 3 g。水煎服,日服 1 剂。

6.慢性咽炎

百合 15 g,白芍 15 g,南沙参 10 g,北沙参 10 g,天花粉 10 g,瓜蒌 15 g,桔梗 6 g,麦冬 20 g,射干 10 g,虎杖 6 g,桂枝 3 g,吴茱萸 3 g。水煎服,日服 1 剂。

7.慢性气管炎

百合 20 g,地龙 12 g,紫菀 12 g,紫苏叶 6 g,姜半夏 12 g,苦杏仁 10 g,白前 6 g,黄芩 12 g,白花蛇舌草 15 g,陈皮 10 g,荆芥穗 6 g,甘草 6 g。水煎服,日服 1 剂。

(七)不良反应与注意事项

(1)变态反应可见心悸、面赤、烦躁、头部蚁走感等。

(2)便溏者慎用。

七、枸杞子

(一)别名

红青椒、血枸子、地骨子、枸杞豆、红耳坠。

(二)处方名

枸杞子、杞果、杞子、炒枸杞子。

(三)常用量

6～15 g。

(四)常用炮制

1.枸杞子

取原药材,拣净杂质,阴干至外皮发枯。

2.炒枸杞子

取枸杞子,用微火炒至黄色稍有焦斑为度。

(五)常用配伍

1.配阿胶

补血养肝。用于治疗血虚所致之面色萎黄、四肢无力、食少倦怠等症。

2.配菊花

养肝明目。用于治疗视物昏花、迎风流泪、目中涩干等症。

3.配白芍

益肝止痛。用于治疗慢性肝炎胁肋疼痛、腹胀少食、恶心口苦等症。

（六）临床应用

1.眩晕

枸杞子 15 g,菊花 15 g,白术 15 g,山药 30 g,云苓 30 g,麦冬 15 g,生地黄 30 g,泽泻 10 g,牡丹皮12 g。水煎服,日服 1 剂。

2.夜盲症

杞菊地黄丸(枸杞子、菊花、熟地黄、山茱萸、山药、牡丹皮、泽泻、茯苓)。口服,一次 9 g,一天 2 次。

3.目涩流泪

明目地黄丸(熟地黄、山茱萸、山药、牡丹皮、泽泻、茯苓、枸杞子、菊花、白芍、当归、石决明、蒺藜)。口服,一次 1 丸,一天 2 次。

4.月经不调

熟地黄 15 g,山茱萸 15 g,山药 30 g,枸杞子 15 g,生地黄 15 g,牡丹皮 10 g,泽泻 10 g,云苓 15 g,当归 12 g,五味子 10 g。水煎服,日服 1 剂。

5.高脂血症

枸杞子 15 g,制何首乌 10 g,红参 6 g,酒大黄 6 g,红花 6 g,竹叶 6 g,柴胡 6 g,泽泻 6 g。水煎服,日服 1 剂。

6.阳痿

复方虫草口服液(枸杞子、冬虫夏草、淫羊藿、山楂、甘松、蜂王浆),口服,一次 10 mL,一天 2 次。

（七）不良反应与注意事项

(1)毒性反应:尿频、尿痛、血尿。

(2)变态反应:皮肤潮红、瘙痒、荨麻疹、恶心呕吐等。

(3)火盛内实者慎用。

八、女贞子

（一）别名

土金刚子、爆竹子、冬青子。

（二）处方名

女贞子、酒女贞子、醋女贞子、蒸女贞子。

（三）常用量

3～10 g。

（四）常用炮制

1.女贞子

取原药材,筛去泥土,去柄叶,洗净,晒干。

2.酒女贞子

女贞子 50 kg,黄酒 10 kg,开水适量。取女贞子加黄酒与开水拌匀,用微火焙干水气,晒干。

3.醋女贞子

女贞子 0.5 kg,醋 100 mL。取女贞子用醋拌匀,蒸上气后,晒干。

4.蒸女贞子

取女贞子,蒸 4 小时,闷 1 夜,晒干。

(五)常用配伍

1.配何首乌

滋发明目。用于治疗肝肾亏损、头发枯黄、目中干涩、视物不明等症。

2.配覆盆子

益肾固精。用于治疗肾虚腰膝酸软、遗精、口渴、头目昏眩等症。

3.配枸杞子

滋阴补血。用于治疗血虚所致之乏力、食少、心悸、头晕等症。

(六)临床应用

1.眩晕

女贞子12 g,旱莲草12 g,云苓15 g,白术15 g,黄芩15 g。水煎服,日服1剂。

2.老年性白内障

女贞子12 g,泽泻6 g,山茱萸9 g,枸杞子15 g,熟地黄15 g,云苓15 g,牡丹皮12 g,山药15 g,菊花10 g,黄芩15 g,玄参12 g,山楂10 g。水煎服,日服1剂。

3.复发性口腔溃疡

女贞子12 g,黄芪30 g,党参18 g,薏苡仁30 g,白术15 g,当归12 g,陈皮10 g,枸杞子12 g,炙甘草6 g,神曲30 g,鸡内金10 g,竹叶6 g。水煎服,日服1剂。

4.功能失调性子宫出血

女贞子15 g,生地黄30 g,玄参15 g,海螵蛸15 g,麦冬30 g,白芍12 g,地骨皮12 g,茜草12 g,阿胶(烊化)15 g,旱莲草20 g。水煎服,日服1剂。

5.乳腺增生症

女贞子15 g,当归12 g,香附12 g,柴胡10 g,白芍12 g,郁金10 g,旱莲草12 g,淫羊藿6 g,菟丝子15 g,鸡血藤30 g,天冬15 g,玄参12 g。水煎服,日服1剂。

6.再生障碍性贫血

女贞子15 g,党参30 g,黄芪30 g,山茱萸15 g,巴戟天12 g,鸡血藤30 g,龟甲20 g,淫羊藿10 g,丹参15 g,生地黄30 g,鹿角胶(烊化)15 g,大枣10枚,生姜6 g,黑豆15 g,炙甘草6 g。水煎服,日服1剂。

7.白细胞减少症

女贞子15 g,人参9 g,白术15 g,当归12 g,何首乌10 g,淫羊藿10 g,菟丝子10 g,枸杞子15 g,肉桂3 g,赤芍12 g。水煎服,日服1剂。

九、鳖甲

(一)别名

团鱼甲、鳖壳、上甲。

(二)处方名

鳖甲、醋鳖甲、炒鳖甲。

(三)常用量

10～30 g。

(四)常用炮制

1.鳖甲

取原药材,用水浸泡 5～9 天,至甲皮膜脱落,取出晒干。

2.炒鳖甲

取鳖甲块,用微火炒至黑黄色。

3.醋鳖甲

鳖甲 5 kg,醋 1 kg,取鳖甲块加醋炒至干。

(五)常用配伍

1.配龟甲

滋阴清热。用于治疗热病伤津、口渴咽干、心烦失眠、小便黄赤以及阴虚火旺、午后发热、手足心热、盗汗等症。

2.配阿胶

滋阴补血。用于治疗血虚所致之面黄甲枯、心烦失眠、口渴咽干、小便黄赤等症。

3.配青蒿

退热除蒸。用于治疗阴虚火旺所致之午后夜间低热、盗汗不止、口渴乏力、头晕耳鸣、心悸失眠等症。

(六)临床应用

1.肺结核

醋鳖甲 30 g,地骨皮 15 g,银柴胡 10 g,青蒿 12 g,生地黄 30 g,白芍 15 g,阿胶(烊化)20 g,知母 12 g,川贝母 10 g,北沙参 12 g,瓜蒌 18 g,黄芩 15 g,竹茹 6 g,紫菀 12 g,女贞子 10 g,枸杞子 10 g。水煎服,日服 1 剂。

2.热病口渴

鳖甲 30 g,龟甲 30 g,生牡蛎 30 g,白芍 15 g,生地黄 30 g,五味子 6 g,阿胶(烊化)15 g,麦冬 30 g,天冬 30 g,天花粉 12 g,炙甘草 6 g,生石膏 20 g。水煎服,日服 1 剂。

3.慢性前列腺炎

鳖甲(先煎)20 g,黄柏 15 g,莪术 12 g,苦参 12 g,九香虫 9 g,赤芍 12 g,当归 10 g,红花 9 g,香附12 g,芦根 30 g,甘草 6 g。水煎服,日服 1 剂。

4.子宫肌瘤

鳖甲(先煎)30 g,黄柏 12 g,炒王不留行(包煎)30 g,赤芍 12 g,白花蛇舌草 20 g。水煎服,日服 1 剂。

5.肝硬化

鳖甲 30 g,黄芪 30 g,薏苡仁 30 g,木瓜 20 g,白术 15 g,土鳖虫 10 g,丹参 15 g,茵陈 10 g,柴胡 9 g,党参 15 g,桑寄生 15 g,白茅根 30 g。水煎服,日服 1 剂。

6.真性红细胞增多症

鳖甲 30 g,桃仁 10 g,红花 6 g,当归 12 g,赤芍 12 g,川芎 15 g,三棱 10 g,香附 15 g,丹参 15 g,鸡血藤 30 g。水煎服,日服 1 剂。

(七)注意事项

(1)孕妇慎用。

(2)便溏者慎用。

(刘　晨)

第十一章 收涩药

第一节 固表止汗药

本类药物主要具有固表敛汗作用,适用于腠理不能固密之自汗、盗汗证。

气虚则肌表不固,腠理疏松,津液外泄而自汗;阴虚则不能制阳,阳热迫津外泄而盗汗。本类药物性味多甘平,性收,能行肌表,敛肺气,调节卫分,顾护腠理,而有固表敛汗止汗之功。临床上常用于肺脾气虚,卫阳不固,腠理不密,津液外泄之自汗证及肺肾阴虚,阳盛则生内热,热迫津外泄之盗汗证。临床应用时须针对虚汗证之病因,而适当配伍其他药物,如气虚自汗者,配伍益气固表药同用;阴虚盗汗者,配伍滋阴除蒸药,以标本同治。

凡实邪所致汗出,应以祛邪为主,非本类药物所宜。

一、麻黄根

(一)历史

麻黄根因用麻黄之地下根及根茎,故名。其异名有苦椿菜(《大同府志》)等。麻黄根传统上为止汗专药,陶弘景在《名医别录》中曰:"止汗,夏月杂粉扑之。"近代《四川中药志》总结其能"敛汗固表,治阳虚自汗,阴虚盗汗"。

(二)性能

甘、微涩,平。主归肺经。

(三)功效

敛肺止汗。

(四)应用

自汗、盗汗。

麻黄根甘平性涩,入肺经,能行周身之表而固卫气、敛肌腠、闭毛窍,为敛肺固表止汗之要药。《本草正义》曰:"其根专于止汗。"故不论是自汗还是盗汗,皆可用之。气虚不能卫外、肌表不固、少气乏力而自汗出者,本品常与益气固表之黄芪同用,如《太平惠民和剂局方》之牡蛎散。治阴虚有热、迫津外出之潮热盗汗者,本品常与生地黄、黄连等同用,以共奏滋阴清热、固表止汗之功,如

《临床心得医案选》加减当归六黄汤。若治产后气随血脱、气血不足而虚汗不止者,本品宜配益气养血之当归、黄芪等同用,如《太平圣惠方》之麻黄根散。

此外,本品尚可外用。治虚汗,可以本品配牡蛎,共研细末,外扑身上以止汗;治脚汗,以本品与牡蛎、滑石共研粉外用。

(五)用法用量

3～9 g。外用适量。

(六)使用注意

因本品性敛,有表邪者忌用。

(七)现代研究

1.化学成分

从麻黄根中分得多种生物碱,包括麻黄碱(即酪氨酸甜菜碱),大环精胺类生物碱,麻黄根碱A、B、C、D及阿魏酰组胺等。麻黄根尚含麻黄宁 A、B、C、D 和麻黄酚等双黄酮类成分。

2.药理作用

麻黄根甲醇提取物能使大鼠血压明显下降,但首先分离的麻根素对大鼠却显示弱的升压作用。麻黄根碱 A 和 B 对狗有相似的降压和减低心率活性。阿魏酰组胺盐酸盐可使大鼠产生有意义的降压。几种双黄酮麻黄酮和麻黄宁 A、B、C、D 都具有降压作用,麻黄酚可使大鼠明显降压,其作用相似于麻黄根碱。麻黄根所含生物碱可使离体蛙心的收缩减弱,以至停止于扩张期,对末梢血管有扩张作用,对肠管、子宫等平滑肌脏器呈收缩作用。

3.临床新用

治疗小儿遗尿:自拟遗尿方制成颗粒剂(党参、益智仁、山药、山茱萸、五味子、麻黄根、炙甘草各500 g),每包 10 g(相当于原药材 10 g),7 岁以下儿童每次 1 包,7 岁以上儿童每次 2 包,温开水冲服,1 天 1 次。

二、浮小麦

(一)历史

浮小麦因为是未成熟的颖果,干瘪轻浮,易浮在水面上,故名。本品异名有麦䅟(《广雅》)、浮麦(《本草纲目》)等。

本品药用始载于《本草蒙筌》,其曰能"敛虚汗"。而后《本草纲目》曰其能"益气除热,止自汗盗汗,骨蒸虚热,妇人劳热"。《现代实用中药》又补充能"补心,止烦……利小便"。故自陈嘉谟应用本品至今,逐渐总结其具有敛汗、益气、除热、止烦等诸功效。

(二)性能

甘,凉。主归心经。

(三)功效

敛汗,益气,除热。

(四)应用

1.自汗、盗汗

汗为心之液,由表而发。浮小麦甘凉轻浮、气味俱薄,入心经,能益心气、敛心液;善于走表实腠理、固皮毛,故为养心敛汗、固表实卫之佳品。《本草蒙筌》曰其"敛虚汗",可用于自汗、盗汗等证。治气虚肌表不固、腠理疏松、脉虚自汗者,常以本品单用炒香,水煎服;若气虚甚者,则与益气固表、收敛止汗之黄芪、煅牡蛎同用,如《太平惠民和剂局方》之牡蛎散。治阴虚热扰、迫津外泄之烦热、盗汗者,本品常与滋阴清热之生地黄、知母、牡蛎等同用,如《三因极一病证方论》之牡蛎散。

2.骨蒸劳热

本品甘凉并济、轻浮善敛,能益气阴、敛浮火、除虚热。《本草备要》曰其治"劳热骨蒸。"常用于阴虚阳气偏盛之阴虚发热、骨蒸劳热等证,常与玄参、麦冬、生地黄、地骨皮等同用,以共奏养阴清热、敛汗除蒸之效。

此外,本品尚可用于血淋,如《奇方类编》以浮小麦加童便炒为末,砂糖煎水调服,治男子血淋不止。

(五)用法用量

15～30 g;研末服,3～5 g。

(六)使用注意

表邪汗出者不宜用。

(七)现代研究

1.化学成分

含丰富的淀粉及酶类蛋白质、脂肪、钙、磷、铁、维生素等。

2.药理作用

参与体内三大营养物质的代谢过程,有抑制汗腺分泌的作用。

3.临床新用

(1)治疗习惯性便秘:浮小麦 30 g、大红枣 10 枚、炙甘草 15 g。若气虚加黄芪 30 g;血虚加当归 25 g、熟地黄 30 g;气滞加厚朴、莱菔子各 15 g;阴虚加何首乌 15 g。连服 6 剂为 1 个疗程。

(2)治疗肠易激综合征:白芍、浮小麦、大枣各 30 g,炙甘草、丹参各 15 g,川芎 10 g。

三、糯稻根

(一)历史

糯稻根以糯稻的地下根茎及根入药,故名。本品异名有稻根须(《药材资料汇编》),糯稻根(《江苏植物药志》),糯谷根、糯稻草根(《全国中草药汇编》),糯稻根须(《中药大辞典》)等。

糯稻根药用始载于《本草再新》,曰其具有"补气化痰,滋阴壮胃,除风湿。治阴寒,安胎和血,疗冻疮、金疮"之功效。《中国医学大辞典》曰其能"养胃,清肺,健脾,退虚热。"《药材资料汇编》谓可"止盗汗"。《全国中草药汇编》曰能"养阴,止汗,健胃",主治"自汗、盗汗"。通过近代临床应用,逐渐认识本品具有止虚汗、退虚热等诸功效。

(二)性能

甘,凉。主归心、肝、肺经。

(三)功效

止虚汗,退虚热。

(四)应用

1.自汗、盗汗

糯稻根甘凉,入肺经能补肺气、益卫气;入心经能养心阴、敛心液,故有较好的固表止汗之功。治表虚卫阳不固之自汗者,可单用水煎服;亦可与益气固表止汗之黄芪等同用,以增固表止汗之疗效。治阴虚热扰、迫津外泄之盗汗者,本品常与生地黄、地骨皮、浮小麦等同用,以共奏滋阴退热、固表止汗之效。治病后自汗食少者,如《全国中草药汇编》以本品配莲子肉,水煎服。

2.虚热不退、骨蒸潮热

本品甘凉清淡,清退虚热而不苦泄,可用于病后阴虚汗多、虚热不退及骨蒸潮热等证。常与沙参、麦冬、地骨皮等养阴清虚热药同用。

此外,现代临床以本品120 g水煎,每天两次分服,20天为1个疗程,治乳糜尿有效。糯稻根须150 g,加冷水2 500 mL同煎(以小儿15 kg计算,每增加2 kg,须增加糯稻根50 g、冷水500 mL),水沸开始计时,20分钟后去渣取汁备用,治疗应用抗生素或合用糖皮质激素后汗证有效。

(五)用法用量

15～30 g。

(仝淑才)

第二节 敛肺涩肠药

本类药物味多酸涩,能涩肠止泻,适用于久泻久痢之证。其中某些药物兼能止血者,可用于久泻便血之证;兼能敛肺止咳者,可用于肺虚喘咳、久治不愈和肺肾两虚、摄纳无权之虚喘证。临床应用本类药治疗久泻久痢病证时,还须针对病情进行适当配伍,如脾胃虚弱者常与补益脾胃药同用;若兼气虚下陷者,宜与补气升提药配伍同用;若属脾肾阳虚所致的五更泄泻、老人虚泻,则应配伍温补脾肾药同用;湿热久痢而邪气已衰者,可与清热燥湿药配伍同用。

本类药物其性敛涩,对泻痢初起、邪气方盛或伤食腹泻者不宜用。

一、五倍子

五倍子为漆树科植物盐肤木 Rhus chinensis Mill.、青麸杨 R. potaniniiMaxim. 或红麸杨 R. punjabensis Stew. var. sinica(Diels)Rehd. et Wils. 叶上的虫瘿,主要由五倍子蚜 Melaphis chinensis(Bell)Baker 寄生而形成。主产于四川、贵州、云南、陕西、湖北、广西等地。秋季采摘,置沸水中略煮或蒸至表面呈灰色,杀死蚜虫,取出,干燥。按外形不同,分为"肚倍"和"角倍"。均以皮厚、完整不碎者为佳。生用研末或炒用。

(一)历史

在古代本草中,本品多以五倍子为正名。首载于唐·《本草拾遗》,因角倍蚜及倍蛋蚜的头部触角均为5节,故名。又名文蛤、百虫仓(《开宝本草》)、木附子(《现代实用中药》)。

本品入药首见于唐·《本草拾遗》,载其"治肠虚泄痢,熟汤服";《日华子本草》则言其"治中药毒,消酒毒"。宋代对本品有了进一步的应用,《开宝本草》载本品"疗齿宣疳䘌,肺脏风毒流溢皮肤作风湿疮,瘙痒脓水,五痔下血不止,小儿面鼻疳疮。"《本草衍义》载本品尚可治"口疮,以末掺之"。可见唐宋时期本品多用于解毒敛疮、涩肠,应用尚较为局限。及至明朝,本品的功效特点及应用渐渐为人们所了解,如《本草蒙筌》载其"专为收敛之剂";《本草纲目》则载本品"敛肺降火,化痰饮,止咳嗽,消渴,盗汗,呕吐,失血,久痢,黄病,心腹痛,小儿夜啼,治赤眼湿烂,消肿毒,喉痹,敛溃疮、金疮,收脱肛、子肠坠下。"基本概括了本品敛肺、涩肠、止血、止汗、解毒等主要功效。后世医家对本品的功效进行了更深入的解释和探讨,本品的应用亦更为广泛。

(二)性能

酸、涩,寒。主归心、肺、大肠、肾经。

(三)功效

收敛止血,收敛止汗,敛肺降火,涩肠止泻,固精止遗,解毒敛疮。

(四)应用

1.出血证

本品酸、涩,入血分,可敛离经欲脱之血,多用于崩漏、便血、尿血、痔血、创伤出血等。

(1)崩漏下血:多由冲任损伤,经血从胞宫非时妄行。非瘀血所致者,可用本品收敛止血,可以单用,如以本品为末,酒服,治疗孕妇漏胎(《朱氏集验医方》);亦可配伍他药同用,如《普济方》五倍子散,以本品为主药,配伍大艾、乌梅、川芎同用,治疗血崩、带下。临床多用本品与棕榈炭、血余炭同用。

(2)便血:本品收敛止血,亦可用于大便下血。可单用,亦可配伍他药同用。如《全幼心鉴》以本品为末,艾汤服,治疗粪后下血;临床常配槐花、地榆等同用,治疗便血。现代报道,用五倍子口服液,浓度为20%(每1 mL相当于生药0.2 g),1天服3次,每次10 mL,治疗103例上消化道出血,显效92例、有效6例;或以五倍子、诃子同用,煎汤口服治疗上消化道出血亦有效;单味五倍子液在消化道内镜窥视下,直接局部喷洒,治疗急性上消化道出血,100%有效。

(3)衄血:本品治疗衄血,可用于鼻出血、齿衄、肌衄等多种衄血,内服或外用均可。如治疗鼻出血,可以本品为末吹之,再以末与新绵灰等份,米饮调服(《本草纲目》);《卫生简易方》以本品烧存性,研末敷治疗牙缝出血不止。此外,本品还可以用于尿血,如《濒湖集简方》载以五倍子末、盐梅捣丸服治之;又可用于治金疮出血,如以五倍子生用为末,干贴(《圣济总录》)。

2.自汗、盗汗

本品酸涩,入心、肺经,敛心气心阴故可止汗,用于治自汗、盗汗有良效,内服、外用均可。可以单用,如以五倍子研末,津调填脐中,缚定,治疗自汗、盗汗(《本草纲目》);亦可配伍他药同用,如以五倍子末、荞麦面同用,作饼,干吃治疗寐中盗汗(《本草纲目》)。临床报道,以五倍子、煅龙骨各5 g,研末加水调糊状,敷脐治疗自汗盗汗并见,疗效显著;或单用本品与醋调膏,睡前敷脐,治疗500例自汗、盗汗或自汗盗汗并见者,明显有效。另有以本品研末单用敷脐,治疗肿瘤病盗汗有效;或用本品研末,与朱砂(水飞)同用敷脐,治疗肺结核盗汗有效。

3.咳嗽、咯血

本品味酸、涩,能收敛,性寒能降火,入肺、肾二经,故有敛肺降火之功,用于治肺虚久咳或痰热咳嗽;又因本品入血分止血,故又治咯血。《本草求真》曰:"五倍子,按书既载味酸而涩,气寒能敛肺经浮热,为化痰渗湿,降火收涩之剂。"

(1)咳嗽:多用于肺阴虚久咳不止,亦可用于痰热咳嗽,如朱震亨曰:"五倍子,嚼之善收顽痰,解热毒,佐他药尤良。"肺虚久咳者,常与五味子、诃子等敛肺止咳药同用;治疗肺热痰嗽者,可与瓜蒌、黄芩、贝母等清热化痰药同用。

(2)咯血:多因阴虚肺热、火热灼肺、损伤肺络所致,可用本品敛肺降火,并收敛止血。可以单用,亦可配伍藕节、白及等同用。临床报道,白及五倍子液雾化治疗肺结核、支气管扩张、支气管炎等多种原因引起的咯血,疗效显著。

4.久泻、久痢

本品酸涩,入大肠经,可涩肠止泻,早在唐朝《本草拾遗》即载"肠虚泻痢,为末汤服之",临床可用于治久泻久痢。可以单用,如《本草纲目》单用本品半生半烧,为末糊丸服,红痢烧酒下,白痢水酒下,治疗泻痢不止;或配五味子、诃子等同用。临床报道,五倍子膏以本品、枯矾、黄蜡各1 g,溶化敷脐,治小儿腹泻,一般1次即愈,最多用3次;复方五倍子散以五倍子与干姜、吴茱萸、丁香等温里散寒药同用,白酒调糊状敷脐,治疗婴幼儿腹泻,疗效满意。

5.遗精、滑精

本品收涩,入肾经,故可用于治肾虚精关不固所致的遗精、滑精之症。如宋·《太平惠民和剂局方》玉锁丹,以本品配白茯苓,龙骨为末,糊丸,盐汤送下,1天3服治疗虚劳遗浊。临床报道,以五倍子粉外贴四满穴,治疗遗精35例,效果满意;或以五倍子粉水调敷脐,治疗遗精梦交有效。

6.疮疡肿毒

本品性寒,可清热而解毒,其味酸涩,又可收湿、敛疮。《开宝本草》曰本品"疗齿宣疳䘌……湿癣疥痒脓水,五痔……小儿面鼻疳疮。"临床主要用于外科病(疮疡疔痈等)、皮肤病(湿疮、癣等)、肛肠科病(痔疮等)及五官科(耳鼻咽喉、眼科)病等。

(1)疖:多以本品外用以清热解毒。如《普济方》独珍膏,以本品炒焦为末,麻油调敷患处,治疗软硬疖、诸热毒疮疡;临床以本品适量与醋调成膏状敷于患处,治疗枕部疖肿有效。

(2)其他疮疡:本品除治疗疖肿外,尚可用于多种外科疮疡。如治疗头疮热疮、风湿肿毒,以五倍子、白芷研末掺之,脓水即干(《卫生简易方》);又如《圣济总录》五倍子散,以本品配合黄柏、大黄为末,水调糊状,敷于患处,可治疗一切肿毒。临床以纯净五倍子研末制成五倍子散,肥皂水擦净患处,醋调该散适量,涂于患处,治疗蜂窝织炎,疗效显著。

(3)湿疮:本品酸涩,有收湿解毒敛疮之效,如《赵炳南临床经验集》就以本品单味研粉,直接外扑,用来杀虫止痒,收干护肤;且本品可用于治湿疮等皮肤病。如治疗阴囊湿疮、出水不瘥,《太平圣惠方》中以五倍子、腊茶、腻粉少许,研末,香油调搽患处治之。临床用五倍子洗剂,以五倍子与蛇床子、紫草、土槿皮、赤石脂、生甘草等共水煎,趁热先熏洗后坐浴,治疗顽固性肛门湿疹,疗效满意。又有以五倍子30 g,加上黄柏、青黛各10 g,冰片3 g,共研细末,加凡士林制膏,治疗婴儿湿疹,100%有效。

(4)痔疮:本品清热解毒,尚可用于治痔疮,多外用。早在宋朝,《开宝本草》就载本品可治"五痔下血";《疡科选粹》五倍子汤,以本品、莲房、荆芥、朴硝、桑寄生5味水煎,先熏后洗,可治疗痔疮;《外科正宗》五倍子散,以五倍子、荔枝草同煨碾末,加入轻粉、冰片少量制散,干搽痔上,治疗诸痔举发、坚硬疼痛难忍。临床报道,复方五倍子合剂用五倍子、明矾、白及、花椒共碾粗末,水煎后趁热熏洗坐浴,治疗外痔、混合痔、肛裂有效;五倍子合剂用五倍子、地榆、苦参、乌梅等同用,水煎趁热坐浴后热敷患处,治疗并发疼痛、出血、发炎糜烂、直肠黏膜脱垂的痔疮病证,疗效显著。

(5)口疮:本品解毒收湿敛疮,可用于治多种口疮,多外用。可单用,如《本草衍义》载"口疮,以末掺之。"亦可配合他药同用,如《圣济总录》以本品与槐花同用,研末蜜调,敷于患处,治疗口唇生疮;或改以本品与羌活、防风捣为散,蜜汤调下,治疗中焦热结、口舌生疮。临床报道,治疗阿弗他口腔炎,以本品与青黛、冰片、硼砂、人中白同研细末,外敷患处,取得满意疗效;治疗真菌性口腔炎,以五倍子加红、白糖同煨,然后研末,蘸药搽糜烂处,疗效显著;治疗单纯性口腔炎,清消吹散以本品大量加硼砂、小檗碱、薄荷脑少量,研末撒布或吹点患处有效(《冉氏经验方》);治疗小儿口腔炎,以五倍子9 g,川连3 g,研末加水,隔水炖,蘸药水涂搽患处,均获良效;治疗鹅口疮,以五倍子、明矾、冰片同用,研末,搽于患处,明显有效。

(6)走马牙疳:宋·《开宝本草》载本品可"疗齿宣疳䘌";《疡医大全》玉液丹以本品与儿茶、甘草、薄荷叶、乌梅肉研末,梨汁制丸,每服1丸,茶水调敷患处,可治走马牙疳;《痘疹便览》载以本品、青黛、枯矾、黄柏等为末,盐汤漱口后,掺之以治该病;而《太平圣惠方》五倍子散以五倍子、黄丹研末制成,绵裹药末贴齿上,可治疗小儿口齿疳、虫䘌病。

(7)聤耳:《普济方》单用本品,先以棉拭干,置末入耳中,用于治聤耳。临床报道,以五倍子、冰片少量共研细末,擦净外耳道脓性分泌物后吹入药末,治疗中耳炎有效。

(8)咽喉病:《朱氏集验医方》以五倍子末、白僵蚕末、甘草末等份,白梅肉捣和为丸,噙咽,用于治咽中悬痈、舌肿疼痛。临床报道,以西五散即西瓜霜、五倍子散合用,局吹或外敷,治疗口、咽喉病多种均有效。

(9)眼病:《博济方》神效驱风散以五倍子、蔓荆子水煎,内服并淋洗,用于治风毒上攻,眼肿痒涩痛不可忍,或上下睑赤烂,浮肉瘀翳侵睛。

(10)疮口不收及皮肤皲裂:《本草纲目》载以本品研末,以腊醋脚调涂四周,用于治疮口不收;《医方大成论》以五倍子末同牛髓填纳缝中,用于治手足皲裂。临床报道,用五倍子粉10 g,紫草粉、甘草各4 g,共研细末,撒于裂口,治疗皮肤皲裂有效。

除上述功效和应用外,本品尚可用于治肛脱不收、子宫下垂等。可以单用,如《赤水玄珠》以五倍子煎汤熏洗,治疗脱肛。或与他药同用,如《洁古家珍》五倍子散,以五倍子、地榆等份研末,米饮调服治疗脱肛;《三因极一病证方论》以五倍子与明矾同用,水煎汤洗之,治脱肛不收;《妇人良方》以五倍子末掺之治产后子宫脱出。临床报道,以单味五倍子末撒在清洁布上,托在脱肛部位,慢慢向上送入,一般1~2次即愈;或用鳖头、五倍子研末调服,治疗脱肛有效。

(五)用法用量

1.5~10 g,研末,或入丸、散剂。外用适量,煎汤熏洗,研末撒或调敷。

(六)使用注意

(1)本品酸涩收敛,凡外感风寒或肺有实热之咳嗽及积滞未清之泻痢者忌用。

(2)服用五倍子大量时可引起胃肠道刺激、腐蚀,特别在空腹时可导致疼痛、呕吐、下泻或便秘;极大量时可引起局灶性肝细胞坏死。

(七)现代研究

1.化学成分

五倍子中含五倍子鞣质,含量为60%~70%,有的达78%以上。五倍子鞣质主要由6~8分子没食子酸和1分子葡萄糖缩合而成。另含没食子酸2%~4%、脂肪、树脂及蜡质等。还有若干缩合没食子鞣质。

2.药理作用

五倍子鞣质对蛋白质有沉淀作用,与皮肤、黏膜的溃疡面接触后,其组织蛋白即被凝固,造成一层被膜而呈收敛作用,同时小血管也被压迫收缩,血液凝结而具止血功效;腺细胞的蛋白被凝固引起分泌抑制,产生黏膜干燥,神经末梢蛋白质沉淀,可呈微弱的局部麻醉现象。鞣质对正常小肠运动无甚影响,由于其收敛作用而减少炎症,故可制止腹泻。五倍子提取物对100株凝固酶阴性葡萄球菌具有较强的抑菌力,五倍子水、乙醇提取物对变形链球菌 Ingbritt 株、茸毛链球菌均有较强的作用。五倍子能明显抑制体外培养的瘢痕成纤维细胞增殖和胶原蛋白的合成。鞣质分子中众多的酚羟基具有很强的还原性,对各种氧自由基、脂质自由基、含氮自由基都有很强的清除能力。五倍子鞣质能使许多金属离子、生物碱及苷类形成不溶性复合物,故可作为化学解毒剂。没食子酸及其酯类能抑制徐缓激肽:对豚鼠回肠的收缩作用。

3.临床新用

(1)治疗流行性腮腺炎:用五倍子 25 g,研末和醋调匀,包敷腮腺肿胀处,每天两次,有效。

(2)治疗白喉:用五倍子 10 份、冰片 3 份,研细,喷咽部,每天 3~4 次,急性期使用有效。

(3)治疗菌痢:用五倍子、诃子皮研粉口服,每次服 3 g,每天 3 次,共治疗细菌性痢疾 63 例,除 3 例因大便次数多,未恢复而加用庆大霉素治疗外,60 例全部治愈,平均 5.3 天腹泻控制;又有以五倍子复方治疗急、慢性菌痢 107 例,取得了很好的疗效。五倍子浸膏片每天 3~4 次,每次 5 片,治疗菌痢 127 例,一般 3~5 天即愈,优于复方磺胺甲噁唑。

(4)治疗糖尿病:用玉锁丹(五倍子 500 g、龙骨 62 g、茯苓 124 g,研细,水或蜜丸,每服 3~6 g,每天3 次,治疗期为 3 个月)治疗糖尿病 31 例,有效率为 87%。

(5)治疗单纯性甲状腺肿:用五倍子放入砂锅内炒黄,冷却研末,睡觉前用米醋调成膏状,敷于患处,次晨洗去,7 次为 1 个疗程,治 23 例该病患者,有效 20 例。

(6)治疗淋巴结结核久不收口:取蜂蜜 250 g,文火熬熟后加入等量五倍子粉搅匀备用,用时加适量米醋调成膏涂患处,每天或隔天换药 1 次,1 个月左右可愈合。

(7)治疗烧伤:以五倍子、生炉甘石各 9 g,蜂蜜 18~24 g,做成膏剂,每 1~2 天换药 1 次,治疗氢氟酸、硫酸、盐酸、氟硅酸钠、电、油等灼伤、烧伤 30 例,均获良好效果。

(8)治疗创伤性瘢痕增殖:用五倍子、蜈蚣、红花、甘草等制成 30% 的复方五倍子浸剂,用国产 LGH-1 型直流感应电疗机按电疗操作要求行电导入法治疗,每天 1 次,30 天为 1 个疗程。治疗 78 例患者,显效 41 例、有效 33 例,总有效率为 94.9%。

(9)治疗晚期贲门及食管癌:用五倍子注射液(五倍子、诃子、明矾)与丝裂霉素 2 mL 混合后,内镜直视下用 NM-IK 内镜注射针将药分 4~5 点注射到肿块部位,每周 1 次,共 4 次。治疗 23 例,完全缓解3 例、部分缓解 12 例、有效 4 例、稳定 2 例、无效 2 例。

(10)治疗睾丸鞘膜积液:用五倍子、煅龙骨、枯矾各 15 g,肉桂 6 g,捣碎加水约 700 mL,煎煮 30 分钟,取滤过液,待冷却到与皮肤温度相近时,将阴囊浸泡于药液内约 30 分钟,每 2 天 1 剂,连用 8 剂,治疗原发性者 10 例、继发性者 1 例,均获痊愈,随访 1 年未见复发。亦有仅用五倍子、枯矾两味,如上法应用,治疗 50 例小儿鞘膜积液,46 例痊愈、好转 2 例、无效 2 例。

(11)治疗小儿夜啼:用朱砂 0.5 g,五倍子 1.5 g,研末捏成饼,敷于脐中,外敷纱布,用胶布固定,每晚更换 1 次,治疗 12 例,一般 3~6 次症状消失;或用五倍子 1.5 g,加水 80 mL 浓煎,睡前顿服,每天 1 次,一般 2~3 次愈,共治 36 例,均痊愈。

(12)治疗宫颈糜烂:五倍子、枯矾各等量研细末,加甘油调或糊状,用带线的小纱布块涂药于宫颈糜烂处,12 小时后取出,治疗 18 例,痊愈 4 例、好转 14 例;或用五倍子、黄柏各 8 g,炒蒲黄 3 g,正冰片 1.5 g,共研细末,制成黄倍散,先用 1% 绵茵陈煎剂冲洗阴道并拭干,将药末喷洒于宫颈口糜烂处,如果阴道较松者,再放入塞子,保留 24 小时,隔天冲洗 1 次,10 次为 1 个疗程,上药期间暂停性生活,治疗 57 例,痊愈 41 例、显效 14 例、进步 2 例。亦有用五倍子、蚤休配成软膏,治疗子宫颈糜烂 31 例,有效率为 96.2%。

(13)治疗早泄:取五倍子 20 g,文火煎煮半小时,再加入适量温开水,趁热熏蒸阴茎龟头数分钟,待水温下降至 40 ℃ 左右时,可将龟头浸泡到药液中 5~10 分钟,每晚 1 次,15 天为 1 个疗程,一般 1~2 个疗程龟头皮肤黏膜变厚、变粗即可。治疗 5 例,均获得满意效果。

（14）治疗带状疱疹：用五倍子末、生黄柏、伸筋草、生半夏、面粉各等份，食醋调成糊，敷于病变部位，并用白麻纸贴上，每天或隔天换药 1 次，共治疗带状疱疹 22 例，全部治愈；或用五倍子 70 g、雄黄 64 g、枯矾 50 g，共研粉末，加香油适量调匀外涂，治疗 23 例，全部治愈；也可用大黄五倍子膏配合西药治疗。

（15）治疗传染性软疣：用抗疣 1 号散，五倍子、冰片（兑入）、川椒、大青叶等份研末。将软疣用热毛巾逐个擦洗至潮红，用醋调本品为糊状，涂于软疣上，1 天 1～2 次，7 天为 1 个疗程，治疗 30 例，痊愈 27 例、好转 3 例；本品对扁平疣、尖锐湿疣也有效果。亦有以倍雄膏：五倍子 5 份，雄黄 2 份，乌梅、枯矾、大黄各 1 份，以醋调制膏，涂在疣体上，治疗 93 例，经 3～12 天后均获痊愈。

（16）治疗稻田性皮炎：用五倍子溶于 8 倍量的醋中，外涂手脚下水部位防治稻田性皮炎，效果良好。

（17）治疗脂溢性皮炎：用五倍子与杏仁等份，白酒浸 3 天，外涂，每天 3～5 次，治疗脂溢性皮炎 4 例，痊愈 3 例、复发 1 例。

（18）治疗冻疮：以五倍子 9 g，荆芥 15 g，煎汁洗浸患部，用于冻疮未破者有效。

（19）治疗鼻腔溃疡：用五倍子和少许麻黄、冰片同用，研末吹鼻，治疗 4 例，2 例好转、2 例痊愈。

（20）治疗牙痛：以五倍子 15 g，煎浓汁含漱口，治疗 5 年多双侧上牙反复剧烈疼痛，2 天后痛止，6 年未复发。

（21）治疗颞下颌关节紊乱综合征：以五倍子细粉和醋调制成五倍子膏，用时先取麝香 20 mg，置于患侧颧髎、颊车穴位上，再敷五倍子膏，胶布固定，48 小时以上更换药，一般贴 5 次即愈。

（22）治疗睫毛倒卷：用五倍子 50 g 研细末，加入蜂蜜或醋适量调匀，拌成糊状，用时先洗净眼睑皮肤，然后将适量的糊剂涂于距睑缘 2 mm 处，每天 1 次，一般涂 3～10 次可望倒睫矫正。

（23）治疗直肠狭窄：用五倍子配合黑醋、蜈蚣、蜂蜜制成软膏，治疗瘢痕挛缩引起的肛门直肠狭窄，有一定疗效。

二、乌梅

（一）历史

乌梅为梅之果实，熏成乌黑色，故名。李时珍曰："取青梅篮盛，于突上熏黑。"本品异名有梅实（《神农本草经》），熏梅、桔梅实、桔梅肉（《现代实用中药》），黄仔、千枝梅、合汉梅（《全国中草药汇编》），酸梅、红梅（《中药材手册》）等。

乌梅入药历史悠久，《神农本草经》列为中品，谓："主下气，除热烦满，安心，肢体痛，偏枯不仁，死肌，去青黑痣，恶肉。"《名医别录》增入"止下痢，好唾口干""利筋脉，去痹"。孟诜谓治"大便不通，气奔欲死""霍乱心腹不安，及痢赤、治疟方多用之"。《本草拾遗》补充了"止渴调中，除冷热痢，止吐逆。"《日华子本草》还谓其能"除劳，治骨蒸，去烦闷，涩肠止痢，消酒毒，治偏枯皮肤麻痹，去黑点，令人得睡。又入建茶、干姜为丸，止休息痢。"《本草纲目》记载了本品的主要主治范围，即能"敛肺涩肠，治久咳，泻痢，反胃噎膈，蛔厥吐利，消肿，涌痰，杀虫，解鱼毒，马汗毒，硫黄毒。"其后《本草求原》再添入了"治溲血、下血、诸血证，口燥咽干"。故历代本草逐渐总结了本品具有敛肺、涩肠、生津、止血、安蛔等诸功效。

（二）性能

酸、涩，平。主归脾、肺、大肠经。

（三）功效

敛肺止咳，涩肠止泻，生津止渴，安蛔止痛。

（四）应用

1.肺虚久咳

乌梅味酸而涩，其性善敛。《用药心法》曰其能"收肺气"。其上入肺经能敛肺气、止咳嗽，可用于肺虚久咳少痰或干咳无痰之证，常与罂粟壳相须而用，以增强其敛肺止咳之效，如《本草纲目》治久咳不已方；亦可配伍杏仁、半夏、阿胶等药以奏敛肺养阴、化痰止咳之功，如《世医得效方》之一服散。

2.久泻、久痢

乌梅酸涩之性，下入大肠能涩肠止泻。《名医别录》曰能"止下痢"，可用于治正气虚弱之久泻、久痢证。如《证治准绳》之固肠丸，即以本品配诃子、人参、肉豆蔻等温中健脾、涩肠止泻药同用，治中焦虚寒或脾肾阳虚、运化失职而致久泄不止、泄泻稀水，甚则完谷不化者。对于泻痢日久、正气已衰者，可单用本品以涩肠止痢，如《肘后备急方》方治久痢不止、肠垢已出；若泻痢便脓血者，可配伍清热燥湿、解毒止痢之黄连同用，如《太平圣惠方》乌梅丸；若下痢阴伤口渴，本品既可止痢，又可生津，如孟诜《必效方》以本品配合养阴生津之麦冬同用。现代临床以固肠丸、乌梅丸治疗溃疡性结肠炎，均取得满意疗效，亦都取本品之涩肠止泻作用。乌梅与罂粟壳在功用上相似，故经验方乌罂煎剂以上2味药配健脾燥湿之淮山药、法半夏，治疗婴幼儿腹泻效佳。乌梅合剂以本品配行气止痛之香附同用，治疗细菌性痢疾有效。

3.虚热消渴

乌梅至酸性平，善能生津液、止烦渴，可用于虚热消渴之证。如阴虚烦热、口渴、多饮者，可单用本品煎服；或配合天花粉、麦冬、人参等益气养阴、生津止渴药同用，如《沈氏尊生书》之玉泉丸。若口干是因虚火上炎者，常与清热泻火之黄连、天花粉等同用。经验方降糖Ⅱ号，以之与生地、泽泻、山药、山茱萸同用，治疗糖尿病，降糖疗效较好。

此外，本品还可用于暑热伤津口渴之证，如《药物大全》之梅苏冲剂，以本品配合葛根、薄荷、紫苏叶，治疗外感暑热、口渴咽干、胸中满闷者。

4.蛔厥腹痛、呕吐

蛔得酸则伏，乌梅味极酸，具有安蛔止痛、和胃止呕之功效，可用于蛔虫引起的虫窜腹痛如刀绞，甚则呕吐、四肢厥冷之蛔厥病证。以本品为主药，配细辛、干姜、附子等药同用，以温脏安蛔，如《伤寒论》之乌梅丸。现代临床常用本品治疗胆管蛔虫症，如经验方乌梅煎剂（乌梅、吴茱萸、黄连、花椒、川楝子、延胡索等），能酸化胆汁，麻痹虫体，促进胆汁分泌增多，有利蛔虫排出胆管，对蛔厥腹痛有一定疗效。

此外，据临床报道，本品还可用于多种寄生虫病，如单用乌梅煎服可治钩虫病。乌雷汤（乌梅、雷丸、苦楝皮、花椒等）可治鞭毛虫。乌梅丸（乌梅、槟榔、榧子、当归）治华支睾吸虫轻度感染者。滴虫汤（乌梅、槟榔、苦楝皮、苦参）可用于滴虫性肠炎。

5.崩漏、便血、尿血

乌梅炒后，涩重于酸，善能收敛止血、固冲涩漏，《本草求原》曰其"治溲血，下血，诸血证"。临床上多用于身体下部出血的崩漏、便血、尿血等症。如《校注妇人良方》治崩漏下血，则以本品单用炒炭为末服。《济生方》以此醋糊为丸,空心米饮下,治大便下血不止。《本草纲目》以本品烧存性,醋糊丸,酒下,治小便尿血。对上述各种下血之证,亦可配伍槐花、侧柏叶,或小蓟、藕节炭等止血药同用。

此外,本品亦可外用,如用乌梅肉擦牙龈,可疗牙关紧闭;乌梅烧炭存性,研末外敷,可治疗疮疡脓净、胬肉外翻、久溃不敛;《太平圣惠方》以乌梅肉烧灰细研,生油调敷,治小儿头疮,积年不差。可以乌梅肉加适量食醋研烂,或用乌梅2份、凡士林1份制成乌梅软膏,治化脓性指头炎及脉管炎引起的指头溃疡有效。

(五)用法用量

3~10 g,大剂量可用至30 g。外用适量,捣烂或烧炭研末调敷。止泻止血宜炒炭用。

(六)使用注意

本品收敛,故外有表证或内有实热积滞者忌用。

(七)现代研究

1.化学成分

乌梅未成熟的果实中含苹果酸、枸橼酸(柠檬酸)、琥珀酸(丁二酸)、酒石酸、齐墩果酸、谷甾酸。种子中含苦杏仁苷,尚含脂肪油;含挥发油,油中含苯甲醛、苯甲酸(安息香酸)。成熟的果实中含氢氰酸等。

2.药理作用

乌梅可使蛔虫活动增强且可使大部分蛔虫从引流胆囊中后退,这与乌梅具有收缩胆囊作用,并可增加胆汁分泌、使胆汁趋于酸性和松弛胆管口括约肌的作用有关。乌梅煎液能增强豚鼠离体膀胱逼尿肌肌条的张力,增加膀胱逼尿肌肌条的收缩频率和收缩波平均振幅。乌梅对豚鼠离体胆囊的作用表现为双向性反应,即低浓度的乌梅对胆囊肌条表现为抑制作用,当乌梅累积至一定浓度时,对胆囊肌条的张力呈现为先降低后增高的双向性反应。乌梅及其制剂在体外对大肠埃希菌、痢疾杆菌、伤寒杆菌、副伤寒杆菌、霍乱杆菌、百日咳杆菌、变形杆菌、炭疽杆菌、白喉杆菌、类白喉杆菌、脑膜炎杆菌、金黄色葡萄球菌、肺炎球菌、溶血性链球菌、人型结核杆菌、铜绿假单胞菌均有抑制作用,而且对苍须癣菌等真菌也有一定的抑制作用。乌梅的抑菌作用强弱受采收、加工、植物基原的影响,以核仁、果肉均成熟时采收加工的乌梅比其他时期采收加工的乌梅抑菌作用强;烫晒法与烘干法加工成的乌梅抑菌效应相同,熏法制成的乌梅对某些菌的作用略优于烫晒、烘干法,松木或杂木熏制的乌梅对痢疾、伤寒杆菌的敏感度稍有不同,但差异不明显。乌梅煎剂对小鼠肉瘤S180艾氏腹水癌有抑制作用,体外实验对人子宫颈瘤JTC-26株的抑制率在90%以上。乌梅水提液、醇提液具有抑制人原始巨核白血病细胞和人早幼粒白血病细胞生长的作用,对这两种细胞的克隆形成都有不同程度的抑制作用,呈一定的量效关系。乌梅煎液对未孕和早孕大鼠的子宫平滑肌均有兴奋作用,妊娠子宫对其尤为敏感,有明显的抗着床、抗早孕作用。乌梅有较强的杀精子作用。乌梅对豚鼠的蛋白质过敏性及组胺休克具有对抗作用,但对组胺性哮喘则无对抗作用。乌梅对邻苯三酚及肾上腺素氧化系统产生的氧自由基有很强的清除能力,并在垂直凝胶电泳中表现出抑制氮蓝四唑(NBT)光化还原的能力。乌梅果浆有明显的抗氧化溶血和抗肝匀浆脂质过氧化作用,且抑制率和剂量呈正相关。乌梅所含琥珀酸是重金属及巴比妥类药物中毒的解毒剂,枸橼酸可作碱中毒的解毒剂。镇咳实验表明,乌梅核壳、种仁与净乌梅作用一致,有明显的镇咳作用,而果肉则无镇咳作用,且核壳和种仁的镇咳作用均强于净乌梅。

3.临床新用

(1)治疗胆囊炎、胆石症:用乌梅 6 g、川楝子 12 g、虎杖 20 g、金钱草 60 g、土大黄 30 g,并随证稍做加减,每天 1 剂,水煎服,10 天为 1 个疗程,治疗 2~4 个疗程,B 超复查。共治疗 82 例,治愈 27 例、显效 44 例、有效 5 例、无效 6 例,总有效率为 92.6%。

(2)治疗病毒性肝炎:用乌梅 40~50 g(小儿酌减),加水 500 mL,煎至 250 mL,顿服或两次分服,每天 1 剂,共治疗 74 例;对照组 56 例,用退黄、降酶、保肝及免疫调整剂等中西药综合治疗。乌梅组 74 例中急性肝炎 55 例、慢性肝炎 19 例,显效 66 例(89.1%)、有效 7 例(9.5%)、无效 1 例(1.2%);对照组 56 例中急性肝炎 35 例、慢性肝炎 21 例,显效 28 例(占 50%)、有效 27 例(48.2%)、无效 1 例(1.8%)。乌梅组平均治疗 19.5 天达显效标准。

(3)治疗过敏性紫癜性肾炎:血尿停(生地黄、牡丹皮、旱莲草、女贞子、小蓟、茜草、石韦、金银花、荆芥、乌梅、三七参面)加减治疗。

(4)治疗皮肤划痕症:用乌丁饮(乌梅、丁香、白芍、地骨皮),一般服 5~7 剂,划痕均消失。在50 例中治愈 18 例、显效 6 例、进步 18 例、无效 8 例,有效率达 84%。

(5)治疗乳头皲裂症:用乳风散(乌梅、制乳香、马勃、三七、浙贝母、蜈蚣)研末扑于患处,每天1~2 次,在 35 例中痊愈占 94%、显效占 4%。

(6)治疗食管异物:用乌梅、硼砂、桔梗、青橄榄等水煎服,在半小时内频饮,经治 20 例,均1 剂而愈。

(7)治疗尿毒症:用纠酸Ⅱ方(乌梅、硼砂、甘草、大黄、附子、羊蹄草)对尿毒症有一定效果。

(8)治疗肿瘤:用乌梅、红升丹、轻粉、硇砂等研末外用,治疗宫颈癌有一定收效。

(9)治疗白血病:用乌卤水(乌梅、卤水)治疗慢性粒细胞性白血病疗效满意,每天 6 次,每次2.5~3.5 mL。

(10)治疗流行性乙型脑炎:用党参、黄连、白芍、乌梅、花椒浓煎顿服,1 剂热退,眠安症减。

三、诃子

(一)历史

本品以诃子的果实入药,故名。其异名有诃黎勒(《金匮要略》)、诃黎(《千金要方》)、随风子(刘禹锡《传信方》)、涩翁(《药性大字典》)等。

诃子入药历史悠久,《南方草本状》曰:"可作饮,变白髭发令黑。"对诃子的作用作了初步的描述。《药性论》则发展了本药的治疗作用,谓能"通利津液,主破胸膈结气,止水道"。《新修本草》补充了"主冷气心腹胀满,下宿物"。《海药本草》还谓:"主五膈气结,心腹虚痛,赤白诸痢及呕吐咳嗽,并宜使皮,其主嗽。肉炙治眼涩痛。"其后《日华子本草》又总结本品主"消痰,下气,除烦,治水,调中,止泻痢,霍乱,奔豚肾气,肺气喘急,消食开胃,肠风泻血,崩中带下,五膈气。怀孕未足月胎漏及胎动欲生,胀闷气喘。并患痢人后分急痛,产后阴痛"。《图经本草》又增入"治痰嗽咽喉不利"等。故历代本草逐渐总结了本品具有敛肺、利咽、涩肠止泻、止血等诸功效。

(二)性能

苦、酸、涩,平。主归肺、脾、胃、大肠经。

(三)功效

涩肠止泻,敛肺止咳,利咽开音。

（四）应用

1.久泻、久痢、脱肛、肠风下血

诃子苦重沉降、酸涩收敛，入脾与大肠经，能固脾胃、实大肠、行结滞、收滑脱。《药品化义》曰其所主之证乃是"取其涩可去脱"。本品可用于以下几种。

（1）久泻、久痢、脱肛：治脾气虚亏或脾肾虚寒之正虚邪恋之久泻久痢。《本经逢原》曰："诃子，苦涩降敛……煨熟固脾止泻……涩以固滑泄。"可单用本品为散，粥饮服，如《金匮要略》之诃黎勒散。若久泻夹湿热者，本品常与清热燥湿、行气化滞之黄连、木香、甘草同用，如《素问·病机气宜保命集》之诃子散；若用于虚寒性泄泻，可以与温中行气、收敛固涩之干姜、橘皮、罂粟壳同用，如《兰室秘藏》之诃子皮散。对于泻痢日久、正气大伤、滑脱不禁，甚则中气下陷之脱肛者，本品常与补中益气、温中止泻之人参、白术、肉豆蔻等药同用，如《太平惠民和剂局方》之真人养脏汤。现代临床常以20％诃子液做保留灌肠，同时口服诃子肠溶胶囊，治疗菌痢，疗效甚佳。

（2）肠风下血：诃子酸涩入于阳明，能涩大肠、止下血，《日华子本草》谓其治"肠风下血"。治风火交迫、阴络受损、下血如溅、血色鲜红之肠风下血者，本品常与祛风散邪之白芷、防风、秦艽等同用，如《本草汇言》之治肠风泻血丸。

2.肺虚咳嗽、久咳失声

诃子酸涩而苦，既收又降，兼得其善，既能敛肺下气止咳，又能清肺利咽开音。《本经逢原》曰："诃子，苦涩降敛，生用清金止嗽。"为治疗肺虚咳嗽、久咳失声常用之品，可用于以下几种。

（1）肺虚咳嗽：治肺气虚弱而久咳短气、声低语怯、脉弱者，本品能敛肺气止咳嗽，可单用，如《经验方》以生诃子1枚含之咽汁，治气嗽久者；亦可配伍应用，常与五味子、人参同用，共奏敛肺补气之功。经验方补肺汤（北京中医研究所方）以诃子配伍五味子、猪肺，同煮烂去药，食肺与汤，治慢性气管炎合并肺气肿之久咳者。《全国中草药汇编》以本品配伍百合、百部、甘草，治疗慢性支气管炎。

（2）久咳失声：本品酸涩性收，其性偏凉，既能收敛肺气，又具清肺利咽开音之功，可用于肺虚金破失声、不能言语者，常与桔梗、甘草同用，以增强其利咽开音之功效，如《宣明论》之诃子汤；亦可与杏仁、通草等同用，治久咳语声不出，如《济生方》之诃子散。若治气阴两虚所致失声者，可借其苦泄酸收之力，配合人参、生地、麦冬、乌梅，以收养阴润燥、补肺亮音之功，如《中医临床备要》之清音汤；若治声音嘶哑、兼见咽喉肿痛者，本品可与清热解毒、消肿利咽之硼砂、青黛、冰片等蜜丸噙化，如《医学统旨》之清音丸；若治久咳不止、复感外邪而咽痛失声者，本品常与宣散风热和利咽之薄荷、蝉蜕、牛蒡子等同用。

此外，取其酸收固涩的作用，本品尚可用于肝肾亏虚之崩漏、带下、小便不禁等证。如《医林集要》治虚寒白带之白淫丸，以本品配合白术、杜仲、山茱萸肉等同用。《本草汇言》以本品单用嚼服，治老人气虚不能收涩之小便频行、自遗等证。

（五）用法用量

3～8 g。涩肠止泻宜煨用，敛肺清热利咽开音宜生用。

（六）使用注意

本品性收敛，凡外有表邪、内有湿热积滞者忌用。

（七）现代研究

1.化学成分

果实含诃子鞣质30％～40％，去核果肉较全果含鞣质为高，嫩的果实较成熟的果含鞣质多，其主要成分为诃子酸、诃黎勒酸、1,3,6-三没食子酰葡萄糖及 1,2,3,4,6-五没食子酰葡萄糖、鞣云实精、原诃子酸、葡萄糖没食子鞣苷、并没食子酸及没食子酸等。又含莽草酸、去氢莽草酸、奎宁酸、阿拉伯糖、果糖、葡萄糖、蔗糖、鼠李糖和氨基酸。还含番泻苷 A、诃子素、鞣酸酶、多酚氧化酶、过氧化物酶、维生素 C 氧化酶等。

2.药理作用

诃子的粗提物和单体化合物均具有不同程度的抗氧化活性。诃子的水提取物能够抑制幽门螺杆菌的生长;没食子酸及其乙酯对耐甲氧西林的金黄色葡萄球菌具有很强的抑制作用;10% 的诃子提取物能明显抑制口腔链球菌等微生物的生长和微生物引起的黏附现象以及糖酵解作用;诃子的酸性乙醚提取物比乙醇提取物具有更强的抗菌作用,并有一定的抗真菌活性。具有抗动脉粥样硬化作用。没食子酸及其衍生物对人免疫缺陷病毒 HIV 整合酶有抑制作用;诃子醇提物在 2.2.15 细胞上有显著的体外抗 HBV 作用;含诃子中药在体外及体内对阿昔洛韦耐药的 I 型单纯性疱疹病毒和 U 型单纯性疱疹病毒均起作用。诃子的 70% 乙醇提取物对人乳腺癌细胞(MCF-7)、鼠乳腺癌细胞(SB5)、人骨瘤细胞(HOS-1)、人前列腺癌细胞(PC-3)等细胞系的生长有抑制作用。诃子的甲醇提取物对 MCF-7、HOS-1、PC-3 等肿瘤细胞具有生长抑制作用。诃子果皮提取物具有强心作用。大剂量诃子的苯及三氯甲烷提取物具有中等的强心作用,乙酸乙酯、丁酮、正丁醇和水的提取物具有很强的强心作用。诃子有较强的解毒功效,既能解邪气聚于脏腑的内源性毒症,也可以解除因食物中毒、药物中毒、虫蛇咬伤等外源性毒症。诃子对乌头碱引起的心肌细胞内 Ca^{2+} 增多有恢复作用;诃子的 95% 乙醇提取物能有效地抑制利福平、异烟肼、吡嗪酰胺这 3 种药物对肝脏的损伤。生诃子对乙酰胆碱和氰化钾诱发的气管平滑肌收缩无明显作用,炙诃子对乙酰胆碱诱发的气管平滑肌收缩有明显的抑制作用。诃子果实含有大量的鞣质,具有收敛、止泻、解痉挛等作用;在蒙医、藏医中,诃子还用于生肌长骨、消除病邪等。诃子的提取物具有抗溃疡性结肠炎等功效。

3.临床新用

(1)治疗大叶性肺炎:取诃子肉、瓜蒌各 15 g,百部 9 g,为 1 天用量,水煎分两次服。治大叶性肺炎20 例,多数均能在 1~3 天内退热,3~6 天内白细胞降至正常,6~11 天内炎症吸收。

(2)治疗白喉带菌者:内服 10% 诃子煎液,每天 3~4 次,每次 100~150 mL,局部可用煎液含漱,每天 4~5 次;或用蒸过的诃子含咽,每天 4~5 次,每次 1~2 粒;亦可用 50% 煎液喷射鼻腔及咽喉部,每天1次。临床观察 20 例(其中 1 例加用其他药治疗),服药后连续 3 次以上喉拭子培养均为阴性。用药最短者 4 天,最长者 17 天,平均为 6.9 天。

(3)治疗急性湿疹:诃子 100 g,打烂,加水 1 500 mL,文火煎至 500 mL,再加入 500 mL 米醋,煮沸即可。取药液浸渍患处,或用纱布蘸药液湿敷,每天 3 次,每次 30 分钟,每天 1 剂,一般 3~5 天显效。治疗 47 例急性湿疹,痊愈 45 例、显效 2 例;34 例慢性湿疹中,痊愈 30 例、显效 3 例、无效 1 例。

(4)治疗胃及十二指肠溃疡:诃子 4 g,白及、甘草各 0.6 g,延胡索 1.2 g,天仙子 0.1 g,共研细粉,炼蜜为丸(以上为 1 丸量),每次 1 丸,每天 3~4 次。

(5)治疗胃痉挛:藏药五味金色诃子散,以金色诃子 80 g,塞知 50 g,塞卖 17 g,黑冰片 74 g,五灵芝20.5 g,研末制成散剂。

(6)治疗痔疮:药用诃子、五倍子、地榆炭、槐花、三七粉、枯矾、黄连、大黄炭各等份,研末敷脐。

四、肉豆蔻

(一)历史

肉豆蔻因其花实皆似豆蔻无核,故名。寇宗奭曰:"肉豆蔻对草豆蔻为名,去壳只用肉。"其异名有迦拘勒(《本草拾遗》),豆蔻(《续传信方》),肉果(《本草纲目》),玉果、顶头肉(《全国中草药汇编》)等。

肉豆蔻始见于《名医别录》,列为上品,谓"主温中,心腹痛,去臭气"。其后《药性论》补充"主小儿吐逆下乳""治宿食不消,痰饮"。《海药本草》增加"主心腹虫痛,脾胃虚冷气并,冷热虚泄,赤白痢等"。以上基本记载了本品主要的主治范围。《日华子本草》认为能"解酒毒",《开宝本草》还谓可主"霍乱中恶,呕沫"。《本草纲目》则对上述主治的机制作了概括,谓其"暖脾胃,固大肠"。《本草经读》在主治上再补充能"治精冷"。而《本草求原》再增入"治肾泄,上盛下虚,诸逆上冲,元阳上浮而头痛"。故本品通过历代的应用,逐渐总结出肉豆蔻具有温中、下气、消食、固肠等诸功效。

(二)性能

辛,温。主归脾、胃、大肠经。

(三)功效

温中涩肠,行气消食。主虚泻,冷痢,脘腹胀痛,食少呕吐,宿食不消。

(四)应用

涩肠止泻,温中行气。

1.虚泻、冷痢

肉豆蔻辛温而涩,温通而降,能暖脾胃、降浊气、固大肠、止泄泻,《本草纲目》谓其能"暖脾胃,固大肠",可用于久泻、久痢等证。如脾胃虚寒之泻痢,兼见腹胀满、喜温喜按、纳呆者,本品可温中固肠,常与诃子、四君子汤同用,共奏健脾补气、涩肠止泻之功,如《世医得效方》之加味四君子汤,或酌加温中散寒之干姜、肉桂之品同用;若治脾虚泄泻、肠鸣不食者,可与行气止痛之乳香为末,米饮送服,如《杨氏家藏方》之肉豆蔻散;若治水泻无度、肠鸣腹痛者,可与辛温散寒之生姜汁同用,白面作饼服,如《圣济总录》之肉豆蔻散;若治脾肾虚寒、大便稀溏、甚则完谷不化或五更泄泻者,本品可温中涩肠止泻,常与吴茱萸、补骨脂、五味子同用,以共收温补脾肾、固肠止泻之效,如《证治准绳》之四神丸;亦可与人参、白术、肉桂、罂粟壳等同用,以共奏温中补虚、涩肠止泻之功,如《太平惠民和剂局方》之真人养脏汤。现代临床多以本品治疗慢性结肠炎、小肠营养不良、肠结核等所引起的慢性腹泻,如《中国中医秘方大全》以本品配伍五味子、煨木香、诃子肉、吴茱萸,治慢性腹泻,若阳虚甚者加炒补骨脂、炮姜炭;若肠鸣腹痛者,加炒防风、炒白芍;若食滞者,加鸡内金、山楂炭等同用。此外,可以本品与车前子、诃子、木香各等份,研细末,姜汁调成糊状,敷于脐部,治婴儿腹泻,一般1~2次可愈。对于脾肾虚寒、冷痢不止、腹痛不能食者,《太平圣惠方》以本品用醋和面煨,捣末,粥饮调服。据临床报道,以本品加罂粟壳、木香、肉桂同用,治疗痢疾后综合征(腹泻、黏便、腹痛下坠等)有一定效果,但对慢性痢疾、久治不愈而有脓血者则忌用。

2.胃寒胀痛、食少呕吐

肉豆蔻气温,能温中土之阳,辛香能醒脾胃之气。具有温中理脾、行气止痛、除寒燥湿、开胃消食之功,为调理脾胃之常用药物。李时珍曰其为"调中下气,开胃"之品。可用于寒蕴中焦、寒凝气滞之脘腹胀痛、食少反胃者,本品多与温中行气止痛之木香、大枣同用,如《百一选方》之肉豆蔻丸;若兼呕吐者,常与行气降逆止呕之半夏、木香同用,《普济方》之肉蔻丸;若水湿壅滞、腹胀如鼓、食之不下者,本品可温中行气、燥湿运脾,常与利水消肿之黑丑、槟榔、轻粉同用,如《宣明论方》之肉豆蔻丸。取本品之开胃消食之功,可用于食欲减退、消化不良之证,常与砂仁、山楂合用。

(五)用法用量

3～9 g;或入丸、散剂,每次 0.5～1.0 g。内服须煨熟去油用。

(六)使用注意

湿热泻痢及胃热疼痛者忌用。

(七)现代研究

1.化学成分

肉豆蔻种仁含挥发油、脂肪油、淀粉、蛋白质及少量蔗糖、多缩木糖、色素、解脂酶、果酸及1种皂苷。挥发油存于胚乳中,主含 α-蒎烯、α-莰烯,另含肉豆蔻醚(为毒性结晶,特香)、二戊烯、d-芳樟醇、d-龙脑、dl-萜品醇、香茅醇、肉豆蔻酸、丁香酚(丁香油酚)、异丁香酚(异丁子香酚)、松萜、d-宁烯、黄樟油脑、肉豆蔻甘油酯(肉豆蔻酯、三肉豆蔻甘油酯)。

2.药理作用

肉豆蔻各炮制品都明显地抑制小鼠体内小肠推进功能。止泻作用是面煨＞麸煨＞生品＞滑石粉煨;毒性则是生品＞滑石粉煨＞麸煨＞面煨。肉豆蔻挥发油大、中、小剂量组可明显减慢心率,降低心律失常的发生率,同时降低心肌细胞损伤所释放的 GOT、CK、LDH 的含量,降低MDA 和升高 SOD 的活性,对大鼠心肌缺血再灌注损伤具有保护作用。对神经中枢的作用为肉豆蔻提取物对 BV2 细胞无毒性,且抑制了谷氨酸的细胞毒性作用和脂多糖所诱导的 iNOS 表达,在体外对鼠性 BV2 小胶质细胞具有抗氧化及神经保护作用。肉豆蔻中的甲基丁香酚具有明显的镇咳、祛痰、镇静、镇痛作用。肉豆蔻挥发油成分有明显的抗真菌作用,且对 5 种真菌的最低抑菌浓度和最低杀菌浓度相等。肉豆蔻乙醇提取物对 D-氨基半乳糖中毒大鼠急性肝损伤具有呈量效关系的保护作用。

3.临床新用

治疗冠心病:自拟蒙药益心散(肉豆蔻、广枣、沉香、白檀香、蜈蚣、甲珠),早、晚各服 2～5 g,45 天为 1 个疗程,治疗冠心病 98 例,结果痊愈 33.67％,显效 40.82％,好转 19.36％,无效 6.1％。

五、石榴皮

(一)历史

石榴皮因昔汉使张骞出使西域,得将林安石国榴种而归,其皮入药,故名,一名安石榴。其异名有石榴壳(《雷公炮炙论》)、酸石榴皮(《肘后备急方》)、安石榴酸实壳(《名医别录》)、酸榴皮(《本草纲目》)、西榴皮(《闽东本草》)等。

石榴皮始载于《雷公炮炙论》,其曰:"凡使榴皮、叶、根,勿令犯铁。"《名医别录》列为下品,谓"疗下痢,止漏精。"《药性论》曰其"治筋骨风,腰脚不遂,步行挛急疼痛。主涩肠,止赤白下痢。取汁止目泪下。"《本草拾遗》谓可"主蛔虫,煎服。"故以上各医籍记载了本药涩肠止泻、杀虫的基本主治。其后《滇南本草》谓:"治日久水泻,同炒砂糖煨服,又治痢脓血。""同马兜铃煎治小儿疳虫。并洗膀胱。"《本草蒙筌》补充了可"理虫牙",《本草纲目》增入治"脱肛,崩中带下",《生草药性备要》谓其能"治瘰子疬,洗疝痛",《本草求原》还认为能"洗瘟疬癞"。现代《科学的民间药草》谓可"驱除钩、绦虫"。故通过历史的临床应用及总结,石榴皮尚具有涩肠止泻、止血、驱虫等功效。

(二)性能

酸、涩,温。主归大肠经。

(三)功效

涩肠止泻,杀虫。

(四)应用

1.久泻、久痢、脱肛

石榴皮味酸收敛,入大肠经,能涩肠、止泻痢。《药性论》谓:"主涩肠,止赤白下痢。"故常用于中气虚弱之久泻久痢之证。本品既可单用,又可配方应用。如《普济方》之神授散,即以单味陈石榴皮焙研细末,米饮下,治久痢不愈;《滇南本草》以本品炒砂糖煨服,治日久水泻;本品又可配伍黄连、黄柏等清热燥湿之品,治湿热痢疾、久延不愈者,如《千金要方》之黄连汤。现代临床多以石榴皮制成50%～60%煎剂内服,用于治细菌性痢疾与阿米巴痢疾,均有一定疗效。经验方石榴青链液,以石榴皮30～45 g,浓煎与青霉素160～240万 U、链霉素1.0 g(两者均皮试)的稀释液于睡前保留灌肠,治疗溃疡性结肠炎效佳。亦可以鲜石榴皮30 g,捣成泥状,敷于肚脐,治疗腹泻,1～3次可愈。对于久泻久痢而致中气下陷之脱肛者,本品有收敛固肠之功,《医钞类编》以之合东壁土、明矾煎成浓汁熏洗,并以五倍子炒研细粉外敷局部,托入。现代临床应用,在上方外用的基础上,再配服加味补中益气汤,其疗效更佳。

2.虫积腹痛

蛔得酸则静,喜暖恶寒。石榴皮酸涩而温,入于大肠,能安蛔杀虫止痛,《本草拾遗》曰其"主蛔虫,煎服"。本品可用于蛔虫、钩虫、绦虫等多种肠道寄生虫病,常与槟榔、使君子等驱虫药同用。如《太平圣惠方》之石榴皮散,即以本品配伍胡粉、槟榔等,治诸虫心痛不可忍、多吐酸水。亦可以石榴皮30 g,轧粗末,水煎,沸后加醋,于睡前熏洗肛门,治疗蛲虫病,效果明显。

此外,取其敛涩之功,本品尚可涩精、止带、止血,可用于遗精、带下、崩漏、便血等证。如治妇女崩漏及赤白带下,常与乌贼骨、椿根皮等固经止带药同用。现代临床用于治子宫颈炎而带下者,以本品60 g、猪胆汁(晒干)30 g,共研末,植物油调成糊状,以带尾棉球蘸药液,塞入宫颈糜烂处。如治便前有血、患者面黄肌瘦者,《千金要方》取黄石榴皮杵末,茄子枝煎汤调下。据临床报道,治疗内痔便血者,本品可配伍乌梅、黄连、枳壳、明矾、普鲁卡因、枸橼酸钠、甘油等浓煎,注射痔核有效。如治遗精、滑精者,则可与金樱子、覆盆子等固精止遗之品同用。

(五)用法用量

3～9 g;或入丸、散剂。入汤剂生用,入丸、散剂多炒用,止血宜炒炭用。

(六)使用注意

对于实证、湿热泻痢初起宜慎用。

(七)现代研究

1.化学成分

石榴果皮含没食子酸、苹果酸、熊果酸、异槲皮苷、石榴皮素 B、安石榴苷与安石榴林。尚含鞣质10.4%～21.3%、树脂4.5%、甘露醇1.8%、非结晶糖2.7%。

2.药理作用

果皮煎剂不但抗菌作用广泛,且杀菌作用较强,对金黄色葡萄球菌、史氏及福氏痢疾杆菌,以及白喉杆菌均有杀灭作用;对霍乱弧菌、伤寒杆菌、铜绿假单胞菌及结核杆菌等有明显的抑制作用。果皮水浸剂对堇色毛癣菌、红色表皮癣菌、奥杜盎小孢子菌及星形奴卡菌等皮癣真菌有抑制作用。石榴皮对幽门螺杆菌有良好的抑菌效果,并且幽门螺杆菌甲硝唑耐药株及敏感株都对其敏感。雌性大鼠或豚鼠服石榴果皮粉,可减少受孕率。

3.临床新用

(1)治疗多种感染性炎症:取石榴皮制成 100％煎液,烘干研粉装胶囊口服,每天 3 次,每次 1～2 粒。治疗肠炎,胆管感染,急、慢性气管炎,肺部感染,慢性阑尾炎,淋巴结炎,多发性疖肿,创伤感染等共415 例,有效率为 90％。

(2)治疗化脓性中耳炎:干石榴皮 30 g、冰片 2 g。先将干石榴皮放在瓦或炉上烤焦,晾冷,捣碎并入冰片,共研细粉,储瓶密封备用。使用前,先用过氧化氢溶液把耳内脓液及分泌物洗净,用棉签擦干,再用一细纸筒取上药粉少许,吹入耳内,每天 1 次或隔天 1 次。治疗 36 例,痊愈 28 例、好转 5 例、无效 3 例,总有效率为 91.5％。

(3)治疗烧伤:石榴皮 500 g,加水 500 mL,文火煎至 250 mL,滤过后置瓶中备用,据创面大小,将 1 cm² 的纱布块用药液浸湿,一块一块地贴于患处,直至痊愈、纱布块自行脱落。治疗 45 例,均获痊愈(深Ⅱ度 10 例、浅Ⅱ度 34 例、Ⅰ度 1 例)。

(4)治疗足癣感染:石榴皮、黄柏各 20 g,儿茶、鲜马齿苋各 30 g,土茯苓、蛇床子各 30 g,枯矾 15 g。将上药加水 200 mL,煮沸 15 分钟,浸泡后拭干,用无菌纱布包敷,5 剂为 1 个疗程。治疗 184 例,治愈时间最快 3 天,最慢 11 天,平均为 7.3 天,全部治愈。

(5)治疗银屑病:石榴皮、乌梢蛇、乌梅、红花、三棱、莪术、木香各 20 g,蜈蚣 5 条,紫草、黄柏、忍冬藤各 30 g。上药放入砂锅中,以菜油 500 g 浸泡 2 小时,然后用文火煎熬,当药草熬至发黄微黑时,用纱布滤去药渣,取药汁贮于玻璃瓶中备用。每天于皮损处搽 1～4 次,并在患处摩擦 5～10 分钟,使局部微微发热为宜,10 天为 1 个疗程。治疗 65 例,临床痊愈 41 例、好转 18 例、无效 6 例。

(6)治疗臁疮:石榴皮、五倍子、枯矾、儿茶各 30 g,鸡内金、青黛各 20 g,冰片 5 g。将五倍子、石榴皮、鸡内金焙黄,研极细末,枯矾、儿茶、冰片亦研成粉,再加入青黛,各药充分混匀,过筛,高压消毒即成。先将患处用 1∶1 000 的苯扎溴铵溶液洗净,清除坏死组织后,取药粉适量均匀地撒于创面,继以凡士林纱布覆盖,再用纱布敷料包扎固定,每天早、晚各换药 1 次,以愈为度。

(7)治疗胃及十二指肠溃疡:石榴皮、白及、甘草各 9 g,黄芪、白芍、丹参各 15 g,当归、香附 12 g,煅瓦楞 18 g,延胡索 9～12 g。上药共研细末,每服 6 g,每天 3 次,饭前服。治疗 50 例,治愈 48 例、好转 2 例。

六、椿皮

(一)历史

椿皮系用植物臭椿(樗)之根部或干部之内白皮入药,故名。本品的异名有樗皮(《日华子本草》),臭椿皮(《滇南本草》),山椿(《本草拾遗》),臭椿(《食疗本草》),大眼桐(《本草纲目》),苦椿皮(《陕西中药志》),椿根皮、樗根皮、樗白皮(《全国中草药汇编》)等。

本品始载于《药性论》,曰:"治赤白痢,肠滑,痔疾泻血不止。"首次提出本品用于治疗痢疾及痔疮便血。其后《食疗本草》曰:"主疳痢,杀蛔虫。"《本草拾遗》补充能"主赤白久痢""去疥䘌"。《日华子本草》增入了"止泻及肠风,能缩小便"。《本草衍义补遗》谓"能涩血"。朱震亨在以上基础上,谓:"治赤白浊,赤白带,湿气下痢,精滑梦遗,燥下湿,去肺胃陈积之痰。"《医林纂要》再补充有"泄肺逆,燥脾湿,行气分湿热。"现代应用亦有了发展,如《现代实用中药》总结说:"内服治妇人子宫出血及产后出血,子宫炎,肠炎,赤痢,肠出血,膀胱及尿道炎症,淋病等,有消炎、制泌、止血之功;又治神经痛及肝脏、脾脏等疾病。"故从《药性论》至现代逐渐总结出本品具有清热燥湿、涩肠、止血、止带、杀虫等诸功效。

(二)性能

苦、涩,寒。主归大肠、肝经。

(三)功效

清热燥湿,止泻止带,收敛止血。

(四)应用

1.湿热泻痢、久泻久痢

椿皮苦涩性寒。苦可燥湿,寒能清热,涩则收敛,入大肠经,能清热燥湿、涩肠止泻,可用于湿热为患或正气虚弱之泻痢等病证。《本草拾遗》曰其"主赤白久痢",朱震亨曰治"湿气下痢"。本品苦涩性降,而以固涩为用,故对久病正气已虚而滑脱不禁之证尤为相宜,常与诃子、丁香等同用,以共奏温肾散寒、涩肠止泻之功,如《脾胃论》之诃黎勒丸。如治小儿疳痢、日夜无度者,《近效方》以樗根白皮捣取浓汁,加入粟米泔适量灌肠。如治饮食无度、脾胃受损、蓄毒在脏、挟热下痢脓血、腹痛连肛、多日不瘥者,本品可与补中益气之人参等份为末,温酒调服,如《本草衍义》之人参散。对于湿热蕴结于大肠、肠络受损、传导失司之下痢赤白、里急后重者,可与解毒止痢、行气止痛之黄连、木香、地榆等药同用。现代临床报道,单用本品流浸膏治疗细菌性痢疾有效,及治疗阿米巴痢疾有较好效果。

2.赤白带下

朱震亨谓椿皮能"治赤白浊,赤白带"。本品苦寒性涩,善清热燥湿、收涩止带,为止带之常用药,可用于湿热下注、带脉失约而致赤白带下者,常与清热燥湿之黄柏等同用,如《摄生众妙方》之樗树根丸。现代临床有用于治疗慢性子宫颈炎、子宫内膜炎、阴道黏膜炎而赤白带下者,常与黄柏、鸡冠花等同用,以收清热燥湿、收敛止带之功;治滴虫性阴道炎而带下阴痒者,可以椿皮煎汤内服,外用千里光、薄荷、蛇床子煎水熏洗。

3.崩漏经多、便血痔血

《本草衍义补遗》谓椿皮"能涩血"。本品苦寒敛涩,既能清热,又能收敛止血,故可用于出血而有热象者,尤用于崩漏及便血等证。治妇女血虚有热经行不止及崩中漏下、紫黑成块者,本品常与滋阴清热之龟甲、黄柏、黄芩等同用,如《医学入门》之固经丸。现代临床经验,治崩漏不止者,常与乌贼骨、陈棕榈等同用,以增强其止血之功。对于便血痔血,如《证治准绳》以单用本品研末,醋糊为丸,治痔漏下血;《太平圣惠方》以之配伍鸡冠花为丸,黄芪汤调服,治便血体虚者;如湿阻气滞、肠风便血、腹中刺痛者,本品可与燥湿行气之苍术、枳壳同用,醋糊为丸,如《普济本事方》之椿皮丸。

此外,本品还有杀虫之功效,内服可治蛔虫腹痛。临床报道,以椿皮之50%煎剂或丸剂,内服治蛔虫病,不须另服泻药,即可排虫,部分患者可出现轻度恶心、呕吐或腹泻,停药后可自愈。本品煎汤外洗可治疗疥癣瘙痒,亦是取其燥湿杀虫之功。

(五)用法用量

3~10 g。外用适量,煎汤外洗。

(六)使用注意

脾胃虚寒者慎用。

（七）现代研究

1.化学成分

根皮含苦楝素、鞣质、赭朴酚。根及树干含苦木素。树皮含臭椿苦酮、臭椿苦内酯、乙酰臭椿苦内酯、苦木苦素、新苦木苦素及脂肪油、蜡醇、固醇、臭椿苦素、鞣质、皂苷、羟基香豆素等；还含11-乙酰臭椿苦内酯、臭椿双内酯、丁香酸、香草酸、β-谷固醇、壬二酸、D-甘露醇和1-甲氧基铁屎米酮。

2.药理作用

椿皮有抗菌、抗原虫及抗肿瘤作用。椿皮煎剂在体外对福氏痢疾杆菌、宋氏痢疾杆菌和大肠埃希菌有抑制作用。臭椿酮对阿米巴原虫有强烈的抑制作用；对人体鼻咽癌(KB)细胞有细胞毒性，其LD50为$10^{-3}\sim10^{-2}$ μg/mL；在0.12～4.00 mg/kg剂量时，对淋巴细胞白血病P388显示一定活性。苦木苦素在4 mg/kg时对小鼠白血病P388的生命延长率为65%，降量降到50 μg/kg，生命延长率仍高于25%。

3.临床新用

（1）治疗溃疡病：用椿皮内面厚白皮，晒干炒成老黄色研粉，制成丸、散、片剂均可，1天服3次，每次6～9 g。419例胃与十二指肠溃疡患者，经治后临床控制185例(44.15%)、显效89例(21.24%)、有效101例、无效44例。疗效与炮制有关，如用生椿皮则疗效较差，炒成黑炭亦影响疗效。

（2）治疗子宫颈癌：取臭椿白皮1 000 g、麦糖500 g，加水3 000 mL，煎至1 000 mL，每次50 mL，每天3次，部分病例用煎剂局部涂布。共治10例，临床治愈1例，为宫颈鳞癌Ⅱ期菜花型，两次活检均未发现癌细胞，宫旁肿痛亦消失；显效1例，有效5例，无效3例。

（3）治疗乳糜尿：用樗根皮（切碎，醋浸透后晾干，取10%量的麦麸，炒令冒烟，投入樗根皮，炒至焦黄，筛去麸皮）18 g加入中药汤剂中，治乳糜尿1例，1剂尿浊转淡，3剂尿清，再进10剂以巩固，随访10年未复发。

（4）治疗失声：取新鲜椿皮40～50 g，去粗皮，加糖1匙，煎分两次服，有热象用白糖，有寒象用红糖，治失声9例，一般服2～3剂即愈。对于肺热津伤、肺气耗散、声带充血失声者尤宜。

（5）治疗急性湿疹：樗白皮30 g，焙焦黄，研细备用，再以樗白皮60 g、明矾1.5 g、食盐3 g，煎汤1沸，先熏后洗约20分钟，洗后不要擦干，立即用上药末撒患处，每天两次。治急性湿疹1例，3天而愈。

七、罂粟壳

（一）历史

罂粟壳因为果实状如罂子，子形似粟米，药用其果壳，故名。别名有粟壳（《简易方》），烟斗斗、鸦片烟果果（《中药志》），罂子粟壳、罂粟壳（《全国中草药汇编》）。

罂粟壳性酸涩，李杲曰："收敛固气，能入肾，故治骨病尤宜。"《医学启源》曰其"固收正气"。其后《滇南本草》对其固摄范围作了一番叙述，谓其"收敛肺气，止咳嗽，止大肠下血，止日久泻痢赤白"。《本草纲目》又补充有"固脱肛""止心腹筋骨诸痛"的作用。缪希雍在《本草经疏》中强调本品的适应证乃是正虚邪去证，谓治"泻痢脱肛，由于下久滑脱，肠虚不禁，遗精由于虚寒滑泄者。"《本草从新》在主治上增入"固肾，治遗精多溺。"张璐在《本经逢原》中叙述了不同炮制品的主治范围，谓其"蜜炙止咳，醋炙止痢"。故历代本草逐渐总结了本品具有涩肠止泻、敛肺止咳、定痛、止遗等作用。《现代实用中药》把本品的临床主治归纳为"适用于慢性衰弱之久下痢,肠出血,脱肛,贫血拘挛之腹痛,腰痛,妇女白带。又用于慢性久咳,肺结核,咯血,喘息等症"。

(二)性能

酸、涩,平;有毒。主归肺、大肠、肾经。

(三)功效

涩肠止泻,敛肺止咳,止痛。

(四)应用

1.泄泻、痢疾

本品性平和,味主酸涩,能固肠道、涩滑脱,《本草纲目》曰其为"为涩肠止泻之圣药"。主要用于正气虚弱之久泻、久痢等病证。

(1)泄泻:脾胃虚弱,健运失常,清浊不分,混杂而下,见久泻不止、食欲缺乏、神疲乏力、舌淡脉弱者,本品能固肠止泻,如《普济方》之罂粟散,即以本品与行气运脾、收敛止泻的陈皮、砂仁、诃子等同用;若脾湿下注而水泻不止者,亦可与乌梅肉、大枣同用,以增强其止涩之功。

(2)痢疾:脾虚中寒,寒湿留滞肠中,而见久痢不止、下痢带有白冻、甚至滑脱不禁,伴食少神疲、四肢不温、舌淡脉细者,如《太平惠民和剂局方》之真人养脏汤,以本品与肉豆蔻同用,共奏收涩固脱之功,同时配伍健脾益气、温阳散寒的肉桂、党参、白术等同用;若痢疾初起,壅滞不甚者,可与清热解毒、行气止痛之品同用,如《百一选方》之百中散,配厚朴同用,治一切痢;又如《普济本事方》之木香散,以本品配黄连、木香、生姜,治久痢、血痢。

此外,罂粟饮(金银花、山药各 30 g,焙黄碾末,罂粟壳 10 g,煎水送服)治各种胃肠炎、结肠炎、特异性胃肠炎、慢性腹泻、脾肾阳虚型腹泻,可取得较好疗效。另据报道,以罂粟壳配伍补骨脂、五倍子、地榆等,头煎内服,第二煎作保留灌肠,治溃疡性结肠炎,效果亦佳。

2.肺虚久咳

本品酸收,能敛肺家虚耗之气而止咳逆,故可用于肺虚气无所主而久咳不止,痰少声弱,伴喘促、短气、自汗畏风、舌淡脉虚者,如《世医得效方》单用本品为末,蜜丸服;《宣明论》之小百劳散则以本品配伍乌梅肉同用,以加强敛肺止咳之功。临床报道,用炙粟壳汤(配炙麻黄、杏仁、陈皮、牡蛎、款冬花、胆南星、甘草等)治慢性气管炎之咳喘有效,如肾虚加熟地、山茱萸;食欲缺乏加鸡内金、扁豆,去牡蛎;风邪犯肺加荆芥、防风。治百日咳、久咳不止,可以罂粟壳、甘草各 10 g,天竺黄15 g,秦皮、百部各 12 g,水煎浓缩成 100 mL,饭前服,每天 5 次。6 个月~1 岁服 8~10 mL/d;1~3 岁服 10~15 mL/d;3~6 岁服 15~20 mL/d;6 岁以上服 20 mL/d。

3.胃痛、腹痛及筋骨疼痛

《本草纲目》曰罂粟壳能"止心腹、筋骨诸痛"。中焦虚寒或寒邪直中、寒凝气滞则脘腹冷痛;营血不足、风邪侵袭关节经络而导致筋骨疼痛反复不愈者,本品有良好的止痛作用,尤以治泄泻腹痛最为适宜,常单用或配入复方中使用。临床报道,香蜈散以罂粟壳配伍蜈蚣、乳香、麝香等,研细末,以荞麦面粉打成稀糊,调药粉,按疼痛部位大小敷于肝区,治疗肝癌疼痛。

此外,取其收敛固涩的作用,罂粟壳尚可用于遗精滑泄、女子崩带及便血之病证。

(五)用法用量

3~6 g;或入丸、散剂。外用适量。

(六)使用注意

(1)痢疾或咳嗽初起者忌用。

(2)只宜轻用,不可过量或久服,以免中毒或成瘾。

(3)婴儿、甲状腺功能不足、孕妇及哺乳期妇女忌用。

(七)现代研究

1.化学成分

含吗啡 0.015%、那可丁 0.004%、那碎因 0.002%、罂粟碱 0.000 2%、可待因 0.002%、原阿片碱痕量、罂粟壳碱约 0.05%;另含多糖(约 2.4%),水解可得乳糖 10%、阿拉伯糖 6%、木糖 6%、鼠李糖 4%、4-O-甲基葡萄糖醛酸 4%;由愈合组织中得到血根碱、二氢血根碱、氧化血根碱、去甲血根碱、木兰花碱、胆碱、隐品碱、原阿片碱。

2.药理作用

罂粟壳水煎液可以提高小鼠对高温的痛阈值,与盐酸吗啡片组、盐酸吗啡注射液组无显著性差异。罂粟碱能松弛各种平滑肌,尤其是大动脉平滑肌(包括冠状动脉、脑动脉、外周动脉及肺动脉),当存在痉挛时,松弛作用更加显著。吗啡可致便秘,主要由于胃肠道及其括约肌张力提高,加上消化液分泌减少和便意迟钝,使胃肠道内容物向前推进的运动大大延缓。与之相比,罂粟碱能抑制肠平滑肌,但作用很弱。

3.临床新用

(1)治疗突发性耳聋:罂粟碱 60 mg 溶于 10% 葡萄糖注射液 500 mL 中,静脉滴注,每天 1 次,10 次为 1 个疗程,间隔 3~5 天继续第 2 个疗程,共治疗 3~6 个疗程。以第 1、第 2 个疗程疗效最明显,在伴有眩晕的 11 例中,8 例有不同程度的听力提高;在双耳突发性耳聋的 8 例中,6 例有效;在发病超过 1 个月的 5 例中,3 例有效;本组除 2 例有短暂的轻度尿失禁外,未见其他明显的不良反应。

(2)治疗阳痿:用罂粟碱 30~60 mL,可合用酚妥拉明 1~2 mg,从阴茎根部垂直刺入 1 侧阴茎海绵体内,将药缓慢注入即可。对于心理性阳痿,可配合辨证分型论治。治疗 120 例,有效率为 98%,近期治愈率为 90%。

(3)治疗脑血栓形成、肺栓塞、肢端动脉痉挛症及动脉栓塞性疼痛:口服罂粟碱,每次 30~60 mg,每天 3 次。皮下、肌内注射或静脉滴注每次 30~60 mg,1 天量不宜超过 300 mg。静脉注射过量或速度过快可导致房室传导阻滞、心室颤动,甚至死亡,宜充分稀释后缓慢推入。

(4)治疗烫伤:以罂粟膏(当归、罂粟壳各 200 g,轻粉、银朱、冰片各 20 g,香油 3 000 g,白蜡 300 g。香油烧开后,罂粟壳、当归炸至黑色滤过,油温 60 ℃时下白蜡,油温降至 40 ℃时下轻粉、冰片,均匀混合,凉后成膏)外用,治疗 242 例,无 1 例发生感染,疗效满意。

(5)治疗中、小面积烧伤:以黄玉膏(将麻油 500 g 炼沸无水分后,加入罂粟壳 60 g,当归 120 g,黄柏15 g,白芷、甘草、紫草各 20 g,待上药炸至呈现黑色捞出滤过,油冷却至 55~65 ℃时加入冰片少许、黄蜡 30 g,熔化搅匀)外用,深度烧伤每天换药 1 次,轻度烧伤隔天换药 1 次。共治疗烧伤浅Ⅱ度 64 例,深Ⅱ度 12 例,Ⅳ度 1 例,烧伤面积 15% 以内者共 77 例;深Ⅱ度烧伤面积 15% 以上者 15 例;深Ⅱ度烧伤面积 35% 者 5 例和Ⅲ度烧伤者 3 例,所有病例全部治愈。

(6)治疗慢性胃炎:罂粟壳 10 g,金银花、山药各 30 g,水煎服,每天半剂,治疗胃炎疗效显著。

八、明矾

(一)历史

明矾色白,是矾石提炼而成,故名。《山海经》曰矾矿石为涅石,谓:"女床之山,其阴多涅石。"

南北朝时期,《雷公炮炙论》首次提出了经过加热提纯后的纯净品为明矾。本品异名有矾石、羽涅(《神农本草经》),羽泽(《吴普本草》),理石(《药性论》),白君、明矾、雪矾、云母矾、生矾(《本草纲目》)等。

《神农本草经》将该药列为上品,谓其"主寒热泄痢,白沃,阴蚀恶疮,目痛,坚骨齿"。在此基础上《名医别录》曰:"除固热在骨髓,去鼻中息肉。"《药性论》曰:"治鼠漏、瘰疬,疗鼻衄,治胼鼻,生含咽津,治急喉痹。"至《日华子本草》增入:"除风去劳,消痰止渴,暖水藏。治中风失音,疗癣。"寇宗奭在《本草衍义》中又新提出枯矾的制作和主治,曰:"火枯为粉,贴嵌甲,牙缝中血出如衄者。"《本草蒙筌》补充:"禁便泻,塞齿疼,洗脱肛涩肠,敷脓疮收水。"在五官科及外科应用方面,《医学入门》增入"治耳卒肿出脓,目赤,目翳,胬肉,口舌生疮",又治"蛇蝎、恶犬、壁虎、驴涎、马汗毒伤"。《本草纲目》不仅在针对痰涎壅盛者提出本品能"吐下痰涎饮澼,燥湿解毒,追涎",治"癫痫,疸疾,通大小便";同时还在治疗疮证方面提出本品能"蚀恶肉,生好肉"。至此,历代本草对明矾的认识基本趋于完善,逐渐总结了本品具有燥湿止痒、解毒杀虫、消痰、止泻、止血的作用,而现代对该药的认识更为深入,应用更为广泛。

(二)性能

酸、涩,寒。主归肺、肝、脾、胃、大肠经。

(三)功效

外用解毒杀虫,燥湿止痒;内服止血止泻,祛痰开闭。

(四)应用

1.皮肤病

明矾性燥急,功收敛,气寒。能燥湿热、敛水湿、解疮毒、杀疥虫、疗顽癣、止瘙痒,为皮科常用之品。多用于以下方面。

(1)湿疹:风热湿毒郁滞于肌肤之湿疹瘙痒,抓破后黄水淋漓者,常以本品与雄黄为末,浓茶水调敷,可燥湿解毒、收敛止痒,如《医宗金鉴》二味拔毒散;亦可配伍煅石膏、黄连、冰片等,共研细末,外撒患处。治湿热下注、阴囊湿疹,可以本品配伍蛇床子、苦参、花椒等水煎熏洗。治湿热型皮疹,可以枯矾配伍煅石膏、青黛、冰片、硫黄共研末,香油调敷或干撒。

(2)疥癣:感受疥虫,侵袭皮肤而瘙痒者,本品常与杀虫止痒之硫黄、轻粉同用,外涂,如《证治准绳》明矾散;治湿热或风邪郁滞皮肤之顽癣瘙痒者,可配伍除湿疗癣、杀虫止痒之樟脑外用;或手足癣者,可配藿香、大黄、黄精,醋浸后煎煮,浸洗患处。

此外,以枯矾混悬液消毒纱布浸敷疮面,可治疗大面积烧伤,有控制铜绿假单胞菌感染的作用。《新疆中草药单方验方选编》以本品与五倍子研末,麻油调糊敷患处,亦治烫伤。

2.疮疡

明矾酸涩气寒,具燥湿浊、清热毒、蚀恶肉、生好肉、解疮肿及收湿敛疮之功。《本草纲目》曰其"治痈疽疔肿"。临床上多用于邪毒壅聚,致使营卫不和、经络阻塞、气血凝滞之疮痈肿毒等外科疾病,以外用为主,但亦可内服。治疗肿恶疮者,可以本品与蚀疮排脓之黄丹为末外敷,如《卫生宝鉴》之二仙散;治痈疽发背,可与黄蜡熔化为丸服,能使痈疽未成脓者内消;已溃破者,则可排脓愈口,如《医方集解》之蜡矾丸。治痈疽溃后,腐肉不脱,可以枯矾配朴硝研末掺于疮面,共奏去腐生肌之效。治冷疮成瘘、脓水不尽者,可与五灵脂等份为末,制成药捻,插入瘘管,每天换药,脓尽自愈。治溃疡日久,臭烂不止,可以本品合解毒消肿之雄黄,开水冲化冲洗;或与黄连、血竭研末外敷,有解毒消肿、收湿生肌之功。临床报道,本品用于治疗脓疱疮、黄水疮有效,均是取其收湿敛疮之效。

此外,耳鼻咽喉及眼科之疮疡亦多应用本品。治小儿鹅口疮,可与清热解毒之朱砂研末搽,如《太平圣惠方》之明矾散。治口舌生疮,可配青黛、冰片为散剂,涂于溃疡面而达清热解毒、去腐生新之效,如《经验方》之口腔溃疡散。治肝胆郁火或三焦湿热之聤耳流脓者,可合胭脂为散,吹入耳内以清热排脓、收湿敛疮,如《普济本事方》之红棉散;或制成明矾液滴耳,治急、慢性化脓性中耳炎。治肝火上炎之目赤肿痛,《濒湖集简方》以清热解毒之甘草水磨明矾涂搽眼胞;治脾胃蕴积湿热、复受风邪之烂弦风眼,《永类钤方》以煅明矾配明目敛疮之铜绿研末,汤泡澄清液,点眼。治鼻息肉,《千金要方》单用枯矾为末,猪脂调和,棉裹塞鼻;或以本品与生藕节、乌梅焙焦,加冰片共研末制成藕节散吹鼻。

3.久泻久痢

明矾酸涩性寒,《本草经疏》云:"矾性过涩,涩以止脱。"其入大肠,能涩肠道、固滑脱、止泻利,具涩肠止泻之功,多用于以下几方面。

(1)久泻不止:年老体弱、脾肾亏损、中气衰微之倦怠神疲、久泻不止者,常与诃子同用,而共收收敛固涩止泻之功,如《太平圣惠方》之诃藜勒散;又临床报道,以明矾配伍苍术、苦参、槐花、大黄等组成的明矾合剂,水煎液保留灌肠,治慢性溃疡性结肠炎、直肠炎,有较好疗效;治肠炎腹痛腹泻,可以明矾配朱砂、樟脑、松香,贴脐。

(2)休息痢:痢疾迁延日久、正虚邪恋、下痢时作时止、日久难愈者,以本品配伍硫黄、硝石同用,共奏燥湿解毒、涩肠止痢之功,如《太平圣惠方》之明矾丸;或以本品与儿茶、雄黄各等份,研末入胶囊内服,治慢性细菌性痢疾。

此外,取其涩可固脱之功,临床上尚用于滑脱不禁之脱肛及子宫脱垂等病证,可小量局部熏洗或制成针剂注射。如临床报道,6%明矾注射液以直肠周围高位注射法为主,辅以直肠黏膜与肌层间注射法,可用于治疗完全性直肠脱垂。又《中药大辞典》记载,以10%明矾甘油溶液注射于子宫双侧韧带处,可治疗Ⅱ、Ⅲ度子宫脱垂。

4.吐衄下血

明矾酸涩收敛,性寒清热,能入肝经血分,既能收敛止血,又具凉血之功,故可用于多种出血病证。治衄血不止,如《圣济总录》以枯矾研末吹鼻;治牙龈出血,如《千金要方》取明矾煎汤含漱;治金疮出血,如《外科正宗》以生矾、枯矾配松香研末敷伤处;治便血、妇女崩漏下血者,可以本品配伍收敛止血之五倍子、地榆等药同用。临床报道,治肺结核咯血,可用明矾25 g、儿茶30 g,共研末,每次0.1~0.2 g,每天服3~4次,大咯血时每3小时1次,对浸润型肺结核患者的止血作用特别显著;治疗消化道出血,沈阳医学院第二附属医院以明矾45 g、儿茶90 g,浓煎成200 mL浓液,每次30 mL,1天服2~4次,止血疗效较佳;治膀胱出血,以1%明矾溶液在膀胱经生理盐水冲洗后持续灌注,其疗效满意。

5.癫狂痫证、中风痰厥

本品酸苦涌泄,其性燥急,善收脏腑之水湿化一切痰涎,能涌吐痰涎、祛痰开闭,常用于痰阻窍闭之病证。

(1)癫证:忧郁过度、痰气壅滞、闭塞心窍、神明失司,而致精神失常之癫狂者,常配伍郁金以清心解郁、豁痰开窍,如《普济本事方》之白金丸。据临床报道,以明矾、冰糖各120 g,加水600 mL,浓煎成200 mL,空腹1次顿服100~200 mL,治狂躁型精神失常有较好疗效。

(2)痫证:肝风内动、痰随风动、风痰闭阻、心神被蒙而突然跌倒、神志不清、抽搐吐涎之癫痫,本品能清热化痰而定痫,可研细为末炼蜜为丸服,如《卫生宝鉴》之化痰丸;亦可配伍胡椒为末冲服。

(3)中风痰厥:治痰涎壅盛、蒙闭清窍而出现中风卒倒、神昏失语、喉中痰壅、脉滑实有力者,常与豁痰开窍之皂荚为散,温水灌服而达开关催吐痰涎醒神之效,如《圣济总录》之救急稀涎散;若痰甚者,可加半夏、甘草等,如《医宗金鉴·删补名医各论》之稀涎千缗汤。

(4)急喉风痹:风痰上涌、壅滞于喉而致咽喉肿痛、吞咽不利、呼吸困难、声如拽锯者,《医学入门》曰本品主"急喉风痹",可配伍涌吐痰涎之胆矾为末吹喉,可使痰消闭开,如《普济方》之吹喉散。

此外,明矾尚有去湿热退黄作用,《金匮要略》之硝石矾石散即以本品配硝石用于女劳疸。临床报道,单用明矾装入胶囊,空腹吞服,成人每次 1 g,每天 3 次,儿童改为 5% 明矾糖浆,口服治疗传染性肝炎有效。

此外,明矾还可用于妇女带下阴痒。治疗阴道炎、子宫颈炎,蛇床子 50 g,百部、苦参、明矾各 15 g,水煎两次,混匀,待药液温度适宜时灌洗阴道,每天早、晚各 1 次;治疗子宫颈炎而带多瘙痒者,可以胆矾散(煅明矾,鲜猪胆汁调糊烘干)直接喷于宫颈部。

(五)用法用量

0.6～1.5 g;入丸、散剂。外用适量,研末撒或调敷或化水洗。

(六)使用注意

体虚胃弱及无湿热痰火者忌用。

(七)现代研究

1.化学成分

明矾石为碱性硫酸铝钾,其中 K_2O 11.37%、Al_2O_3 36.92%、SO_2 38.66%、H_2O 13.05%。明矾为硫酸铝钾。本品含硫酸铝钾不得少于 99.0%。枯矾为脱水的硫酸铝钾。

2.药理作用

明矾溶液对金黄色葡萄球菌和变形杆菌有抑制作用,对大肠埃希菌、铜绿假单胞菌、炭疽杆菌、痢疾杆菌、伤寒杆菌、副伤寒杆菌、白念珠菌等亦有明显的抑制效力;对绿色链球菌、溶血性链球菌、肺炎球菌、白喉杆菌作用最强,对牛型布氏杆菌、百日咳杆菌、脑膜炎球菌作用次之;高浓度明矾液对人体及牛型结核杆菌也有抑制作用。10% 明矾液在试管内有明显的抗阴道滴虫作用。低浓度的明矾液有消炎、防腐、收敛作用,高浓度则引起肌肉溃烂。明矾可使局部小血管收缩,并可使血液凝固,因而有局部止血的作用。体外实验显示,明矾对子宫颈癌(JTC-26)的抑制率为 90% 以上。内服明矾能刺激胃黏膜,引起反射性呕吐,在肠内不吸收,并能制止肠黏膜分泌而有止泻作用。对大鼠胆汁流量的影响,实验证实有明显的利胆作用。明矾外用尚可止汗、硬化皮肤、止血。明矾水在体外有强烈的凝固蛋白作用,大剂量的明矾刺激性大,可引起口腔、喉头烧伤,呕吐,腹泻,虚脱,甚至死亡。

3.临床新用

(1)治疗高脂血症:用白金丸(明矾、郁金),每天 3 次,每次 6 g,饭后服,20 天为 1 个疗程,连服 2～3 个疗程。治疗高血脂 344 例,胆固醇平均下降 0.225 mmol/L,甘油三酯平均下降 0.7978 mmol/L,β-脂蛋白平均下降 1.759 mmol/L,治疗前后血脂比较差异非常显著($P<0.001$)。

(2)治疗尿潴留:明矾、生白盐各 1 钱半(约为 7.5 g),共研匀,以纸圈围脐,填药以内,上覆一毛巾,取温水从毛巾上向脐中,逐渐滴入,使明矾徐徐熔化后敷脐 20～30 分钟。

(3)治疗鞘膜积液:明矾 10 g 溶于 1% 普鲁卡因注射液 100 mL 中,过滤消毒备用,注射时按无菌操作,以注射器抽尽鞘膜内液体,再徐徐注入适量药液。治疗鞘膜水肿 5 例,均注射 1 次痊愈,注射后第 2 天局部稍有红肿,可自行消失。

(4)治疗肝硬化腹水:以明矾配核桃仁、大枣肉、黑豆、赤小豆、谷芽、车前子、杏仁治肝硬化腹水 231 例,基本治愈 32 例、好转 151 例;以赤芍、五灵脂、明矾、茵陈、郁金、黑大豆、白术等治疗肝炎肝硬化黄疸。

(5)治疗习惯性流产:明矾、蛋壳各等份,蛋壳炒黄与明矾共研末,对习惯性流产怀孕后 1～2 周开始服用,每天 1 次,每次 1.5 g,直至分娩;对孕妇原无流产病史而出现先兆时,每天服 3 次,1 次 1 g;如已出血者疗效不佳。经治疗 54 例,均获满意效果。

(6)治疗内痔:用消痔灵注射液(以明矾、五倍子为主),以 1% 普鲁卡因注射液稀释成 2:1 的浓度,采用 4 步注射法,即上自内痔以上的直肠上动脉区、下至内痔最低部位,深到黏膜下层、浅至黏膜固有层,1 次共注射稀释液 25～40 mL。共治三期内痔 968 例,有效率为 99%。

(7)治疗皮肤肿瘤:明矾、胆石、磁石、丹砂、雄黄各 30 g,用升华法煅烧 72 小时。对于肿瘤根底大而扁平者,可由顶部开始上药,层层腐蚀;对肿瘤高大而根底小者,用基底围蚀法;若肿瘤坏死、液化,可用药线插入坏死组织中,逐渐扩大洞口。每天或隔天换药 1 次,直至肿瘤坏死脱落干净为止。治疗 16 例,平均住院 2 个月,临床治愈 10 例、好转 6 例。

(8)治疗宫颈癌:枯矾、山慈菇各 18 g,砒霜 9 g,麝香 0.9 g,上药共研末加适量江米粉,用水调匀,制成"T"形栓剂,每枚药栓长 1.0～1.5 cm,直径为 0.2 cm,晾干备用。治疗时直接把药栓插肿瘤体上,每次 1～3 枚,每 3～5 天换药 1 次,连续上药 3～4 次。治疗 11 例,全部临床治愈。

(9)治疗胃、十二指肠溃疡:枯矾粉 500 g、乌贼骨 375 g、延胡索粉 125 g、蜂蜜 200 g,制成药片,口服每天 4 次,每次 5～7 片,3 个月为 1 个疗程。治疗胃溃疡、慢性胃炎、十二指肠球部炎症等 280 例,总有效率为 98.2%。

(10)治疗白喉带菌:明矾 10 g 加开水 100 mL,使溶,每含 20 mL(儿童蘸药液洗)。治疗 14 例,次日转阴 10 例,而 3、4 天转阴 2 例,10 天后喉头分泌物培养全部阴性。

(11)治疗腮腺炎:取新鲜马齿苋全草 60～80 g,去根,另取明矾 2～3 g,放入研钵中混合、捣烂制成糊状以备用。用温开水清洁双侧面颊部皮肤,将配制好的糊状马齿苋均匀涂布于无菌纱布块上,涂布直径要大于腮腺肿大的范围,将涂布好中药的无菌纱布覆盖于肿大的腮腺上,胶布固定即可。对于 1 侧腮腺肿大者,给予双侧同时外敷。换药次数为每天 3～4 次,也可根据病情增加外敷次数,直至腮腺恢复正常。

九、赤石脂

(一)历史

赤石脂为矿石类药物,因其色赤,细如脂粉,故名。《本草纲目》曰:"膏之凝者为脂。"本品异名有赤符(《吴普本草》)、红高岭(《增订伪药条辨》)、赤石土(《中药形性经验鉴别法》)、吃油脂(《中药志》)、红土(《药材学》)等。

赤石脂入药历史悠久,《神农本草经》列为上品,谓:"主黄疸,泄痢,肠澼脓血,阴浊下血赤白,邪气痈肿,疽痔恶疮,头疡疥瘙。"其较准确地记录了本品的主要主治范围。其后陶弘景在《名医别录》中加以补充,谓:"主养心气,明目益精。""久服补髓好颜色,益智不饥,轻身延年。"又主治"女子崩中漏下,产难,胎衣不出"。《药性论》认为其能"补五脏虚乏"。《日华子本草》增入其能治

"吐血衄血,并涩精淋沥,安心,镇五脏,除烦,疗惊悸,排脓";又曰:"养脾气,壮筋骨,补虚损。"李时珍在《本草纲目》中还认为有"补心血,生肌肉,厚肠胃,除水湿,收脱肛"的功效。《本草汇言》又补充有"渗停水,去湿气,敛疮口,固滑脱"之功效。故明清以来本草逐渐总结了本品具有涩肠、止血、收湿、生肌等诸功效。

(二)性能

甘、涩,温。主归脾、胃、大肠经。

(三)功效

涩肠止泻,收敛止血,敛疮生肌。

(四)应用

1.久泻、久痢、脱肛

赤石脂味涩收敛,甘温调中,善固涩下焦滑脱,《本经逢原》曰其"疗腹痛肠澼等疾,以其开泄无度日久不止,故取涩以固之也"。今临床多用于以下几个方面。

(1)久泻、久痢:脾胃虚弱、健运失常,或因命门火衰、脾土失其温煦而致大便稀薄、久泄,甚则完谷不化、形寒肢冷或久痢不止者。赤石脂甘涩性温,入中焦能温中和胃、入大肠能涩肠止泻,如《伤寒论》之赤石脂禹余粮汤,即以本品与禹余粮相须而用,以增强收涩之功;若中寒者,本品可与温中散寒、补中益气之干姜、粳米同用,如《伤寒论》之桃花汤;若脾气虚弱者,常与健脾益气之人参、甘草同用,如《温病条辨》之桃花粥等。临床报道,治慢性腹泻,以赤石脂、枯矾各 1 000 g,天仙子 120 g,共研细压片,每片 0.34 g,每天 3～5 片,分 3 次口服,30 天为 1 个疗程,疗效甚佳。

(2)脱肛:中气不足、气虚下陷,以致肛管、直肠向外脱出而多见于老人、小儿。赤石脂性涩而收敛,能涩肠固脱,如《小儿药证直诀》之赤石脂散,以之与温中敛涩之灶心土各等份,同研细末,外敷肠头治小儿痢后脱肛;或配伍补中益气、升阳举陷之人参、黄芪、升麻等同用,水煎服。

2.崩漏、带下、便血

《日华子本草》曰本品"治泻痢,血崩带下,吐血衄血"。赤石脂味涩收敛,能固崩止带、收敛止血,因其质重入下焦而以下部出血证为多用。

(1)崩漏:妇人劳伤过度、冲任气虚、不能制约经血而崩中下血,或鲜血或瘀血连日不止、淋漓不断者,如《太平惠民和剂局方》之滋血汤,以煅赤石脂与乌贼骨、侧柏叶等同用,以增强收敛止血之功。

(2)带下:素体肾气不足、下元亏损或房劳多产伤及肾气,而使带脉失约、任脉不固之带下清稀或日久赤白带下者,如《太平圣惠方》以本品与白芍、干姜捣细为散于食前,以粥饮调服;亦可配伍鹿角霜、芡实、煅龙骨等温肾止带药同用。

(3)便血:便血、痔疮出血日久不止,可用赤石脂收敛止血。因本品涩肠止泻力强,于大便不畅者不利,但对伴有大便滑泻者则有兼顾之效。如《圣济总录》之赤石脂丸,以本品与龙骨、明矾等收敛止血之品同用,治血痔出血证。

此外,因溃疡病而致上消化道出血,赤石脂可与白及按用量1∶1的比例配制,每天 3 次,每次 3 g,温开水调成糊状空腹服用,有效。治创伤出血,可与五倍子、松香共研细末,敷于伤口。

3.疮疡久溃

赤石脂味涩,既具收敛之功,又有除湿之效,《本草汇言》曰其"去湿气,敛疮口……",其外用有收湿敛疮、生肌收口之功效,可用于疮疡溃烂、久不收口,以及湿疹、湿疮脓水浸淫等症,常与龙骨、炉甘石、血竭等研末,掺于疮口;《全国中草药汇编》以本品配合白芷、红丹、熟石膏、冰片等排脓生肌、收湿敛疮之品研末外敷,治皮肤溃疡及疖肿疔疮等证。

此外,在古方中赤石脂尚可用于痰饮吐水、反胃吐逆,及心(胃)痛彻背之病证。如《千金翼方》之赤石脂散,治痰饮盛、吐水无时节;《太平圣惠方》之赤石脂丸,治反胃;《金匮要略》之赤石脂丸,治心痛彻背、背痛彻心之证。

(五)用法用量

10～20 g。外用适量,研细末撒患处或调敷。

(六)使用注意

(1)本品性收涩,湿热积滞泻痢者忌用。

(2)孕妇慎用。

(3)不宜与官桂同用。

(七)现代研究

1.化学成分

主要成分为水化硅酸铝,尚含相当多的氧化铁等物质,其组成如下:硅 42.93%、铝 36.58%、氧化铁及锰 4.85%、镁及钙 0.94%、水分 14.75%。赤石脂与高岭土相似,事实上赤石脂在 150～200 ℃尚余 2 分子水时,即成高岭土。普通的赤石脂是带红色的,但由于它所含氧化铁、氧化锰的多寡,故颜色可从白、灰,以至青、绿、黄、红、褐等色;而高岭土则比较纯粹,故多为白、灰色。

2.药理作用

赤石脂内服能吸附消化道内的毒物,如磷、汞、细菌毒素及食物异常发酵的产物等;能保护消化道黏膜,减少异物的刺激并吸附炎性渗出物,使炎症得以缓解;对胃肠出血具有止血作用。其煎剂对伤寒杆菌、金黄色葡萄球菌有抑制作用。

3.临床新用

(1)治疗烧伤:赤石脂、冰片,用量比例为 10:1,将两药分研成细末,过筛,和匀,密贮于瓷瓶内备用。凡烧伤面未溃疡而有水疱者,局部消毒后以消毒之三棱针刺破水疱,待积液排净,局部用盐洗净,药棉拭干,再将药末调入生菜油中,涂敷患处,每天换药 1 次;如烧伤部已溃者,则先用生理盐水洗净溃面,再用药末撒于溃面,亦可用菜油调敷,并以消毒纱布覆盖患面,每天换药 1 次。赤石脂配伍当归、白芷等制成的冰黄油膏治疗烧伤、烫伤、电击伤及跌打损伤。

(2)治疗寻常疣、扁平疣:赤石脂、鸦胆子各 300 g,共研细末,混匀,装瓶密闭备用,临用时取食醋适量调药末成糊状,涂搽患处,早、晚各 1 次。局部为单个疣的,在疣上涂 1 层药后可用胶布固定,每 2 天换药 1 次,1 周为 1 个疗程。治疗寻常、扁平疣 112 例,痊愈 84 例、显效 14 例、有效 7 例、无效 7 例。

(3)治疗坐骨神经痛:金匮乌头赤石脂丸加减方(制川乌、制草乌、川椒、赤石脂等)水煎服。

(4)治疗急性心肌梗死:经方乌头赤石脂汤合丹参注射液静脉滴注。

(5)治疗顽固性头痛:制川乌(先煎)、制草乌(先煎)、熟附片(先煎)、干姜各 10 g,赤石脂、葛根各 30 g,川芎 15 g,蜈蚣(研吞)2 条。1 天 1 剂,水煎,分两次服。

(6)治疗病态窦房结综合征:制川乌、川椒、干姜各 10 g,附子 12 g,赤石脂 20 g。每天 1 剂,水煎服,15 天为 1 个疗程。

(仝淑才)

参 考 文 献

[1] 贾茜,张庆霞,杨青青,等.现代药物学基础与实践[M].青岛:中国海洋大学出版社,2023.

[2] 张倩,李福丽,庄光兰,等.精编药物学理论与应用[M].北京/西安:世界图书出版公司,2022.

[3] 刘玉涛.新编药物学理论与实践[M].长春:吉林科学技术出版社,2021.

[4] 朱来清.临床用药与药物管理[M].上海:上海交通大学出版社,2023.

[5] 董志强.药物综合治疗学[M].济南:山东大学出版社,2022.

[6] 郭芳.现代药物与临床诊疗[M].长春:吉林科学技术出版社,2021.

[7] 王美霞.药事管理与药物应用[M].上海:上海交通大学出版社,2023.

[8] 徐姗.临床药物治疗学[M].西安:陕西科学技术出版社,2022.

[9] 王伟.药物合理应用[M].汕头:汕头大学出版社,2021.

[10] 刘淑岚,欧雯平,陈丕瑞,等.现代药物学理论与应用[M].上海:上海交通大学出版社,2023.

[11] 张菁,毛颖.药物临床研究理论与实践[M].上海:复旦大学出版社,2022.

[12] 周蔚然,李湘平.临床药物相互作用[M].长沙:中南大学出版社,2021.

[13] 林彩侠,王宗岩,金善子,等.实用药理与药物治疗学[M].上海:上海科学技术文献出版社,2023.

[14] 桑素波.临床疾病诊断与药物应用[M].长春:吉林科学技术出版社,2022.

[15] 刘江波,徐琦,王秀英.临床内科疾病诊疗与药物应用[M].汕头:汕头大学出版社,2021.

[16] 刘国华.新编临床实用抗感染药物手册[M].沈阳:辽宁科学技术出版社,2023.

[17] 周亚.药物化学理论基础探究[M].西安:陕西科学技术出版社,2022.

[18] 时慧.药学理论与药物临床应用[M].北京:中国纺织出版社,2021.

[19] 张秀芳,邓莉娜,赵洪芹,等.临床药物新进展与药学管理[M].上海:上海科学技术文献出版社,2023.

[20] 于春玲.医学疾病诊疗与药物应用[M].汕头:汕头大学出版社,2022.

[21] 张惠铭,姚大林.药物毒性诊断病理学[M].北京:科学出版社,2021.

[22] 单娇娇,耿燕楠,刘宁,等.心脑血管疾病中西医药物治疗与处方[M].成都:四川科学技术出版社,2023.

[23] 赵莉.常用中药炮制方法与应用[M].成都:四川科学技术出版社,2022.

［24］ 朱继军.医院常用药物治疗学［M］.天津:天津科学技术出版社,2021.

［25］ 杨志军,杨秀娟.中药学研究进展［M］.兰州:兰州大学出版社,2023.

［26］ 戴初贤,朱照静,郑小吉,等.临床常用中药识别与应用［M］.北京:中国医药科学技术出版社,2022.

［27］ 张艳秋.现代药物临床应用实践［M］.北京:中国纺织出版社,2021.

［28］ 李菁,司秋菊,马东来.药学综合知识与技能［M］.北京:化学工业出版社,2023.

［29］ 夏鑫华,马鸿雁,刘梅.常用补益中药鉴别与应用［M］.广州:广东科技出版社,2022.

［30］ 丁明明.现代常见药物临床应用［M］.南昌:江西科学技术出版社,2021.

［31］ 张琳,秦静,金瑶.药学临床应用与管理［M］.北京:中国纺织出版社,2023.

［32］ 李秀娟.新编中药药理研究与临床应用［M］.兰州:兰州大学出版社,2022.

［33］ 张爱国.现代药物基础与临床应用精要［M］.天津:天津科学技术出版社,2021.

［34］ 蒋远征.常见中药临证妙用［M］.福州:福建科学技术出版社,2021.

［35］ 王辉.临床中药辩证配伍［M］.郑州:郑州大学出版社,2021.

［36］ 李辉,任珍,郭治国.急性钙通道阻滞剂中毒的临床特征研究［J］.中国全科医学,2023,26(14):1758-1765.

［37］ 王鲁雁,陈源源,孙宁玲.钙通道阻滞剂在不同血脂异常高血压患者中的疗效差异:马来酸左旋氨氯地平与苯磺酸氨氯地平在高血压治疗中的比较效果研究亚组分析［J］.中华高血压杂志,2022,30(7):657-663.

［38］ 张绍真,赵旺,赵水平.β受体阻滞剂在高血压合并糖脂代谢异常及肥胖治疗中的优势［J］.中华高血压杂志,2023,31(8):712-716.

［39］ 朱致熹,张洁琳,陈依军.螯合剂类金属β-内酰胺酶抑制剂的研究进展［J］.中国药科大学学报,2022,53(4):410-422.

［40］ 李海瑞,彭伟,巫少荣.β受体阻滞剂在中青年高血压中的应用［J］.中国全科医学,2023,26(2):248-254.